健康体检与健康管理

（第2版）

主　编　杨　丽　侯惠如　石海燕
主　审　曾　强

科学出版社
北　京

内 容 简 介

本书介绍了专项体检项目、基因检测、常见慢性病自我健康管理及日常生活中个人卫生防护方法，包括健康体检相关基础知识，健康体检中涉及的体检项目，重点对各个检查项目的原理、适应证、检查中的配合进行了介绍，并列举了典型病例。本书第 2 版增加、完善了体检项目，体检报告解读，乳腺自我检查方法，甲状腺结节、肺结节介绍。同时，针对当前慢性病中发病率、致残率及病死率较高的几种疾病如高血压、冠状动脉粥样硬化性心脏病、肥胖症、脑卒中、糖尿病等从发病机制、流行病学、最新诊断标准、相关检查及自我健康管理等方面进行了由浅入深的介绍。书中涵盖了健康体检与慢性疾病管理，内容系统、全面，图文并茂。

本书可供健康管理人员及体检人群参考使用。

图书在版编目(CIP)数据

健康体检与健康管理/杨丽，侯惠如，石海燕主编. —2版. —北京：科学出版社，2021.6

ISBN 978-7-03-068653-4

Ⅰ.①健…　Ⅱ.①杨…②侯…③石…　Ⅲ.①体格检查②健康－卫生管理学　Ⅳ.①R194.3②R19

中国版本图书馆CIP数据核字（2021）第073291号

责任编辑：郝文娜　张利峰 / 责任校对：张　娟
责任印制：李　彤 / 封面设计：龙　岩

科学出版社出版
北京东黄城根北街 16 号
邮政编码：100717
http://www.sciencep.com

北京虎彩文化传播有限公司印刷
科学出版社发行　各地新华书店经销
*
2021 年 6 月第　二　版　开本：720×1000　1/16
2022 年 1 月第二次印刷　印张：23
字数：384 000

定价：139.00 元
（如有印装质量问题，我社负责调换）

编者名单

主　编　杨　丽　侯惠如　石海燕

主　审　曾　强

副主编　陈　曦　申雪琴　王　晶　张志霞

编　者　（以姓氏笔画为序）

于爱云　于燕燕　万雪英　王　晶　王青云

元　媛　牛　娜　尹建敏　孔雪岩　石海燕

石悦颖　石同才　申雪琴　刘　芳　刘红玉

刘翠平　孙福珍　李　杰　李　绒　李　薇

李小玲　李丽娜　李帼英　杨　丽　肖映红

吴　雪　宋亚男　张　萍　张董阳　张园园

张志霞　陆　峰　陈　曦　周艳青　赵永芳

侯惠如　洪鑫芳　贾　翔　党艳玲　郭路娇

童巧枝

前　言

健康管理学是一门集生命科学、管理科学和信息科学为一体的综合科学。它不同于传统的预防医学和临床医学，其研究的主要内容是人的健康维护与健康促进；它所进行的医学服务的主要内容是健康检查、健康评估、风险干预和健康促进。健康检查是基础，风险干预是关键，管理是重点，健康促进与健康改善是目的，将疾病关口前移。

著名医学家扁鹊曾言："上医治未病、中医治欲病、下医治已病。"2020 年《中国国民健康与营养大数据报告》显示，20% 的国人患慢性病，慢性病死亡率占 86%。慢性疾病健康管理是组织慢性疾病专业医生和护理人员为慢性疾病人员提供全面、连续、主动的管理，以达到促进健康，延缓慢性疾病进程，减少并发症，降低伤残率、延长寿命、提高生活质量并降低医药费用的一种科学管理模式。

本书第 2 版在上一版介绍四十余种检查项目的基础上增加了体检报告解读，甲状腺结节、肺小结节的介绍，并对常见慢性疾病进行了系统介绍。本书配有精美的检查图片，使读者对各种检查仪器有一个直观的认识，从而消除对陌生仪器检查的担忧。通过阅读本书，读者可了解到最前沿的健康体检知识、最先进的体检项目，以选择适合自己的体检方案，并可将体检结果与本书对照，对导致异常结果的常见原因进行分析总结，以便加强自身健康管理，改变生活方式，达到健康体检的目的。

本书涉及专业范围广泛，如有不妥之处，希望广大读者给予批评、指正。

解放军总医院　**杨　丽**

2021 年 2 月

目　录

第 1 章　概论 …………………………………………………… 1
第一节　健康体检基本知识…………………………………………… 1
一、了解健康，是迈向健康的第一步………………………………… 1
二、亚健康是潜在的危害……………………………………………… 2
三、健康体检是健康投资中的一个聪明举措………………………… 2
四、为什么要进行健康体检…………………………………………… 3
第二节　体检者如何选择体检项目…………………………………… 3
一、基本项目不可少…………………………………………………… 5
二、年龄、性别、地域、职业特点作参考…………………………… 5
三、有创检查尽量少…………………………………………………… 6
第三节　健康体检中血、尿、粪标本的正确采集…………………… 7
一、标本采集前的注意事项…………………………………………… 7
二、标本采集时间的选择……………………………………………… 8
三、尿标本采集注意事项……………………………………………… 8
四、粪标本采集注意事项……………………………………………… 9
五、痰液标本采集注意事项…………………………………………… 9
第四节　体检前注意事项……………………………………………… 9
一、饮食………………………………………………………………… 9
二、药物………………………………………………………………… 9
三、衣物服饰…………………………………………………………10
四、医疗资料　………………………………………………………10
五、其他………………………………………………………………10
第 2 章　专项体检项目 ……………………………………………… 11
第一节　心血管系统专项检查………………………………………11
一、无创中心动脉压测定……………………………………………11
二、血管弹性检查……………………………………………………14

三、经颅多普勒脑血流检查……19
四、心电图检查……22
五、24h 动态心电图检查……24
六、超声心动图检查……28
七、24h 动态血压检测……33
八、冠状动脉 CT 血管造影检查……40
九、心血管系统状态监测仪……45
第二节 呼吸系统专项检查……53
一、肺功能检查……53
二、呼吸睡眠监测……57
三、胸部 X 线检查……63
四、胸部 CT 检查……69
第三节 消化系统专项检查……74
一、^{13}C 尿素呼气试验……74
二、静脉麻醉下（无痛）胃肠镜检查……76
三、胶囊内镜检查……81
四、磁控胶囊内镜检查……87
五、腹部超声检查……91
第四节 亚健康及功能学评估专项检查……94
一、疾病风险评估……95
二、精神压力检查……100
三、人体代谢动态测评……104
四、人体成分检测仪检查……107
五、健康体适能……111
六、人体功能评估检查……116
七、热扫描成像……122
八、心理测评……126
第五节 其他……132
一、双能线骨密度测定仪……132
二、磁共振检查……137
三、PET/CT 检查……140
四、PET/MR 检查……145
五、经口葡萄糖耐量试验……159

六、食物不耐受 …… 160
七、糖尿病风险评估 …… 167
八、动态血糖监测 …… 173
九、免散瞳眼底照相 …… 177
十、乳腺血氧功能影像检查 …… 179
十一、乳腺超声检查 …… 185
十二、甲状腺超声检查 …… 189
十三、肿瘤标志物检测 …… 196
第 3 章　基因检测 …… 202
第一节　概述 …… 202
第二节　人体疾病易感基因检测套餐 …… 204
第三节　乙醛脱氢酶 2 基因血检测 …… 206
第四节　乳腺癌易感基因血检测 …… 208
第五节　5，10- 亚甲基四氢叶酸还原酶基因血检测 …… 211
第六节　大肠癌基因检测 …… 214
第 4 章　体检报告解读 …… 217
第 5 章　常见慢性病自我健康管理 …… 225
第一节　心脑血管系统疾病 …… 226
一、高血压 …… 226
二、冠状动脉粥样硬化性心脏病 …… 234
三、脑卒中 …… 242
四、帕金森病 …… 248
第二节　代谢疾病和营养疾病 …… 261
一、2 型糖尿病 …… 261
二、血脂代谢紊乱 …… 277
三、肥胖与肥胖症 …… 283
四、痛风 …… 289
五、骨质疏松症 …… 293
六、肌少症 …… 296
第三节　其他系统疾病 …… 302
一、酒精性肝损害 …… 302
二、运动性损伤 …… 305
三、慢性阻塞性肺疾病 …… 308

四、躯体化障碍……312
五、抑郁情绪与抑郁症……313
第 6 章　其他……318
第一节　腕管综合征……318
第二节　健康睡眠与自我管理……321
第三节　老年人口腔健康与自我管理……327
第 7 章　日常生活中个人卫生防护方法……333
第一节　口罩的种类及使用方法……334
一、口罩的标准……334
二、口罩的选择与使用……335
三、口罩使用后的处理……337
第二节　消毒剂的种类及使用方法……338
一、消毒的概念……338
二、消毒剂的分类与使用……339
第三节　手卫生与注意事项……343
参考文献……345
附录　部分化验指标及临床意义……350

第1章

概　　论

第一节　健康体检基本知识

在经济高速发展的今天，许多人会将自己的金钱和财富交给专业的理财公司打理，却往往容易忽视做好人生最大的一笔财富——健康的打理，其实健康犹如财富，也需要管理和经营。管理好健康是人生最大的投资。

也许有人要问：健康需要管理和经营吗？如何管理和经营呢？有什么具体的方法吗？是否也要交给专业机构来打理？还是自我管理？有这样一句话：把生命交给上帝，把疾病交给医师，把健康交给自己。也就是说，健康就掌握在您自己手中，因为没有人比您自己更在意您自己最大的一笔财富——健康。世界卫生组织前总干事中岛宏博士说："许多人不是死于疾病而是死于无知，只要采取措施，就能减少一半的死亡；不要死于无知。"

专家说：每一个人都是自己健康的第一责任人，每个人要对自己的健康进行经营和管理。然而，管理健康与理财一样需要具备一定的专业知识和技能。健康绝对不仅是医学的范畴，还包括体能、生活方式、营养、体态等。一个优秀的健康管理专家，不仅要有医学知识，还要掌握心理学和社会学等知识。

对健康的管理和经营就是了解健康状况，做出健康状况的评估，以便进行必要的干预的过程。健康管理包括三个步骤：第一步，健康状况的信息采集，即发现健康危险因素的过程——健康体检；第二步，健康状况评价和预测，即认识健康危险因素的过程；第三步，健康促进行为干预及咨询指导，即解决健康危险因素的过程。

一、了解健康，是迈向健康的第一步

健康是身体上、心理上和社会适应的完好状态，而不仅是没有疾病或虚弱。1989年世界卫生组织提出健康不仅是除了躯体没有疾病，还要具备心理健康、社

会适应良好外，还要加上有道德。因此，只有这四个方面健康才算是完全健康。

健康包含两个含义：一个是生命质量；另一个是生活质量。

所谓生命质量主要指生命的长度，任何意义上的健康都必须意味着长寿。美国加州大学的一位教授对人的生命质量提出新说：生得好，活得长，病得晚，死得快。“生得好”，不但是指五官端正，更重要的是没有疾病，尤其是没有遗传疾病。“活得长”，就是希望每个人都能长命百岁。一般而言，女性比男性平均寿命长 2 ～ 6 岁，但是，如果男性注重自我保健，应该活得比女性更长，因为从成长和发育期来看，男性比女性要晚 5 年左右。“病得晚”，给我们的启发是，即使你能活到 88 岁，如果你在 20 岁就开始生病，慢性疾病折磨你 60 多年。还是没有什么幸福可言的，所以，我们要保持健康的身体，要让疾病晚点来。“死得快”，就是身患疾病的时间短，如果一个人 87 岁得病，88 岁去世，这样，既减少本人的痛苦，又减轻家庭和社会的负担。昔日黄帝问于天师曰：余闻上古之人，春秋皆度百岁，而动作不衰；今时之人，年半百而动作皆衰者，时世异耶？人将失之耶？当代医学研究也从基因角度及生长发育期判断人类的理论寿命应该在 125 ～ 175 岁，人类目前依然是死于疾病而不是死于衰老。

所谓生活质量主要指生命的宽度，我们的人生在提高身体生理的健康同时也在寻求心理健康。

综上所述，健康的人在长寿的基础上，不仅有强健的体魄、饱满的精神状态和良好的心理品质，而且在社会生活中有较宽的适应力、较强的应激力和充沛的预备力。

二、亚健康是潜在的危害

很多人有这样的经历或体会：由于近期身体不适到医院做体检，常规体检结果均正常，未发现器质性病变，医师下结论未见异常，甚至有些体检单的结论是健康。但是身体确实不舒服、精力不集中、乏力、疲劳、颈肩部僵直、没胃口、易发火，这又是怎么回事呢？

传统体检的目的是筛查有无疾病，医师关注的也是患了哪种疾病和对患者给予怎样的相应治疗。这是大众和医疗机构对于“健康、疾病”的传统认识。由于认识上的缺陷，导致了医院体检的定位偏差，传统体检已经不能适应人类对于健康、疾病认识的提高。

三、健康体检是健康投资中的一个聪明举措

健康体检是对健康状况进行评价和预测，即认识健康危险因素的过程。是健

康管理的第二步。健康体检是在人类对于健康、亚健康和疾病科学认识的基础上逐步完善的。健康体检的实施就是对健康状况的信息采集，以便发现存在的健康危险因素。

健康体检的目标是“预防为主”和“治未病”，是定期地进行周期性检查，是从物理检查中发现异常体征；是从常规化验数据的量变中寻找身体质变的信息；是在全面体检的基础上及早发现其危险因素。

四、为什么要进行健康体检

健康体检是在身体健康（大部分人可能存在影响健康的风险因子）时，主动对整个身体进行检查，主要目的是通过检查了解自己的健康状况，获得健康的信息，知道自己在健康方面还存在哪些问题，对自己的健康走向有一个预估，并且为正确地养生保健、强身健体、合理运动指明方向，一旦发现潜在的危害健康的风险因子，及时采取预防和干预措施，设计更为科学的健康生活方式，使自己拥有健康的生活。

现代社会的发展导致体力劳动减少、工作节奏加快、竞争压力增加、精神过度紧张、摄取热量过多，因而出现了“现代生活方式病”。这些潜在的危害长期损伤着身体，最终必然导致疾病。在疾病显现前能够明确这些危险因子，并及时阻断是明智之举。“无病看医生，以后不得病”正在成为新的需求。

第二节 体检者如何选择体检项目

健康体检是一门科学，哪些人群该查哪些项目，不同的年龄段和生命周期重点检查什么项目，是有一定讲究的。

健康体检一般应根据年龄、性别、生活习惯、个人既往的健康状况及家族遗传病史、近况、生活方式等综合因素考虑，决定选择较适合于本人体检项目的菜单。特殊情况可以适当增加项目，以便得到较为全面的健康信息。当然，如果体检时什么检查都做，虽然也是一种方式，但这是不科学的，一是经济负担会加重，二是医师一般不会为体检者做这种“大包围”式的检查。一般体检都会有所选择地做一些检查，我们通常称为“筛查”。如通过筛查，发现有异常的项目，再做进一步的检查，这样既不会浪费太大，又基本能达到体检的目的。体检者需要检查的项目不要自作主张，最好征求医师的意见。

正确的做法是，受检者在体检之前将个人的有关情况和担心详细向医师说明，由专业医师进行综合分析后，根据受检者的身体状况“量体裁衣”，做出既符合受检者的体检项目又比较经济实惠的个性化方案。

自选体检项目时也要征求医师的意见，受家族病史、年龄、嗜好的影响，人与人的身体状况不一样，不能为了省钱专门选择常规检查项目中几个项目进行检查，因为这样检查出来的结果不能反映出整个身体的情况；也不能撒大网，浪费医疗资源，对自身身体带来没有必要的伤害（有些检查并不是无创、无损伤的）。

近年研发并投入使用的心理及压力测定仪、红外热呈像系统、“鹰眼”疾病早期诊断系统、超倍生物显微系统、脉搏波检测、心脏负荷测定系统、量子共振检测、虹膜检测、食物不耐受检测等检测仪器是对传统医学检测方法和手段的补充，能够全面了解健康状况，是亚健康检测的有效方法。

同时，现代科技的发展使医学诊断技术突飞猛进，各种新型仪器和诊断方法不断涌现，使人们能够更早更准确地发现疾病的发生发展，比如，PET/CT技术（中文名称为正电子发射计算机体层扫描仪）。PET/CT将PET和CT两种先进的影像技术融合在一起，发挥了“和谐”的优势。PET从人体的基础，即细胞和细胞内的分子水平，发现人体内的基本生物功能，包括代谢、血流、生物调节等过程的细微改变；CT则同时清晰地显示上述生物功能在人体内的具体部位和对应的器官和结构。两种技术同时工作，协助临床医师更准确地判断疾病是否存在、疾病的特征，根据每位患者检查的具体情况，更准确地决定合适的治疗方案并监测疗效。PET/CT目前主要用于心血管、脑疾病和肿瘤领域。在心血管方面，可以协助冠状动脉粥样硬化性心脏病的检测、心脏神经支配和心脏缺血后存活心肌的检测。脑疾病方面，对脑肿瘤、脑血管病、帕金森病、痴呆和癫痫病的诊断有很好的效果。在肿瘤检测方面，可以协助良恶性病变的鉴别、肿瘤发展程度和累及范围的界定、治疗靶向选择和疗效监测、复发和转移灶的确定、临床预后的评估等，特别是PET/CT有很好的阴性预测价值，就是说，如果PET/CT检查没有发现体内明确异常改变，则受检者在相当一段时间内发生重大疾病或难以控制的进展期肿瘤的可能性就非常低。基因组学、蛋白质组学技术的应用。基因作为遗传性疾病的物质基础，若出现变异则很难改变，但基因变异并不一定导致疾病；很多以前认为是基因变异所致的疾病，目前证明是蛋白质的表达异常。疾病是基因与外界致病因素相互作用的结果，没有基因变异的个体在外界致病因素作用下也会得病。基因多态性检测（SNP检测）是检查基因的变异，用来评估疾病风险；蛋白质组学检查是检查表达异常的蛋白质；二者结合来确定患病风险，能做到早发现、早预防、早诊断、早治疗。进而通过调节外界因素，找到影响蛋白质表达的因素，是饮食、环境还是心理因素，做针对性、预防性措施，以避免或延缓疾病的发生。所以进行基因组学、蛋白质组学检测在疾病预防上有重大意义，同时，使得个性化医疗成为可能。

一个完整、适合的体检方案，最好在专业健康保健医师的指导下进行，以期达到体检的基本目的。团体体检除上述的信息外，选择体检套餐可根据自己的需求，分不同层次确定体检项目。

我们听到一些受检者说：由于是自己选择体检的项目不够全面或不完全适合自身情况，导致检查结果没有反映真实的身体状况。体检项目的选择就像到餐厅吃饭，体检套餐是体检中心精心配好的桌席，你可以自己点“菜”，或者说出自己的体检目的，让体检医师帮你搭配。我们建议由“专家点菜”为您服务，这就是我们提倡的体检单位制定“套餐式体检项目”，为受检者在基本套餐的基础上选择个体化的体检项目。

随着健康事业的发展，如今体检项目已多达几百种，每一位走进专业体检中心的人都会碰到这样的问题：我该查哪些项目？

一、基本项目不可少

不管是谁参加体检，基础项目不可少，这些项目一般包括：身高、体重、血压、脉搏；内科医师、外科医师、五官科医师常规查体；妇科医师常规查体；血常规，尿常规，粪常规，肝功能 ALT（即 GPT），血脂，空腹血糖，肾功能，乙肝表面抗原；心电图，胸部 X 线，B 超（肝、胆、脾、胰、肾）等。

根据受检者个体身体状况、生活方式不同及年龄和财力情况，可在基础项目外适当扩大检查，如肝功能检查可扩大到最多 11 项：乙肝可加查所有的抗原及抗体共 5 项，就是通常说的乙肝二对半；血脂检查可增加高密度脂蛋白、低密度脂蛋白、载脂蛋白 A（ApoA）、载脂蛋白 B（ApoB），以评估心脑血管风险度；在通常采用的 B 超声波检查基础上，可以选择彩色多普勒增加检查范围，如检查颈部和下肢大血管、甲状腺和眼等小器官；此外，妇科可增加一些项目或同样项目可选择更先进的检查技术（检出率会大大提高）。

二、年龄、性别、地域、职业特点作参考

根据流行病学统计结果，男性 60 岁以后、女性 65 岁以后，心脑血管病的发病率居首位；北方地区高血压、糖尿病的发病率高于南方地区；由于沿海居住的人进食海产品较多，血尿酸普遍较高，有可能出现尿酸损伤骨骼、动脉及患结石的情况而自己并不知道，所以有必要结合个体做必要的现状了解；一些肿瘤的发病存在地域的差别。所以在医学专业背景知识指导下，才能做到健康体检的科学和完整。

1. 30 岁以下年轻人　如无特殊情况，只需做基础项目，不必增加检查内容。对青少年来说，重点是了解生长发育情况，因此，检查项目重点应该针对生长发育的一些指标，如身高、体重、血压、肺活量、肺功能，还有视力、色觉等方面的检查；另外，要注意腹部器官的生长发育情况，可以做腹部B超检查。最后，应抽血检查肝、胆、肾功能情况和有无感染乙型肝炎病毒情况（常做二对半检查）。

2. 工作压力大的中、青年人　在医师指导下，根据工作压力现状，适当增加有关检查项目，比如心理及压力测定、“鹰眼”诊断系统。

3.40 岁以上的男性　定期检查前列腺，包括肛门指检（很必要）及血清前列腺特异性抗原测定。由于现代心脑血管疾病发病提前，脉搏波传导速度检测（PWV）、心脏负荷测定系统都是预测心血管病的良好手段。

4. 成年女性　每年必须进行乳房、卵巢及子宫的检查，已婚女性要求每年做一次常规妇科检查，包括宫颈刮片检查，以便对于妇女常见病、多发病及肿瘤早发现、早治疗。红外热呈像系统可供选择。

5. 老年人　机体出现衰退，应在常规项目外，增加心脑血管病、糖尿病的早期筛查，如颈动脉超声、餐后血糖，以及包括各种早期肿瘤标志物在内的相关检查，“鹰眼”诊断系统、量子共振检测等生理功能评价和疾病预测检查是较好的检测项目。

6. 有家族史的人群　根据实际情况，有针对性地增加相关检查项目，如选择肿瘤筛查和基因检测。

7. 有慢性疾病的人群　根据疾病种类，尽可能在该病范围内，去专科全面彻底地进行检查。

8. 特殊行业人群　应在医师指导下，除了常规检查项目外，增加有针对性的亚健康检查项目，如微量元素、毒性元素测定等。可以选择量子共振检测。

三、有创检查尽量少

据医学研究报道，幽门螺杆菌是胃溃疡、胃癌发生的原因之一，而我们临床常见的反酸、嗳气、胃部不适等相关症状多是由该细菌引起的。对于这类疾病，临床都给予抗感染联合治疗，治疗 1 个月后症状消失。对幽门螺杆菌的筛查是诊断治疗的前提，特别是长期在外饮食者（因为该菌是经饮食感染的）。有检测适应证者，可以采用吹一口气就得到结果的 ^{13}碳尿素呼吸试验，检出率90%。所以稍有胃部不适的人进行体检，就没必要做胃镜检查，免受检查带来的不适和风险。

第三节 健康体检中血、尿、粪标本的正确采集

检验结果是临床医师在诊疗过程中所需要的重要信息，临床医师可以根据这些检验结果及患者的临床情况来区分疾病的不同阶段，观察疾病的变化，判断预后或观察疗效。标本采集是保证检验结果准确性的先决条件。据统计，国内外临床检验中误差分析显示，标本采集、保存及运输过程中导致的分析误差占实验室总误差的46%～68.2%。用不符合质量要求的标本进行检验，不如不做这项检验。

一、标本采集前的注意事项

1. *受检查状态* 需在安静状态下采集标本，避免恐惧、紧张、激动及运动后采取标本。若受检者处于高度紧张状态时，可使血红蛋白（Hb）、白细胞（WBC）增高。劳累或受冷等刺激，也可使白细胞增高。运动能影响许多项目的测定结果。如剧烈运动后白细胞、肌酸激酶（CPK）、乳酸脱氢酶（LDH）、谷丙转氨酶（GPT）、谷草转氨酶（GOT）和血糖（GLU）等的检测值升高。有些恢复较慢，如ALT在停止运动1h后检测，其值仍可偏高30%～50%。

2. *饮食* 多数试验要求在采血前禁食12h，因为饮食中的各种成分可直接影响试验结果。一顿标准餐后，血中三酰甘油（TG）可增高50%、血糖增高15%。进食高糖食物，可引起血糖增高；进食高蛋白或高核酸食物，可引起血中尿素及尿酸增高；进食高脂肪食物，可引起三酰甘油大幅度增高。餐后采集的血液标本，其血清常出现乳糜状，可影响到许多检验项目的正确性。饮用咖啡可引起淀粉酶、GOT、促甲状腺素（TSH）、血糖等升高。

空腹并非时间越长越好，空腹一般指进食后12h，空腹时间过长，可使血糖、蛋白质降低，胆红素升高。但急诊检验则不受其限制。虽然空腹，但不必禁水，少量的饮水一般不会对化验产生明显的影响，但应该避免大量饮水，因为会造成血液稀释。

3. *饮酒* 采血前24h内不能饮酒，酒可使血糖降低，使三酰甘油、高密度脂蛋白胆固醇升高。

4. *吸烟* 吸烟可使儿茶酚胺、胃泌素、皮质醇、生长激素、碳氧血红蛋白、血细胞比容、癌胚抗原升高，使免疫球蛋白降低。烟瘾大者血液一氧化碳血红蛋白含量可达8%，而不吸烟者含量在1%以下。

5. *药物* 药物对检验结果的影响非常复杂，在采样检查之前，应暂停各种药物，如某种药物不可停用，则应了解可能对检验结果产生的影响。如庆大霉素、

氨苄西林可使 GPT 活性增高。大剂量静脉滴注青霉素注射液 5h 内留尿，可使尿蛋白干化学法测定出现假阴性。咖啡因可使胆红素增高，大剂量维生素 C 可使血糖、胆固醇、三酰甘油、尿酸降低。

6. *体位* 体位影响血液循环，由于血液和组织间液因体位不同而平衡改变，会影响化验结果。例如，由站位改为卧位时，血红蛋白下降 4%，GPT 下降 7%，GOT 下降 9%，碱性磷酸酶（ALP）下降 9%，免疫球蛋白 G（IgG）下降 7%，免疫球蛋白 A（IgA）下降 7%，三酰甘油下降 6%，甲状腺素（T4）下降 11%。因此同一检查项目结果做前后对比时应考虑保持体位的一致性因素。

二、标本采集时间的选择

1. *最佳采血时间* 理想的采集血标本的时间是早晨 7:00 ～ 8:00 空腹采血，晨起时受检查的精神、体力、情绪等因素的影响较小，是大部分标本采集的最佳时间，而且正常参考值通常是根据健康人清晨空腹测定值确定的，清晨空腹采血便于比较。

2. *尽可能减少昼夜节律带来的影响* WBC 清晨低午后高、安静时低活动后高，1d 结果最高与最低可相差 1 倍，血小板有同样规律。复检标本采集时间应尽量选择上次检查的同一时间进行。

3. *激素水平测定应考虑人体的生物钟规律* 如女性性激素测定结果与月经周期密切相关。

三、尿标本采集注意事项

1. *晨尿* 早晨起床后第 1 次尿的中段部分，为较浓缩和酸化的标本，血细胞、上皮细胞及管型等有形成分相对集中且保存得较好，适用于可疑或已知泌尿系统疾病的动态观察及早期妊娠试验等。可用于尿常规检验和微生物检查。

2. *随机尿* 留取任何时间的尿液的中段部分，本方法留取方便，但易受饮食、运动、用药等影响，可致使低浓度或病理临界浓度的物质和有形成分漏检，随机尿适用于门诊、急诊患者。

3. *女性受检查的尿* 最好先清洗外阴后再留取中段尿液，以防阴道分泌物污染尿液，月经期间不宜留取尿液化验。

4. *男性受检查的尿* 须避免前列腺液和精液的污染。

5. *计时尿* 应于排空尿液后开始计时，至截止时间留的全部尿液。例如 24h 尿蛋白定量从早晨 7:00 排空膀胱，弃去尿液，记录开始留尿时间，开始留尿，到次日早晨 7:00 排最后 1 次尿，24h 全部尿液留一个大的容器内，记录 24h 尿液总量，留取3ml尿液送检。24h尿蛋白定量原则上不用防腐剂，首选冰箱冷藏。

四、粪标本采集注意事项

1. 留取似蚕豆大小粪便1块，置于不吸水的带盖容器内。标本必须新鲜，防止尿液混入。

2. 粪便标本有脓血时，应当挑取脓血及黏液部分送检，外观无异常的要多点取样检查。

3. 粪便检查寄生虫及虫卵，应采取连续3d送检3次，因为肠道寄生虫排卵有周期性，以免漏诊。

4. 粪隐血试验，受检者应素食3d，服用铁剂、含高浓度过氧化酶的食物（如萝卜）及大剂量阿司匹林易出现假阳性。服用大剂量维生素C可出现假阴性。

五、痰液标本采集注意事项

采集晨间第一口痰，多用于细胞学及微生物学检查。采样前应用凉开水反复漱口，经深呼吸数次后用力咳痰，不可吐入唾液。咳痰困难者可用雾化吸入0.9%氯化钠注射液，微生物培养取样应在抗生素等药物治疗开始之前，如已用药，则应选血液药物浓度最低水平时采样。

第四节 体检前注意事项

一、饮 食

1. 检查前1d 20：00后禁食，24：00后禁水。

2. 体检前3d忌酒，前1d不要饮浓茶、咖啡等刺激性饮料。

3. 体检前1d适量食用高碘、高嘌呤、高糖、高脂饮食，动物血液制品对粪便血试验结果有一定影响。

二、药 物

1. 停用维生素C、减肥药等对检查结果有影响的药品或保健品。

2. 女性受检者于检查前1d暂停阴道用药及冲洗，避免性生活。

3. 服用抗凝药物（如阿司匹林肠溶片、波利维等）者，如行胃肠镜检查请提前7d停药。

4. 体检时请携带平日常规治疗药物，如治疗高血压、糖尿病及冠状动脉粥样硬化性心脏病等药物。如有晨起药（如降压药），可在6：00喝10ml水服下，降糖药物请嘱医嘱执行。在空腹检查项目完成后及时用餐、服药。

三、衣物服饰

1. 请穿着轻便、易穿脱的衣服及平底便鞋来院体检，不要穿连衣裙、高筒靴、连裤袜、长筒袜及带钢圈的内衣。

2. 不佩戴任何首饰及手表。

3. 体检时不要佩戴隐形眼镜。

4. 避免化妆，包括口红、指甲油、睫毛膏及面部彩妆。

5. 如果你曾经做过整形手术，请主动向医师说明。

四、医疗资料

1. 携带上 1 年体检报告。

2. 携带平时自我监测的数值指标。

3. 携带日常服药单，以供参考。

五、其　　他

1. 如查眼科，请携带平时佩戴的眼镜。

2. 体检前注意休息，保证充足睡眠，避免剧烈活动和情绪激动。体检当日避免晨练。

3. 睡前洗澡，做好个人卫生，清洁口腔、鼻腔、外耳道及外阴。

4. 晨起如方便，可在清洁的容器中留取中段尿 20ml 及粪便（黄豆大小），2h 内携带至医院。

5. 女性月经期不宜进行体检，体检最好选择在月经结束后 7d 左右进行。

6. 如果你没有性生活，请告知医师，不宜做妇科检查和经阴道超声检查。

7. 如近期有生育计划或已怀孕，一定告知医师，以免进行有辐射性的检查，如胸部 X 线、CT、骨密度及 PET/CT 等。

8. 体内有金属植入（如心脏起搏器、人工关节）者，动脉瘤手术后，请提前告知，严禁接受磁共振检查。

第2章

专项体检项目

第一节　心血管系统专项检查

一、无创中心动脉压测定

【主要特点】

中心动脉压（central aortic pressure，CAP）是主动脉的血压，一般指升主动脉根部所承受的侧压力。研究表明：相对于周围动脉压，中心动脉压能够更准确地预测心血管风险。

中心动脉压的测量方法包括使用有创设备直接测量主动脉内压力，有创测定测量准确，是中心动脉压测定的金标准，因为该项测量方法具有创伤性，限制了在临床中的应用。故目前很多体检机构选择无创测量中心动脉压法。无创测量中心动脉压法是通过对颈动脉和桡动脉的平面脉搏波分析或颈动脉与肱动脉的扩张波分析等无创方法获得中心动脉压。目前使用较多的是澳大利亚 AtCor Medical 公司生产的 SphygmoCor 动脉脉搏波分析仪和欧姆龙公司研制的 HEM—9000 AL，见（图 2-1）。它们采用无创的表面张力测量法采集桡动脉波形，然后用通用转换函数产生中心动脉波形，计算出中心动脉反射波增强指数（AI）、中心动脉收缩压、中心脉压等参数。其中 AI 与中心动脉压成正比，能独立预测高血压患者的全因死亡，与心脏负荷密切相关，左心室肥厚的患者 AI 值也高，也是判断末梢血管扩张药物和其他药物疗效的重要指标之一。

中心动脉压无通用的固定正常值，计算机软件根据个体具体情况，可以计算出个体正常预计值，测量结果波动在预计值的 ±10% 以内视为正常。

【适应证】 见（图 2-2）

1. 用于临床动脉硬化的早期诊断及筛查。

2. 评价降压药的疗效，优化抗高血压治疗方案。

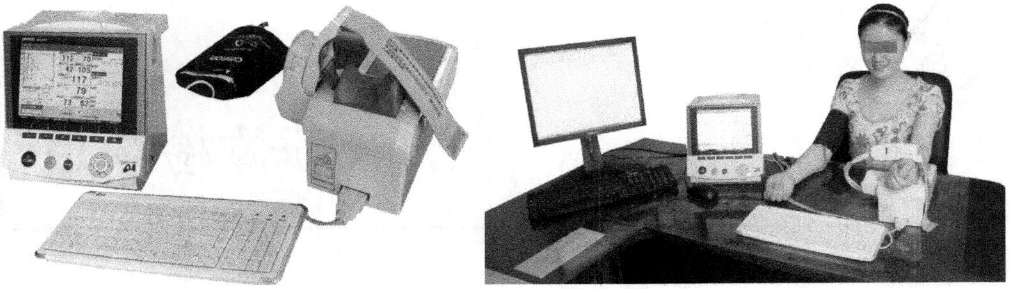

图 2-1　动脉脉搏波分析仪

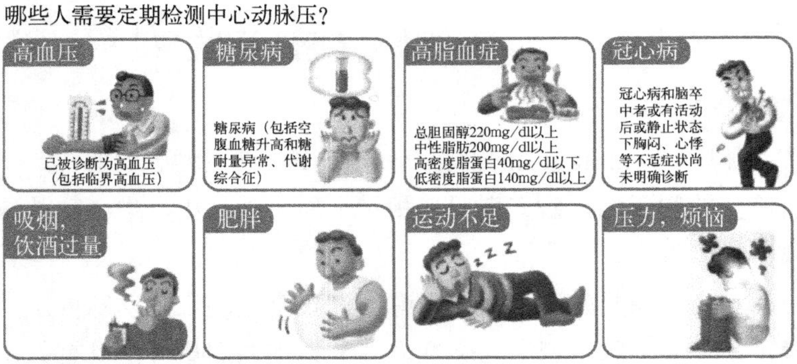

图 2-2　中心动脉压检测的适应证

【禁忌证】

1. 18 岁以下未成年人。

2. 使用人工肺的患者。

3. 不能以触诊方式确认动脉位置者。

【检查前注意事项】

检查前 30min 不吸烟、不喝咖啡、不做剧烈运动。

【检查中配合】

检查时受检者处于安静状态，坐位，放松身体，平静呼吸。左手桡动脉测量中心动脉压，右手肱动脉测量血压。

【典型个案分析】

1. *病例介绍*　受检者，男性，59 岁，患高血压 10 年，未规律服药，无特殊不适主诉。常规体检入科，给予中心动脉压测定。结果回报：中心动脉收缩压和脉压升高，中心动脉舒张压降低。

2. 结果分析及提示　中心动脉压与心血管事件密切相关，中心动脉收缩压和脉压升高，预示着脑卒中风险增加。同时，中心动脉收缩压和脉压的增大，增加了左心室后负荷，导致左心室心排血指数增加和左心室肥厚。中心动脉舒张压降低，可以引起冠状动脉的舒张期灌注压下降，增加了缺血损害、缺血事件的风险。

3. 注意事项　见图 2-3。

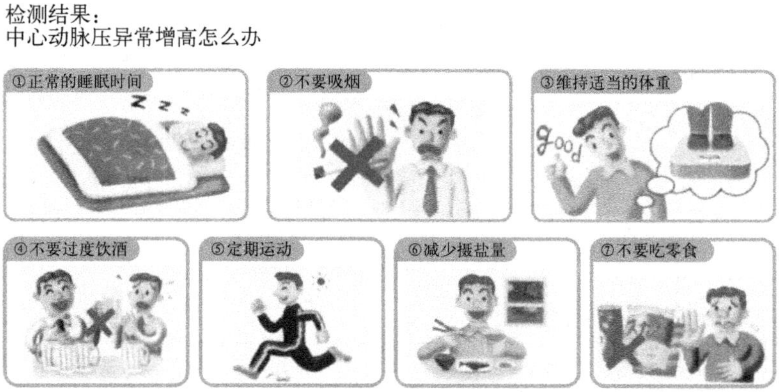
检测结果：
中心动脉压异常增高怎么办
①正常的睡眠时间
②不要吸烟
③维持适当的体重
good
④不要过度饮酒
⑤定期运动
⑥减少摄盐量
⑦不要吃零食

图 2-3　中心动脉压异常增高后的注意事项

附：结果分析报告单

ID		姓名		性别	女	年龄	50岁
身高	161.70cm	体重	53.30kg	检测日期		2011-04-28	
备注							

检测结果

项目	结果	单位	超出预计值 %
收缩压 SBP	113	mmHg	—
舒张压DBA	76	mmHg	—
脉压 PP	37	mmHg	—
中心动脉压cSBP	119	mmHg	0
增强指数AI	87	%	－ 0.9
心率	77	bmp	—

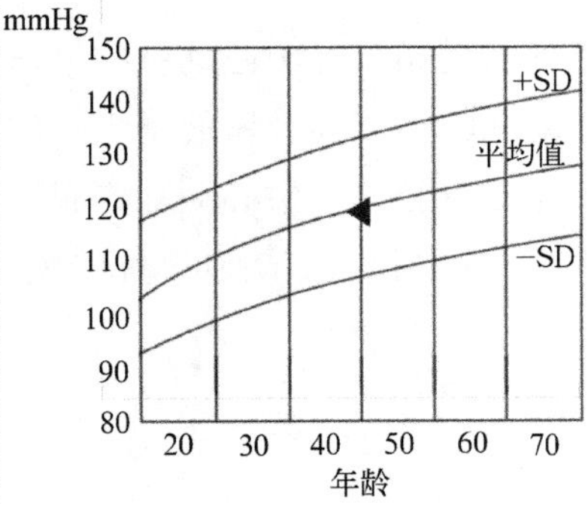

中心动脉压预计曲线

检测中心动脉压的临床意义：

中心动脉压是指主动脉根部的血压。一般是采用有创的导管进行测量。该产品是以无创的方法，通过检测桡动脉的脉搏波及肱动脉的血压，通过函数转换计算出中心动脉压。

正如 ASCOT 实验的验证结果表明，根据降压药不同，中心动脉压的降压效果也不同。中心动脉压的降压效果越好，越能有效地抑制心血管疾病的发生。因此，检测中心动脉压在高血压治疗的药效评价和风险评价方面十分有用。

AI 值的临床意义：

1. 透析患者的 AI 值与心脏左心室的重量密切相关。心脏负荷大，左心室肥大的患者其 AI 值也高。

2. 晚期肾衰竭患者 AI 值的增大是预测死亡的一个独立因素。

3. AI 值是判断末梢血管扩张药物和其他药物疗效的重要指标之一。

中心动脉压检测结论与建议

正常（正常值 ±10% 范围内）。
继续保持科学合理的生活方式，适量的运动，戒烟限酒，保持心理平衡。

仅供参考

报告医师：

二、血管弹性检查

【概述】

心脑血管疾病已成为威胁人类健康的第一大杀手，以动脉粥样硬化为典型特征的动脉血管结构与功能改变是心肌梗死和脑卒中等心脑血管疾病的共同病理学基础。动脉弹性减退已成为心脑血管疾病的独立危险因素，被认为是心血管事件的替代终点之一。通过对大血管动脉僵硬度的检测和对动脉阻塞程度早期检测可以早发现动脉粥样硬化性病变从而早期干预，从根本上降低了心脑血管疾病的发病率、致残率和病死率（图 2-4）。

日本欧姆龙科林公司开发出了动脉僵硬度检测和动脉阻塞程度的监测的设备——全自动动脉硬化诊断装置 BP203RPE- Ⅱ（VP-1000）（图 2-5），该产品是应用此公司获得专利的“波形分析和血管评估”技术的最新发明，它应用示波法线性膨胀技术，使用高精度双层 cuff（袖带），在检测心电图和心音图的同时，测量四肢血压和脉搏波波形，并测得踝臂血压指数（ankli-brachial pressure,

ABI）和脉搏波传导速度（pulse wave velocity，PWV）等数值。该设备具有监测速度快、无创伤、准确灵敏、操作便捷、检测费用低等特点。

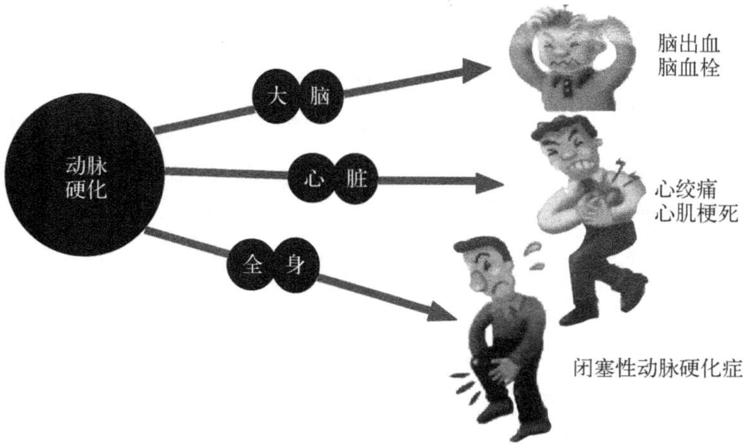

图 2-4　动脉粥样硬化的临床表现

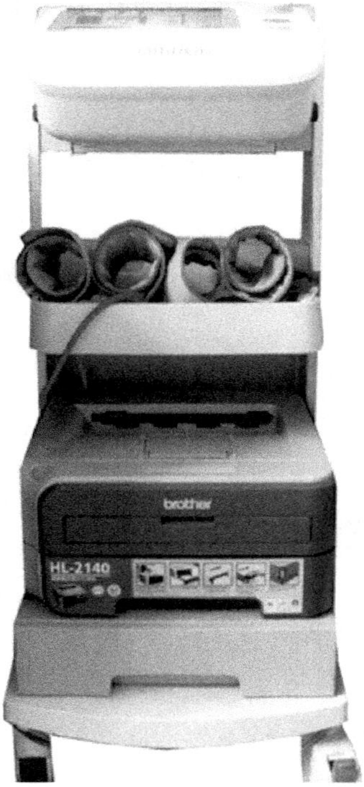

图 2-5　动脉硬化检测装置

此项检查的主要评估参数：同时测量ABI与baPWV（肱踝脉搏波传导速度）。通过选配件可以检测cfPWV（颈股动脉脉搏波传导速度）。

ABI是判断有粥样动脉硬化引起的下肢动脉狭窄、阻塞的指标。通过同步测量四肢的血压，再由踝收缩压除以臂收缩压中较高的值，得出结果。根据ABI，可以判断下肢动脉的狭窄、阻塞情况。此外，通过观察左右臂血压差，可以检测出大动脉炎症和锁骨下动脉狭窄等上肢动脉的异常情况。其判断标准是：① $0.9 < ABI < 1.3$，正常；② $ABI \leq 0.9$，有动脉阻塞的可能性；③ $ABI \leq 0.8$，动脉阻塞的可能性极高；④ $0.5 \leq ABI < 0.8$，至少有一处动脉阻塞；⑤ $ABI < 0.5$，有多处存在动脉阻塞；⑥ $ABI \geq 1.3$，有血管钙化的疑似。

PWV是判断与心脑血管疾病有密切关系的动脉壁硬化程度的指标。运用“当动脉硬化时有心脏输出的血液产生的波动度传导速度会加快”这一原理，测量2次心跳之间的波动（脉搏波）传导速度，判断血管的弹性程度。PWV是评价动脉硬度的经典测量指标。baPWV与cfPWV的相关性良好，故欧姆龙科林动脉硬化监测装置通过测量baPWV来评价全身血管弹性，预测心脑血管疾病的风险。其正常值因受年龄、血压、性别的影响很大，很难设定统一标准的正常值，故用基准线作为参考。① $baPWV \leq 900cm/s$，血管弹性柔软；② $900cm/s < baPWV \leq 2500cm/s$，血管有点硬；③ $baPWV \geq 2500cm/s$，血管很硬。

【适应证】

1. 走路时足痛，足麻无力，休息时可改善症状者。
2. 长期吸烟、饮酒、高血脂、高胆固醇且过于肥胖者。
3. 高血压、糖尿病的患者。
4. 有高血压、冠状动脉粥样硬化性心脏病、糖尿病、脑血栓等慢性疾病家族史者。

【禁忌证】

无特殊禁忌证。

【检查前注意事项】

1. *环境准备* 检查室温度保持在22～26℃。
2. *数据资料准备* 身高、体重、年龄、体重指数（MBI）。
3. *受检者准备* 测量前安静休息5min。测量时衣服不要穿太厚，只穿一件薄衣（衣服太厚或将衣袖向上卷会引起测量误差），穿袜子时脱至露出足后跟；检查时保持安静、不移动身体、放松全身。
4. *心理准备* 踝的部分感觉会比手臂紧。

【检查中配合】

1. *测量方法*　把测量血压的袖带缚于在双侧臂、双侧踝处。这两点间距离的差值可以输入身高后自动计算出来（图 2-6）。

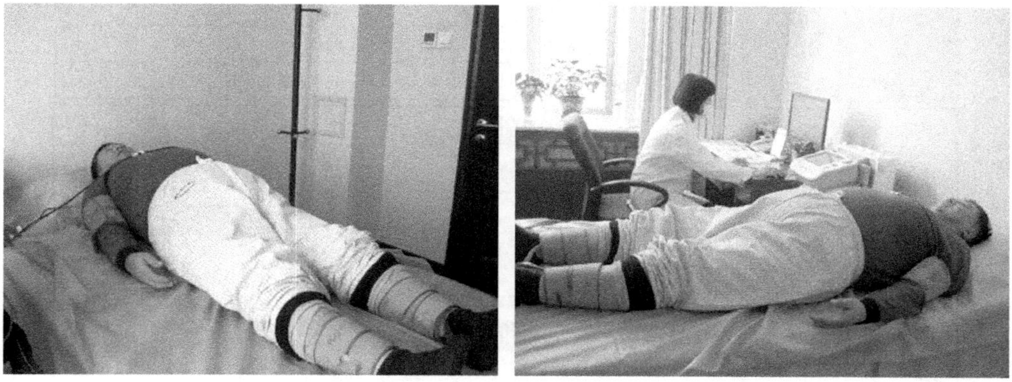

图 2-6　血管弹性检测方法

2. *检查中配合*　要求受检者心情平静，勿做深呼吸动作；室内环境要整洁，尽量减少噪声和振动；受检者应取仰卧位，头部位置较低。

【检查后注意事项】

检查结束后受检者下检查床和站立时动作应缓慢，护士或医师在床旁协助，尤其是老年人或有高血压、心脏疾病的患者。

【典型个案分析】

1. *病例介绍*　受检者，女性，44 岁，身高 162cm，体重 58.0kg，主因全面查体入院，既往体健。

2. *结果分析及提示*　①血管硬度（baPWV）：左侧 1545cm/s、右侧 1550cm/s，即所测得数值在 900cm/s ＜ baPWV ≤ 2500cm/s，故此受检者的血管与健康的 44 岁女性的血管相比有点硬。②下肢血管有无堵塞（ABI）：左足 1.12、右足 1.08，本次检查结果在正常范围内。

附：血管弹性检查报告单

血管弹性检查报告

■动脉硬化检测分析结果［患者用］ 1 ■不可以自己判断检查结果，请咨询医生。 ■检查日期：×××年×月××日

你的动脉血管有硬化吗？
从血压、血管的硬度和堵塞程度能看出血管状况吗？

姓名		ID： 医生：
年龄：44 岁	身高：180cm	基础疾病：HT，HL
BMI：30.9	体重：100.0kg	腹围： cm

血压值

脉率数：56 次/分（前次值： ）

右臂 144/ 91（前次值： ）
左臂 140/ 86（前次值： ）
右足踝 175/ 94（前次值： ）
左足踝 172/ 88（前次值： ）

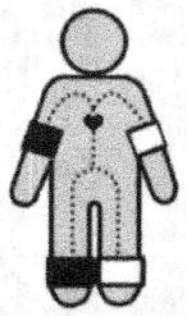

血管硬度（baPWV）是？

◀右：1387 ▷ 左：1375
（前次值 右： 左： ）
与健康的 44 岁女性相比
稍硬

※baPWV 主要是评价人血管硬度的参数，不直接表示脑、心血管等的硬度。

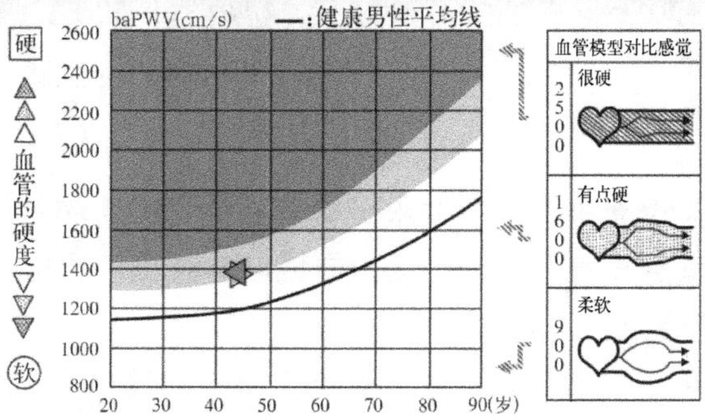

下肢的血管有堵塞吗？（ABI）

（前次值 右足： 左足：
本次检查结果在正常范围内。

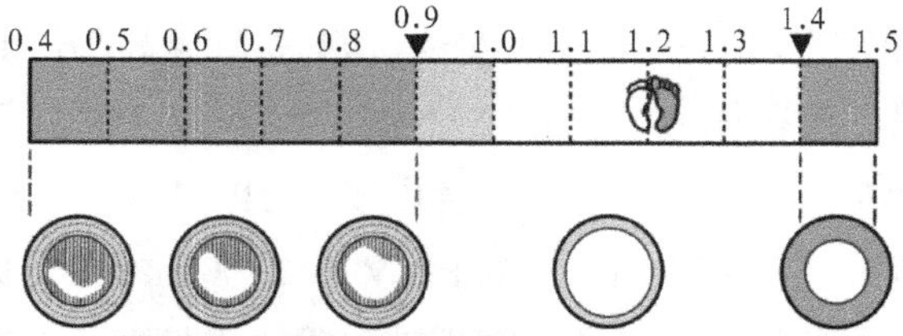

※ABI 主要是评价腰以下到足踝之间血管的堵塞程度的指标

硬度的变化和目标值

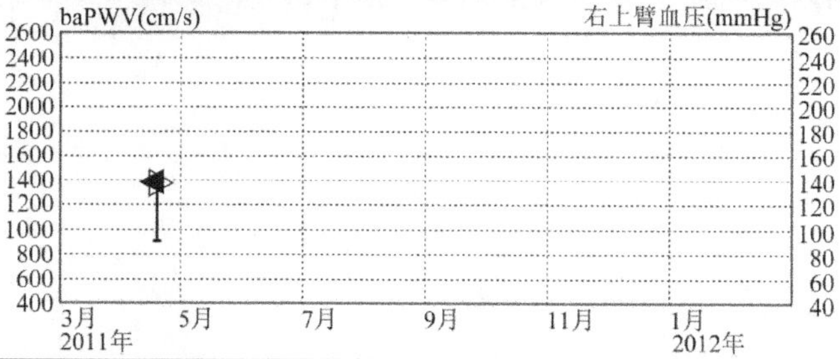

请定期接受血管检查。

下次检查预定日
年 月 日

三、经颅多普勒脑血流检查

【概述】

经颅多普勒超声（transcranial Doppler，TCD）是利用超声多普勒效应来检测颅内脑底动脉环上的各个主要动脉血流动力学及各种血管生理参数的一项无创性脑血管疾病的检查方法。应用低频脉冲多普勒技术，通过特定的透声窗（颞窗、眶窗、枕窗），直接记录颅内血管多普勒信号（图 2-7），是一项简单易行、无创伤性的检查方法，可以客观地反映脑血管的弹性、脑血流量，判断脑血管的功能状态，对诊断颅内血管狭窄有较高的灵敏度和特异性。

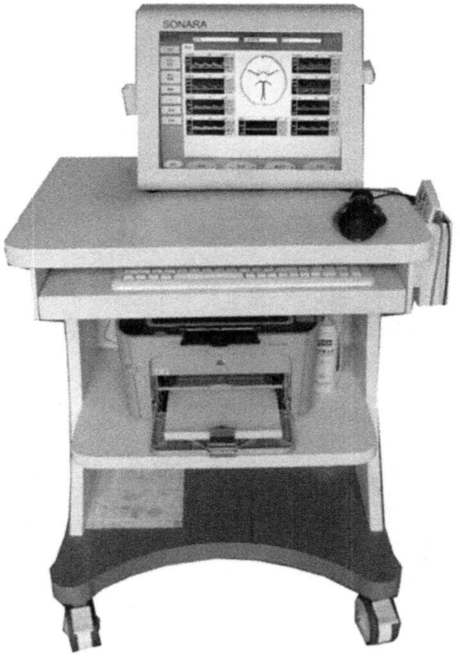

图 2-7　多普勒检测仪

工作原理：由于动脉弹性与心脏周期性射血、动脉内的血流速度与血容量改变发生相应变化，根据动脉舒缩变化和血液容积导电的原理，通过观察两个监测电极之间电流或电压变化的波形曲线，了解该检测部位电场范围内的所有血管，包括大、中、小动脉的情况。由血流动力学原理可知，中、小动脉及微动脉是维持和影响血压、血液流速、血管容积的根本因素，因此，血流图观察的是区域性中、小动脉及微动脉血流动力学瞬时情况，非常适合于脑血管的病理、生理研究及临床疾病的诊断。

经颅双功能彩色多普勒超声（transcranial color-coded duplex sonography，TCCS）是用低频探头显示脑实质二维结构、结合彩色多普勒 CDFI 及频谱多普勒 PW 等显示颅内血管及血流速度的一种直观而有效的诊断工具，能用来评价颅内血管、脑实质及颅骨结构，还能直接检测颅内脑底主要动脉的血流动力学参数，较敏感地反映脑血管的功能状态，是一种可靠的、可重复使用的、价廉的、可以作为诊断和预测脑血流改变疗效的重要工具。

【适应证】

1. 脑动脉狭窄和闭塞。判定病变范围和程度（包括颅内血管，颈内、颈外、颈总动脉和椎动脉）。
2. 颈动脉狭窄和闭塞。
3. 脑血管痉挛，判定病变的部位和程度（尤其对蛛网膜下腔出血的监测）。
4. 颅血管畸形。
5. 颅内压增高。
6. 脑死亡。
7. 脑血流微栓子监测。

【禁忌证】

1. 头部外伤不能按压者。
2. 精神障碍不能配合者。

【检查前后注意事项】

行脑血流检查前，受检者忌饮酒。饮酒后做脑血流图会出现脑血流加快，造成血管梗阻的假象。

1. 经颅多普勒超声指标

（1）血流速度：血流速度反映脑动脉管腔大小及血流量。血流量一定时，血流速度与管腔大小成反比。

（2）脉冲指数：反映脑血管外周阻力的大小。此值越大，脑血管外周阻力越大，反之则阻力越小。

（3）音频信号及频谱图波形：反映脑血管局部的血流状态。

2. 以下 1 项或数项检测指标异常为病态

（1）狭窄处局部血流速度加快或有较大的双侧差异。

（2）区域内血管运动狭窄减少。

（3）任何区域内导致频谱增宽的异常血流。

（4）后交通动脉或前交通动脉局部血流速度加快提示有侧支循环。

（5）脑血管痉挛所致管腔狭窄：如蛛网膜下腔出血后血流速度增加 50% 或大脑中动脉血流速度达 120cm/s。

【检查中配合】

检查时体位：仰卧位，经颞窗检测大脑中动脉（MCA）、大脑后动脉（PCA）、大脑前动脉（ACA）、颈内动脉终末段；经眶窗探测颈内动脉虹吸段。侧卧位，经后枕部枕窗探测，颈动脉（VA）和基底动脉（BA）（图 2-8）。

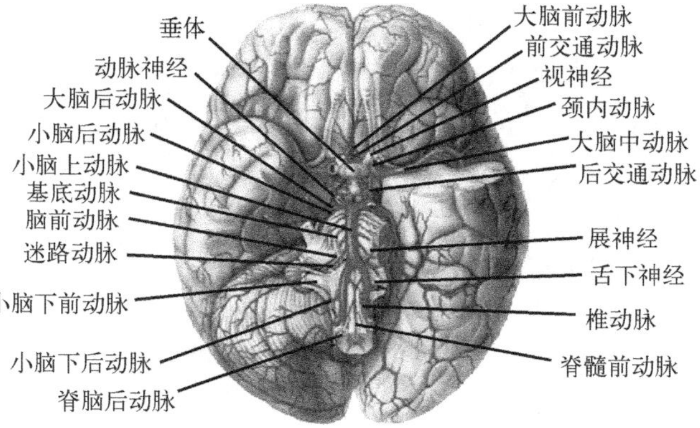

图 2-8　脑部血供

【典型个案分析】

1. *病例介绍*　受检者，女，52 岁，长期头痛史，经颅多普勒检查结果，左大脑中动脉、右大脑中动脉、基底动脉、左椎动脉、右椎动脉血流速度高于正常，也就是左右大脑中动脉，基底动脉、左右椎动脉痉挛，弹性指数正常，没有动脉硬化，是脑血管痉挛。

2. *结果分析*　MCA L（左大脑中动脉）、MCA R（右大脑中动脉）、BA（基底动脉）、VA L（左椎动脉）、VAR（右椎动脉）、ACA L（左大脑前动脉）、PCA L（左大脑后动脉）、ACA R（右大脑前动脉）、PCA R（右大脑后动脉）、Depth（深度）、Mean（平均血流速度）、Sys（收缩期血流速度）、Dia（舒张期血流速度）、PI（搏动指数）、RI（阻力指数）。

经颅多普勒脑血流图可以客观地反映脑血管的弹性、脑血流量，判断脑血管的功能状态，对诊断颅内血管狭窄有较高的灵敏度和特异性。但是脑血流图对于脑内局限性血管及深部血管病变反应不灵敏，对脑出血也缺乏特征性变化，故对诊断脑血管疾病的特异性不高，应结合临床及其他检查，全面考虑、综合判断，以便早期发现脑血管的异常，早期干预、治疗，减缓动脉硬化的发展速度，提高生活质量。

附：经颅多普勒超声检查报告

经颅多普勒超声检查室

日期：18-05-2012，10：51	年龄：53
姓名：	性别：男
ID：	注释：21334
电话：	地址：5

轻度	左 强度	Meon	Paok	Edv	FU		标准	右 强度数	Mean	Peak	E	PI	RI
2MHz													
L-MCA	56	77.4	119	57.0	0.79	0.51	R-MCA	57	74.3	116	53.9	0.82	0.53
L-PCA	68	12.7	6.28	22.7	0.70	0.47	R-ACA	74	−42.4	−67.4	−30.0	0.87	0.55
L-ACA	77	−46.6	−72.0	−34.3	0.80	0.52	R-PCA	68	39.3	58.5	30.0	0.72	0.48
L-VA	60	−28.1	−42.4	−21.2	0.74	0.50	R-VA	60	−37.0	−53.1	−22.0	0.83	0.58
BA	75	−37.3	−55.8	−28.5	0.72	0.48							

报告：
结论：左侧大脑中动脉血流速度增快

四、心电图检查

【概述】

心电图（electrocardiogram，ECG）是指心脏在每个心动周期中，由起搏点、心房、心室相继兴奋，伴随着心电图生物电的变化，通过心电描记器（图 2-9）从体表引出多种形式的电位变化的图形。心电图是心脏兴奋的发生、传播及恢复过程的客观指标，具有无创、快捷、简便、重复性好等特点，是健康体检的必不可少的项目之一。ECG 可以捕捉心脏生物电活动的瞬间变化，利于早期发现心脏疾病如心律失常、心室心房肥大、心肌梗死、心率异常、心肌缺血、电解质紊乱（对血钾不正常变化有快速直视的临床参考意义）。

【适应证】

1. 检测心律是否正常。
2. 了解心脏传导功能。
3. 确定心脏供血状态，有无心肌缺血改变及心肌梗死发生。
4. 诊断心脏是否肥大。
5. 了解药物反应及电解质有无异常改变。
6. 确诊各种心律失常及性质，提示危险程度。
7. 确定起搏器工作状态。

【禁忌证】

无特殊禁忌证。

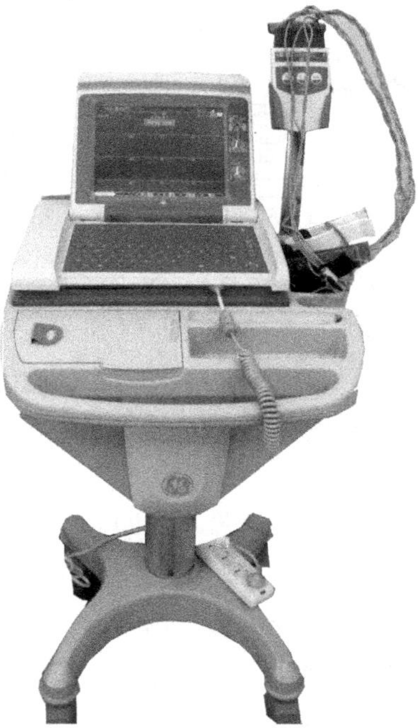

图 2-9　心电描记器

【检查步骤】

1. 受检者平卧于检查床上。

2. 检查前将双手的腕部及左下肢的踝部暴露，将上衣从腰带中松开，检查时卷起上衣，暴露前胸。

3. 在胸前的相应部位放置电极，并通过导联线与心电图机电流计的正负极相连。

【检查前注意事项】

检查前洗澡，保持皮肤清洁，毛发浓密者应剃去毛发，以确保检查电极与皮肤充分接触，心电传导良好。

检查前不进食冷饮，不服用兴奋药。

【检查中配合】

1. 检查时保持平静状态，放松身体，平静呼吸，以免影响检查结果。

2. 为了保证电极与身体的充分接触，检查时用乙醇棉球擦拭胸部相关位置。有对乙醇过敏者主动向医务人员反映。

单极导联（图 2-10）

① V_1 导联：胸电极安放在胸骨右缘第 4 肋间。

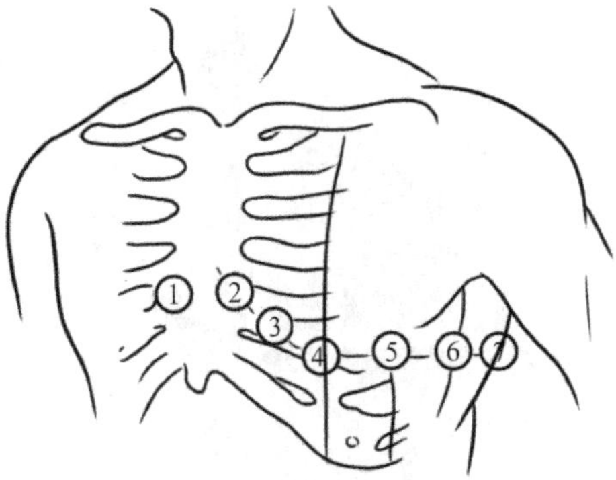

图 2-10　心电图导联

② V_2 导联：胸电极安放在胸骨左缘第 4 肋间。

③ V_3 导联：胸电极安放在 V_2 与 V_4 连线的中点。

④ V_4 导联：胸电极安放在左锁骨中线与第 5 肋间。

⑤ V_5 导联：胸电极安放在左腋前线与第 5 肋间。

⑥ V_6 导联：胸电极安放在左腋中线与第 5 肋间。

⑦ V_7 导联：胸电极安放在左腋后线与第 5 肋间。

【典型个案分析】

1. *病例介绍*　受检者，女性，50 岁，查体入院，无不适主诉。心电图检查结果回报：一度房室传导阻滞。

2. *结果分析及提示*　房室传导阻滞是心房和心室的传导发生减慢或阻滞。通常可分为三度。一度房室传导阻滞的传导时间延长，全部冲动仍能传导。二度房室传导阻滞分为两型，可出现传导进行性延长，甚至漏传导。三度房室传导阻滞又称完全性传导阻滞，此时全部冲动不能被传导。如伴有晕厥或阿 - 斯综合征发作者，应及早考虑心脏起搏器治疗。一度房室传导阻滞的现象比较多，一般出现在病毒性感染或药物性作用之后，也可以出现与某些正常的成年人，可为陈旧性，也可多年保持不变。生理学基础是位于心房心室间的冲动传导纤维发生冲动传导缓慢或延迟，超过正常上限 0.20s。心电图检查能够早期发现心脏疾病，可早期治疗原发疾病，及时控制、消除病因和诱因是预防疾病发生的关键。

五、24h 动态心电图检查

【概述】

动态心电图（dynamic electrocardiogram，DCG）技术于 1947 年由 Holter 首先应用于监测心脏电活动的研究，所以又称 Holter 监测心电图仪（图 2-11），是

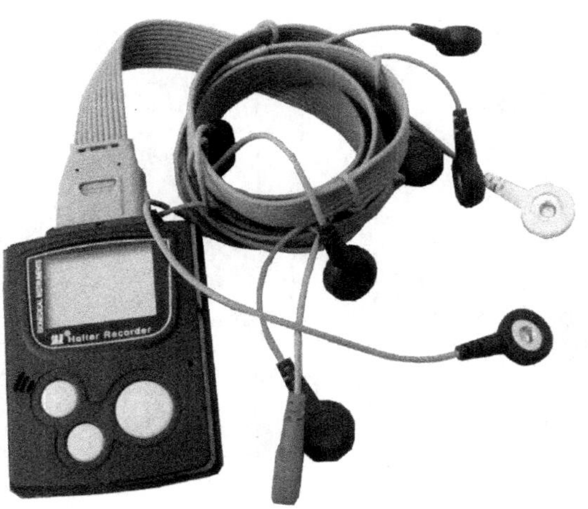

图 2-11　动态心电图仪

一种可以长时间连续记录并编辑分析人体心脏在活动和安静状态下心电图变化的方法。目前已成为临床心血管领域中非创伤性检查的重要诊断方法之一，且操作简单，经济实用。

动态心电图仪由 3 部分组成，即记录器、分析单元和打印机。动态心电图是通过贴在受检者胸部的 7 个电极，将受检者 24h 静息、活动及立、卧、坐位等日常生活状态下的心电波形，连续不断地记录于记录仪中，经过综合分析得出结论。

普通心电图只能用电极记录受检者在极短时间内的一段心电波形，动态心电图能在 24h 内连续记录达 10 万次左右的全信息心电信号，这样可以提高对非持续性心律失常，尤其是对一过性心律失常及短暂的心肌缺血发作的检出率，因此扩大了心电图临床应用的范围。尤其是可记录受检者正常生活状态下（进餐、运动、大小粪便、情绪变化等）心电图的变化，为医疗诊断提供更确切的信息。动态心电图可确定患者的心悸、头晕、晕厥等症状是否与心律失常有关，如极度心动过缓、心脏停搏、房室传导阻滞、室性心动过速等，这是目前 24h 动态心电图最重要、应用最广泛的情况之一。24h 动态心电图是目前诊断心肌缺血最常用的无创检测方法（图 2-12，图 2-13）。

【适应证】

1. 心肌缺血的诊断。
2. 评价可能与心脏有关的各种症状。
3. 抗心肌缺血及抗心律失常药物治疗的评价。

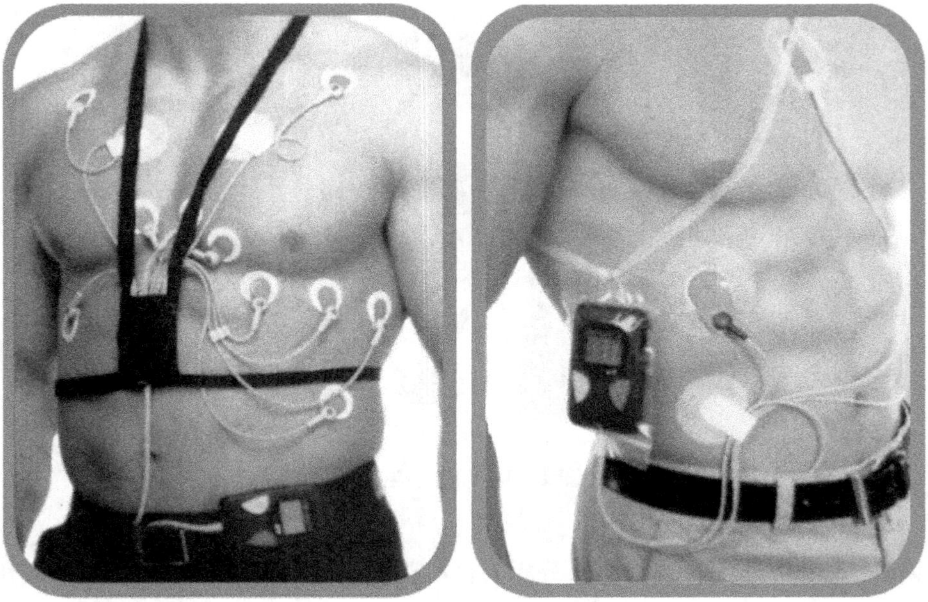

12 导联 24h 动态心电图电极扣位置　　3 导联 24h 动态心电图电极扣位置

图 2-12　动态心电图电极扣位置

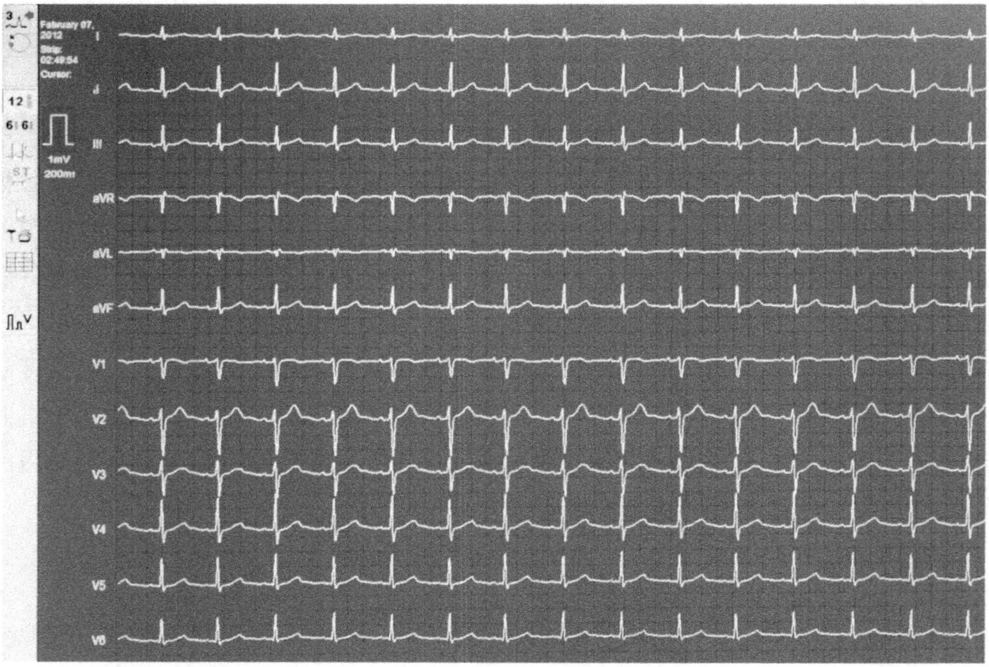

图 2-13　24h 动态心电图

4. 起搏器功能的评价。

5. 心肌梗死患者的随访。

6. 心律正常的诊断。

7. 健康体检。

【禁忌证】

无特殊禁忌证。

【检查步骤】

1. 受检者坐于检查椅上。

2. 检查前将上衣从腰带中松开，检查时卷起上衣，暴露胸部。确定导联电极安置部位，75% 乙醇棉球涂擦电极安置部位局部皮肤表面，并用小砂片轻磨皮面，以清洁皮肤，降低皮肤电阻。

3. 在胸前的相应部位放置电极，并通过导联线与记录仪相连，将记录仪放置身体一侧。

【检查前注意事项】

检查前 1d 洗澡并着全棉内衣，擦净胸前区，有胸毛者剃去；受检者遵医嘱决定用药，女性勿穿连衣裙。

【佩戴记录仪后的注意事项】

1. *应做一定量适当负荷活动（目的是诱发出日常的症状）*　佩戴记录仪后，日常起居应与佩戴前一样，受检者应做适量运动。根据病情和检查目的，住院患者可慢步、上下楼等，减少上肢活动（如扩胸、提举重物、洗衣服等）；疑心绞痛者则可选择可能诱发疾病发作的较为激烈的运动，以便观察运动量与心肌缺血、心律失常的关系，供医师诊断参考。病情严重者活动量及活动方式应在医师指导下进行。

2. *保持皮肤干燥*　电极贴在前胸皮肤上经导线与记录仪相连，如果皮肤汗液较多，影响电极与皮肤的接触，甚至造成电极脱落，导致检查无法进行。因此检查日不能洗澡、避免出汗。临床上常见有些受检者皮肤汗液较多，导致部分电极脱落或心电图干扰波太多而无法分析。有些皮肤敏感的受检者因对电极片过敏，可出现局部发红、瘙痒甚至过敏性皮炎等现象，请及时与工作人员联系，尽早处理。

3. *远离电磁场*　佩戴期间要远离手机、电脑、电视等强电场、强磁场物品，不要睡电热毯，不将手机带在身上，遇到急事，接听一两个电话是不受影响的。佩戴期间忌牵拉记录电极线，否则会出现大量干扰数据，影响结果输出。

4. *做好活动记录* 佩戴期间详细记录运动方式、运动量、运动时间、身体不适症状及出现时间、进餐时间及大小便时间等，可反映心肌缺血程度、持续时间、发生阵次、昼夜节律及是否伴有临床症状及与日常生活的关系等，为医师诊治提供可靠依据。部分受检者佩戴记录仪期间有意减少了活动量，导致检测不到平时的异常情况。佩戴期间如果出现胸闷、胸痛等症状应及时与工作人员联系，以防发生意外。

【典型个案分析】

1. *病例介绍* 受检者，女，53 岁，常发生夜间胸闷，多次行普通心电图检查未见异常，入院后安排 24h 动态心电图检查，结果回报：偶发房性期前收缩、短阵房性心动过速、室性期前收缩、ST-T 改变（运动中、运动后），心内科会诊口服依姆多（单硝酸异山梨酯）治疗，且建议进一步行心脏 CT 检查。

2. *结果分析及提示* 24h 动态心电图通过 ST-T 改变诊断冠状动脉粥样硬化性心脏病不仅有其独特优势，而且可以通过对心律失常行定性、定量分析，对冠状动脉粥样硬化性心脏病做出早诊断，对冠状动脉粥样硬化性心脏病严重程度进行评价，故 24h 动态心电图对临床诊断冠状动脉粥样硬化性心脏病、预测心血管事件的发生有一定的价值。

六、超声心动图检查

【概述】

心脏超声（cardiac ultrasound）主要是利用雷达扫描技术和声波反射的特性，在荧光屏上显示超声波通过心脏各层结构时发生的反射，形成灰阶图像，借以观察心脏、大血管的形态结构和搏动状态，了解房室收缩、舒张与心脏瓣膜的关闭和开放的规律，为临床医师提供参考资料。

心脏超声可检测心脏和大血管内不同部位的血流速度、方向和特性，这为临床定性和定量诊断狭窄、反流和分流病变，以及测定容积血流量，提供了新的无创伤性手段。心脏超声是由探头发出超声束，通过心脏各层组织，反射的回波在探头发射超声波的间隙被接收，通过正压电效应转变为电能，再经检波、放大，在荧光屏上显示为强弱不同的光点，超声波脉冲不断穿透组织及产生回波。不同时间反射回来的声波，依反射界面的先后而呈一系列纵向排列的光点显示于荧光屏上（图 2-14）。

心脏超声也是唯一能直观显示心脏瓣膜疾病的仪器，通过心脏超声，医师可了解心脏瓣膜疾病的程度以决定非手术治疗还是手术治疗。心肌病近年来发病率逐渐上升，心肌的增厚、心腔的扩大都要依赖心脏彩超来判断；对冠状动脉粥样

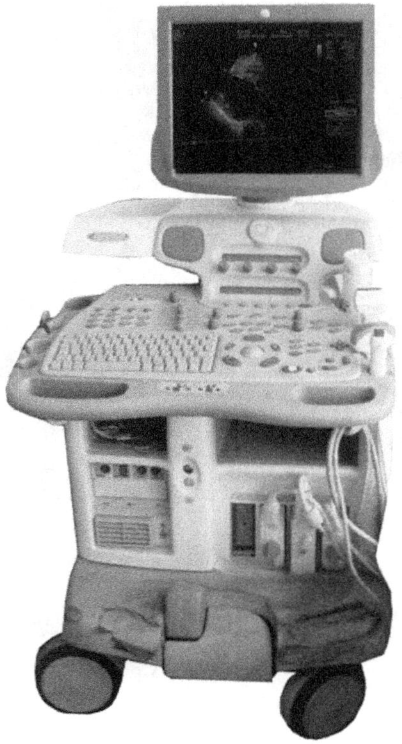

图 2-14　心脏超声机

硬化性心脏病，超声能直观显示心肌的运动状况及心功能，向临床医师提示心肌缺血的部位（图 2-15）。

【适应证】

1. 心脏瓣膜疾病（二尖瓣狭窄或二尖瓣关闭不全、二尖瓣脱垂；三尖瓣狭窄、三尖瓣和主动脉瓣狭窄或主动脉瓣关闭不全）。

2. 先天性心脏病（能观察到房室间隔缺损、大血管转位和血液分流的情况）。

3. 心肌病（心肌梗死特别是室壁瘤；特发性心肌病，以心腔扩张为主的扩张型心肌病，以心壁增厚为主要表现的肥厚型心肌病）。

4. 心包疾病。

5. 心脏肿瘤。

6. 冠状动脉粥样硬化性心脏病。

7. 高血压心脏病。

【禁忌证（相对禁忌证）】

1. 小儿、癫痫患者及其他严重不能配合者。

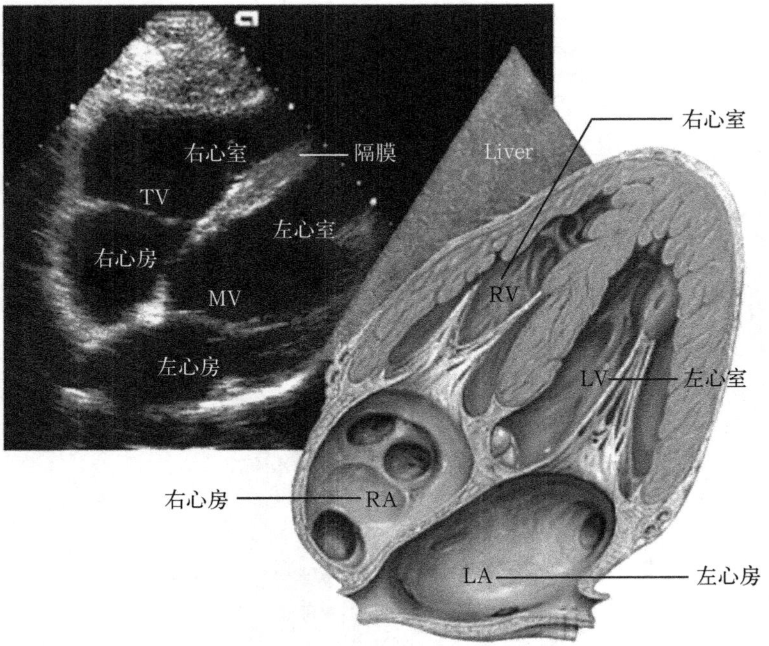

图 2-15　心脏超声检查图

2. 胸部外伤严重不能按压或皮肤破损严重者。

【检查前注意事项】

受检者需安静休息片刻，平卧或左侧卧位，暴露左侧胸部，并保持均匀呼吸。

【检查方法】

探头置于胸骨左缘第 3 和第 4 肋间，涂耦合剂后进行定点，或探头做弧形转动扫查。

【典型个案分析】

1. *病例介绍*　女性，62 岁，全面体检，行心超声检查。

2. *结果分析及提示*　①室间隔略增厚；②升主动脉 / 主肺动脉增宽；③二尖瓣轻度反流，肺动脉瓣轻度反流；④左心室舒张功能轻度减退。

附：心脏超声检查正常值

项目名称：内径（mm），部位名称厚度（mm）。

左心房（LA）＜ 35，室间隔（IVS）＜ 12，左心室（LV）＜ 55，左心室后壁 LVPW ＜ 12，升主动脉（AO）＜ 35，右心室壁＜ 4 ～ 3，主肺动脉（PA）＜ 30，左心室壁＜ 12 ～ 9，右心房（RA）＜ 40×35，右心室＜ 25，左心室流出道

18 ～ 40min，右心室流出道 18 ～ 35min，部位分度瓣口面积（cm^2）。

二尖瓣狭窄　最轻：≤ 2.5；轻度：2.0 ～ 2.4；轻 - 中度：1.5 ～ 1.9；中度：1.0 ～ 1.4；重度：0.6 ～ 1.0，最重度：＜ 0.5。

主动脉瓣狭窄　轻度 1.6 ～ 1.1 压差：20 ～ 50mmHg，中度 1.0 ～ 0.75 压差；20 ～ 50mmHg，重度＜ 0.75 压差 50 ～ 150mmHg。肺动脉高压①正常 15 ～ 30mmHg；②轻度 30 ～ 50mmHg；③中度 50 ～ 70mmHg；④重度＞ 70mmHg。

左心室功能（LVEF）　正常＞ 50％；轻度降低 40％～ 50％；中度降低 30％～ 40％；重度降低＜ 30％。

左心室充盈功能

左心室等容舒张时间（IVRT）：＜ 40 岁（69±12）ms，＞ 40 岁（76±13）ms。

E 波减速时间（EDT）：（199±32）ms。

A 峰、E 峰流速比值：E/A ＞ 1。

血管正常值

动脉血管：内膜增厚＞ 1mm，动脉硬化斑块＞ 1.2mm。

血流速度：＞ 50cm/s。

狭窄分级　轻度内径减少 0 ～ 50％，收缩期峰值流速＜ 120cm/s；中度内径减少 51% ～ 70％，收缩期峰值流速＞ 120cm/s，舒张期流速＜ 40cm/s；严重狭窄内径减少 71％～ 90％，收缩期峰值流速＞ 170cm/s，舒张期流速＞ 40cm/s；极严重狭窄内径减少 91％～ 99％，收缩期峰值流速＞ 200cm/s，舒张期流速＞ 100cm/s；闭塞内径减少 100％，闭塞段可见血栓回声，管腔无血流信号。

心包积液分级

微量：2 ～ 3mm，＜ 50ml，房室沟下后壁。

少量：3 ～ 5mm，50 ～ 100ml，下后壁。

中量：5 ～ 10mm，100 ～ 300ml，房室沟下后壁心尖区。

大量：10 ～ 20mm，300 ～ 1000ml，整个心腔。

极大量：20 ～ 60mm，1000 ～ 40 000ml，明显摆动。

附：心脏超声报告单

病人号：×××××

超声号　门诊号：

姓名：　性别：男　年龄：74 岁　申请科室：

身高：　cm　体重：　kg　B.S.A：　仪器型号：VV7

临床诊断

主要测值（正常值仅供健康成年人参考，单位 mm）

升主动脉	30.00	(26±3)	室间隔	10.00	(8～11)	收缩末期容量	36.00	(ml)
左心室射血时间	318.00	(ms)	左心室后壁	10.00	(8～11)	舒张末期容量	107.00	(ml)
主肺动脉	24.00	(19±3)	左心室内径 D	48.00	(46±4)	左心室缩短率	37.00	(34%±11%)
右肺动脉	13.00	(13±3)	左心室内径 S	30.00	(30±4)	左心室射血分数	66.00	(50%～70%)
左心房内径	35.00	(＜40)	右心室内径	31.00	(36±4)	右心房内径	33.00	(37±3)

主动脉瓣：形态，动度未见异常
二 尖 瓣：形态，动度未见异常
三 尖 瓣：形态，动度未见异常
肺动脉瓣：形态，动度未见异常

超声所见

心脏各房、室腔大小正常，室壁厚度正常，静息状态下未见明显节段室壁运动障碍，左心室整体收缩功能正常。房、室间隔连续完整。大血管及心包检查未见异常。

CDFI：舒张期二尖瓣口血流频谱：E/A ＜ 1。

超声印象

左心室舒张功能轻度减退。

照片：0 张　检查医师：

（本报告仅作临床参考，不作医学证明）　报告时间：××××-××-××

七、24h 动态血压检测

【概述】

24h 动态血压监测（ambulatory blood pressure monitoring，ABPM）应用于 1962 年，监测仪器如图 2-16 所示，它能详尽地反映受检者 24h 生理状态下的血压变化情况，能体现日常生活及昼夜变化规律，且无“白大衣效应”。根据血压昼夜节律变化判断靶器官的损害程度，并通过监测血压与心率的变化，指导临床应用。

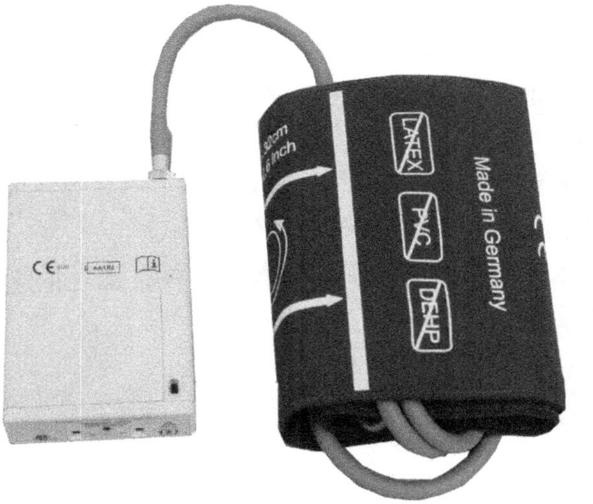

图 2-16　动态血压监测仪

生理状态下，人体血压表现为夜低昼高型，即夜间血压水平较低，自觉醒前后人体血压迅速增高并于 10 ～ 12h 达到峰值，此后血压便逐渐降低，但日间一直维持在较高水平，夜间血压进一步下降，于 3：00 ～ 5：00 处于最低谷。每例受试者 24h 应获得 42 个血压监测值，有效监测次数＞应获得次数 85% 视为有效。动态血压研究参数及正常参考值：24h 动态血压＜ 130/80mmHg，白昼＜ 138/85mmHg，夜间＜ 125/75mmHg。24h 血压负荷值＜ 10%。

24h 动态血压与心血管事件具有显著的相关性，监测 ABPM 更能反映出血压的昼夜节律模式及降压效果，所以它能为临床上降压疗效的评价、治疗时间和药物剂量的调整提供一定的指导。

【适应证】

主要用于评估血压有无升高、血压升高的规律特点、血压升高的严重程度、药物治疗的疗效及靶器官损害和预后等，但不能完全取代血压测量。下列情况

24h 动态血压监测更具多临床价值。

1. 特殊人群的检测

（1）同次或不同次就诊时血压变异大者。

（2）有发作性高血压或低血压病史者。

（3）血压高并有心血管病危险者。

（4）诊所血压高而家庭自测血压正常者。

（5）诊所血压正常，但有潜在性高血压者。

2. 特殊受检者的观察

（1）继发性高血压：有助于明确诊断和预测并发症。

（2）老年性高血压：明确卧位高血压和立位低血压，避免诊断过度和服药过量。

（3）糖尿病高血压：可以早期发现 2 型糖尿病患者被掩盖的高血压，夜间非勺型高血压预示糖尿病患者微量蛋白尿的发生。

（4）顽固性高血压：怀疑降压治疗无效者，可以观察疗效，评估预后和排除“白大衣效应”。

【禁忌证】

无特殊禁忌证。

【检查前注意事项】

1. 告知佩戴仪器轻巧、便携、无创伤、安全，以解除恐惧心理，配合检查。动态血压监测仪袖带固定于右臂下缘距肘关节 1 ～ 2cm。松紧为插入 2 指为度，测量间隔时间为：日间（6: 00 ～ 22: 00）每 30 分钟自动充压并记录 1 次，夜间（22: 00 ～ 6: 00）每 1 小时自动充压并记录 1 次，连续记录 24h 血压如果有效血压次数＜总测量次数的 80% 时，重测动态血压。

2. 佩戴前应洗澡，做好个人卫生。

【检查中配合】

1. 佩戴后日常生活不受限制，但应避免剧烈运动。

2. 受检者要有适度的活动，并记录活动的时间和内容。

3. 在仪器充气测量时，请保持原地不动，并保持臂伸展和静止状态，待测量完成后再继续活动。

4. 在休息、睡觉时，将仪器放在身旁，勿将充气管打折或挤压。

5. 保持仪器完好干燥，各处连接不脱落。

【检查注意事项】

1. 佩戴仪器 24h 后拆除。

2. 测量间隔一般设定为每 30 分钟 1 次，也可根据需要设定所需的时间间隔。

3. 读数评定，若首次检查由于伪迹较多而使读数 < 80% 的预期值，应再次测量。

【典型个案分析】

1. *病例介绍*　受检者，男性，63 岁，患高血压 8 年，最高血压 210/110mmHg，平时服用厄贝沙坦、苯磺酸氨氯地平片控制血压，无特殊不适主诉，常规体检入科后，给予 24h 动态血压监测。结果回报：平均收缩压 134mmHg，平均舒张压 80mmHg，收缩压读数超过临床限制的百分比为 50.0%，舒张压读数超过临床限制的百分比为 15.8%，收缩压时间超过临床限制的百分比为 60.2%，舒张压时间超过临床限制的百分比为 22.7%。提示血压在某个时间段偏高，根据以上结果调整降压药后血压控制平稳。

2. *结果分析及提示*　高血压是心脑血管疾病最常见最主要的危险因素，其致残率高，而且多数高血压患者由于长期耐受，并无自觉症状。因此提示高血压患者应常规定期进行动态血压的监测，及时发现血压变化，有利于调整用药方案，防止血压过低或过高，同时降低心脑血管急性事件的发生，保持生活质量。动态血压测量方法的应用，使人们对血压的易变性、环境刺激对血压的影响、在诊所测得血压值相近人群中区别高危和低危患者及降压治疗效果的观察方面提高了认识，为高血压病的临床与流行病学研究提供了新的途径。

附：24h 动态血压监测报告

患者ID：	年龄：
姓名：	体重：
街道：	性别：　男
城市：	电子邮件：
固定电话：	科室/房间：

检验报告	24h动态血压监测 开始：　××××-××-××　09:05 结束：　××××-××-××　09:00

	总计		白天		夜间	
	值	目标	值	目标	值	目标
时间						
开始	2012-05-1609:05		08:00		22:00	
结束	2012-05-1709:15		21:59		07:59	
测量值						
总计	40		30		10	
有效值	39		20		10	
有效值%	97	>90	96		100	
平均值：超过所有单个值						
收缩压mmHg	123	<130	123	<135	124	<120
舒张压mmHg	79	<80	78	<85	82	<75
平均压mmHg	99		98		101	
心率　次/分	57		59		54	
脉压　mmHg	45		45		42	
标准差						
收缩压mmHg	9.9		11.3	<17	4.1	<13
舒张压mmHg	9.4		9.2	<13	9.0	<10
平均压mmHg	9.0		9.7		6.3	
心率　次/分	4.2		3.8		3.4	
脉压　mmHg	6.7		6.3		7.1	
超过极限值						
收缩压%			7	<25(1)	40	<25(3)
舒张压%			7	<25(2)	70	<25(4)
最大						
收缩压mmHg			147	08:30	131	06:00
舒张压mmHg			90	17:00	94	07:00
最小						
收缩压mmHg			88	14:00	117	00:00
舒张压mmHg			53	14:00	64	00:00

超过极限值(1)≥140(2)≥90(3)≥125(4)≥80

勺型

收缩压%　−0.5（倒转）

舒张压%　−5.5（倒转）

勺型<0%倒转；<10%非勺型；<20%正常；≥20%极值

血压变化

升高　--:-- - --:--（期间--:--）

最大　mmHg--,-（于--:--）

4.5.1　　页面1/4

附：24h 动态血压轮廓图

患者 ID: 姓名： 街道： 城市： 固定电话：	年龄： 体重： 性别：男 电子邮件： 科室 / 房间
血压轮廓图	24h 动态血压监测 开始：××××-16　09:05 结束：××××-17　09:00

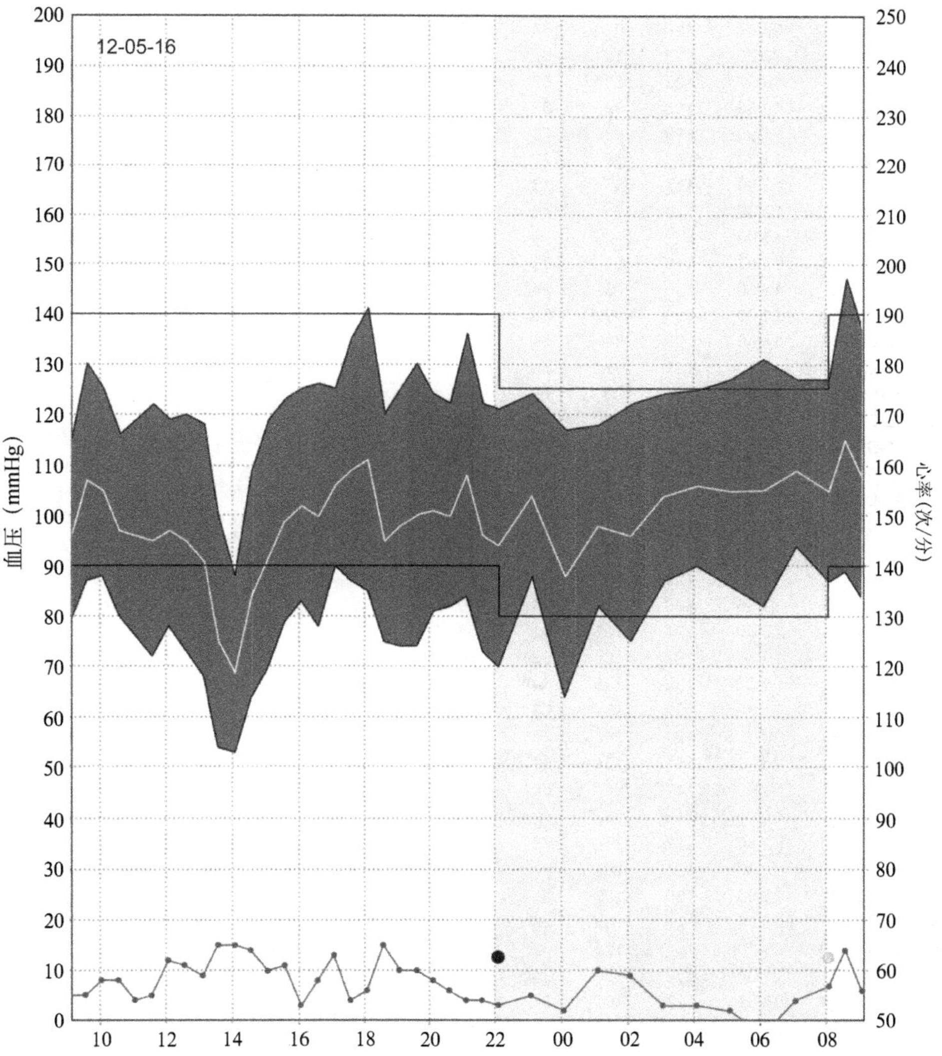

4.5.1　　页面 2/4

附：24h 动态血压监测表

患者 ID: 姓名： 街道： 城市： 固定电话：	出生日期： 体重： 性别：男 电子邮件： 科室 / 房间
表格	24h 动态血压监测 开始：XXXX-XX-XX 09:05 结束：XXXX-XX-XX 09:00

编号	日期	时间	收缩	平均	舒张	心率	编码	注释
1	12-05-16	09:05	117	97	80	55	100	启动手动测量
2	12-05-16	09:30	130	107	87	55		
3	12-05-16	10:00	125	105	88	58		
4	12-05-16	10:30	116	97	80	58		
5	12-05-16	11:00	119	96	76	54		
6	12-05-16	11:30	122	95	72	55		
7	12-05-16	12:00	119	97	78	62		
8	12-05-16	12:30	120	95	73	61		
	12-05-16	13:00					6	压力形成过快肌肉抽筋吗？
9	12-05-16	13:03	118	91	68	59		
10	12-05-16	13:30	100	75	54	65		
11	12-05-16	14:00	88	69	53	65		
12	12-05-16	14:30	109	84	64	64		
13	12-05-16	15:00	119	92	70	60		
14	12-05-16	15:30	123	99	79	61		
15	12-05-16	16:00	125	102	83	53		
16	12-05-16	16:30	126	100	78	58		
17	12-05-16	17:00	125	106	90	63		
18	12-05-16	17:30	135	109	87	54		
19	12-05-16	18:00	141	111	85	56		
20	12-05-16	18:30	120	95	75	65		
21	12-05-16	19:00	125	98	74	60		
22	12-05-16	19:30	130	100	74	60		
23	12-05-16	20:00	124	101	81	58		
24	12-05-16	20:30	122	100	82	56		
25	12-05-16	21:00	136	108	84	54		
26	12-05-16	21:30	122	96	73	54		
27	12-05-16	22:00	121	94	70	53		
28	12-05-16	23:00	124	104	88	55		
29	12-05-17	00:00	117	88	64	52		
30	12-05-17	01:00	118	98	82	60		
31	12-05-17	02:00	122	96	75	59		
32	12-05-17	03:00	124	104	87	53		
33	12-05-17	04:00	125	106	90	53		
34	12-05-17	05:00	127	105	76	52		
35	12-05-17	06:00	131	105	82	47		
36	12-05-17	07:00	127	109	94	54		
37	12-05-17	08:00	127	105	87	57		
38	12-05-17	08:30	147	115	89	64		
39	12-05-17	09:00	137	108	84	56		
	12-05-17	09:15					104	仪器关闭

4.5.1　　　　页面 3/4

附：24h 动态血压监测每小时平均值

高血压管理

患者 ID: 姓名： 街道： 城市： 固定电话：	年龄： 体重： 性别：男 电子邮件： 科室 / 房间
每小时平均值	24h 动态血压监测 开始：XXXX-05-16　09:05 结束：XXXX-05-17　09:00

时间	收缩压	标准差	舒张压	标准差	心率	标准差	数量
0～2h	118	0.5	73	9.0	56	4.0	2
2～4h	123	1.0	81	6.0	56	3.0	2
4～6h	126	1.0	88	2.0	52	0.5	2
6～8h	129	2.0	88	6.0	50	3.5	2
8～10h	132	10.0	85	3.1	57	3.4	5
10～12h	120	3.4	79	5.9	56	1.8	4
12～14h	114	8.3	68	9.0	62	2.2	4
14～16h	110	13.6	66	9.4	62	2.1	4
16～18h	128	4.2	84	4.5	57	3.9	4
18～20h	129	7.8	77	4.6	60	3.2	4
20～22h	126	5.8	80	4.2	56	1.7	4
22～24h	122	1.5	79	9.0	54	1.0	2

4.5.1　　页面 4/4

八、冠状动脉 CT 血管造影检查

【概述】

冠状动脉 CT 血管造影（coronary computed tomographic angiography，CCTA）检查是经静脉注射造影剂后利用螺旋 CT，一般 64 排或以上效果好，即一次采集可以形成 64 层图像（图 2-17），扫描再经过计算机处理重建得出的冠状动脉成像的一种检查方法。它是把造影剂从静脉（一般为肘前静脉）注射至血管内同时进行 CT 扫描，扫描范围从支气管隆嵴下至膈顶。

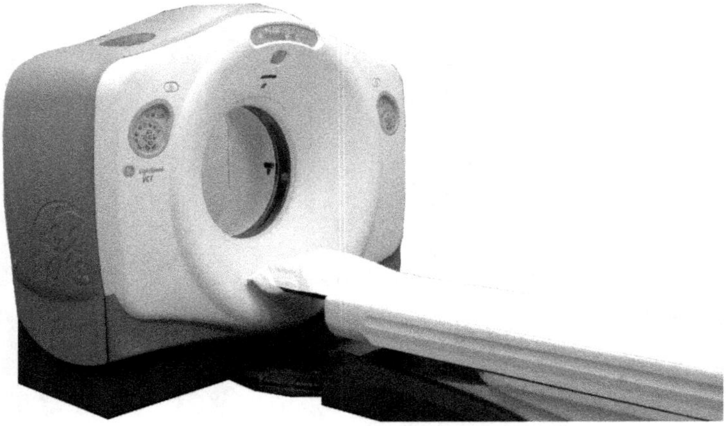

图 2-17　螺旋 CT

注射对比剂后 12 ～ 20s 开始连续螺旋扫描数据采集，能清晰显示冠状动脉主干及其分支，图像质量可与冠状动脉造影相媲美，是微创性检查冠状动脉病变的理想方法。可显示冠状动脉发育异常，冠状动脉及其分支有无狭窄、闭塞，同时能分析狭窄和闭塞的原因是钙化斑块还是软斑块，评价冠状动脉的血管通过情况，也能评价冠状动脉旁路移植术后或支架置入术后血管是否阻塞或通畅。

1. *冠状动脉起于主动脉根部，是供给心脏血液的动脉，分左右两支，行于心脏表面*　冠状动脉分左、右冠状动脉，右冠状动脉又分窦房结支、动脉圆锥支、右心室前支、右缘支、后心室间支、左心室后支。左冠状动脉又分前室间支（动脉圆锥支、左心室前支、右心室前支、室间隔支）、旋支（左缘支、左心室后支、窦房结支（图 2-18）。

2. *冠状动脉的分型*　左、右冠状动脉的分支及其终末支，在心脏心肋面变异较小，而在心膈面变异较大。采用 Schlesinger 等的分类原则，冠状动脉的分布

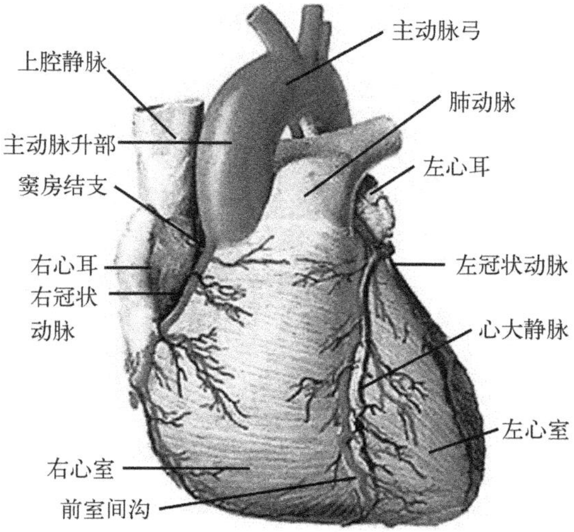

图2-18　心脏血供

分为三型：右优势型、均衡型及左优势型。

上述分型方法主要依据冠状动脉的解剖学分布，但左心室的厚度在绝大多数心脏大大超过右心室，所以从血液供应量来说，左冠状动脉永远是优势动脉。

3. 冠状动脉与心脏供血关系

（1）右心房、右心室：由右冠状动脉供血。

（2）左心室：其血液供应50%来自于左前降支，主要供应左心室前壁和室间隔，30%来自回旋支，主要供应左心室侧壁和后壁，20%来自右冠状动脉（右优势型），供应范围包括左心室下壁（心膈面）、后壁和室间隔。但左优势型时这些部位由左旋支供血，均衡型时左右冠状动脉同时供血。

（3）室间隔：前上2/3由前降支供血，后下1/3由后降支供血。

（4）传导系统：窦房结的血液60%由右冠状动脉供给，40%由左旋支供给；房室结的血液90%由右冠状动脉供给，10%由左旋支供给；右束支及左前分支由前降支供血，左后分支由左旋支和右冠状动脉双重供血，所以临床上左后分支发生传导阻滞较少见。左束支主干由前降支和右冠状动脉多源供血。

4. CT对比剂及作用原理　CT对比剂，亦称CT造影剂，均为三碘苯环的衍生物。根据其结构可分为离子型与非离子型，目前临床上大多使用非离子型对比剂。CT对比剂起主要作用的是其携带的碘，它增加了碘分布区与周围组织的密度对比度，从而帮助医师为患者做出更为可靠的诊断。

5.CT 对比剂的安全性　目前常规使用的非离子型对比剂在通常情况下是相当安全的。但是因为含碘的成分及理化特性，仍有少部分（发生率约为 3%）患者使用后，可能会产生轻微的过敏反应，如不适感、恶心、呕吐、皮疹和眼睑水肿等，一般无须处理或仅对症处理后即可恢复。极少数患者可发生严重的类过敏反应，如休克、重度喉头水肿等，甚至危及生命。

【适应证】

年龄＞ 40 岁，有糖尿病、高血压、高血脂病史；有大量饮酒、吸烟等不良生活习惯；有心血管家族史；有活动后胸痛、胸闷病史；心肌缺血表现者。

【禁忌证】

1. 颅脑外伤。
2. 脑血管意外。
3. 严重肝肾功能不全及碘过敏者禁用。

【检查前注意事项】

1. 扫描前 4h 禁食，扫描前 12h 内不要饮用含咖啡因类物品，如茶、咖啡等，避免引起心率加快。

2. 检查前由护士测量血压和心率。心率控制在 65 次 / 分以下为佳，超过 70 次 / 分需控制心率后再进行检查。

3. 扫描前由医师询问 24h 内有无服用降心率药物（如美托洛尔），如未服者请于 40min ～ 1h 前服用 0.5 ～ 1.0mg/kg 体重美托洛尔（三度房室传导阻滞、低血压患者除外）。另外，在冠状动脉造影扫描开始前 1 ～ 2min 给予舌下含服硝酸甘油 0.25 ～ 0.3mg 使冠状动脉扩张（青光眼急性期患者禁忌，低血压患者请咨询心脏科医师后服用）（关于药物的应用仅供参考，具体使用应咨询心脏专科医师）。

4. 对于心率波动较大的患者，可给予吸纯氧，流量为 2 ～ 4L/min。

5. 心力衰竭及病情危重的患者需由临床医师陪同进行心脏检查。

【检查中配合】

1. 取得受检者配合　针对受检者在等待检查过程中的心理状态，做好解释和安抚工作，把检查过程中的要求和注意事项简单扼要地对受检者进行宣教，以消除顾虑，使受检者保持良好的心态，有利于检查顺利进行。这需要医师认真向受检者讲解检查中的正常反应（如造影剂注入体内时受检者会产生全身的发热感），避免因受检者紧张，致使心率加快，影响检查质量。呼吸训练也是一个不能忽视的环节。吸气幅度以中度为宜（同正常呼吸的吸气幅度一样，忌深吸气），切记叮嘱受检者每一次呼吸的幅度要保持一致，以防止在增强扫描时，因受检者呼吸过深或过浅，丢失应有的检查区域；同时要求受检者在屏气的同时胸腹部保持静止状态，切勿运动，以避免图像产生运动伪影；在受检者进行呼吸训练的同时，观察其心率变化，尽量避免因吸气、屏气不良造成心率的变化过大。这些看似十分琐碎的小环节并不是成像技术问题，但是如果没有和患者充分交流并取得其配合，经常会造成检查的失败。

2. **检查前做过敏试验** 碘普胺和碘海醇等非离子造影剂的药品说明书上都没有使用前做过敏试验的要求，但在目前的情况下，为了避免意外情况，应坚持检查前做过敏试验。在做过敏试验和做检查的过程中，大多数受检者的异常反应为紧张、血糖降低等因素造成，如恶心、头晕、短暂的意识模糊、虚汗、低血压等。只有少数受检者因个体差异，会有轻微过敏反应，主要表现为皮疹。针对过敏反应、低血糖、情绪紧张等分别遵医嘱使用地塞米松、50% 葡萄糖注射液、西地泮进行对症处理即可。

3. **适当控制心率** 对于心律失常的患者做冠状动脉 CT 血管造影，应视情况而定，心房颤动、偶发的心房性和心室性期前收缩，以及比较严重的窦性心律不齐（心率变化＞5 次 / 分）的情况，会对重建后的图像产生非常大的影响，尽管经过个性化的后处理，其用于诊断的图像也往往只能达到 3 级的标准。心率过快（＞75 次 / 分）也会增加图像后处理的难度和造成图像质量不理想。因此，对于临床检查过程中比较常见的情况，如心率过快或窦性心律不齐，依据适应证遵医嘱使用 β 受体阻滞药控制心率是必要的。美托洛尔的使用方法分为口服和静脉给药两种：口服法常规服用 25 ～ 100mg，嚼碎后舌下含化。心率＜ 80 次 / 分，服用 25 ～ 50mg（视受检者基础用药中有无美托洛尔而定）。心率快比较明显者需要再观察 30min 之后视情况追加服口 25mg，但最大用药量不应超过 100mg。口服用药过程中，应分别记录受检者用药前、用药后 10min、20min、30min 的心率、血压变化。以 1mg/min 的速度静脉注射 5mg，同时观察心率和血压变化，如达不到目标心率，间隔 2min 再注射 5mg，总剂量一般不超过 15mg。常见的不良反应有：疲劳感、头晕、肢端发冷、心动过缓、胃痛、恶心、呕吐、腹泻、便秘。对伴有房室传导功能不全、慢性阻塞性肺疾病与支气管哮喘、低血压（收缩压＜ 100mmHg，舒张压＜ 60mmHg）等的受检者慎用美托洛尔。

4. **保持静脉通路通畅** 先以 4.0 ～ 5.5ml/s 的静脉注射 0.9% 氯化钠注射液 20 ～ 30ml，通过试验观察静脉通路是否通畅是防止注射过程中造影剂外渗的方法之一。选择冠状动脉 CT 造影的范围：以左冠状动脉上缘 10 ～ 15mm 为起点，以心尖下缘 10 ～ 15mm 为终点（若为观察桥血管，起点应位于主动脉弓以上 10 ～ 15mm）。增加扫描范围的目的是防止受检者因吸气幅度的不同，丢失应有的检查区域。增强扫描的过程是：以 3.5 ～ 4.7mm/s 流速注入非离子造影剂（350 ～ 370mg/ml），总量 55 ～ 85ml，随即以同一流速静脉注射 30 ～ 40ml 的 0.9% 氯化钠注射液。在静脉注射的同时启动连续动态扫描（早期延时 8s，以减少患者接受的放射线剂量）；当升主动脉 CT 值上升至 150HU 时，作为增强扫描的触发点进行增强扫描。启动触发后，患者吸气后屏气。若患者因紧张或屏气导致心率变快（< 80 次 / 分）或出现心律失常，可适当降低管球旋转速度和降低螺距，从而提高时间分辨率，部分弥补其对图像质量的影响。

【检查注意事项】

1. 有碘过敏史者，不能做 CT 增强检查。

2. 增强检查须注射造影剂、请遵医嘱禁食，但应充足喝水，并携带 CT 检查片。

3. 主动向医护人员说明既往患病情况，特别是心脏病、哮喘及过敏情况。

4. 患有甲状腺功能亢进症或有患者须知卡中所列的其他高危因素请提前申明。

5. 注射造影剂后至少在治疗室观察 30min，方可离开。

6. 碘过敏试验阴性者、注射造影剂后仍有极少数受检者发生过敏反应。

【典型个案分析】

1. *病例介绍* 受检者，男性，49 岁，2 个月前于运动后出现胸闷、气短，伴背部闷胀感明显，持续 10 ～ 15min，休息或口服速效救心丸后可缓解，入科后给予冠状动脉 CT 检查，结果回报：冠状动脉粥样硬化改变，左前降支近段、中段多发以非钙化性斑块为主混合性斑块，左前降支近段最大狭窄约 85%，左前降支中段最大狭窄约 95%。

2. *结果分析及提示* 结合冠状动脉 CT 检查结果，建议受检者转入专科行冠状动脉造影并行支架置入术。

附：CT检查报告单

门诊号：	姓名：	姓名拼音：	性别：M	年龄：45岁
科别：		影像号：	检查时间：××××年×月×日	

检查项目

心脏CT+三维重建

临床诊断

查体

影像描述

冠状动脉呈右冠优势型分布，左右冠状动脉起源未见变异。
右冠管壁未见明显增厚及斑块形成，管腔未见狭窄。
回旋支及对角支血管走行自然，充盈良好，未见确切斑块形成及管腔狭窄。
左主干管壁毛糙，少量非钙化斑块形成，对应管腔狭窄不明显。
前降支近段少量钙化斑块形成，对应管腔狭窄不明显，病变远端分支血管充盈可；
心室未见扩大，心肌密度未见明显异常。

影像诊断及建议

冠状动脉粥样硬化，左主干、前降支轻度受累，详见描述。

报告医生：　审核医生：　报告时间：××××年×月×日

该报告仅供临床医生参考

九、心血管系统状态监测仪

【概述】

心血管系统状态监测仪［cardiovascular system function detecting instrument，CV FD-Ⅱ(F)］(图2-19)用于监测人体心血管系统功能状态，能对人体心脏功能、动脉功能和血液在体流动性进行无创、无损、量化检测，对心血管系统的功能性变化和器质性病变进行量化评价，为诊断动脉硬化、高血压、冠状动脉粥样硬化性心脏病、心力衰竭、高黏血症等心血管疾病提供依据，是检测、诊断和预防心血管疾病的重要工具。

CV FD-Ⅱ（F）可一次同时或分别测量心脏功能、动脉功能和血液在体内流动性，还能无创测量心排血量，具备全面的短时心率变异型分析功能。综合分析对裸臂血压指数（ABI）和脉搏波传导速度（PWV），准确判断动脉硬化、狭窄及堵塞状况。

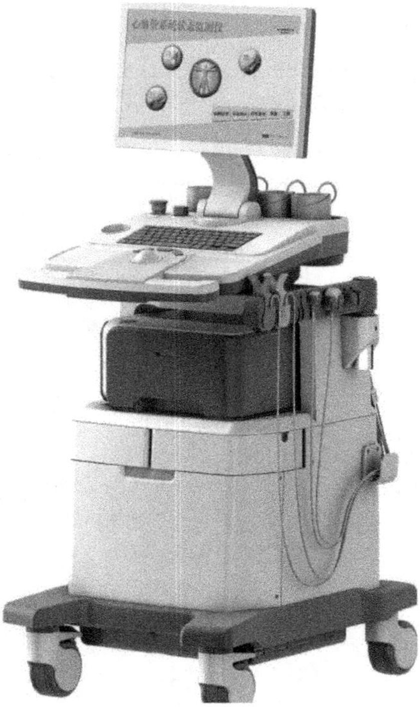

图 2-19　心血管系统状态监测仪

【适应证】

1. 健康体检者。

2. 高血压、动脉硬化、冠状动脉粥样硬化性心脏病、心力衰竭和高黏血症等心血管系统疾病的受检者的心血管系统功能评价。

【禁忌证】

1. 心房颤动。

2. 频发期前收缩及二度以上房室传导阻滞。

3. 颈动脉两侧都有斑块的受检者禁止颈动脉检测。

【检查中配合】

1. 测量前

（1）受检者须脱去鞋袜，静躺在检测床上，露出臂和小腿，应避免衣物勒紧四肢，解开领扣，摘掉受检者颈部和手腕处的佩戴品，以便安装各信号采集装置。测量前，室温保持在 20 ～ 25℃为宜。

（2）四肢袖带的安装

袖带上面的颜色和标签，可以用来区分每个袖带的绑缚位置。上肢袖带的绑缚位置：上肢袖带的黄色标记段应朝向手的方向，且位于手臂内侧（靠近身体一侧）的肱动脉上。袖带下缘离肘部 1 ～ 2cm，袖带的松紧以插入一指为宜。下肢袖带的绑缚位置：下肢袖带的黄色标记朝向足的方向，下肢袖带的黄色标记段位于踝的前方偏内侧，且黄色标记段中心线与内踝前缘齐平，以保障袖带内气囊全部覆盖胫前和胫后动脉。袖带下缘位于内踝突起上缘，袖带的松紧以插入一指为宜（图 2-20）。

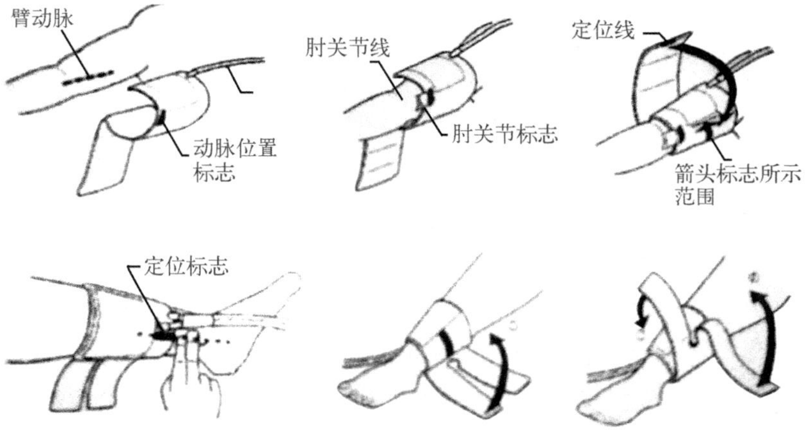

图 2-20　袖带绑缚示意

袖带绑缚完毕后，应检查导气管是否被折起或压住，以保证导气管路畅通。应避免导气管悬挂在床边，避免测量过程中触碰而引起干扰。

注意：袖带的绑缚位置一定要与气路上的标签一致，否则会导致动脉功能的计算结果错误。

2. *心电信号采集装置*　首选使用心电电极夹。将标有“右手”字样的电极夹夹在右手腕部，圆形电极片置于手掌侧，弧形电极片置于手背侧；将标有“左手”字样的电极夹夹在左手腕部，圆形电极片置于手掌侧。

如果受检者皮肤较干燥，可以用棉棒蘸取乙醇或清水擦拭手腕，也可选择使用心电电极片。标有“右手”字样的电极对应右手腕部，中性电极集成在右手电极夹上，标有“左手”字样的电极对应左手腕部。将电极线放置于检测床上，避免测量过程的触碰而造成干扰。

3. *心音信号采集装置*　将心音信号采集装置放置在第 4 肋骨左缘处，也可以放置在第 3 肋骨中央。观察信号并调节位置，以确保第一心音和第二心音清晰可辨。若采集装置易滑落或者其采集到的信号幅值过小，则应在采集装置上加沙袋以固定或增重。

4. 指端脉搏波信号采集装置

（1）根据功能的选择，将指端脉搏波信号采集装置佩戴在被测者的单侧或双侧示指指端处。请被测者放松手臂，手心向上，手指自然弯曲。

（2）将指端光电脉搏波信号传感器放置于被测者示指指端处时，应以食指指端不接触传感器底部且受检者感觉舒适为宜。

注意：应在测量前提醒受检者在整个血液在体流动性测量过程或心脏功能测量过程中保持不动。袖带放气之后，受检者容易误以为测量已经结束，但实际上监测仪还需要采集约 30s 的指端光电脉搏信号，最好在放气时再次提醒受检者。

典型的指端脉搏波应具有以下特征：①舒张期下降段平滑，且下降趋势明显，没有大的干扰。②脉搏波起点明显。如果舒张期下降段先下降后抬升（这种情况一般没有明显的起点），表明传感器放置位置不正确。由于呼吸造成的抬升和老年人波形的轻微抬升可以忽略。

5. 颈动脉信号采集装置（选配） 使被测者颈部处于颈动脉信号采集装置的颈枕上，头部自然后仰，充分暴露颈部。

注意：在安装颈动脉信号采集装置之前，一定要明确受检者颈动脉是否存在斑块。若双侧颈动脉均无斑块，首选左侧颈动脉进行测量；若单侧有斑块，则选择无斑块一侧测量；若双侧颈动脉均有斑块，则不能使用颈动脉信号采集装置进行测量。

（1）初步调整颈枕位置，以大臂不会挡到被检者下巴且受检者感觉舒适为宜。调整后尽量使传感器位于颈部轴向的中部（下巴和锁骨之间的中部）。

（2）用手触摸并找到颈动脉搏动最强的位置。

（3）一手拉动大臂，一手持传感器外壳，通过调整大臂长度、小臂升降幅度和传感器摆动角度确保传感器垂直压在颈动脉搏动最强处。准确定位后，先固定大臂，再固定小臂。

（4）拧动旋紧螺母加力，观察脉搏波波形是否正确。加力大小除了由波形决定外，还取决于被检者的舒适程度，若波形还没达到要求时受检者已经感到不适，则要考虑重新调整传感器位置。调整完毕即可开始测量。

【检查后注意事项】

检查结束后受检查下检查床时应缓慢，导医员在旁协助，尤其是老年人或有高血压、心脏病者。

附：心血管系统状态监测仪报告单

心血管系统状态监测仪检测报告

×××总医院

检查日期：XXXXX-XX 下午 03：

心脏功能	姓名	编号（ID）009	医生
	性别　女	年龄　51	病史 无
	身高（cm）164.0	体重（kg）60.0	体重指数（kg/m²）22.3

您的心脏收缩功能正常吗？

SV 74（0 低 40 偏低 60 正常 200 ml）

PEP/LVET 0.35（0 正常 0.35 偏高 0.45 异常 1）

PEP（ms） 118

CO 4.38（0 低 3 偏低 4 正常 30L/min）

CI 2.64（0 低 2 偏低 2.3 正常 15L/min/m²）

LVET(ms) 305

HR(bpm) 59

心脏收缩功能：正常　较弱　弱

您的心力衰竭风险评估

HFI 1.32（0 1 2 3 4 5 6 7 8 9 10 11 12 13 14 15；极低危　低危　中危　高危　极高危）

您的冠心病风险评估

CHDI 2.55（0 1 2 3 4 5 6 7 8 9 10 11 12；极低危　低危　中危　高危　极高危）

温馨提醒

通过综合分析您本次检测结果中的SV、CO、CI等指标，结论为您的心脏收缩功能正常，请注意保持！
您本次的CHD检测结果为2.55，您的冠心病风险处于极低危状态，请继续保持！
您本次的CHDI检测结果为2.55，您的冠心病发病风险处于极低危状态，请继续保持！

读懂您的检测报告

SV	每搏输出量：一次心搏中左心室射出的血液量，此值越高表示心脏泵血功能越好
CO	心排血量：左心室每分钟射出血量，用于评价心脏泵血功能，此值较小可能预示着多个心脏疾病
CI	心指数：单位体表面积下的心排血量，仍然用于评价心脏泵血功能，可以排除个体差异
HR	心率：心脏每分钟跳动次数，适中为宜，过慢称为心动过缓，过快称为心动过速
PEP	射血前时间：心脏开始兴奋到主动脉瓣打开的时间，反映心室收缩度和除极速度，此值越小表示心室收缩功能越好
LVET	左心室射血时间：主动脉瓣开放到关闭的时间，可用于反映每搏输出量和射血速度，此值越大表示心脏功能越好
PEP/LVET	射血指数：射血前时间与左心室射血时间的比值，是评价左心室功能较为敏感的指标，此值越小，表明左心室功能越好

心血管系统状态监测仪检测报告

×××总医院

检查日期：XXXX-X-X 下午 03：47：10

动脉功能	姓名	编号（ID）	医生
	性别　　女	年龄　　51	病史　无
	身高（cm）164.0	体重（kg）60.0	体重指数（kg/m²）22.3

您的血压正常吗？

收缩压/舒张压（平均压）　单位：mmHg

右上臂血压 138/85（102）

左上臂血压 124/72（94）

右脚踝血压 140/80（105）

左脚踝血压 144/81（104）

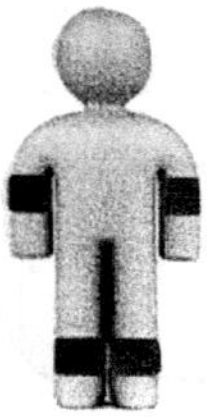

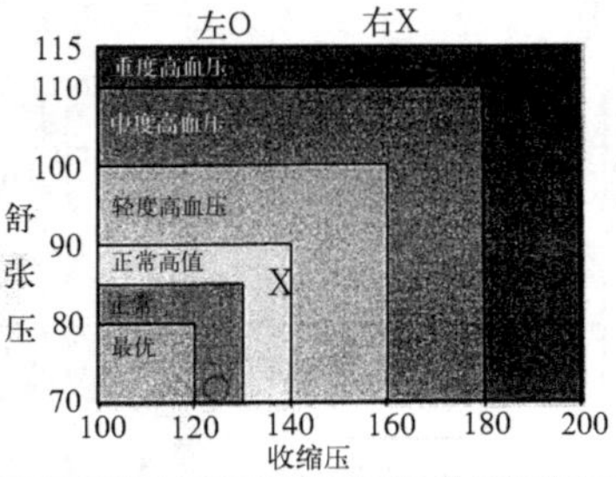

您的血管硬化吗？

单位：cm/s　◀◀◁ 右O　X左 ▷▶▶

RbapPWV 1265　LbaPWV 1323

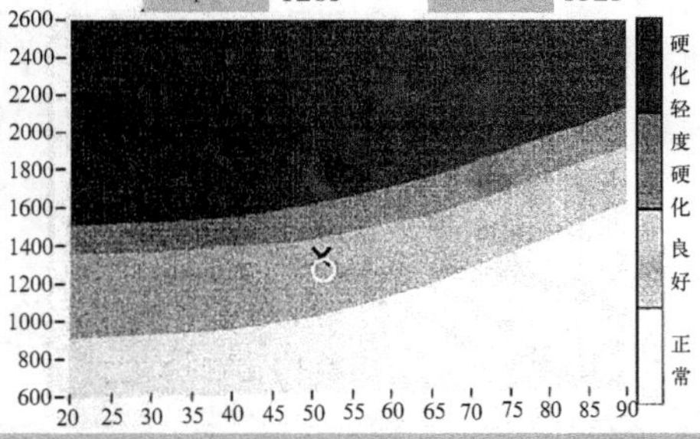

LhbpPWV 254

RhbpPWV 269

LhbpPWV 667

RhaPWV 678

诊断提示

与同龄健康女性相比，您的血管硬度

右侧 正常

左侧 正常

与同龄健康女性相比，您的血管年龄为

51

您的血管阻塞吗？

右侧RABI 1.01 ◀◀◁ 右　左 ▷▶▶ 1.04 左侧LABI

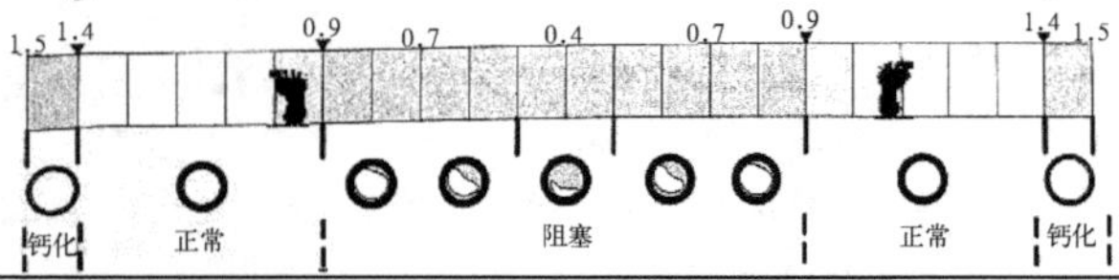

诊断提示

下肢血管阻塞程度

右侧 正常

左侧 正常

51岁女性BaPWV参考范围为1010～1423。

您左侧baPWV的本次检测结果为1265，正常。

您右侧baPWV的本次检测结果为1265，正常。

您左侧ABI的本次检测结果为1.04，正常。

您右侧ABI的本次检测结果为1.01，正常。

心血管系统状态监测仪检测报告

×××总医院

心率变异性分析

测量量间 ××××-×-× 下午 03：47：10

编号　　姓名　　性别 女　年龄 51　身高 164.0 cm　体重 60.0 kg　体重指数 22.3

ECG

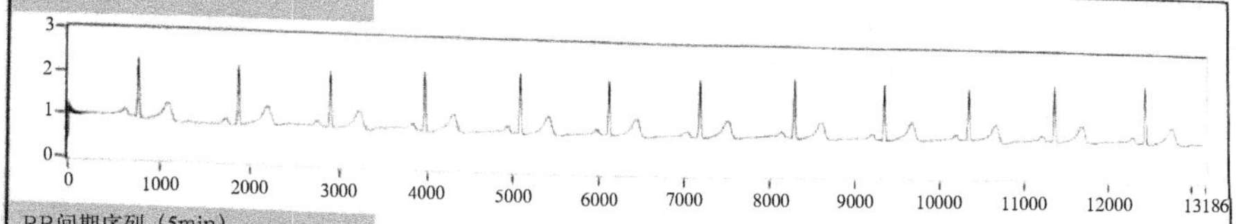

RR间期序列（5min）

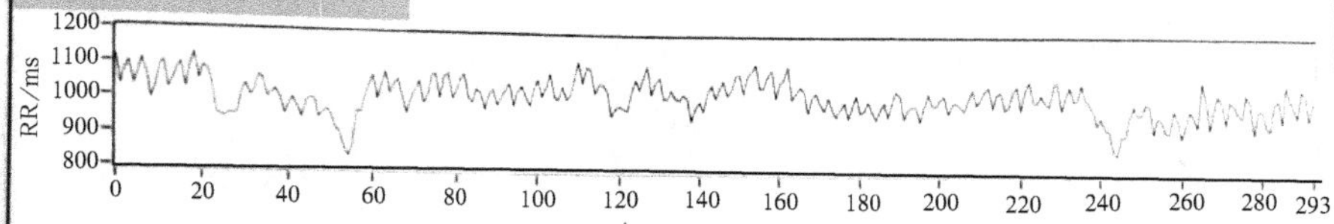

直方图

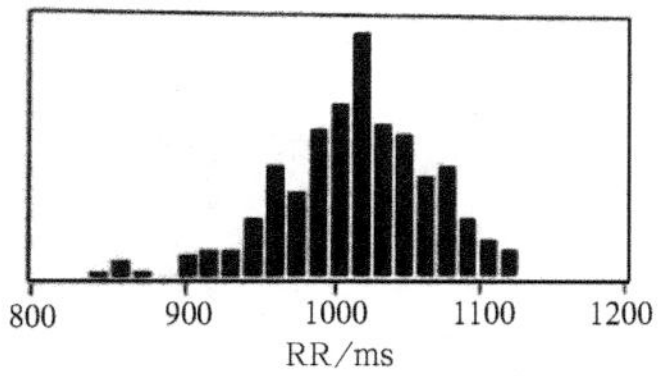

散点图

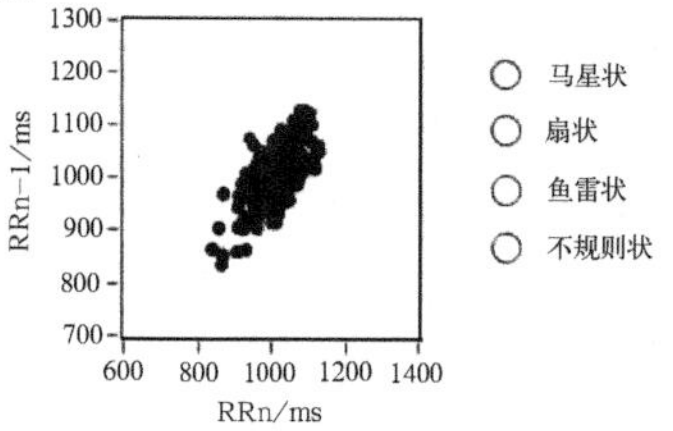

归一化直方图

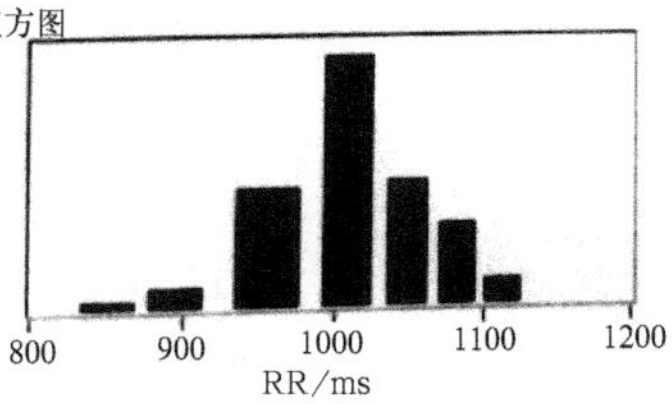

AR谱分析

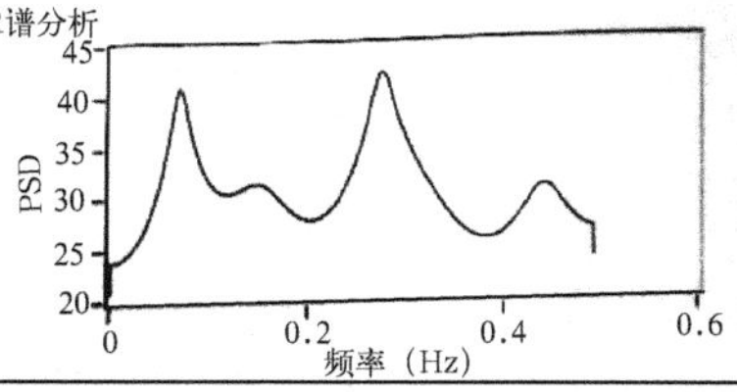

HRV常规量化指标

SDNN	31.91	LF	316.76	TP	943.79
RMSSD	42.35	HF	613.05	VAI	1.01
pNN50	25.60	LF/HF	0.52	VLI	64.45

自主神经功能状态

心-交感神经指数CSI　2.23　　心-迷走神经指数CVI　4.79

心脏自主神经功能评价

○ 心-交感神经兴奋

◉ 心-迷走神经兴奋

○ 交感迷走神经均衡

温馨提醒

您心脏自主神经系统处于迷走神经兴奋状态，请注意休息！

心血管系统状态监测仪检测报告

×××总医院

检查日期：××××-×-× 下午 03：47：10

血液在体流动性	姓名		编号（ID） 009	医生
	性别	女	年龄 51	病史 无
	身高（cm）164.0		体重（kg）60.0	体重指数（kg/m²）22.3

您的血液在体流动性正常吗？

血液在体流动性指数

53

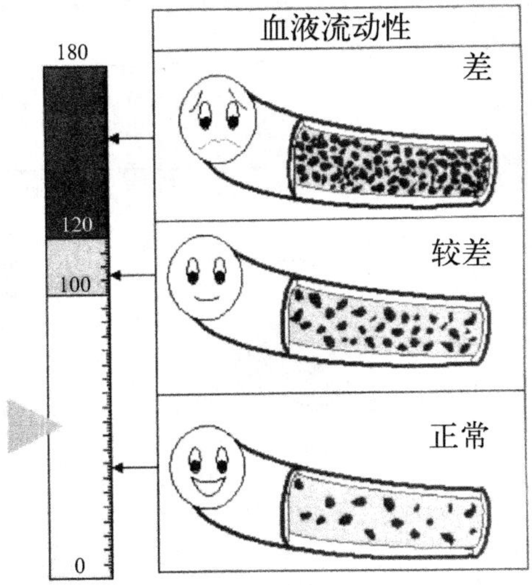

诊断提示

与健康的女性相比
您的血液流动性

正常

温馨提醒

血液在体流动性指数的本次测量结果正常。提醒您注意保持，平时多喝水，多吃蔬菜水果、杂粮、豆类和含钙食品，控制热量和胆固醇的摄入，少食动物油脂和内脏，戒酒戒烟，保持情绪乐观，控制体重，坚持体育锻炼，以促进血液循环，加快体内的脂质代谢。

血液在体流动性指数反映了人体的血液流动性，受饮食、情绪、季节、时间、药物等多种因素影响，处于时高时低的动态变化之中。短时的异常可能是由上述影响因素造成，但持续的异常则会对您的心血管健康有较大危害，应引起重视。

第二节　呼吸系统专项检查

一、肺功能检查

【概述】

肺功能检查是指采用一系列手段检测肺的气体交换功能。包括肺容量测定，肺通气功能测定，通气、血流在肺内分布及通气 / 血流比值测定，气体弥散、肺顺应性、呼吸道阻力、小气道功能等地测定，以及运动试验、动脉血气分析等。

肺功能检查原理：肺功能仪也称为肺功能检查仪、肺功能测定仪，它是通过呼吸流量传感器测量人体的呼吸功能和吸气功能，再经过分析、处理，由液晶显示器显示和打印机打印出结果。肺功能仪可以检测出人体的用力肺活量、肺活量、最大肺泡通气量、呼吸道阻力、正常值判定和肺功能障碍等数据（图 2-21，图 2-22）。

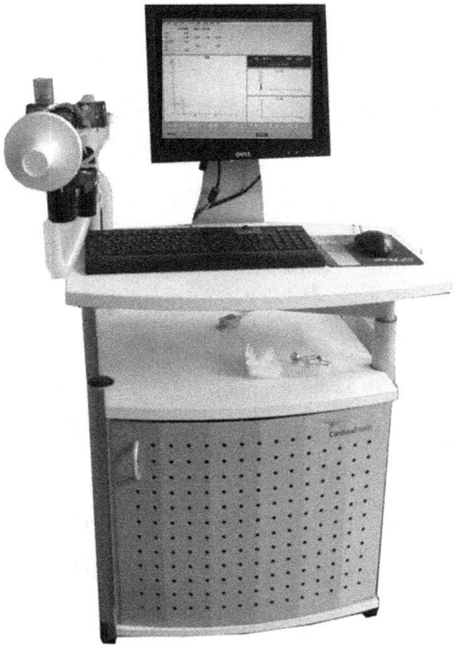

图 2-21　肺功能仪

肺功能测定结果有助于判断有无通气功能障碍，以及障碍的性质和程度，可作为某些肺疾病诊断的辅助手段。肺功能检查也可作为重要的疗效判断指标以指导和评价临床治疗；胸外科术前肺功能测定有助于判断手术安全性；在劳动卫生和职业病领域中可用于了解工作环境对肺功能的影响及劳动力鉴定。

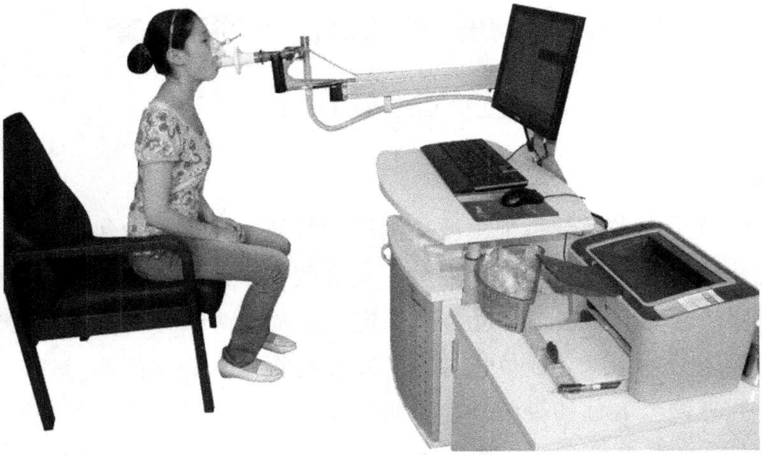

图 2-22　肺功能检查法

【适应证】

1. 早期检出肺、呼吸道病变性质及病变部位。

2. 评估肺部疾病病情及预后。

3. 评定药物临床疗效。

4. 鉴别呼吸困难的原因，判断呼吸道阻塞的部位。

5. 评估外科手术耐受力及术后并发症的可能性。

6. 健康体检、劳动强度和耐受力的评估等。

7. 7 岁以上小儿可做此项检查。

8. 术前肺功能评价的适应证：胸科手术受检者，腹部手术受检者，重度吸烟者，已知或疑有心肺疾病的受检者，肥胖，老年（＞ 60 岁）。

【禁忌证】

1. 近期内有大咯血、气胸、巨大肺大疱且不准备手术治疗者。

2. 心功能不稳定者。近期内（＜ 3 个月）有心肌梗死或严重心律失常者。

3. 对支气管舒张药过敏者禁做支气管扩张试验。

4. 肺结核活动期。

5. 喉头或声带水肿、中度或以上通气功能异常者禁做支气管激发试验。

6. 高热者。

7. 癫痫需药物治疗者。

8. 妊娠妇女、哺乳期妇女。

9. ＞ 70 岁健康受检者慎做此项检查。

【检查前注意事项】

1. 咯血的受检者需停止咯血2周后才能行肺功能检查。

2. 第1次检查者前1d可练习用口呼吸，深吸气后，再快速用力（爆发力）吹气并持续吹气6s的不中断的动作（如吹蜡烛）。

3. 有些项目（支气管激发试验、支气管扩张试验）需遵医嘱要求停用相应支气管扩张药，如氨茶碱、β_2受体激动药、糖皮质激素、抗过敏药等。

4. 检查室温度保持在22～26℃。

5. 数据资料准备，身高、体重、年龄（应先完成一般检查）。

6. 受检者准备，测量前安静休息5min，不吸烟，不说话，放松全身。

【检查中配合】

1. 检查人员用鼻夹夹住受检者鼻部，受检者用嘴呼吸，含紧口含器避免漏气。

2. 具体检查方法根据检查师要求配合即可。

3. 检查约需要4min。

【检查后注意事项】

1. 需平静休息30min以上才可进行其他体检项目，如中心动脉压、心电图检查（因为影响血压和心率）等。

2. 按照要求定期复查。

【典型个案分析】

1. *病例介绍*　受检者，男性，53岁，既往体健，患有过敏性鼻炎20年，吸烟史20年，2011年5月30日接受肺功能检查。结果回报潮气量（VT）：0.97；呼吸频率（BF）：34L/min；静息通气量（VE）：33.3L，用力肺活量（FVC）：4.04L；第1秒用力呼气容积（FEV_1）：2.43L；最大呼气峰流速（PEF）6.31L/s；25%用力呼气流速（FEF25）：3.38L/s；50%用力呼气流速（FEF50）：1.6L/s；75%用力呼气流速（FEF75）：0.62/Ls。诊断：肺通气功能呈中度阻塞性通气障碍。

2. *结果分析及提示*　流行病学调查结果表明，2002年慢性阻塞性肺疾病（chronic obstructive pulmonary disease，COPD）发病率在全球已上升到第4位。我国40岁以上人群COPD患病率高达8.2%，每年有100万人死于该病，500万～1000万人因该病致残，COPD死亡率现已超过冠状动脉粥样硬化性心脏病。COPD是呼吸内科的常见病，具有致残率和致死率较高等特点，其起病隐匿，往往除经常咳嗽、咳痰外，无其他不适，与感冒相似，很容易被忽视。而且诊断和治疗上单凭临床症状，不能准确、及时的诊断，从而造成漏诊和误诊。因此，在临床上提高该病的诊断率有着重要的意义。新版全球关于COPD的诊断和防治策略强调，肺功能的测定是诊断COPD的金标准，任何考虑可能患COPD的患者都应进行该项检查。COPD 的诊断标准是进行肺功能的测定，该测定方法不仅能够诊断患者的病情严重程度，还能够对病情的进展及预后做出估计。早期诊断和干预对疾病的发展和预后有较大影响。

众多的研究表明，吸烟（包括主动或被动吸烟）是 COPD 发生的最重要危险因素。COPD 肺功能检查出现气流不可逆的阻塞特征是诊断 COPD 的金标准。COPD 高发的四类人群：40 岁以上且有长期吸烟史、长期住在有污染居室中（如屋内烧柴火）、长期从事粉尘污染作业或有反复呼吸道感染史者。

附：肺功能检查报告单

门诊号：　　姓名：　　性别：女　　年龄：42 岁

科别：　　检查日期：×××× ×× ×× 身高（cm）：164 体重（kg）：62.0

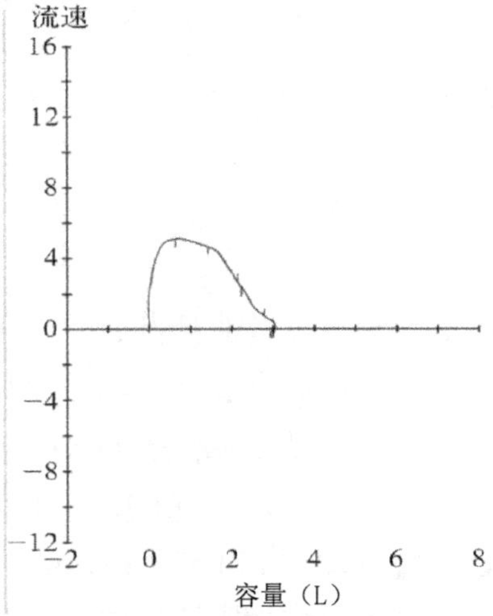

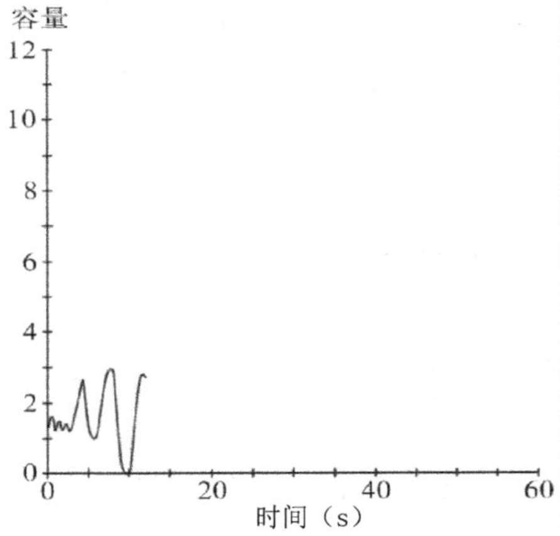

			预计值:	实测	实 / 预 %
潮气量	VT	L		0.40	
呼吸频率	BF	L/min		52	
每分静息通气量	VE	L/min	5.4	21.1	393
最大肺活量	VC	L	3.05	3.07	101
补呼气量	ERV	L		1.21	
深吸气量	IC	L		1.75	
用力肺活量	FVC	L	3.05	3.07	101
第 1 秒用力呼气容积	FEV_1	L	2.70	2.83	105
一秒率	FEV_1/FVC	%	81	92	
最大呼气峰流速	PEF	L/s	6.28	5.12	81
25% 用力呼气流速	FEF25	L/s	5.78	5.07	88

50% 用力呼气流速	FEF50	L/s	4.46	4.65	104
75% 用力呼气流速	FEF75	L/s	2.27	2.37	104
用力呼气中期流速	REF25～75	L/s	3.47	3.92	113
每分最大通气量	MVV	L/min	86		
每分最大通气量（间接）	MVV	L/min	86	85	99

结论：肺通气功能正常范围

报告医生：

二、呼吸睡眠监测

【概述】

睡眠呼吸暂停综合征（sleep apnea syndrome，SAS）：指每晚 7h 睡眠中，呼吸暂停反复发作 30 次以上或睡眠呼吸暂停低通气指数（AHI）≥ 5/h 并伴有嗜睡等临床症状。它是一种常见的睡眠呼吸障碍性疾病，其危害较大，可引起心、脑、肺等脏器功能不全并发症，是具有潜在危险性的疾病。目前，多导呼吸睡眠监测是诊断该病的金标准。

呼吸睡眠监测仪器（图 2-23，图 2-24）：由主机、显示器、放大器、采集盒、EEG/ECG/EOG/EMG 传感器、胸腹运动传感器、热敏气流传感器、血氧传感器、鼾声传感器、体位传感器、信号电缆、隔离电源组成。

工作原理：该检查通过监测一整夜睡眠脑电、眼电、肌电，可以客观评价受检者睡眠质量，进行睡眠时间、睡眠效率及分期的监测，排除睡眠认知错误观念，使受检者正确认识自己的睡眠问题，对自己的睡眠质量有一个客观的评价和认识。同时，可以监测口鼻气流、血氧饱和度及鼾声，对睡眠、呼吸紊乱的受检者进行分期、分级的检查。此外，针对受检者不同的睡眠障碍事件，如周期性腿动、下肢不宁腿综合征等，设置不同的导联，对其进行相关监测，以确认引起失眠的病因。

【适应证】

1. 怀疑为睡眠呼吸暂停综合征者。

2. 伴有夜间低氧血症的慢性呼吸系统或神经肌肉疾病。

3. 发作性睡病，主要表现在白天无论在什么场合下都会出现难以忍受的瞌睡，每次睡 5 ～ 10min 或更长时间可醒来。还有受检者醒后意识虽然清醒，但眼睑无法睁开，四肢无法移动、入睡前出现生动的梦境或者在情绪激动时不知不觉跌倒等症状。尽管白天常瞌睡，但发作性睡病的受检者 1d 的总睡眠时间并不比正常人长。

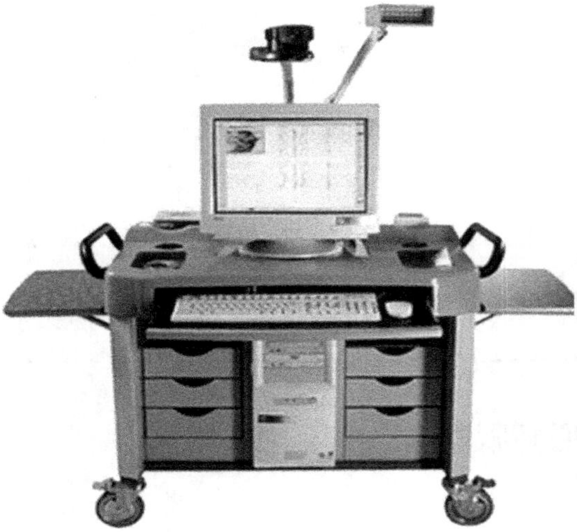

图 2-23　呼吸睡眠监测仪

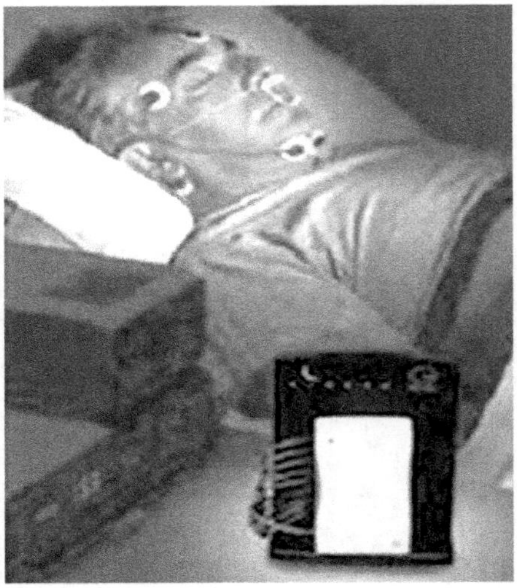

图 2-24　Siesta 型 32 导无线遥测睡眠监测系统

4. 睡眠期癫痫。

5. 下肢不宁腿综合征和睡眠期周期性肢体运动，是指在睡觉时，肢体（通常小腿部位）出现难以描述的不舒服感觉，在移动后不舒服的感觉会减轻，因为需要经常移动肢体，因此影响进入睡眠。往往在入睡后表现为肢体常出现抽动（又称周期性肢体运动）。因为足的肌肉老是抽动不停，常踢到同床者，并且睡眠受到干扰，第 2 天早上醒来，总觉得没有睡足，会间断的打瞌睡。伴随病状有失眠、精神紧张，多尿贪食、疲乏、无力、头晕、心悸、腰痛等。

6. 伴有失眠症的抑郁症及昼夜节律紊乱性疾病。

7. 原因不明的夜间心律失常、夜间心绞痛、清晨高血压。

8. 测患者夜间睡眠时低氧程度，为氧疗提供客观依据。

9. 评价各种治疗手段对睡眠呼吸暂停综合征的治疗效果。

【禁忌证】

无明显禁忌证。

【检查前注意事项】

1. 环境准备，床位整洁舒适，灯光柔和、室温控制在 18 ～ 22℃，相对湿度为 50% ～ 60%。

2. 监测过程是一种无创、无疼痛的检查。

3. 了解受检者生活作息习惯，预定监测时间。

4. 检查前准备事项：需保持头发和皮肤的干净，洗澡、洗头，勿使用化妆品、护发素。

5. 着宽松的睡服，取下金属物品，最好有亲属陪同。

6. 少饮水，排空小便，不服用镇静药，避免饮用浓茶、咖啡等兴奋性饮料。

7. 保持日常生活习惯，熄灯入睡时间应与平时大致相同，监测真实的睡眠呼吸情况。

8. 阻塞性睡眠呼吸暂停（OSAS）常有夜间血压升高，护士可遵医嘱指导受检者在睡前服用降压药，使受检者的夜间血压能够维持在一个较平稳的水平，防止因血压过高引发意外。密切注意血压变化情况。

【检查中配合】

1. 21：00 身体上连接好电极并与监测仪相连。

2. 安装好胸、腹带，胸带安装在胸廓，相当于膈肌附着处的第 5 肋骨、第 6 肋骨平面的凹陷处，较胖受检者的凹陷不明显，可放在脐平面，调整好松紧度。肥胖者在仰卧位时，腹部向外侧膨隆明显，可将腹带安放在最膨隆处。

3. 鼻气流导管放置：使传感器上的热敏电阻置于能接触到有气流的地方。

4. 采取正确的睡眠姿势，枕头应高低适宜，避免蒙被入睡，以便观察。

5. 床边放置随手可得的集尿容器，便于夜间小便。呼叫系统设置在随手可及的地方，便于有情况时及时联系。

6. 监测结束起床后应测量血压，OSAS 者因脑血流量减少，深睡眠减少，晨间易致血压升高。

【检查注意事项】

1. 医护人员在保证受检者至少 7h 睡眠后（一般为次日晨 6：00）即关闭多导睡眠仪，整理睡眠导联电极。

2. 医护人员会对体质较弱、反应迟钝的老年受检者密切观察其睡眠质量，对因焦虑、恐惧不敢入睡或睡眠时做噩梦导致惊醒等情况，要及时了解受检者的心理问题，耐心劝导，使其消除恐惧，稳定情绪，配合检查治疗。

3. 医务人员需观察各项监测指标的变化，特别是呼吸节律、呼吸暂停情况和深浅度、打鼾情况、血氧饱和度和心率的变化。

【典型个案分析】

1. *病例介绍*　受检者，男性，46 岁，身高 175cm，体重 95kg，有睡觉打鼾病史，夜间可被憋醒。2011 年 5 月 5 日来我院体检，行呼吸睡眠监测。结果回报：共检测 713.5min，总呼吸暂停时间 254.7min，平均暂停时间每次 36s，最长呼吸暂停时间 69.4s，该时间发生于 03：42：01，总低通气时间 114.1min。诊断结果：紊乱指数 57.1，最低氧饱和度 61%，阻塞性 424，为阻塞性睡眠呼吸暂停综合征。

2. *结果分析及提示* 随着人们生活水平的提高，有效运动时间的减少，肥胖症成了现今危害人类健康的一种重要疾患，流行病学调查显示肥胖患者中阻塞性睡眠呼吸暂停低通气综合征（OSAHS）发病率较一般人群高 12 ～ 30 倍。BMI 每升高 1 个标准差，OSAHS 的危险率会升高 4 倍。该受检者体重超标，为诱发因素。

有报道 OSAHS 患病率具有明显的年龄与性别特征，患病率与年龄不呈正相关，高发年龄为 40 ～ 50 岁，60 岁后反而随年龄增长而降低。该受检者 46 岁，为另一个诱发因素。睡眠呼吸暂停症状轻时，表现为睡觉打鼾、憋醒、嗜睡、头晕乏力、精神行为异常、头痛、个性变化、性功能减退、呼吸暂停、多汗、夜便、睡眠行为异常，而这些在生活中常被忽略。如果任其发展，随着患病时间的延长，可以引发各种心脏及神经内分泌功能紊乱，在实际生活中导致恶性事件的发生。OSAHS 患者的反复呼吸暂停和间断性缺氧的现象类似于缺血 - 再灌注损伤，可引起机体氧化应激标志物和细胞炎症因子的增高。已证实 OSAHS 患者体内很多炎性细胞因子呈高水平状态。睡眠呼吸障碍的基本病理生理变化是低氧血症，由此引发多系统，尤其是心血管系统的功能损害。杨伊萍等报道 OSAHS 患者有隐性高血压可能，交感迷走神经平衡的破坏可能是 OSAHS 患者最终由隐性高血压转为持续显性高血压的原因。已观察到与其相关的、主要的心血管事件是心律失常、高血压、心力衰竭、心脏缺血性发作及急性心肌梗死等。临床试验证实对睡眠呼吸障碍的早期认知和治疗将有助于减少心血管疾病的发生率和死亡率。睡眠呼吸障碍可引发全身器官损害的表现。

（1）高血压病：OSAHS 患者高血压的发病率为 45%，且降压药物的治疗效果不佳。

（2）冠状动脉粥样硬化性心脏病：表现为各种类型心律失常、夜间心绞痛和心肌梗死。20% 由于缺氧引起冠状动脉内皮损伤，脂质在血管内膜沉积，以及红细胞增多血黏度增加所致。

（3）各种类型的心律失常。

（4）肺源性心脏病和呼吸衰竭。

（5）缺血性或出血性脑血管病。

（6）精神异常：如躁狂性精神病或抑郁症。

（7）糖尿病。

3. *主要治疗方法*

（1）OSAS 是一种终身性疾病，PSG 监测是诊断该病的主要手段。治疗是长期甚至是终身的过程。

（2）保持良好生活习惯，控制饮食和体重。

（3）少吃糖类及脂肪，多吃蔬菜和蛋白质类食物。

（4）做适当的呼吸肌功能锻炼，如太极拳、呼吸操等增强呼吸肌肌力。

（5）改善肺功能，戒烟、戒酒和禁服镇静药。

（6）采取正确的睡眠姿势：取侧卧位，以右侧卧位为主，枕头应高低适宜，避免蒙被入睡，以便观察。

（7）手术治疗：对 OSAHS 强调综合治疗。解除上呼吸道存在的结构性狭窄因素。根据阻塞部位制订手术方案，对多平面狭窄的患者可行分期手术。建议对重度患者术前行持续正压通气（continuous positive pressure venti-lation，CPAP）即用无创呼吸机治疗或气管切开术。

附：睡眠监测报告单

姓名：		身高：	175.0 cm	病历号：	
性别：	男	体重：	95.0 kg	记录日期：	2011-05-05
年龄：	46	BMI：	31.0	技术员：	
开始时间：	19:13:16	结束时间：	07:06:46	总分析时间：	713.5min

一、呼吸情况

总呼吸暂停时间：	254.7 min	占总分析时间：	35.7%	平均暂停时间：	36.0秒/次
最长呼吸暂停时间：	69.4 s	该事件发生于：	03:42:01	暂停指数（AI）：	35.7
总低通气时间：	114.1min	占总分析时间：	16.0%	低通气指数（AHI）：	21.4

鼾声指数：312.1　　紊乱指数（AHI）

低通气（H）总次数	阻塞型（OSA）总次数	中枢型（CSA）总次数	混合型（MSA）总次数	总计
255	424	0	0	679

呼吸事件趋势图

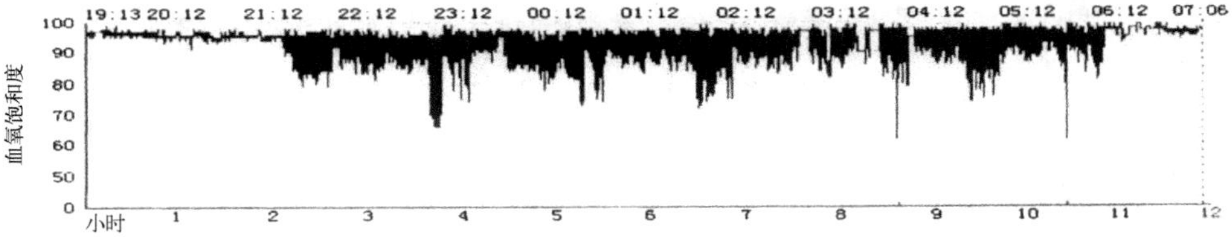

二、SpO_2 情况

最高 SpO_2：	90%	最低 SpO_2：	61%	平均 SpO_2:	93%
90% 以内的氧减次数：	463	氧减（4%）总次数：	623	氧减（4%）总次数：	52.4

SpO_2 趋势图

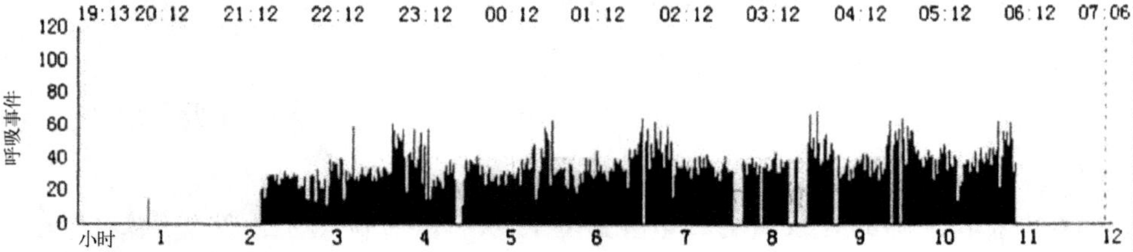

三、体位情况

事件统计（次）

体位	低通气（H）	阻塞型（OSA）	中枢型（CSA）	混合型（MSA）	总计
仰卧	145	225	0	0	370
左侧卧	68	106	0	0	174
右侧卧	41	90	0	0	131
俯卧	1	3	0	0	4

体位趋势图

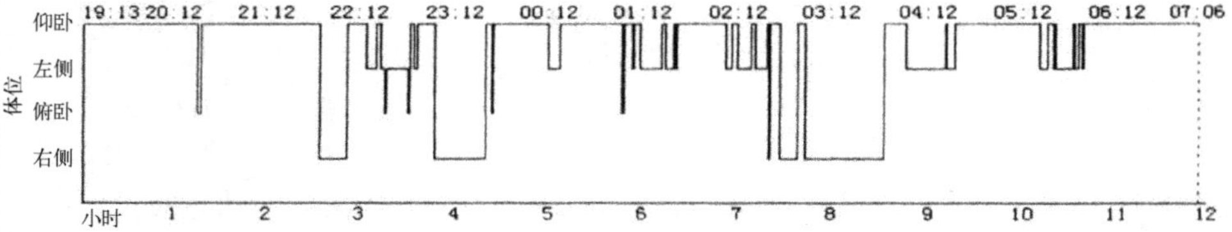

四、脉搏情况

最快：104次/分　　最慢：38次/分　　平均：67.6次/分

发生最长呼吸事件时平均脉率：67.4次/分

脉搏趋势图

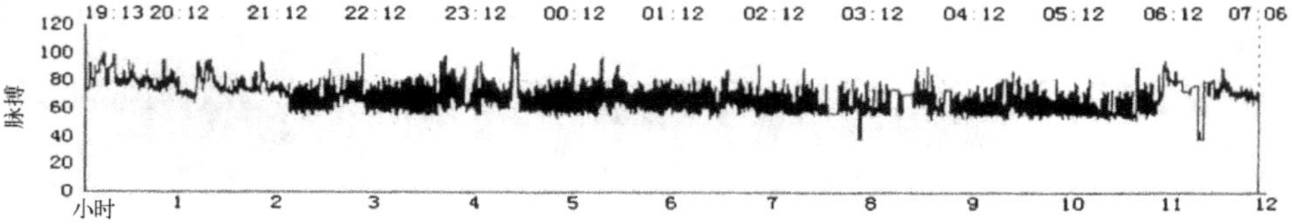

五、诊断结果及医生评价

紊乱指数：57.1　　鼾声指数：312.1　　最低氧饱和度：61%

阻塞型：424　　中枢型：0　　混合型：0　　低通气：255

1. 睡眠呼吸暂停综合征：符合　　不符合　　单纯鼾症

以　阻塞型　　中枢型　　混合型　　低通气　　为主，是

轻度　　中度　　重度

2. 夜间睡眠低氧血症：　轻度　　中度　　重度

3. 醒后血压：	正常	升高	降低	
4. 治疗方法：	CPAP 改变睡姿	手术 减肥	牙托 综合治疗	口腔矫正

备　　注：
医师签名：
日　　期：

三、胸部 X 线检查

【概述】

随着医学影像技术的发展，计算机 X 射线放射影像（CR）设备和数字 X 射线放射影像（DR）设备先后出现（图 2-25），成像系统发生了革命性变化，CR 的影像板（IP 板）、DR 的平板探测器，使 X 射线成像向数字化方向发展，多功能的图像后处理系统（图 2-26），使影像质量进一步提高。这些不同灰度的影像是以密度来反映人体组织结构的解剖及病理状态。尽管现代成像技术如超声、CT 和磁共振成像（MRI）对疾病诊断显示出很大优越性，但不能完全取代 X 线检查。一些部位如胃肠道仍主要使用 X 线检查；而骨骼和胸部也多首选 X 线检查。

1.X 线检查的特点

（1）方法简便易行。

（2）可以多方位观察。

（3）观察器官的活动状态。

（4）透视检查价格便宜。

（5）有影像资料，便于会诊和研究。

（6）复查时可与以前的片子对比观察。

（7）空间分辨率高，对于器官早期病变有重要意义。

2. X 线检查的工作原理　X 线是一种波长很短的电磁波，是一种光子，诊断上使用的 X 线波长为 0.08 ～ 0.31A（A=10 ～ 8cm），X 线有下列特性（主要应

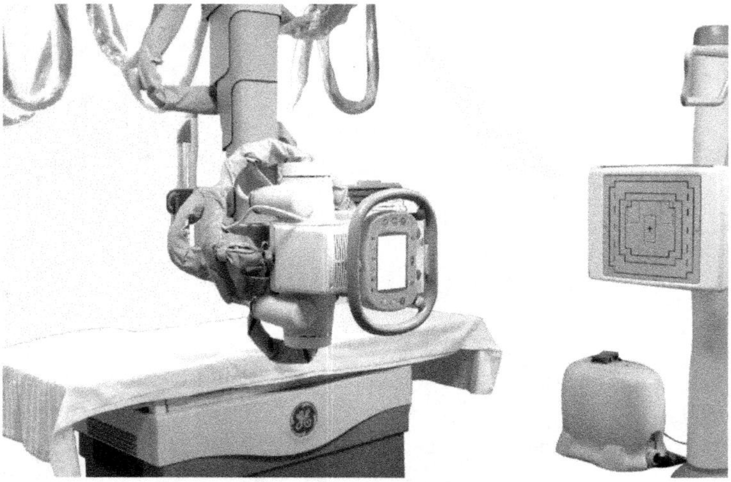

图 2-25　胸部 X 线检查仪

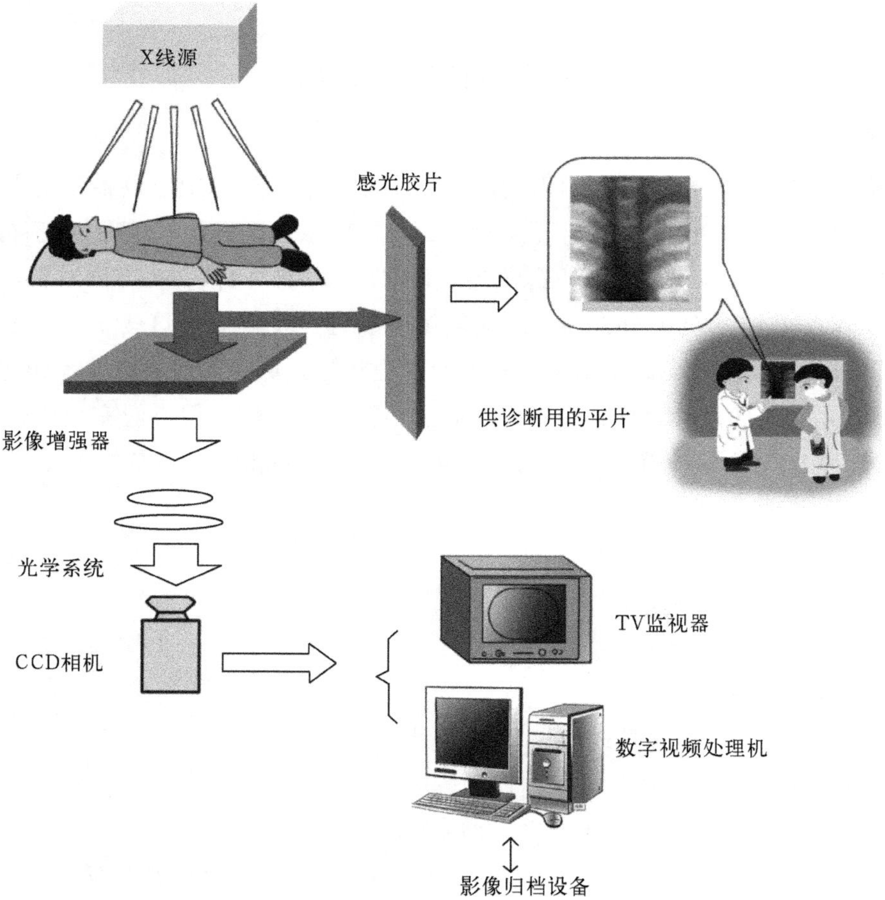

图 2-26　X 线成像系统

用于医学方面）（图 2-26）。

（1）穿透性：X 线能穿透一般可见光所不能透过的物质，包括人体在内。其穿透能力的强 X 线的波长及被穿透物质的密度与厚度有关。X 线波长愈短，穿透力就愈大；特质密度愈低，厚度愈薄，则 X 线愈易穿透。在实际工作中，常以通过球管的电压伏值（kilovolt，kV）的大小代表 X 线的穿透性（即 X 线的质），而以单位时间内通过 X 线的电流（milliampere，mA）与时间的乘积代表 X 线的量。

（2）荧光作用：X 线波长很短，肉眼看不见，但照射在某些化合物（如钨酸钙，硫氧化钆等）被其吸收后，就可发生波长较长且肉眼可见的荧光，荧光的强弱和所接受的 X 线量多少成正比，与被穿透物体的密度及厚度成反比。根据 X 线的荧光作用，利用以上化合物制成透视荧光屏或照相暗匣里的增感纸，供透视或照片用。

（3）感光作用：X 线和日光一样，对摄影胶片有感光作用。感光强弱和胶片接受的 X 线量成正比。胶片涂有溴化银乳剂，感光后放出银离子（Ag^+），经暗室显影定影处理后，胶片感光部分因银离子沉着而显黑色，其余未感光部分的溴化银被清除而显出胶片本色，亦即白色。由于身体各部位组织密度不同，胶片出现黑—灰—白不同层次的图像，这就是 X 线照相的原理。

（4）电离作用及生物效应：X 线或其他射线（例如 γ 线）通过物质被吸收时，可使组成物质的分子分解成为正负离子，称为电离作用，离子的多少和物质吸收的 X 线量成正比。通过空气或其他物质产生电离作用，利用仪表测量电离的程度就可以计算 X 线的量。同样，X 线通过人体被吸收，也产生电离作用，并引起体液和细胞内一系列生物化学作用，使组织细胞的功能形态受到不同程度的影响，这种作用称为生物效应。X 线对人体的生物效应是应用 X 线作放射治疗的基础。另外，在实施 X 线检查时，对检查者与被检查者进行防护措施亦基于此理（图 2-27）。

【适应证】

1. 检查主要器官是否有感染或病变。
2. 检查人体骨骼是否存在骨折、骨质疏松及病变。
3. 健康体检。

【禁忌证（相对禁忌证）】

1. 孕妇（尤其早孕妇女）除非特殊需要，不宜行 X 线检查。
2. 青少年 X 线检查可能影响生长发育，如果直接照射下腹部和性腺容易造成成年后不孕不育，小儿骨髓受照射后患白血病的危险性要比成人大，因此青少年体检时不需把 X 线检查列为常规检查。

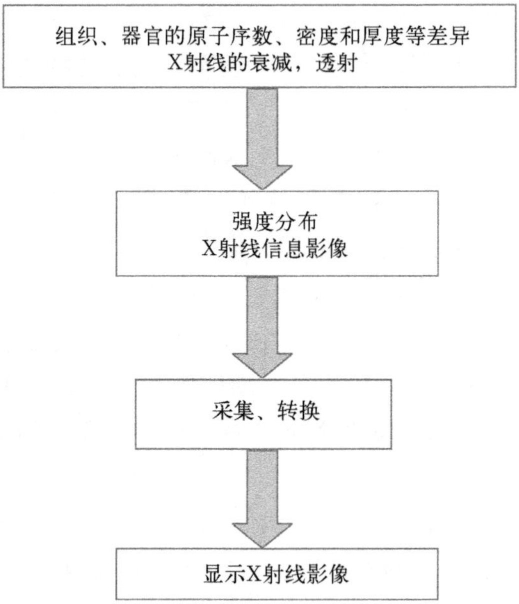

图 2-27　投影 X 线影像的形成

3. 普通体检进行的 X 线照射，成年人每年不超过 1 次。中老年人的防癌检查，每年最好也应控制在 1 次以内。

【检查前注意事项】

1. 了解 X 线检查适应证与禁忌证，确保受检者无禁忌证检查，以免发生危险。

2. 认真核对 X 线摄影检查申请单，了解病情，明确检查目的和摄影部位。对检查目的、摄影部位不清的申请单，应与临床医师核准确认。

3. 清除患者检查部位可造成影像伪影的衣服和饰物。

4. 治疗诊断要求必须做 X 线检查，应穿戴铅保护用品。应对非受照部位，特别是性腺、甲状腺等对 X 线反应敏感的部位进行防护，穿戴防护设备，在接受检查时可主动向医师提出。

5. X 线机处于工作状态时，放射室门上的警告指示灯会亮，此时候诊者，一律在防护门外等候，不要在检查室内等候拍片。

【检查中的配合】

1. 根据检查部位受检者配合工作人员正确摆体位，扫描过程中不得随意运动（图 2-28，图 2-29）。

2. 按检查部位要求，受检者在工作人员指导下配合呼吸、闭气或平静呼吸。

3. 受检者若有不适，可通过配备的通信设备及时与工作人员联系。

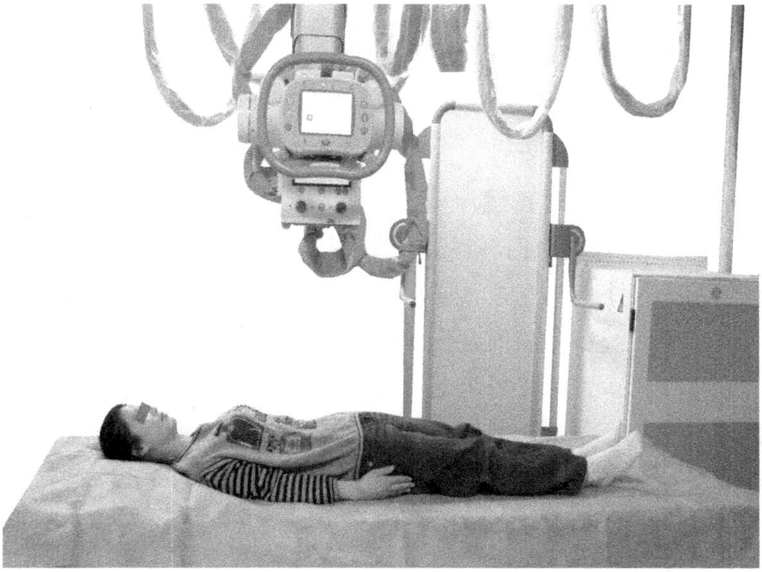

图 2-28　仰卧位胸部 X 线检查

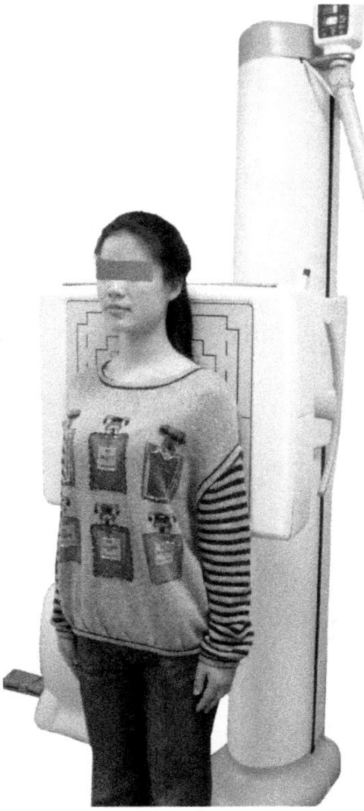

图 2-29　站立位胸部 X 线检查

4. 急危重受检者，必须做 X 线检查时，应由临床医师陪同观察，所有抢救器械、药品必须备齐在扫描室外就近。

【典型个案分析】

1. *病例介绍* 受检者，女性，50 岁，四肢小关节肿痛，活动障碍，伴晨僵＞2h。入科后给予双手及双足正位片检查，结果：双手、足指（趾）关节软组织肿胀；各骨骨质疏松，各骨关节面模糊、不整，见斑点状及小囊状低密度骨质破坏区；部分关节间隙消失；小关节呈半脱位状。病理确诊为类风湿关节炎。给予药物及物理疗法，病情有所缓解，晨僵发作时间明显缩短。

2. *结果分析及提示* 该受检者长期忍受病痛折磨，但未给予足够重视，导致四肢关节软组织肿胀、变形。如再不及时治疗，就会导致残疾。因此提示类风湿关节炎患者定期进行 X 线检查，检测病情变化，及时治疗，提高生活质量。

附：X 线检查报告单

门诊号：　　姓名：　　姓名拼音：　　性别：F　　年龄：51 岁

科别：　　影像号：0001　　检查时间：××××年×月×日

<u>检查项目</u>

颈椎正侧、双斜位

<u>临床诊断</u>

查体

<u>影像描述</u>

颈椎生理弯曲变直。

颈椎椎体排列序列正常，未见侧弯及滑脱。

颈椎椎体边缘骨质硬化、变尖。

颈$_{5、6}$椎间隙变窄。

颈$_{5、6}$椎间孔变小。

颈椎各椎体附件未见明显异常。

颈椎项韧带长条状钙化。

<u>影像诊断及建议</u>

颈椎退行性变，颈$_{5、6}$椎间盘病变。

报告医生：　　审核医生：　　报告时间：××××年×月×日

该报告仅供临床医生参考

四、胸部 CT 检查

【概述】

CT 是电子计算机 X 射线断层扫描技术的简称，是根据人体不同组织对 X 线的吸收与透过率的不同，应用灵敏度极高的仪器对人体进行测量，然后将测量所获取的数据输入电子计算机，电子计算机对数据进行处理后，就可摄下人体被检查部位的断面或立体的图像，发现体内任何部位的细小病变。

胸部的 CT 是通过 X 线计算机体层摄影（CT）对胸部进行检查的一种方法，其对于支气管肺癌的早期诊断和显示肺癌的内部结构，观察肺门和纵隔有无淋巴结转移，淋巴结结核及纵隔肿瘤的准确定位等均较普通 X 线具有显著的优越性；对于观察心包疾病、显示主动脉瘤和主动脉夹层的真假腔等亦有较大的优势（图 2-30，图 2-31）。

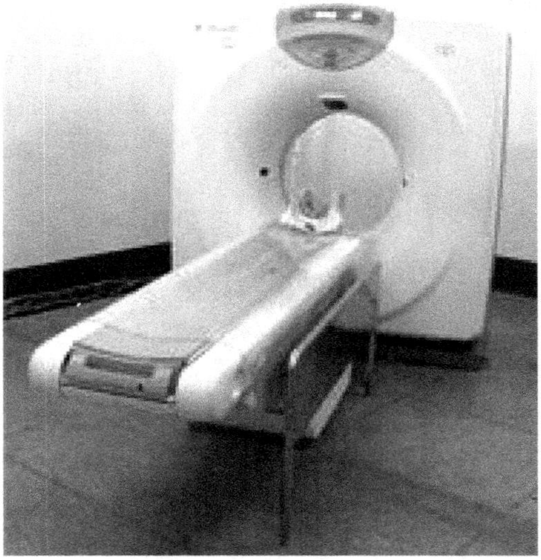

图 2-30　CT 检查仪

1. 胸部 CT 检查的临床意义

（1）胸壁：可以发现 X 线胸片上不能显示的沉着病伴胸膜增厚；胸腔积液时，若发现胸膜小结节或肿块，有助于转移瘤和间皮瘤的诊断；根据胸膜肿块的 CT 值可鉴别包裹性积液、局限性间皮瘤及胸膜外脂肪瘤；借助 CT 增强可以诊断胸壁血管瘤；能很好地显示肋骨骨折及肋骨的破坏。

（2）肺：对周围型肺癌的早期诊断有价值；发现主支气管、肺叶支气管及肺段支气管狭窄或截断时，对诊断中央型肺癌有帮助；高分辨率 CT（HRCT）

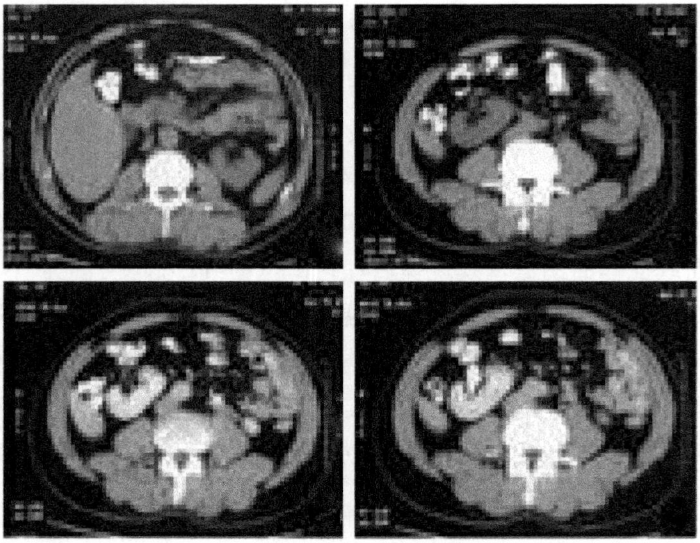

图 2-31　肺 CT

可能显示 X 线胸片不能显示的弥漫性间质性病变，有助于早期诊断和鉴别诊断；还可发现 X 线胸片上不能显示的肺大疱、支气管扩张症、较小的肺结核空洞等。

（3）纵隔：可以发现 X 线胸片上不能发现的增大的淋巴结，根据肿块的 CT 值和部位，有助于纵隔肿块的定性诊断；还可用于鉴别脂肪性、囊性、实性肿块，增强扫描可诊断出肺动脉瘤及主动脉瘤。

（4）CT 血管造影：可用于肺动脉血管造影检查，对亚段以上肺动脉血管分支均有较好的显示，可用于肺栓塞的诊断。

（5）CT 仿真内镜：可无损伤性显示段支气管及亚段支气管，能从支气管腔鼻塞和狭窄的远端观察病变；同时显示多方位的管腔外的解剖结构，且对壁外肿瘤能精确定位、确定其范围。

2. 胸部 CT 扫描意义

（1）对肺部创伤、感染性病变、肿瘤等均有很高的诊断价值。文献报道 90% ～ 95% 的结节病患者胸部 CT 现实异常。对于纵隔内的肿物、淋巴结及胸膜病变等的显示也令人满意，可以显示肺内团块与纵隔关系等。

（2）有助于对 X 线胸片发现的问题做出定性诊断。①鉴别肿块为囊性、实质性、脂肪性或钙化性；②明确肿块的位置、范围，查明肿块与纵隔的解剖关系。

（3）根据临床需要可检出 X 线胸片未发现的隐性疾病。①查明有无微小转移瘤，可显示肿瘤的存在及其部位、大小、数目，以便制订治疗方案；② CT 引导经皮穿刺活检，使某些肿块能得到组织学诊断；③对 X 线胸片及纤维支气管镜检查阴性，而痰瘤细胞阳性，应做 CT 以查明肺内瘤源。

（4）CT 对支气管浸润、狭窄的程度及形态逊于 X 线断层摄片，更次于支气管造影。

（5）对病原的发现、定位及定量诊断较为可靠；对实质性肿块的定性诊断尚不够准确，直径 1.5cm 以下的病原不能显示。

【禁忌证】

平扫 CT 无绝对禁忌证，相对禁忌证如下所述。

1. 小儿、癫痫者及其他严重不能配合者。

2. 无法保持憋气 7 ～ 8s 者。

【检查前注意事项】

检查前摘取所有的金属物品、金属首饰、磁卡。

【检查中配合】

检查时取仰卧位，双手放于头顶，按工作人员要求进行呼吸的配合（图 2-32）。

【典型个案分析】

1. *病例介绍*　受检者，男性，58 岁，常年吸烟，为全面查体入科，主诉近 2 个月易感冒发热，自服感冒药，具体不详。入科后体温 36.8℃，给予肺 CT 检查，结果右侧斜裂处小结节样增厚，双肺纹理清楚。两肺门区未看见异常。气管支气管影正常。纵隔内看见异常增大的淋巴结。影像学诊断：纵隔内淋巴结增大，右侧斜裂处小结节样增厚。结合痰涂片及结核菌素试验（PPD）等检查确诊为右肺结核，及时给予化疗，目前该检查者病灶已完全吸收消散。

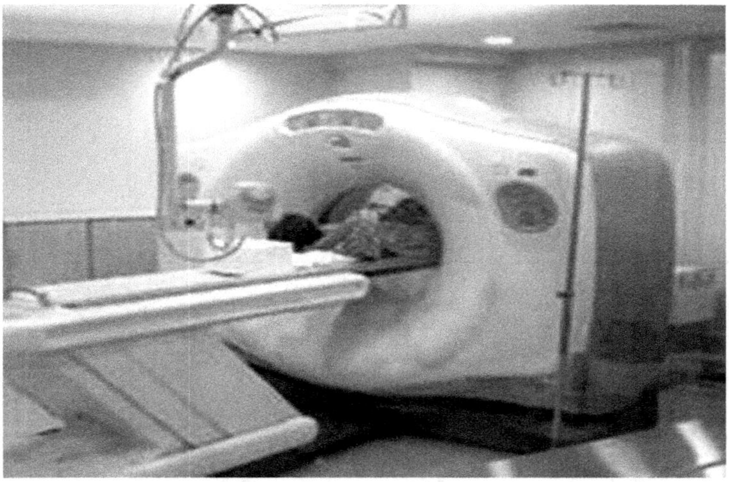

图 2-32　CT 检查体位

2. 结果分析及提示　该受检者患有肺结核却一直以普通感冒治疗。如不早期发现并给予及时治疗，就会引发大咯血、呼吸衰竭等致命性疾病。因此提示定期查体，不盲目自我医疗，降低疾病发生率，保证生活质量。

附：CT 检查报告单

门诊号：　　姓名：　　姓名拼音：　　性别：M　　年龄：73 岁

科别：　　影像号：××××××　　检查时间：××××年×月×日

检查项目

肺 CT 平扫

临床诊断

查体

影像描述

双肺纹理清晰。肺野透光度正常，右下肺后基底段胸膜下钙化结节影。

气管及主要支气管通畅。

双肺门区未见异常。

心脏不大，冠状动脉、主动脉瓣及主动脉壁钙化；纵隔内未见异常增大的淋巴结。

双侧胸膜无明显增厚，未见胸腔积液。

影像诊断及建议

右下肺后基底段胸膜下钙化结节影。

肺右叶上段稍低密度占位，血管瘤？建议超声或 MRI 检查；肝右叶钙化灶。

报告医生：　　审核医生：　　报告时间：××××年×月×日

该报告仅供临床医生参考

附：肺小结节简介

随着人们主动体检意识的增加，加之诊断手段的提升，健康体检中肺结节的检出率明显增加。据文献报道，绝大部分肺小结节为良性，有一小部分为恶性病变，即早期肺癌。而早期肺癌的 5 年生存率可达 70% ～ 80%。所以肺结节的确诊是降低肺癌死亡率的关键。大量临床资料表明，低剂量螺旋 CT 可以早期筛查肺癌。

肺结节在影像学表现为直径≤ 3cm 的局灶性、类圆形、密度增高的实性或亚实性肺部阴影，不伴肺不张、肺门淋巴结肿大和胸腔积液。实性肺结节是肺内圆形或类圆形密度增高影，病变密度足以掩盖其中走行的血管和支气管影；而所有含磨玻璃密度的肺结节均称为亚实性肺结节，其中磨玻璃病变指 CT 示边界清楚或不清楚的肺内密度增高影，但病变密度不足以掩盖其中走行的血管和支气管影。

肺结节由多种原因引起，如细菌感染、真菌感染、结核病、炎性肉芽肿等。结合 CT 偶发肺结节处理相关指南，35 岁以上、检查出肺小结节的成年人，可以参考以下建议。

1. **单发＜ 6mm 的实性结节**　无须常规随访，如果是高风险者通常也不需要常规随访，但部分形态是恶性或者结节位于肺上叶的，推荐 12 个月随访。

2. **多发＜ 6mm 的实性结节**　不推荐常规随访，但对于高风险者考虑 12 个月随访。临床上有感染或者免疫功能不全者，应考虑活动性感染，应短期随访。

3. **6 ～ 8mm 的实性结节**　低风险者要根据结节形状、大小等，6 ～ 12 个月进行第一次随访。如果是恶性或难以确定的，可 6 ～ 12 个月后再随访 1 次。对于单发 6 ～ 8mm 的实性结节，高风险者推荐 6 ～ 12 个月首次随访，18 ～ 24 个月再次随访，应该根据个人因素、个人意愿来决定，难以确定稳定性结节的需进一步随访，多数情况下 2 次随访即能满足临床诊断需求。

4. **孤立性部分实性结节**　＜ 6mm 不推荐常规随访；直径＞ 6mm 但实性成分＜ 6mm 的，推荐 3 ～ 6 个月随访，每年随访 1 次，至少满 5 年。对于实性成分＞ 6mm 的，推荐 3 ～ 6 个月随访，评价结节是否存在，可依据 PET-CT 检查、活检或者直接手术切除。

5. **多发性亚实性肺结节**　＜ 6mm 考虑感染性原因，病灶 3 ～ 6 个月首次随访，根据临床实际情况随访 2 ～ 4 年确定其稳定性。在多发亚实性结节中，有一个结节＞ 6mm，应依据最可疑的结节而定，也要考虑感染病因。如果 3 ～ 6 个月随访还存在，要考虑多发、原发腺癌。

肺结节的定性需要综合运用多种影像学检查方法进行分析诊断。

第三节 消化系统专项检查

一、^{13}C 尿素呼气试验

【概述】

^{13}C 尿素呼气试验是一种非创伤、安全、无辐射、经济、方便、可重复性、高准确性、可全面反映胃内幽门螺杆菌（*Helicobacter pylori*，Hp）感染的非侵入性检测方法，其灵敏度、特异度、准确率分别为95%、96%、95.6%（图2-33）。Hp是一种革兰阴性微需氧杆菌，是慢性胃炎、胃十二指肠溃疡的重要致病因素，与胃癌、胃黏膜相关淋巴组织淋巴瘤的发生密切相关，世界卫生组织已将其列为一类致病因子（图2-34）。

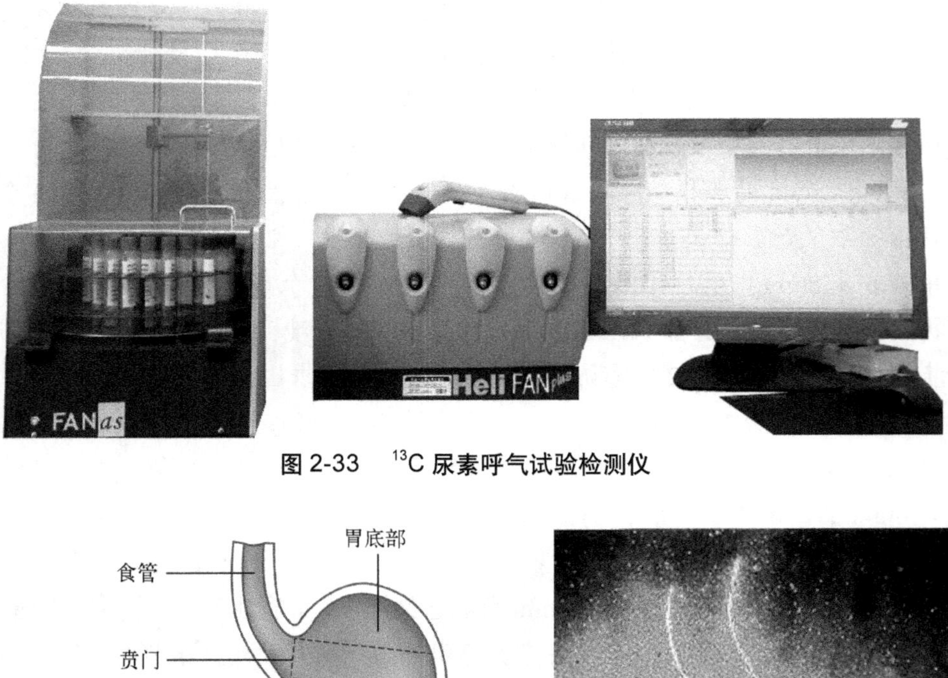

图2-33 ^{13}C 尿素呼气试验检测仪

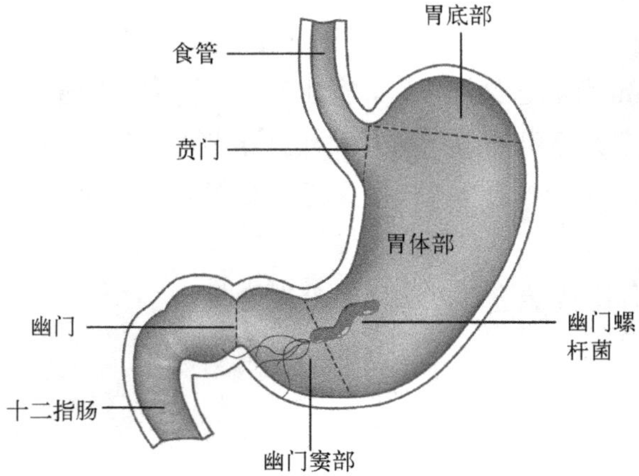

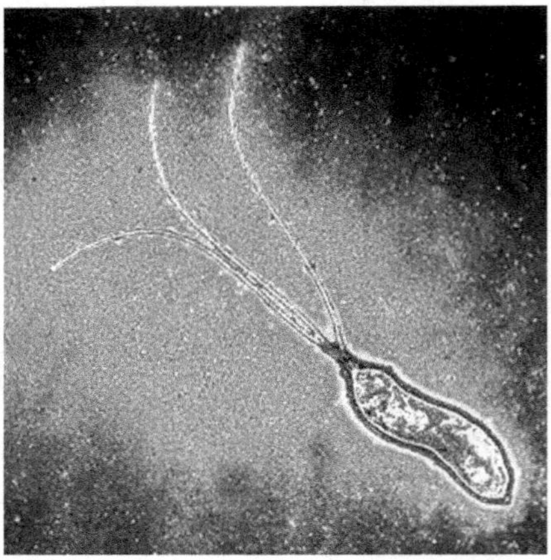

图2-34 幽门螺杆菌

^{13}C 尿素呼气试验的原理：Hp 分泌的特征性尿素酶具有快速分解尿素为 CO_2 和 NH_3 活性，让受检者摄取核素 ^{13}C 标记的尿素后，分解产生的带有核素的 CO_2 吸收入血至肺，随呼气排出，根据呼气中 0min 试管与 30min 试管 ^{13}C 含量的对比，判断胃内 Hp 是否存在及其含量。其阳性判断值为 DOB ≥ 4.0±0.4。

【适应证】

诊断寄生于胃的致病Hp的感染，用于常规健康查体或感染者药物治疗后的复查。

【禁忌证】

对本品任何成分（尿素、柠檬酸）过敏者禁用。

【检查前注意事项】

1. 受检者在早上禁食水 4h 以上。

2. 为避免影响检测结果，应保证 1 个月内未使用广谱抗生素、2 周内未服用胃抑酸药及胃动力药。

3. Hp 感染者，药物治疗后，停药时间 1 个月以上，方可再次进行检测。

4. 上消化道急性出血可使 Hp 受抑制，有可能造成试验假阴性；部分胃切除手术可能造成核素从胃中快速排空，以上两种情况需告知医师。但消化道出血 1 周以上，不影响诊断。

【检查中配合】

1. 受检者在整个检查过程中须保持安静（坐、卧位均可）的状态。

2. 维持正常呼气，将吸管插入 1 个样品管底部，请受检者用吸管将气徐徐呼入样品管持续 4 ～ 5s，拔出吸管，随即扭紧试管盖。此次收集的为 0min 呼气。

3. 将 75mg 尿素粉剂溶于 80ml 水中，请受检者一口气喝下。

4. 为减缓胃排空，延长 ^{13}C 尿素在胃内留存时间，受检者可弯腰、平卧、翻身以增加细菌和尿素之间的接触。

5. 按上述收集呼气方法，30min 后收集受检者服用尿素 ^{13}C 后的呼气，并随即扭紧试管盖。此次收集的为 30min 呼气，并须严格遵守时间。

6. 将收集的 0min、30min 的呼气样品管，在相应的仪器上进行 ^{13}C 检测，得出结果。

【典型个案分析】

1. *病例介绍*　受检者，男性，43 岁，查体选择 ^{13}C 尿素呼气试验，DOB 值 7.9。

2. *结果分析及提示*　Hp DOB 阳性判断值为≥ 4.0±0.4。该受检者 DOB 值 7.9，表明已感染幽门螺杆菌。此受检者接受“三联用药”疗法，共 7d。停药 1 个月后复查，结果 Hp 阴性，提示 Hp 感染已治愈。

中华医学会消化病学分会 Hp 学组于 2001—2004 年在全国组织进行的一项

涉及全国20个省市、40个中心的大规模自然人群的Hp流行病学调查显示，我国Hp感染率为40%～90%（平均57%），现症感染率为42%～64%（平均55%）。Hp是定植于人类胃黏膜的一种致病性及毒力因子均很强的细菌。现已确认，Hp的感染与下面4种上消化道疾病相关：慢性胃炎、消化性溃疡病、胃癌及胃黏膜相关淋巴样组织淋巴瘤（MALT淋巴瘤）。新的研究显示，Hp的感染还可能与一些上消化道以外疾病的发病相关，如动脉粥样硬化、贫血及某些皮肤病等。目前标准的根治Hp感染第一线治疗，首选质子泵抑制药（PPI）三联7d疗法（PPI+两种抗生素），抗生素主要基于克拉霉素、阿莫西林和甲硝唑。目前临床上选择应用高效、安全的根治Hp感染的理想方案，即埃索美拉唑、左氧氟沙星与奥硝唑三联疗法治疗，治愈率约为93%。

二、静脉麻醉下（无痛）胃肠镜检查

【概述】

胃肠镜可直接观察消化道黏膜变化，是诊断消化系统疾病最重要的手段之一。纤维胃肠镜从20世纪50年代就应用于诊断疾病，它借助于一条纤细、柔软的管子伸入胃肠道，医师可以直接观察胃肠道病变，尤其对微小的病变，更可通过对可疑病变部位病理活检及细胞学检查进一步确诊，是上消化道病变的首选方法。普通胃肠镜检查是一种有创的技术操作，受检者清醒状态下常难以接受。无痛胃肠镜检查是近年来在胃肠镜检查时通过应用镇静药和（或）镇痛药，使受检者处于浅睡眠的麻醉状态，在舒适无痛苦的过程中，完成整个检查，这样既可缩短检查时间，也可减轻受检者的痛苦。在整个过程中受检者不会有恶心、腹痛及不适的感觉。同时在检查过程中如发现息肉等早期增生性病变时，同步进行治疗；还可针对黏膜下隆起，进行超声内镜诊断。这样可避免因实施治疗而进行二次检查（图2-35）。

【适应证】

1. 疑有消化道疾病并有相关临床症状者，可治疗、协助诊断（活检病理分析、息肉切除、止血等）。
2. 消化道疾病明确诊断，进一步治疗（结肠切除术后，需要检查吻合口情况）。
3. 常规健康查体。

【禁忌证】

1. 肛门、直肠有严重的化脓性炎症，或疼痛性病灶，如肛周脓肿、肛裂。
2. 各种急性肠炎、严重的缺血性疾病及放射性结肠炎。
3. 食管狭窄或贲门部梗阻，食管和胃底静脉曲张。
4. 急性咽炎及扁桃体炎。

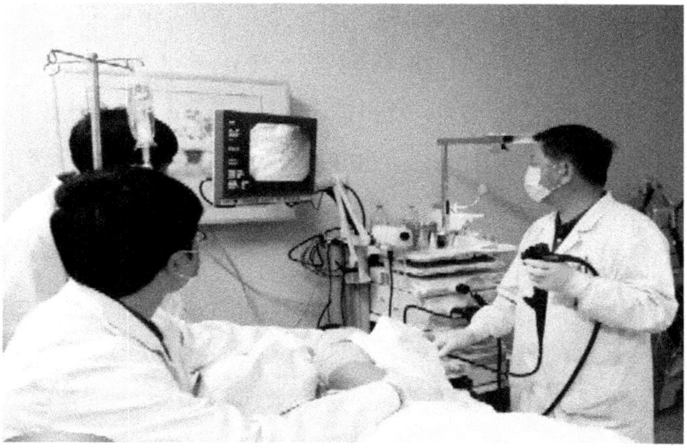

图 2-35　胃肠镜检查

5. 肺炎或其他感染伴有高热。

6. 哮喘性呼吸困难或重度肺功能障碍。

7. 严重冠状动脉粥样硬化性心脏病及心肌损伤伴严重心功能不全者。

8. 出血性休克。

9. 体质极度衰弱。

10. 不予合作或精神不正常者。

11. 有药物过敏史，特别是有镇静药过敏史。

12. 孕妇及哺乳期妇女，妇女月经期。

13. 严重鼾症及过度肥胖者宜慎重。

14. 心动过缓者慎重。

15. 食管插管困难。

16. 无气管插管及麻醉机设备等。

【检查前注意事项】

1. 检查前病历准备，签知情同意书、血液检验（生化、常规、凝血、血清四项、血型）、心电图。

2. 行胃肠镜检查前 1 ～ 2d 遵医嘱，进食少渣食物（如稀粥、牛奶、鸡蛋羹、面包、馒头、土豆、冬瓜，不吃富含纤维的蔬菜、鱼肉类、血制品、动物肝脏等）。

3. 检查前 7d 停服抗凝药（如阿司匹林、波立维、噻氯匹定、华法林等药物）。

4. 女性受检者月经期间暂不做胃肠镜检查。

5. 长期便秘者请告知医师，提前服用通便药。

6. 长期服药者，胃肠镜当日晨停用所有药物（高血压患者根据情况随时处理）。

7. 服药方法。

（1）检查前1d晚20：00口服酚酞2片，22：00后至检查前禁食。

（2）检查当日，预约时间前4h开始肠道准备（目前临床多应用下列3种方法）：①口服50%的硫酸镁溶液70ml，在1～2min喝完。口服硫酸镁溶液后5min开始饮水，2h内共饮水1500～2000ml（6～8杯）。②聚乙二醇电解质散328.8g（4盒）冲水口服，每次2袋A包、2袋B包放在一次性杯子里，冲热水100ml，用搅拌勺加速溶解，再冲制冷水至250ml，刚好混成温水，每10分钟冲服1杯，2h共饮12杯，若有恶心、呕吐等，可休息10～15min再继续。③磷酸钠盐口服溶液，检查前4～6h，磷酸钠盐口服溶液90ml加1500ml温水口服，1h内饮用完毕，后可按照个人舒适度自由饮水，不限量，检查前2h内禁止饮水。一般饮水量越多，排便次数越多，肠道准备越干净。

（3）肠道准备期间不要卧床休息，应室内散步、顺时针按摩腹部，以加快胃肠蠕动利于粪便排泄。检查前2h，禁止饮水。

（4）如4h后，肠道准备欠佳者，可将检查时间延后，并加强走动及腹部按摩，或依情况选择灌肠。

（5）排粪便至清水样时，务必请护士检查确认排泄物，肠道准备是否合格。

【检查过程】

检查前吸氧，心电监护检测生命体征。

1. 肠镜受检者，更换肠镜检查裤；胃镜受检者请取出单个活动义齿。右手留置静脉套管针。

2. 受检者在胃肠镜室签麻醉知情同意书。

3. 检查前根据需要给予保护胃黏膜及抑制呕吐类药物。

4. 检查结束后受检者持续吸氧，头偏向一侧至患者意识清醒，待生命体征平稳后，先慢慢坐起，无不适再下床站立。根据情况继续用药及补液治疗。

【检查后注意事项】

1. 检查后尽量左侧卧位，有利于肠道内气体排出。

2. 口腔若有分泌物如口水、痰液要吐出，切勿吞咽，以免误吸引起肺部感染。

3. 1h后可试饮小口温水，无呛咳方可用餐。避免过热、过冷、粗糙或刺激性食物。

4. 如取活检或电切息肉者，需观察心率、血压、粪便颜色等情况。根据情况留院观察。遵医嘱进食温凉少刺激饮食，如米粥、面条等。继续停用抗凝药3～5d。

5. 行特殊治疗者，术后治疗护理严格遵医嘱执行。

6. 检查结束当天出现剧烈腹痛、粪便带血等情况请及时告知医师或护士。

7. 检查后当日不能开车、骑车和高空作业，勿签署重要文件。

【典型个案分析】

1. 病例介绍　受检者，男性，61 岁，常规体检时发现直肠巨大息肉（2cm×1.5cm×0.9cm）应用黏膜下注射后电疗刀套扎切除。

2. 结果分析及提示　消化道黏膜表面突出到肠腔的隆起性病变，称为息肉。结肠息肉是结直肠癌癌前病变，结肠癌多是腺瘤性息肉转变的，其癌变率为 1.4% ~ 9.4%。所以，定期进行胃肠镜检查，是治疗结肠息肉的普遍方法。内镜检查可及早发现消化道肿瘤的早期改变，该项技术可提高早期消化道肿瘤的治愈率及生存率。

（1）肿瘤的发病是一个多阶段过程，如从慢性胃炎→萎缩性胃炎→间变→黏膜内癌（早期癌）→最后发展到进展期胃癌，从肠息肉→肠上皮增生息肉→瘤变→癌变→最后发展成进展期癌，上述情况都要 5 ~ 10 年的发展过程，而癌变到进展期癌发展有的不到 1 年甚至更短时间。

（2）胃肠镜检查时胃肠道恶性肿瘤的检出率为 8.2%。

（3）重点人群：① 40 岁以上；②有胃癌或其他消化道肿瘤的患者；③烧灼感，现在症状突然消失；④吞咽困难、吞咽后胸痛、上腹痛、饥胀、呃气、消化不良、恶心、腹痛、腹泻（2 周以上），排便困难或有包块；⑤ 30 岁以上，有便血、粪便不规律等下消化道症状者；⑥不明原因呕血样咖啡色物或柏油样粪便、体重下降；⑦幽门螺杆菌感染者；⑧盆腔放射性治疗和胆囊切除术者；⑨既往有胃病史，特别是慢性胃肠溃疡、息肉、萎缩性胃炎；⑩出生在胃癌高发区，或曾在高发区长期生活过；⑪患过其他肿瘤者。

大肠息肉常隐匿起病。常见的临床信号主要有 4 个。①粪便带血：不少饮食起居不规律、粪便秘结的青年人常有粪便带血，若自我药疗 1 周后还有出血，或用药好转后，症状常有反复，需及时去医院就诊。②粪便习惯和性状改变：若发现粪便变细、有凹槽、有黏液，原本每天 1 次粪便，现在变为 2 ~ 3 天 1 次或 1 天 2 ~ 3 次，就需要引起重视了。③便秘和腹泻：长期腹泻和便秘的受检者，若药物疗效不佳，需进一步检查，排除大肠息肉可能。④腹痛：有长期腹部隐痛者应行肠镜检查，在排除大肠息肉后，再进行对症处理。

大量的证据提示，大肠癌的形成与大肠息肉之间有密切的关系。大肠息肉可以分为管状腺瘤、绒毛状腺瘤、管状绒毛状混合型腺瘤 3 种。大肠息肉发生恶性癌变的概率与息肉的形态、大小都有关系。一般来说，绒毛状腺瘤发生恶性癌变的概率最大。另外，息肉体积越大，恶性癌变概率也会随之增加。因此，有大肠直肠息肉者应接受息肉切除手术，并且定期随访，建议手术切除后 1 年内做 1 次结肠镜检查，若情况稳定，每 2 ~ 3 年随访 1 次。

如何预防大肠息肉：首先，应该养成良好的饮食习惯，多吃新鲜蔬菜和水果，增加膳食纤维的含量，减少有毒有害物质与肠壁接触的机会和时间，尽量少吃油炸、烟熏和腌制的食物。其次，养成良好的生活方式，增加体育锻炼，从而提高机体免疫力。最后，对于有大肠息肉家族史的人群应定期检查，以便早期发现息肉并及时处理。

附：消化内镜检查报告单

姓名： 性别：男 年龄：56岁 联系电话：

门诊号： 住院号： 送检科室： 内镜号：××××××××

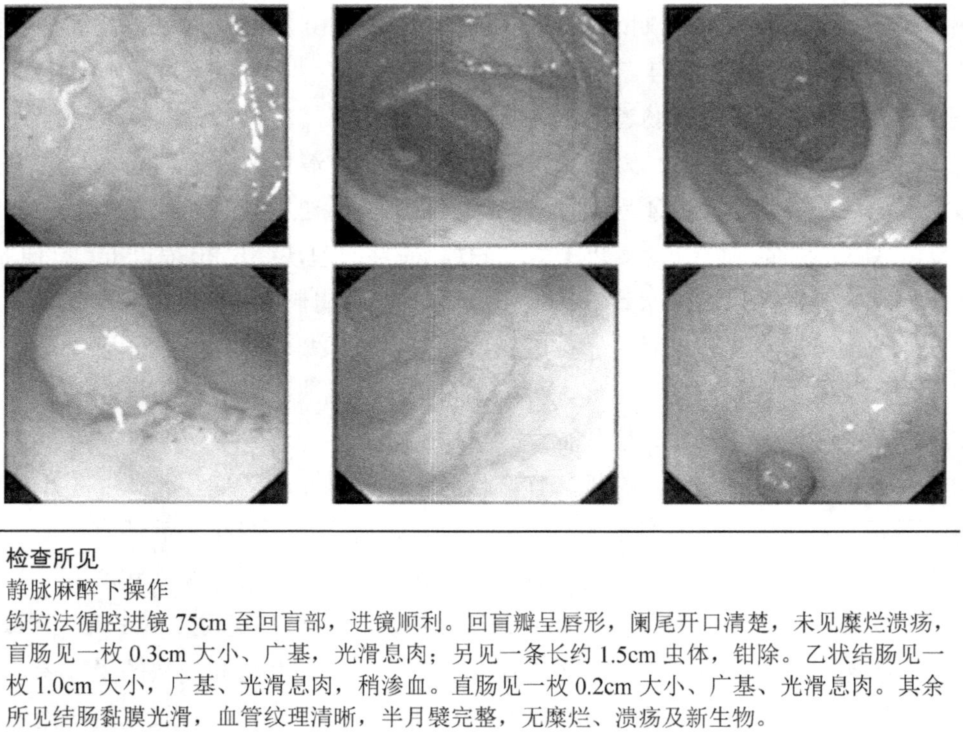

检查所见

静脉麻醉下操作

钩拉法循腔进镜75cm至回盲部，进镜顺利。回盲瓣呈唇形，阑尾开口清楚，未见糜烂溃疡，盲肠见一枚0.3cm大小、广基，光滑息肉；另见一条长约1.5cm虫体，钳除。乙状结肠见一枚1.0cm大小，广基、光滑息肉，稍渗血。直肠见一枚0.2cm大小、广基、光滑息肉。其余所见结肠黏膜光滑，血管纹理清晰，半月襞完整，无糜烂、溃疡及新生物。

检查项目

1. 鞭虫症。
2. 结肠多发性息肉，择期住院治疗。

报告医生：

操作助理：

检查日期：××××-×-×

三、胶囊内镜检查

【概述】

胶囊内镜（capsule endoscopy）检查是近年来发展迅速的一项技术。是目前唯一一种无创性全小肠直视性检查手段，使小肠疾病的诊断迈入新的阶段。胶囊内镜对小肠病变的诊断能力优于其他技术。胶囊内镜长 26mm、直径 11mm、重约 4g，全称为“智能胶囊消化道内镜系统”，又称“医用无线内镜”，是一种无线、一次性使用的数码相机；是集图像处理、信息通信、光电工程、生物医学等多学科技术为一体的典型的微机电系统（MEMS）高科技产品，由智能胶囊、图像记录仪和影像工作站 3 个部分组成。

1. 胶囊内镜的特点

（1）视野更加扩展：可对人体全部小肠进行真彩色图像拍摄，清晰微观、突破了小肠检查的盲区，可以发现普通胃肠镜检查发现不了的一些小肠病变，如小肠的良恶性肿瘤、小肠炎症性病变等，对一些长期不明原因的腹痛、腹泻、消瘦等消化道症状，有较高的诊断价值。大大提高了消化道疾病诊断检出率。

（2）安全卫生：胶囊内镜为一次性使用，有效避免了普通内镜反复使用引起的交叉感染。胶囊外壳采用耐腐蚀医用高分子材料，对人体无毒、无刺激性，能够安全排出体外。

（3）受检者舒适自如：只需吞服一颗胶囊，检查过程无痛、无创、无导线，不需要麻醉，不耽误正常的工作和生活。

（4）医师操作简便：告别烦琐的操作，3 个步骤清晰简便：①方便的口服摄入；②轻松的检测过程；③快捷的结果显示。医师只需回放胶囊所拍摄到的图像资料，即可对肠内情况做出诊断。

2. 胶囊内镜工作原理　受检者用水将智能胶囊吞下后，胶囊即随着胃肠肌肉的运动节奏沿着胃→十二指肠→空肠与回肠→结肠→直肠的方向运行（图 2-36），同时对经过的腔段连续摄像，并以数字信号传输图像给受检者体外携带的图像记录仪进行存储记录，工作时间达（7±1）h，在智能胶囊吞服 8 ～ 72h 后就会随粪便排出体外。医师通过

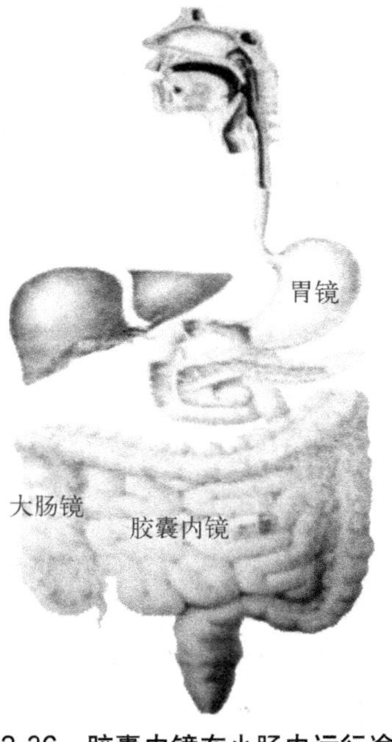

图 2-36　胶囊内镜在小肠内运行途径

影像工作站分析图像记录仪所记录的图像就可以了解受检者整个消化道的情况，从而对病情做出诊断。照相机最大观察视角为150°，以每秒3帧速度摄取图像，图像分辨率为102 400像素。可对直径＜0.1mm的目标进行摄影，放大8倍。8h可向图像记录仪传输6万幅图像。整个过程大概需要8h，期间受检者可离开医院正常工作、生活。时间到了以后，智能胶囊将自动排出体外（图2-37）。

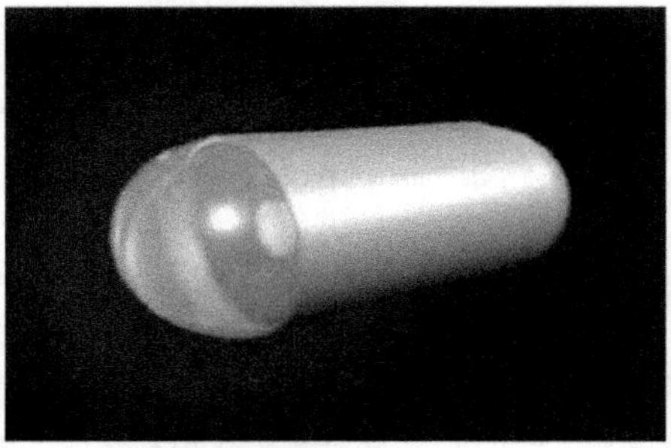
胶囊内镜

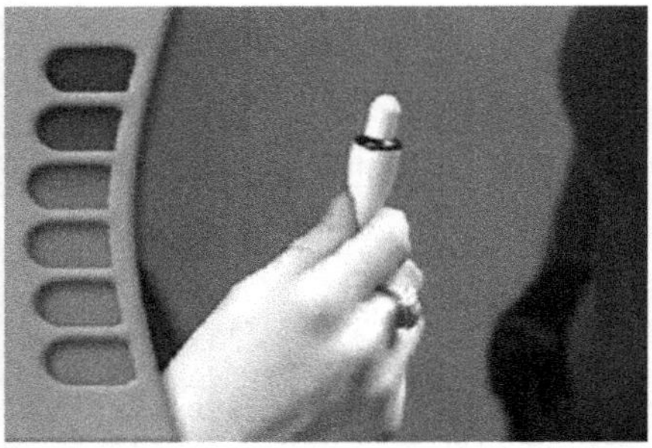
方便口服摄入

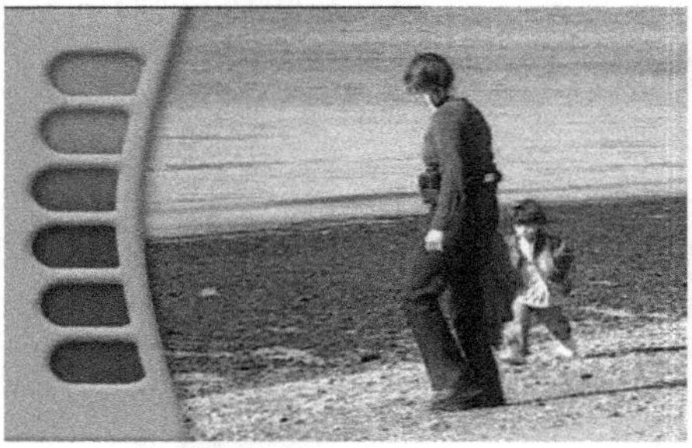
轻松的检测过程

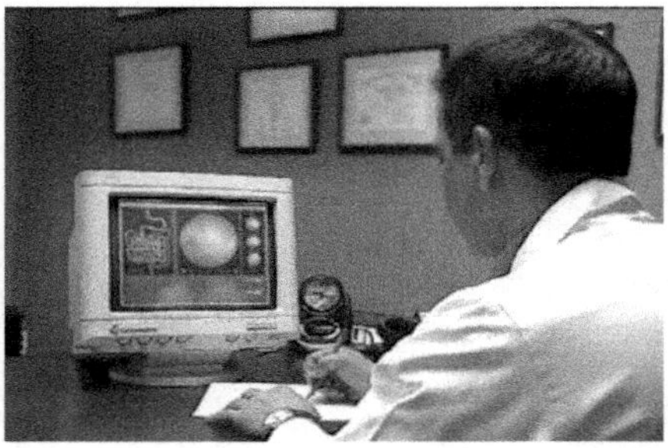
快捷的结果显示

图2-37　胶囊内镜及其优点

【适应证】

1. 不明原因的消化道出血，经上下消化道内镜检查无阳性发现者。
2. 其他检查提示的小肠影像学异常。
3. 慢性腹痛疑小肠器质性疾病所致。
4. 慢性腹泻。
5. 了解克罗恩病及乳糜泻的累及范围，观察小肠手术吻合口情况。
6. 监控小肠息肉病综合征的发展。
7. 小肠肿瘤（良性、恶性及类癌等）。
8. 不明原因的缺铁性贫血。
9. 健康体检。

【禁忌证】

1. 无手术条件者及拒绝接受检查者。

2. 经检查证实有消化道畸形，胃肠道梗阻，消化道穿孔、狭窄或瘘管者。

3. 体内置入心脏起搏器或其他电子仪器者。

4. 有严重吞咽困难者。

5. 严重动力障碍者（未经治疗的贲门失弛缓症和胃轻瘫患者）。

6. 各种急性肠炎、严重的缺血性疾病及放射性结肠炎，如细菌性病疾活动期、溃疡性结肠炎急性期，尤其暴发型者。

7. 对高分子材料过敏者。

8. 18 岁以下、70 岁以上受检者及精神病患者。

【检查前注意事项】

1. 因胶囊可能滞留于胃肠道狭窄部而引起梗阻，术前受检者应签署知情同意书。

2. 检查前 1d 吃少渣半流质食物（如粥、牛奶），忌蔬菜、水果、油腻食物。如长期便秘者需要提前清洁肠道。

3. 国外学者认为检查前禁食 8 ～ 12h 即可。但国内学者在传统电子内镜和胶囊内镜的检查中发现，在中国受检者仅禁食 8 ～ 12h，小肠下段尤其是结肠仍然有很多粪质，获得的黏膜图像质量很差，不能满足诊断需要。故国内普遍的做法是检查前 1d 进半流质饮食，并予 20：00 后服用轻泻药清洁肠道，检查前禁食 10 ～ 12h，禁水 4h，检查前 2h 内不能服任何药物。

4. 受检者若腹部体毛较多，应将其剃除。

5. 检查前 24h 禁烟，以免咳嗽影响肠道蠕动。

6. 检查前日需进行肠道准备，以保证肠道检查的清晰度。遵医嘱服用肠道准备药物，可选择：甘露醇 + 复方聚乙二醇电解质散；硫酸镁 + 复方聚乙二醇电解质散；单用硫酸镁、甘露醇、复方聚乙二醇电解质散或磷酸钠盐。便秘者提前 1 ～ 2d 使用缓泻药和促肠动力药。

【检查中配合】

1. 医务人员会将阵列传感器粘贴于受检者腹部，并与数据记录仪连接，记录仪则挂在包绕在腰部的记录仪腰带上。

2. 口服二甲硅油 50ml，胃动力不足者，可在服用二甲硅油后肌内注射甲氧氯普胺或口服多潘立酮。30min 后用清水吞服被激活的胶囊内镜。但不能咬破胶囊。

【吞服胶囊内镜后的注意事项】

1. 吞服胶囊内镜 2h 后可饮清水，4h 后可进食。卧床休息时以右侧卧位为宜，这样可以提高胶囊内镜全小肠检查率，减少胃内的拍摄频率，延长胶囊工作时间。

2. 受检者吞服胶囊内镜后可离开诊室，但要远离较强的磁场、电场环境，暂停使用手机。避免接近任何强力电磁源区域。

3. 检查结束前要始终穿戴记录仪背心。

4. 检查期间受检者最好不要过度弯腰或屈曲，避免剧烈的运动，以防记录仪发生移动。

5. 检查期间受检者应每 15 分钟确认 1 次记录仪上部的绿灯是否闪烁，以确保系统正常运行。如果绿灯停止闪烁，记录下当时的时间并及时与医师联系。

6. 8h 后，按照要求返回检查诊室拆卸记录装置。由工作人员首先断开传感器与记录仪间的连接口，然后连同数据记录仪和记录仪电池包一起卸下记录仪腰带和阵列传感器，再断开电池包与记录仪间的接头。

7. 通过连接线下载储存在数据记录仪中的图像资料，将由工作人员送工作站观看（下载过程需 30min）。在 RAPID 胶囊工作站视频区能够观看胶囊内镜在检查期间所摄取的图像。诊断并打印报告。

8. 检查结束后一定要证实胶囊已排出体外，一般当天或 4d 内排出，如没有排出，请及时进行腹部 X 线等检查。

9. 若检查过程中出现腹痛、恶心、呕吐，需立即与医师联系，必要时行腹部 X 线检查。

10. 小肠出血性疾病受检者在智能胶囊排出前注意观察生命体征变化，有无出现剧烈腹痛、便血症状加重等并发症。

11. 胶囊内镜检查的主要并发症是胶囊内镜滞留于消化道的狭窄近侧或憩室内，胶囊内镜滞留有时不产生任何症状，有时会引起肠梗阻的症状，必要时经腹部 X 线片了解胶囊内镜是否自行通过，如仍未通过狭窄段或肠梗阻症状严重，则应考虑外科手术取出胶囊内镜并切除病变肠段。研究发现，在健康者，胶囊发生滞留的概率几乎为 0，而在不明原因消化道出血中为 1.5%，在可疑克罗恩病中为 5%，在肠道有梗阻性病变时则高达 20%。

【典型个案分析】

1. 病例介绍　受检者，男性，63 岁，2011 年 3 月常规体检，便常规隐血阳性，多次行胃肠镜检查未见异常。2011 年 4 月行胶囊内镜检查，结果：小肠有 2 处大小 1 ～ 2cm 糜烂伴出血。

2. 结果分析及提示　该受检者胶囊内镜检查为小肠疾病的无创伤性诊断带来新的革命，具有检查方便、无创伤性、无痛苦、无交叉感染、可不住院、不影响正常工作等优点，被称为 21 世纪内镜发展的革命与方向。胶囊内镜的诞生，除了对小肠这一盲区具有重大的突破外，也能够检查部分食管、胃及大肠病变，解决了多年来对小肠疾病隐血诊断方面的难题。胶囊内镜是第 4 代内镜，是一种一次性使用的数码相机，犹如一粒普通的药物胶囊，外表光滑，通过胃肠道时特别是通过小肠时仍有高质量的图像为诊断、分析做参考。其对整个消化道疾病的诊断明显优于普通的内镜检查，尤其针对小肠部位的病变。此过程不需要插入内镜，也不需要充气。操作简便、无创伤，为一次性使用，无交叉感染危险，受检者几乎无痛苦，检查中患者可照常活动。

2000 年 4 月由以色列 GIVEN 影像公司生产的胶囊内镜正式面世，并于 2001 年 8 月获美国食品和药物管理局（FDA）认证，准许临床应用。主要用于检查不明原因消化道出血，慢性腹痛、腹泻，观察克罗恩病小肠累及范围及监控小肠息肉病的发展等。陈子其等研究表明，胶囊内镜是一种安全、舒适、无创、无放射线、不影响正常生活的检诊方法，胶囊内镜可以显示小肠镜不能到达的肠段，其敏感性远高于小肠镜，它对小至 1mm 的病变甚至对小肠的绒毛结构也能清晰显示。Gupta 等研究表明，胶囊内镜对小肠病变的敏感性可达 79%，特异性可达 92%，显示其对目前小肠疾病检查的显著优越性。

据报道仍有 10% ～ 30% 胶囊内镜在 8h 内无法到达回盲瓣，不能对全小肠进行拍摄，导致远端小肠病变漏诊。主要因素为胃排空过慢和（或）小肠运动过慢。研究表明糖尿病、腹部手术史、肠道清洁度不理想等影响胃肠道运动能力。胶囊内镜检查中取右侧卧位也是幽门下垂的位置，胶囊较易通过幽门，通过胃的时间较短。

附：胶囊内镜报告

1/3

胶囊内镜报告　　　　小肠胶囊

患者姓名：
ID：
出生日期：×××/××××
性别：男性
检查日期：3/13/××××
胶囊标识号：JW4BSM3
报告日期：3/×××××× 3:13 PM

转诊原因 / 病史：
查体

患者数据：
身高：195cm；体重：104kg；腰围：106cm；构建：壮实；通过胃部的时间：1h 15min；通过小肠的时间：4h 7min

检查信息及发现：
食管：（记录时间 2s）所见黏膜光滑，齿状线清晰。胃：（记录时间 1h15min）：所见黏膜光滑，散在花斑样充血。小肠（记录时间 4h7min）：所见黏膜光滑，血管纹路清晰，绒毛形态规则，柔软，小肠液黄绿色，清亮。大肠（记录时间 2h17min）：残留黄绿色内容物，所见黏膜光滑。

摘要与建议：
全小肠未见异常

签名：________________________

胶囊内镜报告　　　　　　　　　　　　　　　　　　　　小肠胶囊

患者姓名：
ID：
检查日期：3/13/2012
胶囊标识号：JW4BSM3

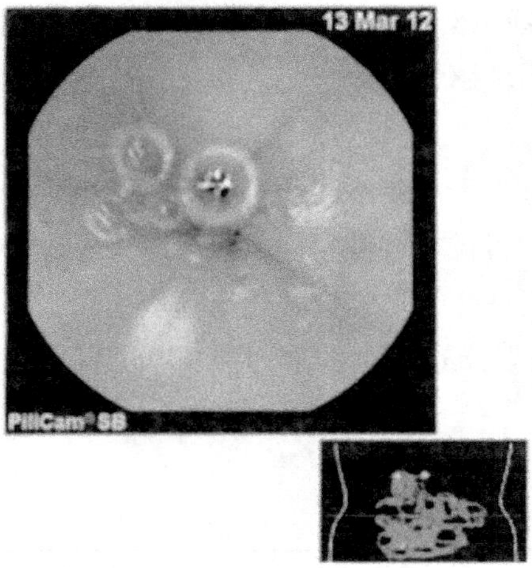

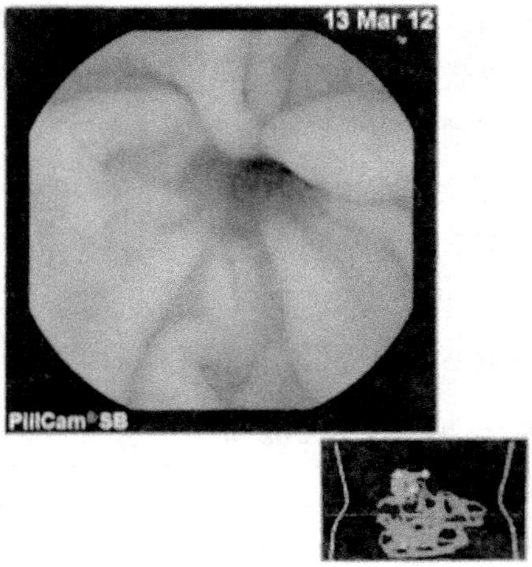

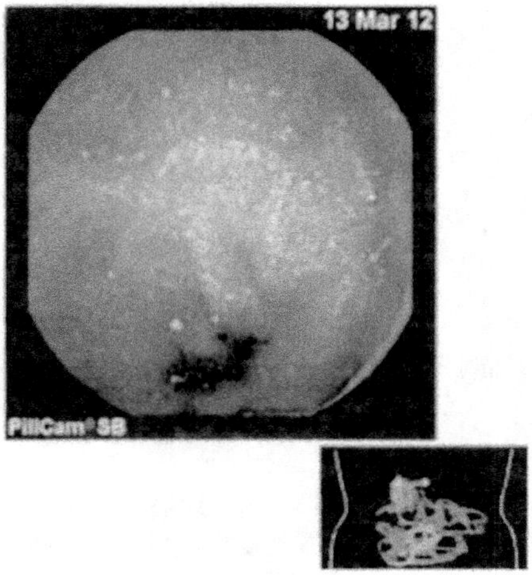

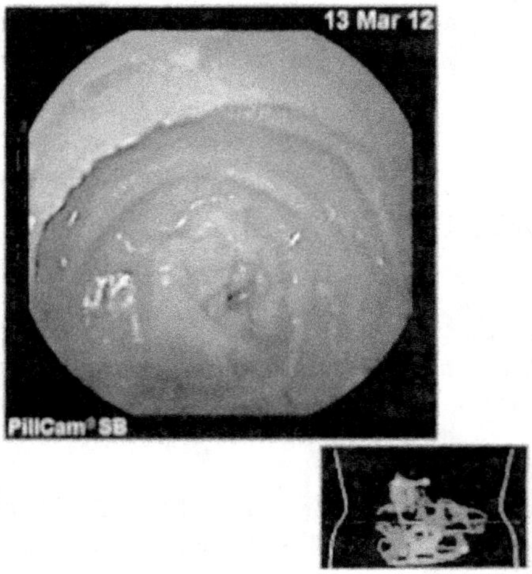

四、磁控胶囊内镜检查

【概述】

磁控胶囊内镜（endocapsule，Olympus）是检测人员通过软件和控制杆，实时精确操控的体外磁场来精确控制胶囊机器人在胃内的运动巡航，通过改变胶囊姿态，按照需要的角度对病灶重点拍摄，达到全面完整检查整个胃部，有别于传统胶囊内镜依靠胃部的蠕动驱使运动，导致检查不全面。磁控胶囊内镜还可根据需要对小肠进行检查。

受检者吞服胶囊内镜后躺在检测床上，通过体外磁场控制，引导胶囊内镜游走至体内病灶处，悬浮立定，检测人员通过控制磁场的大小和方向，可以让胶囊内镜拥有仰视、俯瞰、旋转等 6 个角度的视角，充分聚焦消化系统内有何异样。

磁控胶囊内镜主要由：NaviCam 控制台、NaviCam 胶囊、ESNavi 软件、便携记录器、胶囊定位器等构成（图 2-38）。NaviCam 控制台由平移旋转台、检查床、磁体、操作控制台构成（图 2-39）。

NaviCam 胶囊，是一个做成胶囊形状的内镜，内置有摄像头、无线收发装置、

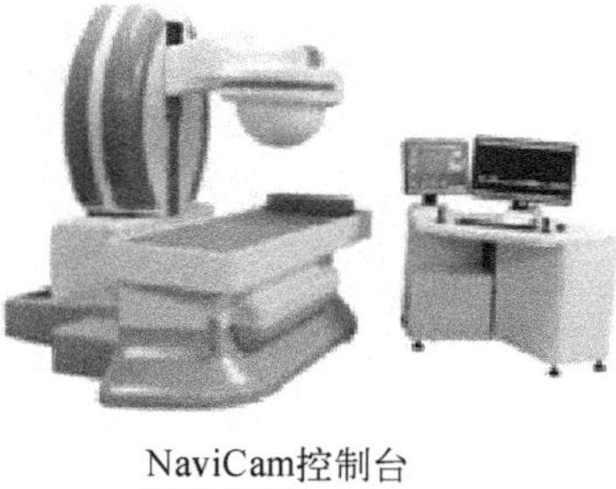

NaviCam控制台

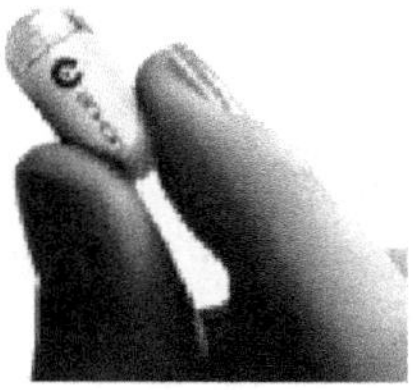

NaviCam胶囊

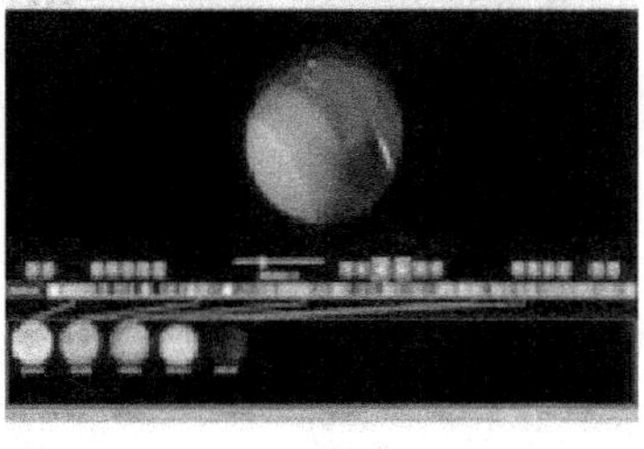

控制和显示软件 ESNavi

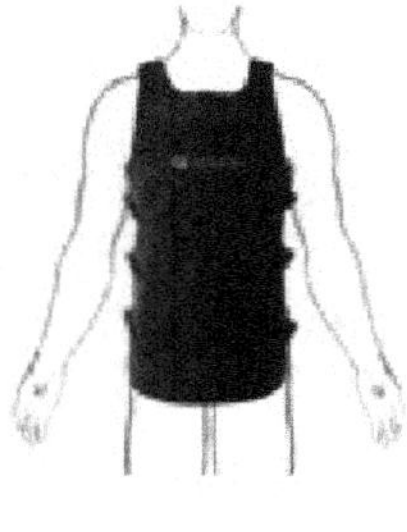

便携记录器和检查服

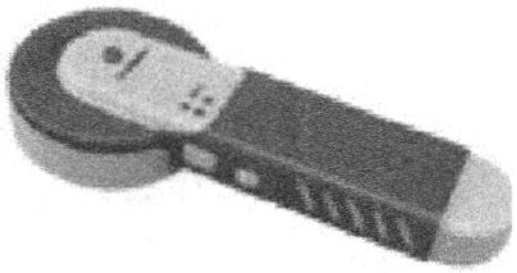

胶囊定位器

图 2-38　磁控胶囊内镜机器人产品组成

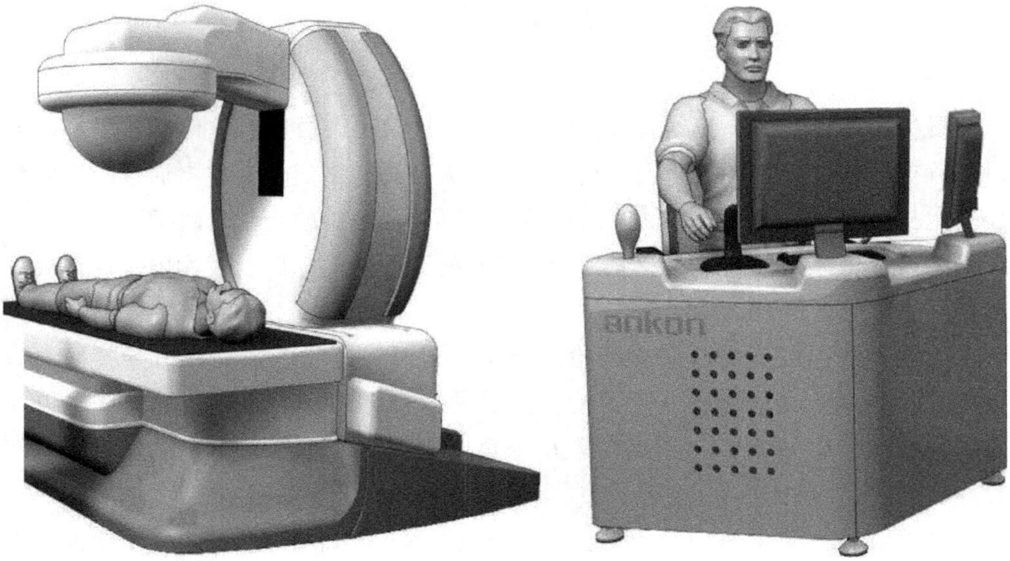

平移旋转台、检查床、磁体　　　　　操作控制台

图 2-39　NaviCam 控制台

发光二极管和磁铁等装置，用来拍摄人体消化道系统内部影像的医疗器械。胶囊大小为 11.8mm×27mm。

便携记录器，是一种内置可充电锂电池的便携式数据接收装置，在检查过程中放置于受检者所穿着的检查服中，它用来接收和存储胶囊无线传输的图像数据（图 2-40）。

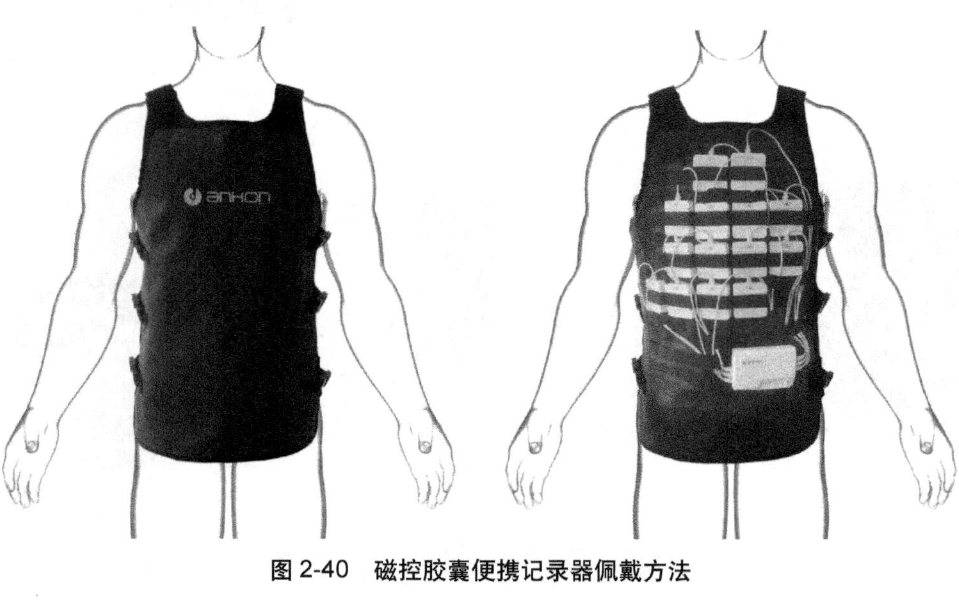

图 2-40　磁控胶囊便携记录器佩戴方法

胶囊探测方法

（1）受检者在检查室时应确保周围无磁性环境、身上无金属物质（例如皮带上的铁扣，铁质纽扣等）。

（2）将处于关机状态的磁控胶囊定位器（图2-41）放置与人体的腹部间隔约50mm处，拨动开机按钮。此时绿色的LED灯（RUN）闪烁，而黄色的LED灯（scanning）不亮。

（3）可上下、左右、前后移动胶囊定位器，将胶囊定位器缓慢靠近人体，在人体表面可水平或垂直移动。观察黄色LED灯（scanning）的状态，如果灯亮表示体内有胶囊，不亮则表示胶囊已排出。

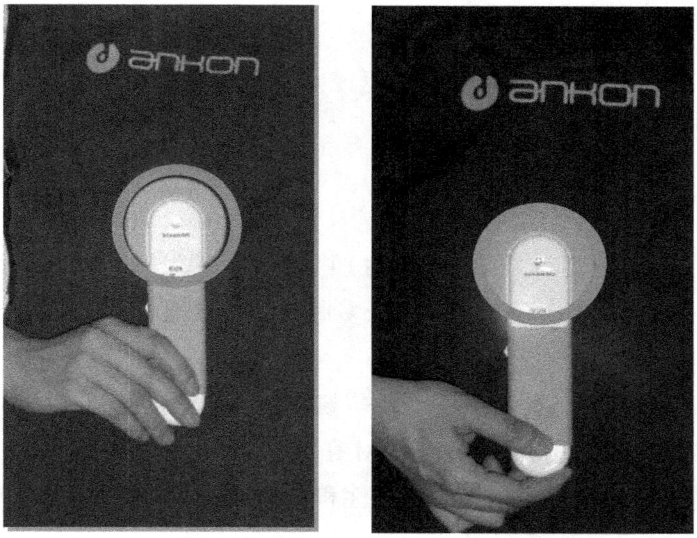

有胶囊显示　　无胶囊显示

图2-41　磁控胶囊定位器

【适应证】

1. 不明原因消化道出血，经上、下消化道无阳性发现者。

2. 有上消化道症状，包括上腹不适、胀痛、烧灼感及反酸、吞咽不适、哽噎、嗳气、呃逆及不明原因食欲缺乏、体重下降、贫血等。

3. CT、MRI、超声等其他检查提示的胃肠影像异常。

4. 上消化道钡剂造影检查不能确定病变或症状与钡剂检查结果不符者。

5. 需随诊的病变如溃疡病、萎缩性胃炎癌前病变者。

6. 上腹不适，疑似上消化道病变。

7. 无法解释的腹痛、腹泻。

8. 吸收不良综合征（主要临床表现腹痛、腹泻等）。

9. 炎症性肠病（如克罗恩病）。

10. 胃肠道血管畸形、毛细血管扩张、血管瘤等。

11. 非甾体抗炎药（NSAIDs）所致肠道疾病。

12. 体检。

【禁忌证】

1. 临床已知或怀疑消化道畸形、梗阻、狭窄、憩室、急性穿孔及瘘管、食管及胃底静脉曲张、食管裂孔疝等，腐蚀性食管损伤的急性期。

2. 既往腹部手术史。

3. 不明原因的胃潴留。

4. 严重胃动力障碍者。

5. 体内已安装心脏起搏器、除颤器或其他置入性设备或材料。

6. 吞咽障碍者。

7. 孕妇、婴幼儿。

8. 各种急性肠炎、严重的缺血性疾病、缺血性肠病、放射性胃炎、放射性肠炎，细菌性痢疾活动期、溃疡性结肠炎急性期（尤其是暴发者）等。

9. 严重心、肺、肾、脑功能不全及多脏器功能衰竭者，严重肺部疾病，哮喘、呼吸衰竭不能平卧者。

10. 对高分子材料过敏或对检查中需要使用的药物过敏者。

11. 将要在吞服胶囊的 7d 内接受 MRI（磁共振）检查者。

12. 病情危重，难以对器械的有效性和安全性做出确切评价。

13. 明确诊断为精神病，意识明显障碍不能合作者。

14. 无手术条件或拒绝接受任何腹部手术者（一旦胶囊滞留将无法通过手术取出）。

15. 医务人员认为存在不适合入选或影响受检者参与检查的其他因素。

【检查前注意事项】

1. 钡剂可能附于胃肠黏膜上，特别是溃疡病变的部位，使消化道检查困难，故需在钡剂检查 3d 后再做检查。

2. 检查前禁忌 8 ～ 10h。

3. 检查日晨口服二甲硅油，后一次性饮水 500ml。

【并发症】

1. 胶囊滞留。

2. 对高分子材料过敏。

3. 急性肠梗阻。

4. 检查过程中出血、穿孔（即时穿孔和迟发性穿孔）。

5. 误吸入气管。

【检查中配合】

1. 受检者吞服磁控胶囊内镜后平卧于检查床上。

2. 检查中根据医师要求更换体位及补充饮水。

【检查后注意事项】

1. 检查完成后，在未安排完整小肠检查情况下，可以马上进食；如安排小肠检查，需在胃部检查完成并确认胶囊进入小肠 2 ～ 6h 后再进食。

2. 检查完成后，注意每次排便的情况，用便盆或采取其他措施，查找并确认胶囊是否排出。确认胶囊排出后，记录排出时间，电话告知主治医师。

3. 如在 7d 内没有观察到胶囊的排出，可以联系医师，使用胶囊定位器检测胶囊是否排出。

4. 如在检查 14d 后，胶囊仍在体内，需向医师咨询是否需要采取干预措施。

5. 受检者的检查结果及诊断报告，请根据医师通知，按时到医院领取。

五、腹部超声检查

【概述】

超声在人体内传播，由于人体各种组织有声学的特性差异，超声波在两种不同组织界面处产生反射、折射、散射、绕射、衰减及声源与接收器相对运动产生多普勒频移等物理特性。应用不同类型的超声诊断仪（图 2-42），采用各种扫查方法，接收这些反射、散射信号，显示各种组织及其病变的形态，结合病理学、临床医学，观察、分析、总结不同的反射规律，而对病变部位、性质和功能障碍程度做出诊断。B 超对腹部脏器异常的诊断准确率高，且具有经济、快速、无创伤等优点，有重要的临床价值，且具有筛选的功能。

【适应证】

腹部超声检查项目包括：肝、胆、胰、脾、胃肠道、泌尿、生殖系统及腹膜后超声检查。

【禁忌证】

无绝对禁忌证，相对禁忌证如下所述。

1. 小儿、癫痫患者及其他严重不能配合者。

2. 腹部外伤严重不能按压或检查部皮肤破损严重者。

3. 经期检查者禁做阴道超声。

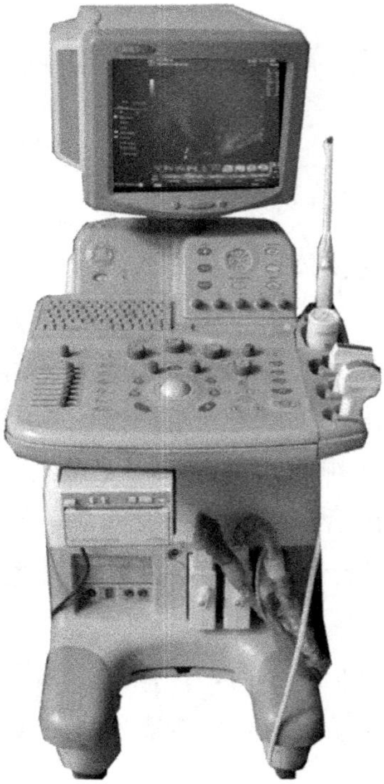

图 2-42　超声检查仪

【检查前注意事项】

1. 腹腔的肝、胆、胰的检查前 3d 最好禁食牛奶、豆制品、糖类等易于发酵产气食物，检查前 1d 晚进食清淡饮食，当天需空腹禁食 6 ～ 8h。以保证胆囊、胆管内充盈胆汁并减少胃肠内容物和气体的干扰。

2. 胆囊和胰腺。做超声检查前 1d 要少吃油腻食物，检查前 8h 不应再进食。如超声检查时胆囊不显示，则需要复查，复查前需禁脂肪食物 24 ～ 48h。在胃肠钡剂造影 3d 之后、胆道造影 2d 之后进行。

3. 脾。单纯检查脾无特殊准备（饱餐后脾向后上方移位，影像显像），以空腹为好。

4. 腹膜后器官。准备同胆囊。如需要区别病变是否在盆腔，检查前要保持膀胱充盈。检查前 2d 不要做钡剂造影。

5. 肝和肾。检查前一般无须特别准备，最好是空腹进行。

6. 对于腹腔气体过多或有便秘的患者，医师可能嘱受检者检查前 1d 晚服缓泻药，或在检查前灌肠。

7. 检查盆腔的子宫及其附件、膀胱、前列腺等脏器时：晨起憋尿或检查膀胱时要先饮水 500ml，饮水后 40 ～ 60min，待膀胱充分充盈后方可检查。

【检查中配合】

1. 检查时取仰卧位（检查肾脏时侧卧位）。

2. 不穿紧身内衣，不戴项链等首饰。

3. 充分暴露检查部位。

【典型个案分析】

1. *病例介绍*　受检者，男性，45岁，肝区疼痛2个月就诊，行腹部超声检查。

2. *结果分析及提示*　肝脓肿。

腹部彩色多普勒超声（CDFI）可判断腹腔内各脏器的形态、大小、位置；各脏器周围肿瘤的形态、大小、性质。较X线片更易于鉴别肿块为液性或实质性（图2-43）。

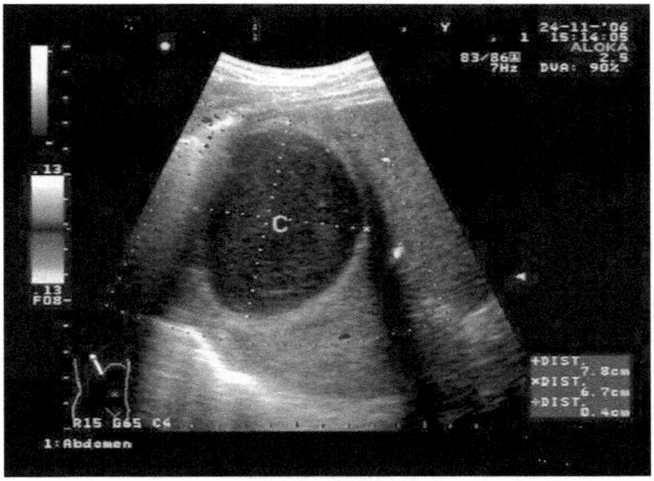

图2-43　腹部超声

肝是人体最大的实质性器官。平常我们见得最多的90%以上的囊肿就是先天性肝囊肿（又称真性囊肿）。由于形成的原因不同，可以分成：①先天性肝囊肿；②创伤性肝囊肿；③炎症性肝囊肿；④肿瘤性肝囊肿；⑤寄生虫性肝囊肿。先天性肝囊肿大多数因为囊肿很小对人体没有什么影响，对肝也没有影响，因此也没有什么症状，绝大部分都是在体检时发现的。当囊肿越长越大、越长越多时就会出现症状。当囊肿直径＞10cm时可能会出现压迫症状，比如压迫胃、压迫肠出现上腹部饱胀感，压迫膈肌影响呼吸，肝门部的囊肿压迫胆管可出现黄疸，多囊肝压迫使正常肝组织越来越少，肝功能受到影响。如果囊肿内细菌入侵感染，可以出现腹痛与发热。肝囊肿检查首选B超检查，既便宜简单又准确可靠。

附：彩色多普勒报告单

姓名：　　　　性别：男　　　　年龄：46岁　　　　超声号：　　　　门诊号：

申请科室：　　　　仪器型号：　　　　病人号：

超声所见

肝脏：大小、形态正常，实质回声弥漫性增强，未见明确占位性病变。胆管、门脉不扩张。
胆囊：大小正常，壁光整不厚，囊内未见结石。
胰腺：大小正常，实质回声均匀，未见占位性病变。
脾脏：长约13.3cm，厚约5.0cm，实质回声均匀，未见占位性病变。
肾脏：大小正常，实质回声均匀，集合系统无扩张。
肾上腺：双侧肾上腺区未见明显异常回声。
膀胱：充盈欠佳，囊内未见明确占位性病变及结石。
前列腺：大小约4.5cm×3.3cm×3.0cm，实质回声欠均匀。

超声印象

脂肪肝
脾大
前列腺增生

照片：0张　　　　检查医师：　　　　记录医师：

（本报告仅作临床参考，不作医学证明）　　　　报告时间：××××-×-×

第四节　亚健康及功能学评估专项检查

亚健康是介于健康和疾病之间的一种状态。其含义是：身体没有疾病但却感觉不健康。现代医学将这种介于健康与疾病之间的生理功能低下的状态，称作人体第三状态，也称亚健康状态。亚健康状态处理得当，则身体可向健康转化；反之则患病。世界卫生组织（WHO）的一项全球性调查表明，真正健康的人占 5%；患有疾病的人也只占 20%；而 75% 处于亚健康状态。亚健康状态的普遍存在，严重影响着人类的学习、工作效率、对社会的可持续发展起着不可忽视的内在制约作用。因此，亚健康问题已成为受社会关注的热点之一。也是 21 世纪生命科学研究的重要组成部分。亚健康是人们表现在身心情感方面的处于健康与疾病之间的健康低质量状态及其体验。亚健康状态呈现出免疫力下降、生理功能低下、活力减低、适应能力减退的一种生理状态。借用精神病医学的灰色区理论，如果将完全健康的人比作白色，将完全不健康的人（接近死亡）比作黑色，那么在白色和黑色之间存在着一个巨大的缓冲区域——灰色区，世间大多数人都散落在这一灰色区域内，经历着量变到质变的过程。因此，对亚健康的诊断，及时采取干预措施，有助于个体向健康状态转化，对阻止疾病的发生、发展具有重要价值。但只根据临床表现评价亚健康，很难发现躯体内潜在的疾病。自 20 世纪 80 年代后期，各国医学界对亚健康状态进行了大量研究，并提出了一些预防和控制措施。

一、疾病风险评估

【概述】

疾病风险评估是患某种疾病可能程度的评估，是健康管理中极重要的环节，它与家庭健康管理、饮食营养、运动、习惯、心理、环境共同组成健康管理体系，是健康评估中的重要内容之一。其作用是帮助评估对象发现某些疾病的患病可能性和程度，积极采取措施，或是改善现有生活中的饮食和习惯等方面，或是到医院进一步做临床检查。评估是按多普勒效应把各种患病风险进行累积汇总，最终由经验丰富的专家给出评估结果和评述。其主要评估内容有：肺癌、胃癌、肝癌、大肠癌、2 型糖尿病、高血压病、脑卒中、冠状动脉粥样硬化性心脏病、乳腺癌。同时还可在实际风险和风险贡献度方面做出一定的预测。此项检测采用填写问卷做出分析的方法，问卷涉及受检者的一般信息、健康状况及家族病史、饮食习惯、生活方式（吸烟情况，饮酒情况，体力活动和体育锻炼，职业、精神及社会因素）和体检指标（一般检查、心电图检查、X 线和 B 超检查、实验室检查）。

【适应证】

一般来说，年龄＞ 30 岁的人士都有必要进行疾病风险评估，年龄＞ 35 岁则必须做定期评估。

【禁忌证】

无绝对禁忌证，但一般年龄＞ 70 岁的老年人不建议做。

【检查中配合】

1. 根据个人情况如实填写问卷。

2. 受检者提供的基本信息尽可能详细。

3. 尽可能详细提供近期临床诊断、化验、处方、用药量等。

4. 尽量保持字迹清晰，不要缺项、漏项。

【检查注意事项】

1. 评估具有时段性。

2. 评估报告仅用作参考，不作为临床诊断依据。

3. 某些疾病如果患病可能性极高，提示需与医师联系做进一步检查。

4. 相同数值在不同疾病种类中有相同的警示作用。比如患肺癌风险 55%，患糖尿病风险 55%，这就表明这 2 种疾病在评估对象身上都已具备足够发病条件，如果不及时参与健康管理，发病只是时间问题。

【典型个案分析】

1. *病例介绍* 受检者，男性，43 岁，无明确诊断疾病，母亲患有高血压。摄入谷类、肉类、牛奶等奶制品及鱼类食物每周 1 ～ 2d，摄入量在 100 ～ 200g，新鲜蔬菜及水果、豆类及豆制品每周 3 ～ 4d，＞ 500g，很少会摄入甜食、油炸食品及腌、熏类食物，口味较周围人略淡；不吸烟，每周 1 ～ 2 次会饮白酒，每次约 50ml；工作以静坐为主，自驾车上班，经常做家务活，每周会有 1 ～ 2 次进行＞ 60min 的体育锻炼，一般选择球类；精神压力一般，偶尔会感觉心情沮丧、烦躁或情绪低落；身高 168cm、体重 77.5kg、腰围 90cm，心电图及 X 线、B 超检查均正常，实验室检查无异常指标。

2. *结果分析及提示* 报告结果显示此受检者今后 5 年患脑卒中的风险偏高（0.1264%），为同性别、同年龄的人群患病风险的 1.31 倍；今后 5 年患冠状动脉粥样硬化性心脏病的风险偏高（0.1029%），为同性别、同年龄的人群患病风险的 1.63 倍；今后 5 年患肺癌的风险较低（0.0498%），为同性别、同年龄的人群患病风险的 0.31 倍；今后 5 年患胃癌的风险较低（0.1145%），为同性别、同年龄的人群患病风险的 0.82 倍；今后 5 年患肝癌的风险较低（0.0936%），为同性别、同年龄的人群患病风险的 0.3 倍；今后 5 年患大肠癌的风险较低（2.3771%），为同性别、同年龄的人群患病风险的 0.79 倍；今后 5 年患 2 型糖尿病的风险偏高（0.1264%），为同性别、同年龄的人群患病风险的 1.4 倍。综合以上信息，对该受检者进行相关饮食、运动的专业性建议，将风险降至最低。

附：结果分析

姓名：	体检编码：	评估日期：××××-××-××
性别：男	工作单位：	年　龄：41

脑卒中

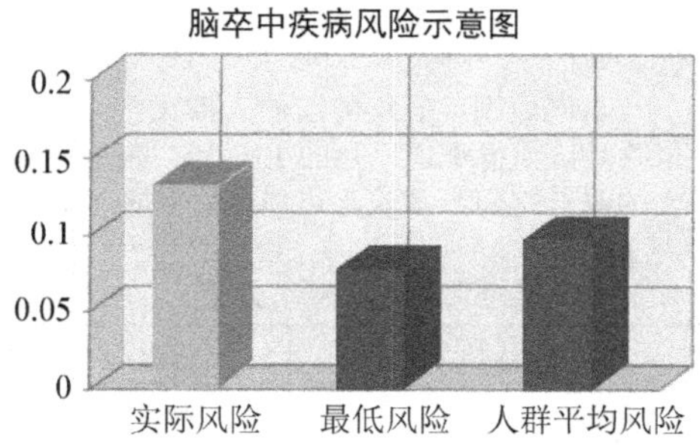

风险分析：

您今后 5 年内患脑卒中的风险偏高（0.1323%）。

与同性别、同年龄段的人群比较，您的风险是该人群平均风险的 1.37 倍，但仍有一定的降低空间，理论上可以控制到最低风险为 0.0761%。

目前主要风险因素及风险贡献度：

风险因素	贡献度
糖尿病史或血糖偏高	26.7%
吸烟或曾经吸烟	25%
体重指数超标	18.3%

冠心病

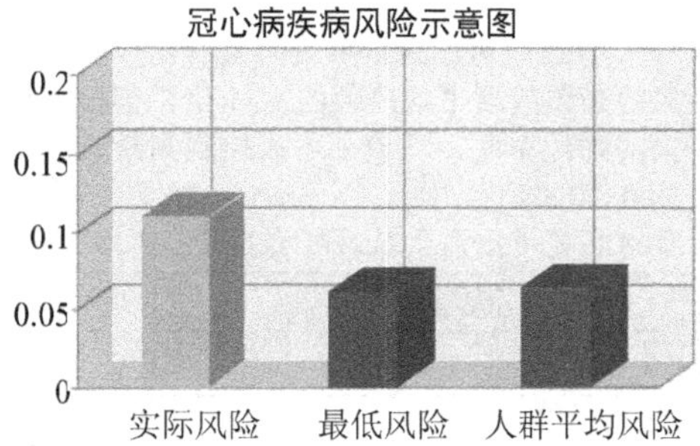

风险分析：

您今后 5 年内患冠心病的风险偏高（0.1083%）。

与同性别、同年龄段的人群比较，您的风险是该人群平均风险的 1.72 倍，但仍有一定的降低空间，理论上可以控制到最低风险为 0.0597%。

目前主要风险因素及风险贡献度：

风险因素	贡献度
糖尿病病史或血糖偏高	32.6%
吸烟或曾经吸烟	24.5%
体重指数超标	17.9%

报告说明：

该报告是根据您本次《健康问卷》和体检数据，在综合分析相关风险因素基础上计算出的某种疾病发生概率，并不能作为疾病诊断的依据。“实际风险”是指您今后 5 年内患某种疾病的概率，这种概率会随着时间的推移和生活方式的改变而变化。“风险贡献度”是指某种风险因素在相应疾病发病风险中所占的权重。

姓名：	体检编码：	评估日期：××××-××-××
性别：男	工作单位：	年　　龄：41

肺癌

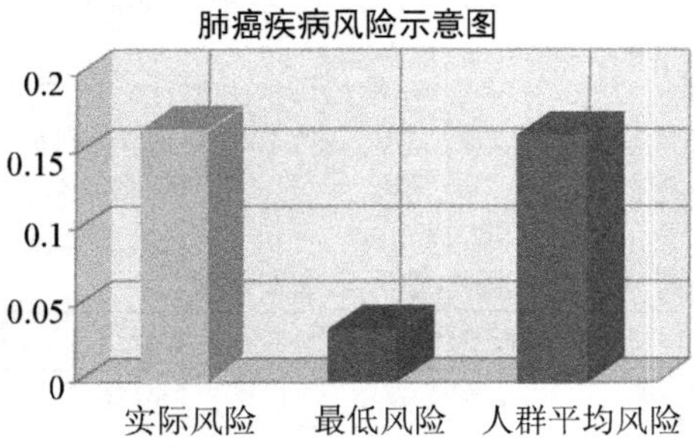

风险分析：

与5年内患肺癌的人群平均水平相当（0.1642%）。

与同性别、同年龄段的人群比较，您的风险是该人群平均风险的1.03倍，但仍有很大的降低空间，理论上可以控制到最低风险为0.0326%。

目前主要风险因素及风险贡献度：

风险因素	贡献度
吸烟	66.1%
进食新鲜蔬菜水果少	18.9%

胃癌

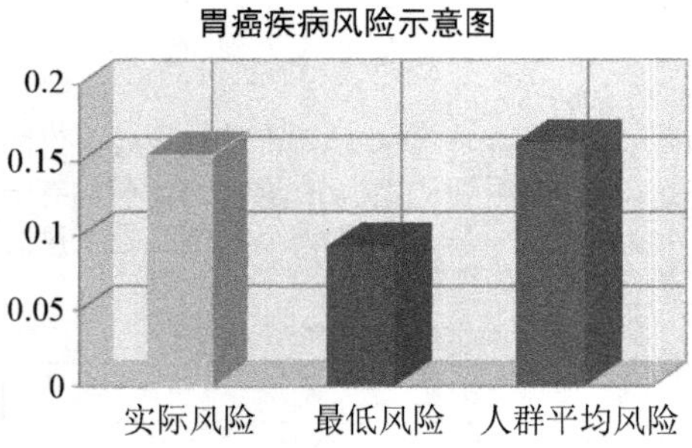

风险分析：

您今后5年内患胃癌的风险偏高（0.1832%）。

与同性别、同年龄段的人群比较，您的风险是该人群平均风险的1.31倍，但仍有较大的降低空间，理论上可以控制到最低风险为0.0763%。

目前主要风险因素及风险贡献度：

风险因素	贡献度
吸烟或曾经吸烟	31%
进食新鲜蔬菜水果少	29%

报告说明：

该报告是根据您本次《健康问卷》和体检数据，在综合分析相关风险因素基础上计算出的某种疾病发生概率，并不能作为疾病诊断的依据。“实际风险”是指您今后5年内患某种疾病的概率，这种概率会随着时间的推移和生活方式的改变而变化。“风险贡献度”是指某种风险因素在相应疾病发病风险中所占的权重。

姓名：	体检编码：	评估日期：××××-××-××
性别：男	工作单位：	年　龄：41

肝癌

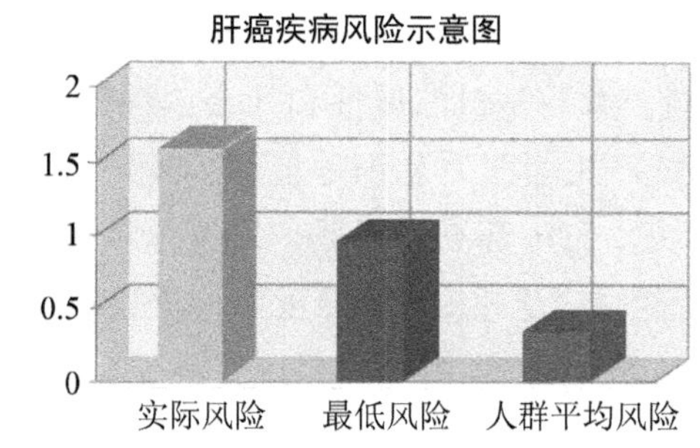

风险分析：

您今后5年内患肝癌的风险偏高（1.5806%）。

与同性别、同年龄段的人群比较，您的风险是该人群平均风险的5.1倍，但仍有一定的降低空间，理论上可以控制到最低风险为0.9502%。

目前主要风险因素及风险贡献度：

风险因素	贡献度
慢性肝炎病史	82.9%
吸烟或曾经吸烟	71%

大肠癌

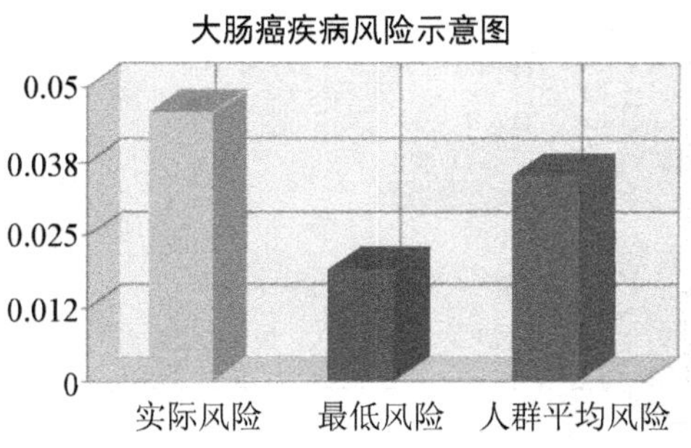

风险分析：

您今后5年内患大肠癌的风险偏高（0.0379%）。

与同性别、同年龄段的人群比较，您的风险是该人群平均风险的0.95倍，但仍有一定的降低空间，理论上可以控制到最低风险为0.0226%。

目前主要风险因素及风险贡献度：

风险因素	贡献度
进食新鲜蔬菜水果过少	35%
吸烟或曾经吸烟	30%

报告说明：

该报告是根据您本次《健康问卷》和体检数据，在综合分析相关风险因素基础上计算出的某种疾病发生概率，并不能作为疾病诊断的依据。“实际风险”是指您今后5年内患某种疾病的概率，这种概率会随着时间的推移和生活方式的改变而变化。“风险贡献度”是指某种风险因素在相应疾病发病风险中所占的权重。

二、精神压力检查

【概述】

精神压力是指人在思想上有负担，有思想包袱。现代人快节奏的工作和生活方式，以及复杂的人际关系、激烈的工作竞争，导致人处于紧张状态，这些紧张状态必然导致人体基本功能的失衡，产生种种不适状态和生理性疾病，人们把这类紧张状态统称为现代文明病或心身疾病。心身疾病，又称心理生理障碍，是指由心理因素起主导作用而引起的躯体疾病。

精神压力的危害：人是自然和社会的统一体，是自然属性和社会属性的统一。心理社会因素作用于人体，由中枢神经系统产生紧张、恐惧等情绪体验，刺激下丘脑引起交感神经兴奋，使心率、呼吸加快，血压升高，胃肠蠕动减慢或紊乱，血糖升高；同时释放神经激素，引起功能代谢的广泛改变。精神压力分析仪（HRV）就是用来评估、观察心身疾病系统病变的仪器（图 2-44）。

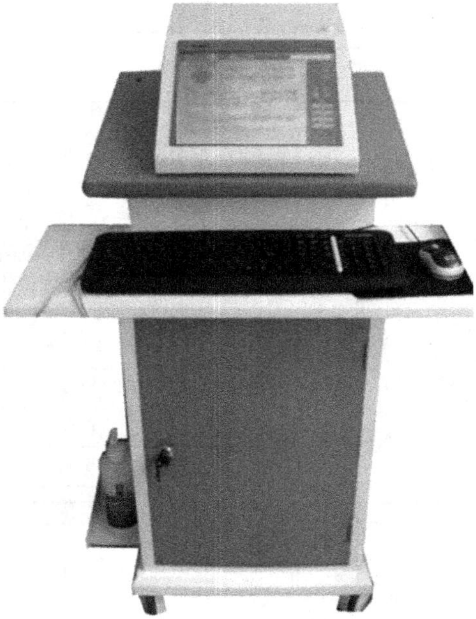

图 2-44 精神压力分析仪

在大多数医学领域，它是一个研究自主神经系统非常有价值的工具。精神压力分析仪 SA-3000P 是由韩国美迪克公司推出的第一款客观测量精神压力水平的分析仪，以心率变异性理论为原理。人体心脏冲动并非以固定速度跳动，即使在安静状态下，健康心脏冲动的节奏也是没有规律的，医学上称之为心率变异。其通过对心率变异性的分析，能够自动测量自主神经系统的交感和副交感神经的功能。准确分析由于压力引起自主神经系统失去平衡所导致的多种功能紊乱，通过加速度脉搏测试分析获得血管弹性、硬化度等血液循环状态，早期预测动脉硬化、末梢血液循环障碍性疾病，早发现心肌梗死、脑梗死等心血管疾病异常。心率变异由自主神经系统控制以维持身体平衡，而心脏冲动间距的变化又受自主神经的影响，所以，通过检测心率变异性，可以了解自主神经系统的活性和平衡性，有效分析评估受测者的精神压力负荷和心理情绪状态。

1. *精神压力检查的特点* ①受检者体位舒适自如：只需取坐位；②操作快捷：整个过程不到 5min；③无创、方便：指尖传感器，手写触摸屏，自动测量，自动语音提示；④即时：检测报告共几十项参数即检即出。

2. *精神压力检查的原理* 记录由心脏冲动引起的心脏壁及大动脉搏动的波形，通过心脏冲动周期性对血管壁及血管直径的影响，查看传播至身体末梢的动脉搏动的变化。从桡动脉能够测试出心力阻碍的原理，从容积脉搏判断心脏冲动力量及有无心律失常，同时通过测试动脉弹性和末梢的血液循环状态，能够预测血管的老化程度及动脉硬化程度，对动脉的闭塞性疾病或血管弹性异常等血管的疾病也提供各种信息。通过分析一定时间内测试心率变异程度，预测人体整体的健康状态及大体评估自主神经功能，从而获取身体 / 精神上的压力与自主神经系统的平衡状态。

【适应证】

1. *健康体检* 用于亚健康检测、神经性疾病体检、突发性猝死预防。
2. *压力诊疗* 抑郁、恐慌、躯体性障碍、疼痛等各种压力相关症状诊疗。
3. *心理疾病诊疗* 强迫症、抑郁症、焦虑症、失眠、头痛、精神疲劳的协助诊断。
4. *抗老化诊疗* 预测心血管疾病的发病危险性。
5. *考生* 学习紧张、注意力不集中、考生面临考试的压力。
6. *心血管诊疗* 心律失常、心肌梗死等心血管系统疾病集中管理。
7. *功能性障碍诊疗* 各种辅助检查无异常的躯体性症状及疾病的特殊管理。
8. *高血压诊疗* 评估心血管自主神经调节能力、抗高血压效果判定及预后评价。
9. *慢性疲劳诊疗* 身体性、精神性因素而致的慢性疲劳综合征。
10. *肥胖诊疗* 压力性肥胖、摄食障碍、肥胖引起的自主神经异常，系统化管理。

【禁忌证】

心房颤动、心律失常者。

【检查前注意事项】

1. 检查前，禁止做出引起心律失常的活动。例如，严禁大的运动量、服用药物、吸烟等。

2. 手指甲上涂抹指甲油及指甲过长时，将会降低探头接收信息的感应度。因此，应抹掉指甲油及剪掉过长的指甲。

3. 保持最稳定的状态，以便测试结果能反映受检者最好状态时的情况。

4. 处于服药期间时，应向医师进行咨询（如在抗抑郁、焦虑治疗，应在停药3d后再行此项检查）。

5. 禁止吸烟、饮酒及禁止饮用刺激自主神经系统的药物和饮料。

6. 禁止携带影响测试结果的装饰品（如戒指、手表、项链等）。

7. 在检测前请稍休息15～20min，等情绪稳定后再进入测试。

8. 受检者应在稳定、放松状态下进行测试。

【检查中配合】

在测试过程中，禁止移动及讲话，同时呼吸要平稳。

【检查方法】

1. 输入受检者个人信息。

2. 让受检者取坐位，采取舒适的姿势，全身放松，左手示指戴上探头。

3. 安静放松状态时开始测试，在测试期间，保持受检者原状态，禁止移动。

4. 测试时间为3～5min，即可出结果。

【检查后的注意事项】

若诊断出有疾病者，请定时复查，并咨询相关专科进行对症治疗。

【典型个案分析】

1. *病例介绍* 受检者，女性，38岁，管理人员，自觉性格开朗，进行此项检查后，得出结论为自主神经系统的活性衰退，导致自我调节能力低下，提示抗压能力较差，压力指数差，疲劳指数差，通过医师的分析和讲解，该女性承认在开朗的外表之下，其实生活的并不快乐，很压抑，经常觉得情绪低落，甚至有时非常绝望。医师给予了相应的疏导和治疗，经过半年的调整，受检者再次进行了测评，提示结果明显好转。

2. *结果分析及提示* 心身疾病十分常见，如大家所熟悉的高血压、糖尿病、胃溃疡，以及某些肿瘤等都与心身疾病有一定的关系。当然，这并不是说心身疾病纯粹只是心理因素作用的结果。研究显示，这些心理因素还要通过机体内部复杂的神经内分泌系统、遗传因素、免疫系统等机制才能起作用。所以，我们就应学会调整好自己的心态，保持心理平衡，乐观豁达，常与健康管理师沟通交流，定期行精神压力分析检测，从而避免患上心身疾病。

附：精神压力检查报告

自主神经系统平衡检查
（压力检查）

AUTONOMIC BALANCE REPORT

姓名		编号	9955	性别年龄	女/47	日期	×××× ×-× 11：49

※自主神经系统平衡检查

通过检测自主神经系统的平衡，查看身体健康状况，包括身体健康状况，身体自我调节能力、抗压能力、疲劳度及心脏稳定性等。

※自主神经系统

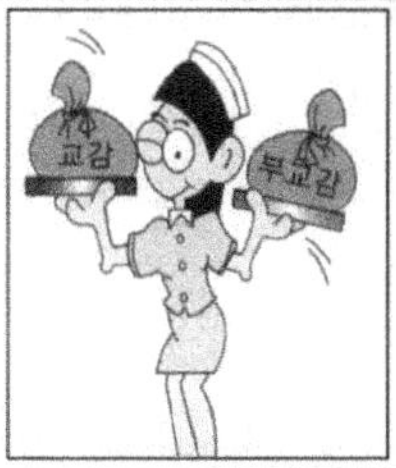

自主神经系统（ANS）由交感神经系统（SNS）与副交感神经系统（PNS）组成。人体多数器官同时接受交感与副交感神经的双重支配。

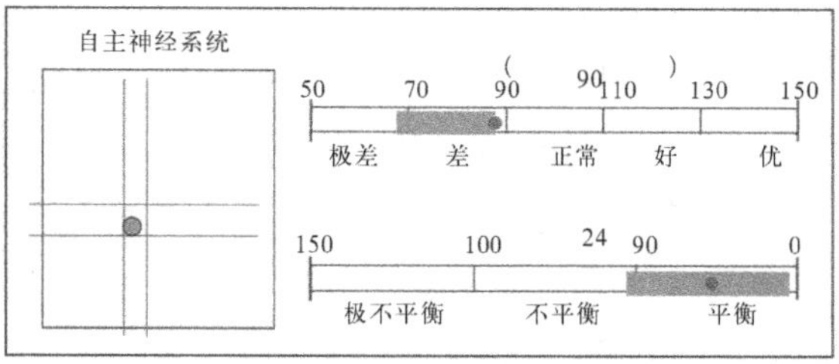

※压力

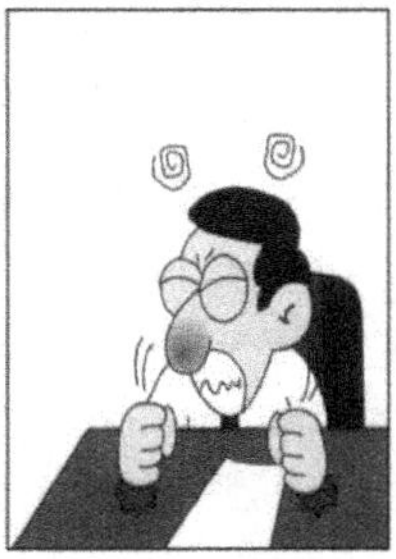

压力一般来自于外界环境的变化，是一种使人产生紧张，兴奋、忧郁等情绪的精神状态，适当的压力可成为生活中的一种催化剂，然而，过多的压力将是危害人体健康的“隐形杀手”，与此相关的临床症状有慢性疲劳，失眠，心悸怔忡，忧郁、消化不良等。

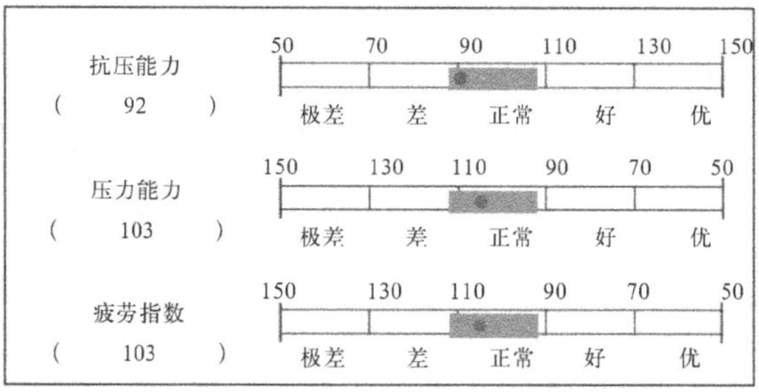

※心脏

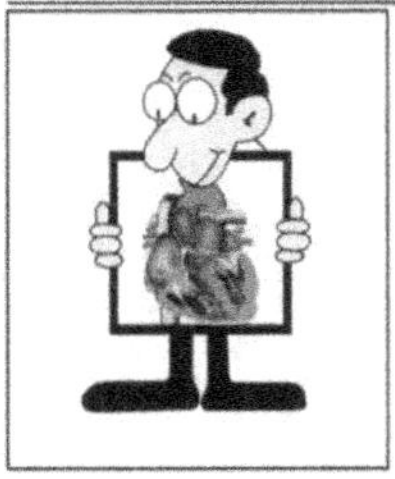

心脏通过泵由功能将血液运输至人体各部位，向各组织器官提供氧气和营养成分，确保人体维持稳定的生命活动状态。过多的压力将导致自主神经系统功能发生紊乱，进而影响心脏稳定性，引发各种心血管系统疾病。

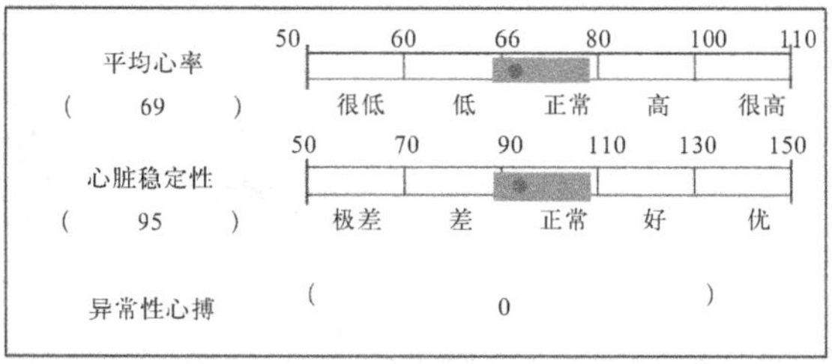

※注释或说明

×××国际医学中心：

您的心率正常。

1.自主神经系统

1）自主神经系统的活性：您的自主神经系统功能衰退，导致了您的自我调节能力下降。

2）自主神经系统主平衡：自主神经系统维持着平衡，处于稳定状态。

2.压力

1）抗压能力：您的抗压力较良好，持续地进行健康管理，保持现状。

2）压力指数：承受压力程度一般。

3）疲劳指数：疲劳程度一般。

三、人体代谢动态测评

【概述】

身体总能量消耗由身体活动能量消耗、基础能量消耗（basal energy expenditure，BEE）和食物特殊动力作用（specific dynamic action，SDA）三部分组成。其中各种身体活动的能量消耗量是变动量最大的部分。

维持基本生理功能的能量消耗量（基础代谢率）是每日能量消耗的最大组成部分。因临床工作中不易达到基础代谢测定的严格条件，故用静息代谢率来代替。另外每天食物特殊动力作用占机体总能量的比例及其变化很小，故忽略不计。

静息代谢率（resting metabolic rate，RMR）是维持人体在安静休息状态下心脏冲动、呼吸等基本生理功能所需要消耗的能量。RMR 一般占能量消耗的 60% ～ 75%。通过测量 RMR 可以了解每天身体所消耗的能量，从而决定实现预定目标的能量计划（即确定每天摄入食物量），建立个性化的运动及营养目标从而使体重达到或维持在合理范围内。

笔者所在医院监测静息代谢率采用 MedGem® 基本能量需求测定仪进行测量（图 2-45）。MedGem® 测量仪是先进、可携带式的仪器，可检测呼气、吸气的气流，氧气的浓度及环境的状况，以精确的量测出氧气消耗量（VO_2）并计算出静息代谢率和机体消耗所需的基本能量，用其数值来评估受检者的营养需求和体重管理。

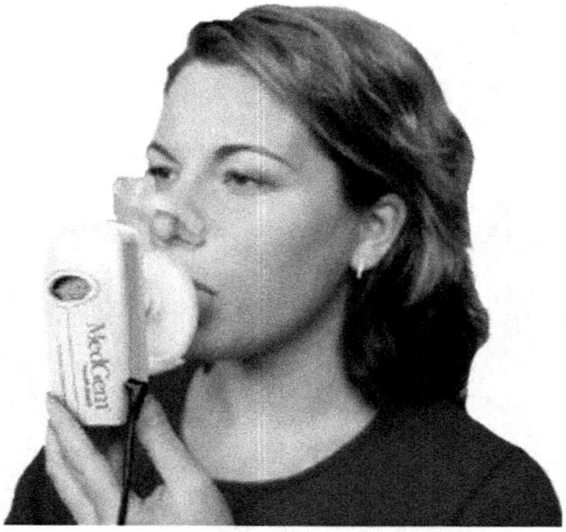

图 2-45　基本能量要求测定仪

【适应证】

1. 任何年龄、性别、民族。

2. 能够自主呼吸，生命体征平稳，无传染病，无明显上呼吸道感染症状者（如咳嗽等）。

3. 体温 38℃以下，未合并呼吸衰竭、心力衰竭等多器官功能衰竭，无肺不张者。

4. 未使用呼吸机、心电监护仪，未使用心脏起搏器者。

5. 无休克、昏迷，未经过心肺复苏者。

6. 无精神神经症状等疾病者。

7. 知情同意，能够配合受检查者。

【检查注意事项】

1. 受测 4h 前禁食可饮水。由稳定的速率提供的连续静脉及管饲营养者，摄食产热效应稳定，不需要停止静脉及管饲营养。

2. 受测前至少 4h 不做任何运动。

3. 受测前至少 1h 不得吸烟。

4. 受测前至少 4h 不得饮用任何含咖啡因的饮料。

5. 受测前至少 4h 不服用含硫酸伪麻黄碱、麻黄等成分的药物。

6. 采取舒适的坐或斜躺的检查姿势。受检者若刚经过物理治疗、包括药物在内的呼吸治疗、胸腔叩击、压力事件等，应该休息约 15min，再进行检查。

7. 测量前至少要停止氧气吸入 5min。

8. 测量时必须在一个安静、恒温的环境中进行。

【典型个案分析】

1. *病例介绍*　受测者，男性，42 岁，主因全面查体入院，既往体健。

2. *结果分析及提示*　静息代谢率测量值：1810kcal/d；机体消耗所需的基本能量：1957kcal/d；身高：1.75m；目前体重：95kg；标准体重：70kg；体重指数：31.0kg/m^2；体型：肥胖；适宜体重范围：61 ～ 73kg；计划每周减体重：0.5kg；1 个月后目标体重：93kg。

3. *饮食建议*　①细嚼慢咽，定时定量；②主食最好粗细粮搭配，1/3 为粗粮，2/3 为细粮。

4. *运动建议*　选择以下任意一种方式均可达到每日最低的活动量。

（1）快走（每分钟 140 步）；36min。

（2）蛙泳：18min。

（3）跑步 187m/min；16min。

（4）保龄球：36min。

（5）有氧操：28min。

（6）羽毛球：26min。

5. *其他建议*　运动时注意运动保护，循序渐进。若合并有其他专科疾病，则需定期随访，复查静息代谢率，调整饮食和运动处方。

附：人体代谢动态测定分析报告

科室　　　　　门诊　　　　　门诊号
　　　　　　　　　　　　　　住院号

姓名：　　　　性别：男　　　年龄：58 岁　　　体检号：

静息代谢率测量值：1400kcal/d

机体消耗所需的基本能量：1569kcal/d

饮食运动建议：

体重管理

身　高	1.674m	目前体重	87.6kg	标准体重	62.4kg
体重指数	31.3kg/m²	您的体型	肥胖	适宜体重范围	56～67kg
计划每周减体重	0.5kg	一个月目标体重	85.6kg		

饮食建议

全天摄入能量　1569kcal

全天主副食品种及分配（50g=1 两）

名称	数量	推荐的餐次分配				
		早餐	午餐	加餐	晚餐	晚加餐
主　食	175g	50g	75g		50g	
牛　奶	250ml	250ml				
瘦肉类	125g		75g		50g	
鸡　蛋	1 个	1 个				
豆　类	25g				25g	
新鲜蔬菜	500g	100g	200g		200g	
新鲜水果	200g			100g		100g
烹调油	25ml	5ml	10ml		10ml	
食　盐	3g	1g	1g		1g	

运动建议

选择以下任意一种方式均可达到每日最低的活动量：

1. 快走（140 步 / 分）	36min	4. 蛙泳	18min
2. 跑步（187m/min）	16min	5. 保龄球	36min
3. 有氧操	28min	6. 羽毛球	26min

小提示：

1. 细嚼慢咽，定时定量。
2. 主食最好粗细粮搭配，1/3 为粗粮，2/3 为细粮。
3. 0.5 两豆类相当于 2 两豆腐，400ml 豆浆。
4. 食物的三餐分配可按饮食习惯略做调整，晚餐进食时间在 20 时以后，可取消晚加餐。
5. 瘦肉类包括各种畜类、禽类及鱼虾贝类。
6. 不耐受牛奶可换 200ml 酸奶，鸡蛋可换 50g 瘦肉类，豆类可换 20g 瘦肉类加 25g 薯类。
7. 一汤匙烹饪油约 10ml。
8. 高血脂用脱脂奶，胆固醇高应少吃蛋黄，不吃动物内脏。
9. 血糖高每月至少 3 餐，尽量选择 1～2 次加餐，食物总量不变，选择低糖水果，加餐食用。

其他建议

1. 运动时注意运动保护，循序渐进。如果您有以下情况，请在运动前咨询医生以确定适合您的运动方式：①骨、关节疾病；②胸、臂、颈痛；③心脏病；④正在服用心血管方面的药物；⑤气喘；⑥经常头晕；⑦从未运动过。
2. 若您合并有其他专科疾病，则需定期随访（1 个月），复查静息代谢率，调整饮食和运动处方。

四、人体成分检测仪检查

【概述】

人体成分测量包括身高、体重、蛋白质、无机质、脂肪、肌肉、水分等。

人体成分检测仪是一种用于诊断、预防和改善肥胖的多功能仪器（图 2-46）。该仪器使用业务智能分析方法检测阻抗、多频率电波及节段分析来分析身体组成成分。人体成分分析仪统计法，测量人体成分：体重、肥胖度、年龄，基础代谢率、肌肉量、推断骨骼量、身体脂肪率、内脏脂肪水平、锻炼模式等可精确到手足左右分别的各项健康指数，有效指示受检者的身体健康状况。

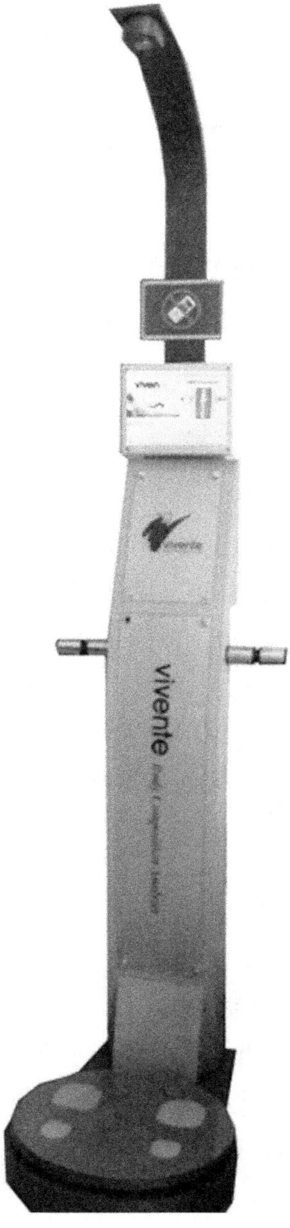

图 2-46　人体成分检测仪

1. 人体组成　人体由脂肪组织和非脂肪组织（瘦体重）组成，人体组织的测量是营养评价的重要部分，可判断机体脂肪分布是否合理，从而判断是消瘦还是肥胖。

其意义包括：

（1）营养状况如蛋白质、无机质、脂肪质情况是否标准、不足或过量。

（2）体重、肌肉量、体脂肪量的情况是否标准。

（3）肥胖的评价，体脂肪率、体重指数（BMI）、腰臀围比率（WHR），提示受检者的肥胖程度标准、临界、肥胖、高度肥胖。

（4）体重调节告知受检者体重、脂肪调节的量及应摄入的热量。

（5）为疾病风险评估、诊断疾病提供有效的基础信息。

根据体脂肪百分含量进行营养评估（表 2-1）。

2. 人体测量

（1）身高和体重：是人体测量资料中最基础的数据，在反映营养状况上比较

表 2-1 体脂肪百分含量及评估

性别	消瘦	正常	轻度肥胖	中度肥胖	重度肥胖
男性	－10% 以下	±10%	10% 以上	20% 以上	30% 以上
女性	－20% 以下	±20%	20% 以上	30% 以上	40% 以上

确切。体重可以反映一定时间内的营养状况变化。

①理想体重：我国常用的计算公式如下。

理想体重（男性）= 身高（cm）－ 105

理想体重（女性）=［身高（cm）－ 100］×0.9

实际体重在理想体重 ±10% 为正常，±（10% ～ 20%）为超重或瘦弱（轻度营养不良），±20% 以上为肥胖或极瘦弱（中度营养不良）。

②体重指数（body mass index，BMI）=［体重（kg）/ 身高 ^{2}（m^2）］

2001 年，中国肥胖问题专家组织公布 BMI ≤ 18.5kg/m^2 为消瘦（营养不良），18.5 ～ 23.9kg/m^2 为正常，≥ 24kg/m^2 为超重（营养过剩），≥ 28kg/m^2 为肥胖（营养过度过剩）。

（2）体围测量：腰围、臀围、与腰臀围比值。

①腰围：肋缘最低点与髂嵴之间中点的围度。②臀围：臀部最大围度。③腰臀围比值（WHR）= 腰围（cm）/ 臀围（cm）。④ WHR 正常值：男性≤ 0.85，女性≤ 0.8。

【适应证】

一般人群。

【禁忌证】

1. 儿童或身材矮小者（身高＜ 140cm）。

2. 极度消瘦者。

【检查注意事项】

身高测量是超声波无接触测量，与受检者以往的结果稍有偏差。测血压时一般以右侧为准，如遇受检者刚在右臂抽完血，则测左臂。如需重复测量血压，应间隔 2min 以上复测。

【检查方法】

测血压时应取舒适坐位，并保持后背坐直，全身放松，测量坐位血压。

测量人体成分时，受检者站在仪器平台上，双脚对好仪器平台上的脚印。工作人员将双脚踝的电极夹夹好，受检者站直，目视前方，双手自然下垂，测量身高和体重。

协助受检者将双手握在仪器两侧的电极上，并且中指对准凹槽，身体不能移动，测量身体成分。

【检查中配合】

检查前取下身上的金属物品及首饰。测量过程中受检者保持安静。各个电极必须贴紧，如接触不好影响测量结果。

【典型个案分析】

1. *病例介绍*　受检者，男性，44 岁，公务员，既往体健，平日工作较忙，应酬多，偶尔锻炼身体，身材适中。自觉体型尚可，BMI：23kg/m^2，在正常范围内；WHR：1.0；腰臀围比失调，脂肪量标准值，肌肉量＜标准值。根据个体实际情况，医师给予锻炼方案及营养指导。半年后各项指标均达标。

2. *结果分析及提示*　该受检者通过人体成分的检查，及时进行了合理的体育锻炼，使身体成分真正达到了健康标准。人体成分的检测可以提供人体成分正常值范围，评价生长发育、成熟情况及老化进程，有助于对营养状况和相关疾病的研究。在儿童生长发育期，监测身体成长变化，了解发育状况，正确指导营养补充，对确保儿童健康成长是非常重要的。在体育运动中，为了减轻体重，提高竞赛成绩，以及在运动员训练过程中安排合理的运动量，都需要监测体内成分的变化。健美和减肥锻炼若能在脂肪含量监测的指导下进行，也将会收到事半功倍的效果。

附：人体成分分析报告

[redacted]

编号 ID NO.	9747	姓名 Name		性别 Gender	□男 ☑女
年龄 Age	55	日期 Date	2011-04-25 08:56:10	身高 Height	158.4

人体成分分析 Body Composition Analysis

— Estimation(Unit:kg)

测定项目 Details	测定值 Value	身体水分量 Total Body Water	肌肉量 Soft Lean Mass	除脂肪量 Fat Free Mass	体重 Weight	正常范围
体脂肪量 Body Fat Mass	24.6					9.2 ~ 13.8
无机质 Mineral Mass	2.32					1.80 ~ 2.21
蛋白质 Protein Mass	11.8				69.4	6.8 ~ 8.3
细胞内液 Intracellular Fluid	20.5		42.5	44.8		16.4 ~ 20.0
细胞外液 Extracellular Fluid	10.2	30.7				8.2 ~ 10.0

体重诊断 Weight Diagnosis

测定项目 Details	测定值 Value	标准以下 Under / 标准 Normal / 标准以上 Over (Unit:%)	正常范围
体重(kg) Weight	69.4	70 80 90 100 110 120 130 140 150 160 170	45.1 ~ 55.1
体脂肪量(kg) Body Fat Mass	24.6	40 60 80 100 120 140 160 180 200 220 240	9.2 ~ 13.8
肌肉量(kg) Soft Lean Mass	42.5	55 70 85 100 115 130 145 160 175 190 205	29.6 ~ 40.1
体水分量(kg) Total Body Water	30.7	70 80 90 100 110 120 130 140 150 160 170	24.6 ~ 30.1

肥胖诊断 Obesity Diagnosis

测定项目 Details	测定值 Value	标准以下 Under / 标准 Normal / 标准以上 Over (Unit:%)	正常范围
体脂肪率(%) Percent Body Fat	35.4	男 0 5 10 15 20 25 30 35 40 45 50；女 8 13 18 23 28 33 38 43 48 53 58	18.0 ~ 28.0
BMI(kg/m^2) Body Mass Index	27.7	70 80 90 100 110 120 130 140 150 160 170	18.0 ~ 24.0
腰臀围比率 Waist-Hip Ration	0.93	男 0.65 0.70 0.75 0.80 0.85 0.90 0.95 1.00 1.05 1.10 1.15；女 0.60 0.65 0.70 0.75 0.80 0.85 0.90 0.95 1.00 1.05 1.10	0.70 ~ 0.80

营养状况 Nutritional Status

蛋白质	☑良好	□不足	
无机质	☑良好	□不足	
脂肪质	□良好	□不足	☑过多

体重 Body Weight

体重	□标准	□低体重	☑超重
肌肉量	□标准	☑高	□不足
体脂肪	□标准	□不足	☑高

肥胖评价 Obesity Type

体脂肪率	□标准	□临界	☑肥胖	□高度肥胖
BMI	□标准	□临界	☑肥胖	□高度肥胖
WHR	□标准	□临界	☑肥胖	□高度肥胖

体重调节 Weight Control

标准体重(kg)	60.2
体重调节(kg)	-9.2
脂肪调节(kg)	-10.7
实际摄取热量(kcal)	1,752.3
建议摄取热量(kcal)	1,352.3

内脏脂肪 Visceral Fat Area

腹部脂肪量(kg)	12.1
内脏脂肪量(kg)	3.2
内脏脂肪量面积(cm^2)	106.1

身体均衡检查 Lean Balance

测定项目 Details	测定值 Value	标准以下 Under / 标准 Normal / 标准以上 Over (Unit:%)
右臂(kg) Right Arm	1.95	70 80 90 100 110 120 130 140
左臂(kg) Left Arm	1.93	70 80 90 100 110 120 130 140
躯干部分(kg) Trunk	15.16	70 80 90 100 110 120 130 140
右腿(kg) Right Leg	5.83	70 80 90 100 110 120 130 140
左腿(kg) Left Leg	5.81	70 80 90 100 110 120 130 140

疲劳度测定 HRV

测定项目 Details	测定值 Value	标准 Normal / 标准以上 Over
PSI	0	0 10 20 30 40 50 60 70 80 90 100
MSI	0	0 10 20 30 40 50 60 70 80 90 100

测定项目 Details	测定值 Value	标准以下 Under / 标准 Normal / 标准以上 Over
SDNN	0	0 10 20 30 40 50 60 70 80 90 100

水肿指数 Edema

正常范围＝0.30~0.36

0.334

血压分析 Blood Pressure Analysis

收缩压(mmHg)	0
舒张压(mmHg)	0
脉搏数(Bpm)	0

研究项目 Additional Data

BMR (kcal) ： 1,298.0

	HH	RHF	LHF	FF
5kHz	691	544	563	356
50kHz	595	464	480	295
250kHz	507	422	433	285
500kHz	482	409	419	282

五、健康体适能

【概述】

健康体适能（health-related physical fitness）指人体具备的有充足的精力从事日常工作（学习）而不感疲劳，同时有余力享受康乐休闲活动的乐趣，能够适应突发状况的能力，最早由美国人于 20 世纪 60 年代末提出。1971 年，美国体育与竞技委员会给出的体适能定义被普遍接受。美国运动医学会认为：体适能包括健康体适能和技能体适能。在科技进步的文明社会中，人类身体活动的机会越来越少，营养摄取越来越高，工作与生活压力和休闲时间相对增加，每个人更加感受到良好体适能和规律运动的重要性。采用 EC-1200 功率自行车及 HK-6000 自行车等进行此项测试（图 2-47）。

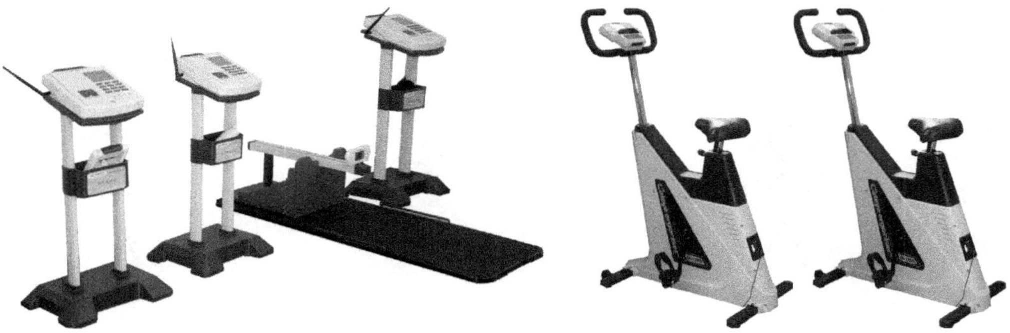

图 2-47　体适能检测仪

1. 体适能的内容

（1）健康体适能包括：①身体成分，即人体内各种组成成分的百分比，身体成分保持在一个正常百分比范围对预防某些慢性疾病如糖尿病、高血压、动脉硬化等有重要意义。②肌力和肌肉耐力，肌力是肌肉所能产生的最大力量，肌肉耐力是肌肉持续收缩的能力，是机体正常工作的基础。③心肺耐力，又称有氧耐力，是机体持久工作的基础，被认为是健康体适能中最重要的要素。④柔软素质，是指在无疼痛的情况下，关节所能活动的最大范围，它对于保持人体运动能力，防止运动损伤有重要意义。

（2）技能体适能：灵敏、平衡、协调、速度、爆发力和反应时间等，这些要素是从事各种运动的基础，但没有证据表明它们与健康和疾病有直接关系。

（3）体适能的评价标准：体适能是以体适能商的高低为评价标准，体适能商是健康体适能和运动体适能的综合反映，得分两者各占 50 分，体适能商越高就代表身体功能越好。据《美国医学会杂志》报道，体适能商高者比体适能商低者更为长寿，体适能商高者的死亡率还未到体适能商低者的一半，且他们伴发高血压、高三酰甘油或糖尿病等心血管疾病的概率也小得多。

2. 体适能测试方法（图 2-48）

（1）心脏功能测试：通过运动负荷测试，反映人体心肺功能水平，确定适合的运动强度。良好的心肺功能可以预防心血管疾病，特别是冠状动脉粥样硬化性心脏病的发生。

（2）肺活量测试：通过肺活量测量，反映人体肺的容积和扩张能力。

（3）力量测试：通过握力测试，反映人体前臂和手部肌肉力量。

（4）柔韧性测试：通过坐位体前屈测试，反映人体柔韧性。

（5）健康体适能综合评定：根据个人不同的测试项目组合，进行综合分析，得出个人的健康体适能综合得分，综合评价及重点关注的健康风险因素。

（6）综合锻炼指导：根据个人综合评价，确定个人的锻炼目标，根据个人健康风险、运动处方原则推荐锻炼指导方案，并对不适合项目给予提示。

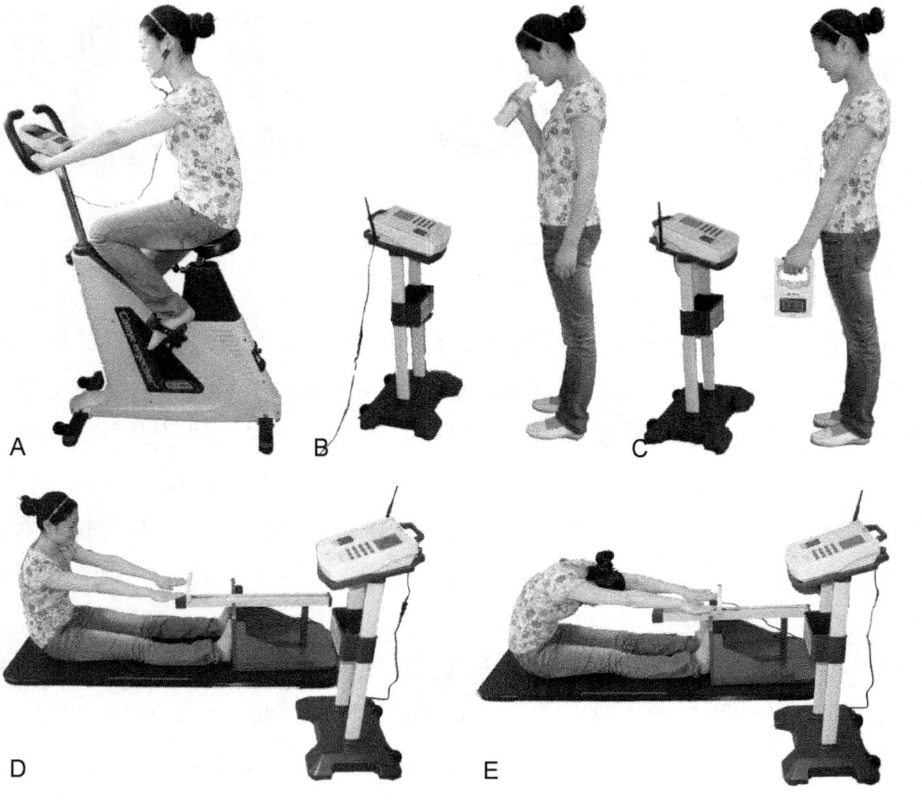

图 2-48　体适能测试方法

A. 心脏功能测试；B. 肺活量测试；C. 力量测试；D、E. 柔韧性测试

【适应证】

适用于要求进行健康体适能测试的各种人群，禁忌证者除外。

【禁忌证】

1. 严重心脏疾病不能耐受者。

2. 不能进行心肺功能评定测试者。

3. 膝关节严重疾病不能弯曲者。

4. 呼吸系统慢性疾病患者。

5. 精神病等不能配合者。

6. 年龄＞ 55 岁无锻炼及年龄＜ 18 岁者。

7. 重度高血压患者（安静时收缩压≥ 179mmHg；舒张压≥ 109mmHg）。

8. 血糖≥ 16.8mmol/L。

【检查注意事项】

1. 检查前平静休息，以免影响检查结果。

2. 体适能测试前 3h 内禁尼古丁、12 ～ 24h 禁咖啡因和乙醇及影响心率的药物。

3. 餐后即刻和餐后 4h 及空腹状态下不宜参加体适能测试。

4. 检查前注意穿宽松、舒适的衣服，运动鞋，勿穿皮鞋、高跟鞋。

【典型个案分析】

1. 病例介绍　受检者，女性，47 岁，身高 157.8cm，体重 54.8kg。① BMI：22.0kg/m^2。②三酰甘油 / 血胆固醇（mmol/L）：1.24/5.33（边缘升高）。③空腹血糖 / 餐后血糖（mmol/L）：5.2/7.7（糖尿病）。④血压：102/67mmHg。⑤心脏功能能力测试：10.0（差：0 ～ 4，5，稍差：4.5 ～ 6.1，中等：6.1 ～ 8.1，良好：8.1 ～ 11.1；优秀：11.1 ～ 20.0）。⑥体脂肪率：35.9%（男性：＜ 10% 为消瘦，10% ～ 19.9% 为正常，20% ～－ 24.99% 为超重，＞ 25% 为肥胖。女性：＜ 20% 为消瘦，20% ～ 29.9% 为正常，30% ～ 34.99% 为超重，＞ 35% 为肥胖）。⑦肺活量：2606ml（正常值：男性＞ 3000ml，女性＞ 2500ml）。⑧握力：18.4kg。⑨坐位体前屈：3.5cm。⑩血管阻塞程度：左踝 0.99，右踝 0.93（闭塞 0.4 ～ 0.9，正常 0.9 ～ 1.3，钙化 1.3 ～ 1.6）。

2. 结果分析及提示

（1）此受检者的健康体适能综合评级为稍差。尤其值得关注的是体脂肪率、血管阻塞程度，血胆固醇指标的得分相对较低，应引起重视。根据测评结果，建议受检者采用以减肥为核心锻炼目标的锻炼方案。

（2）此受检者重点关注的项目如下。①体脂肪率：肥胖。肥胖会大大增加心血管疾病、高血压、高血脂、糖尿病和骨关节病等慢性疾病的发病危险，应引起高度重视。②血管阻塞程度：疑似闭塞，说明动脉血管阻塞程度处于正常值的临界线，有进一步形成血管阻塞的倾向，应引起重视。③血胆固醇：边缘升高，说明处于血脂异常的前期状态，会增加患心脏病的危险，应引起重视，关注血脂指标值的变化。

附：心肺功能评定报告

门诊号：______

姓名：______ 住院号：______

性别：女 年龄：45 测试时间：2011-04-29

测试结果分析（快速通过 PAR-Q 问卷）

身高（cm）157.6 体重（kg）48.0 ☑有锻炼习惯

测试方法	记功器	测试级别	功率（W）	心率（次/分）
ETT 测试（SMT）	功率车	第 1 级	30	91
		第 2 级	60	115

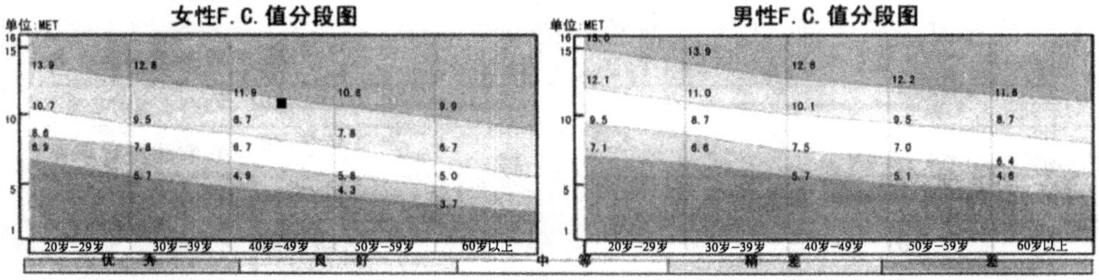

● F.C. 心脏功能能力（MET）10.7，您的心肺功能良好，您可以进一步提高心肺功能能力。

● 您的最大摄氧量相对值约为 37 ml/(kg·min)，绝对值约为 1.78 L/min。

测试结果说明

心脏功能能力（F.C.），指机体在尽力活动时所能达到的最大 MET 值。对健康人来说，F.C. 相对于最大吸氧量相应的水平。但对年老、体弱、患病的人来说，F.C. 只相对于没有出现，或刚刚出现异常时，所能达到的最大吸氧量水平的相应的 MET 值。

F.C. 是反映心肺功能的一个指标。F.C. 值越高，说明与同年龄同性别的人相比，心肺功能越好，从事工作或劳动不容易感到疲劳，同时患心血管疾病的危险性也相对越小。

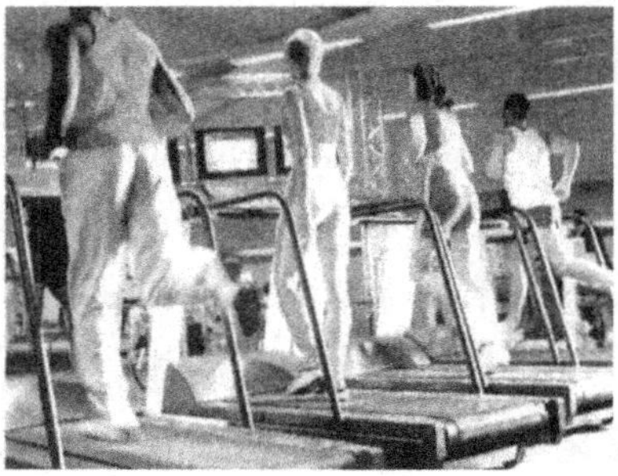

最大摄氧量，是指人体在进行大量肌肉群参加的长时间剧烈运动中，当心肺功能和肌肉利用氧的能力达到本人极限水平时，单位时间内（通常以每分钟为计算单位）所能摄取的氧量称为最大摄氧量（VO_2max），其表示方法有绝对值和相对值两种。由于人的个体间的身高及体重差异较大，因此，以最大摄氧量的绝对值进行个体间的比较是不适宜的，而相对值除了体重的影响，在个体间进行比较则更有实际意义。

医生：______

综合评定报告

门诊号：__________

姓名：__________　　　　　　　　　　　　　　　　　　住院号：__________

性别：<u>　女　</u>　　年龄：<u>　45　</u>　　测试时间：2011-04-29

基本指标

身高（cm）<u>157.6</u> 体重（kg）<u>48.0</u> BMI（kg/m²）<u>19.3</u> □体重过轻☑体重适当 □超重 □肥胖

三酰甘油 / 血胆固醇（mmol/L）<u>0.53 / 3.08</u> ☑合适水平□边缘升高□血脂异常

空腹血糖 / 餐后血糖（mmol/L）<u>5.5 / 8.9</u> □低血糖 □正常 ☑糖调节受损 □糖尿病

收缩压 / 舒张压（mmHg）<u>119 / 73</u> □低血压 ☑正常 □正常高值

□ 1 级高血压□ 2 级高血压□ 3 级高血压

体适能指标

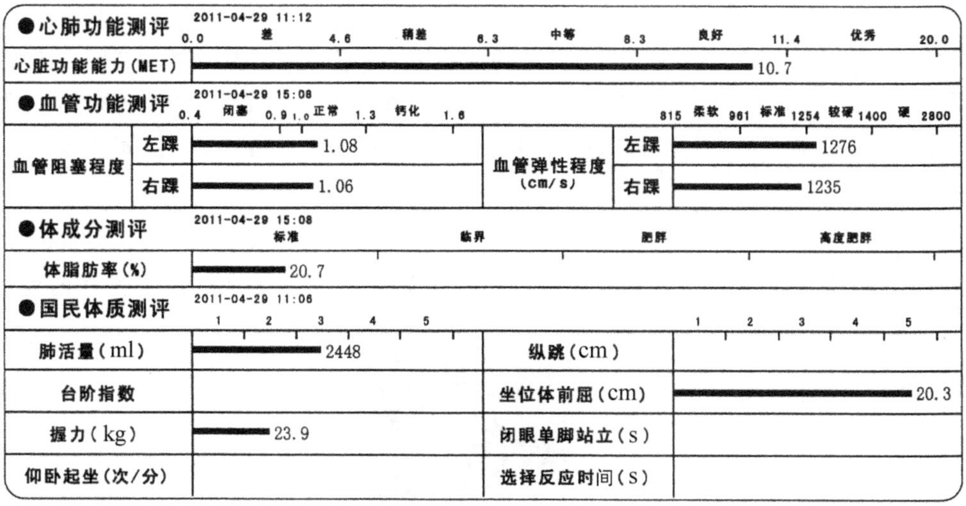

综合评价

您的<u>健康体适能综合评分为 72</u>，<u>综合评级为中等</u>。尤其值得关注的是您的<u>餐后血糖、左踝血管弹性程度，握力</u>指标的得分相对较低，应引起您的重视。而您的<u>坐位体前屈</u>指标的得分相对较高，希望您继续保持。

根据您的测试结果，我们建议您采用以<u>降低血糖</u>为核心锻炼目标的锻炼方案，通过适度的锻炼，达到促进健康水平的目的。

重点关注

● 餐后血糖：糖调节受损，说明您属于糖调节受损状态，下肢血管病变等发病率明显增高，应引起重视，随时关注血糖值的变化。

● 左踝血管弹性程度：较硬，说明您的动脉血管较硬，较硬的血管引起心脑血管疾病的风险较高，应引起重视。

● 握力：2 分，说明您手臂的力量较差，肌肉量不足，导致手臂的骨骼（桡骨）骨质疏松、手臂肌肉劳损和骨折的风险较高。

医生：__________

六、人体功能评估检查

【概述】

人体功能评估电子扫描仪（图 2-49），是通过电生理原理采集和分析主动刺激和生理反馈信号，应用高等数学和物理原理进行数据处理，准确评估人体各个组织器官的生物活性和功能状况。它采用低电压直流刺激感应技术，通过在额头、手、足对称放置的6个电极，在人体22个人体区域持续发送每3秒255次的自适应、自动调节低电压（1.28V）直流电信号，该电信号在人体组织内转化为离子流，依据离子流在阴、阳两级的极化运动，获得穿过组织的电阻、电传导性、pH、电压及所穿过细胞膜的动作电位，激活人体各脏器的间质细胞的电生理活性。

人体功能评估检查仪具有 15 大项目的风险评估（呼吸、消化、免疫、变性疾病、泌尿生殖、骨骼、心血管、内分泌、耳鼻喉、皮肤、过敏、感染、氧化、自主神经、激素）和 12 个辅助系统、201 项系统功能之和参数，是一项无创的生理电扫描、整体功能评估、体质分析、早期疾病风险预警、慢性疾病动态过程检测、疾病疗效评估、病原追踪。

临床应用主要内容，肾脏早期纤维化筛查、高血压诱因分析，高血压患者心、脑、肾结构和功能状态分析及靶器官损害、诊断早期胰岛素抵抗，干预葡萄糖耐

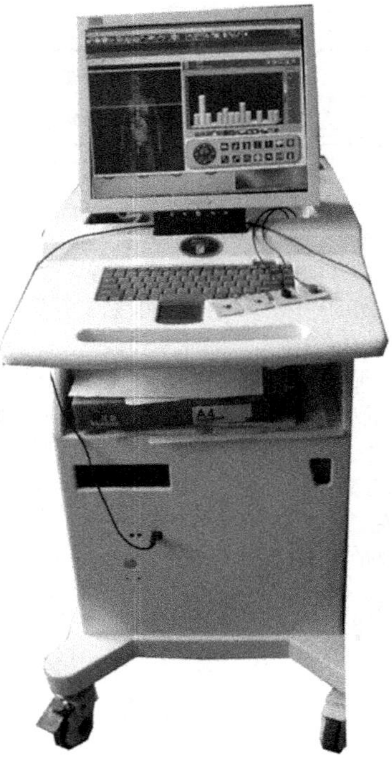

图 2-49　人体功能评估扫描仪

量异常（IGT）、提供自主神经活动情况、准确指示激素水平变化趋向、全身检测图、心血管检测图、RAS 系统检测图、局部器官检测图、预测心血管系统早期风险（图 2-50）。

【适应证】

一般人群。

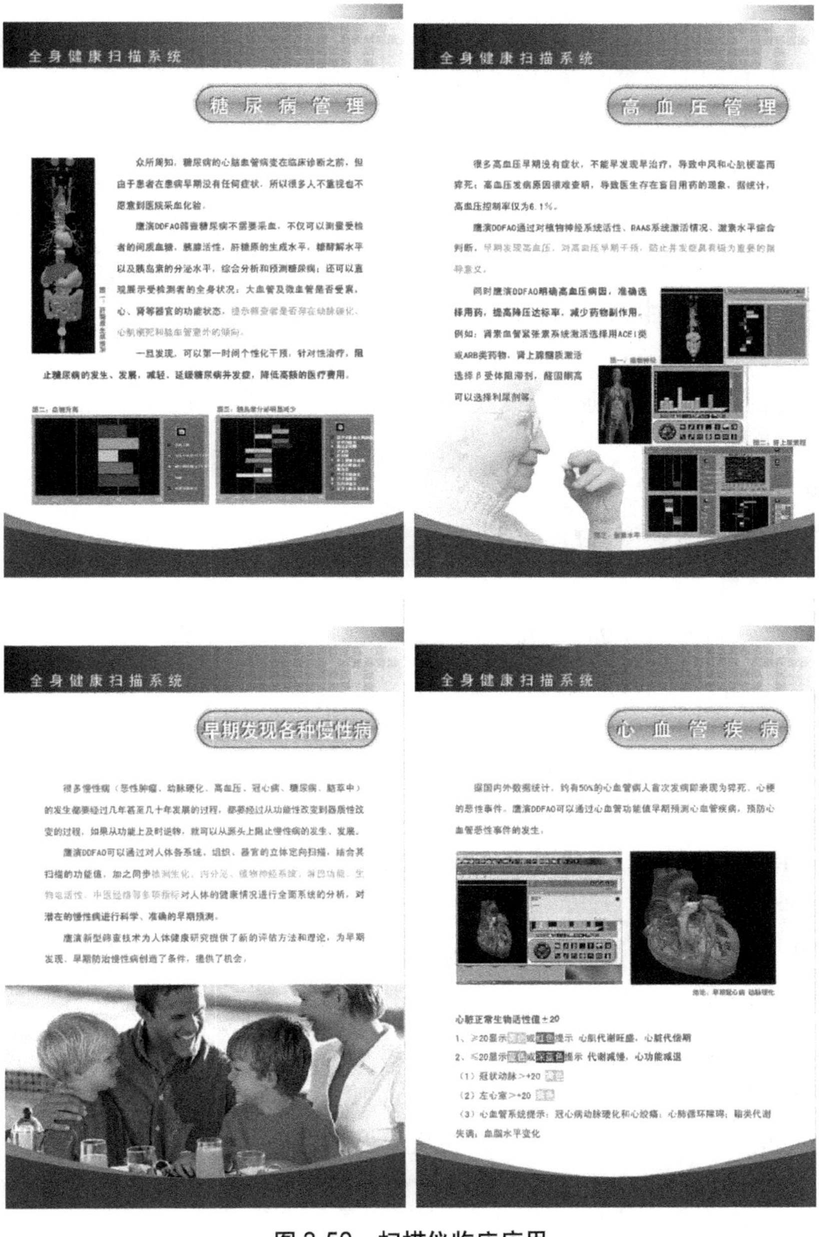

图 2-50　扫描仪临床应用

【禁忌证】

1. 四肢有残缺者。

2. 安装心脏起搏器者。

3. 怀孕 6 个月以上者。

4. 不能与动态血压及动态心电图监测同时进行。

5. 多动症者。

6. 室温＜ 15℃，＞ 25℃。

7. 受检者有腹泻、呕吐及发热等症状。

8. 饮酒（监测前 12h 内饮酒）。

9. 各种出血。

10. 严重的心理创伤。

11. 剧烈运动（检查前 8h 内）。

12. 高蛋白酸性食物，长期素食。

13. 久居在高原的人。

14. 患者的服药情况：如抗生素、抗凝血药、降压药、抗抑郁药、利尿药、激素、抗组胺药等。

15. 桑拿后。

16. 身体内有金属，如镶过牙等。

【检查注意事项】

1. 对乙醇过敏者用 0.9% 氯化钠注射液擦拭电极板及额头。

2. 测量需要 3.5min，在此过程中坐姿舒适、臀区压部贴伏椅背，手足贴紧检测平面。

3. 检查前请将身上的金属物品及首饰取下。

4. 手、足放置于测量金属板内。

5. 各个电极必须贴紧，如接触不好影响测量结果，电极片横贴（居于眉毛中线）。

【检查方法】

1. 协助受检者脱去鞋袜，将双手双足贴于电极板上。

2. 用乙醇棉球擦拭额头，去除皮肤上的油脂，将电极贴于额头。

3. 嘱受检者闭上眼睛，安静放松，开始测量。

【典型个案分析】

男性，39 岁，管理人员，对健康关注，很想知道自己的薄弱环节在哪里，身体有什么潜在的风险？经过人体功能评估检查后，提示受检者有高血压的危险，有左心、右下肢肌肉供血不足，消化不良，心理压力大，睡眠不好的问题，之后进行了有针对性的保健及护理。

附：全自动无创性全身健康电子扫描系统评估与提示表

全身健康信息扫描报告图

姓名：
出生日期：××××-××××
性别：男
检查过的项目：××-××-××××　9:10
注册方法：Aa（47,0,100,76）Na（63,0,100,100）

医生结论
右心室供血不足，心慌胸闷偶发，下腔静脉回流异常，易发静脉曲张，建议避免久站。 血黏度改变、心肌负荷过重，心肌受损风险增加，建议进一步检查心脏功能。 脂肪肝倾向，建议控制饮食，低脂、低糖、避免饮酒，增加运动，每半年检测肝功能，彩超检测。 胰岛功能减退，胰岛素低下，建议定期监控血糖，避免高糖、高脂、高热量食物摄取。 消化系统，慢性炎症风险，建议饮食规律，避免摄入辛辣刺激性食物，暴饮暴食，定期检测。 咽喉部慢性炎症 / 支气管炎风险，建议减少吸烟，进一步检查。 颈椎病风险、颈关节活性降低、颈肩综合征，建议增加颈椎活动，避免风寒，局部 X 线检查。 心肺气虚，建议增强运动，补益肺气，多吃维生素 A、维生素 E、维生素 C 含量高的食物。 近期疲劳感增强，氧化压力增加，建议放松身心，多做有氧运动。

间质的离子谱法	间质的气体评估	氧化压力
间质的钠：标准 间质的钾：10 间质的氯：标准 间质的镁：5 间质的钙：标准 间质的磷酸盐：-3 间质的铁：-5 $-5 > N < +5$	间质 pH = 7.56　$7.29 > N < 7.37$ HCO_3^- = 23.00mEq/L　$22 > N < 26$ $PaCO_2$ = 26.20mmHg　$41 > N < 51$ iPO_2 = 100.96mmHg　$80.5 > N < 88.5$ $[H^+]$ = 27.34nmol/L　$42.6 > N < 51.3$ SBE = -1.00　$-2 > N < +2$ iSO_2 = 98.00　$N = 98\%$	间质的 ONOOH = 10 间质的 NO = 10 间质的 H_2O_2 = 0 间质的 O_2^- = 0 间质的 OH^- = 10 $N \leqslant +10$
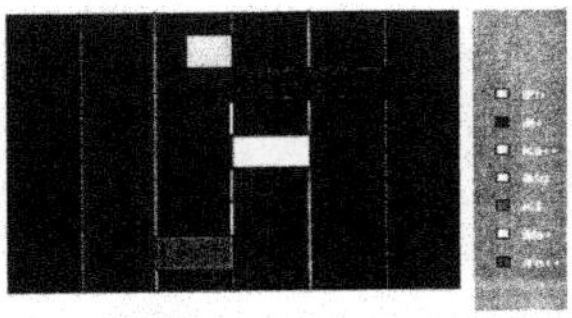	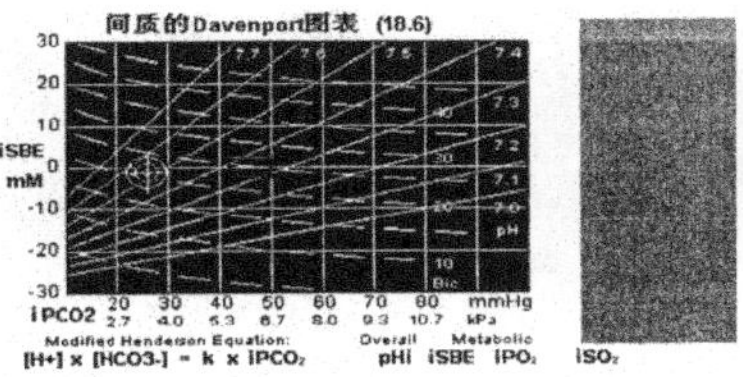	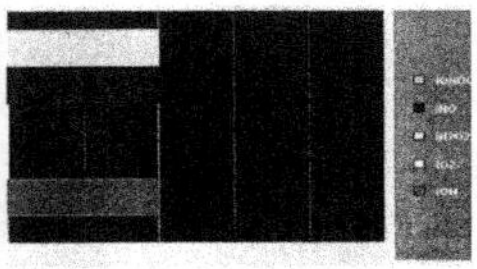

主要神经中介	间质的激素评估	间质的生物化学
间质的 5- 羟色胺＝ 0 间质的多巴胺＝ 10 间质的儿茶酚胺＝-20 间质的乙酰胆碱＝ 20 -10 ＞ N ＜ +10 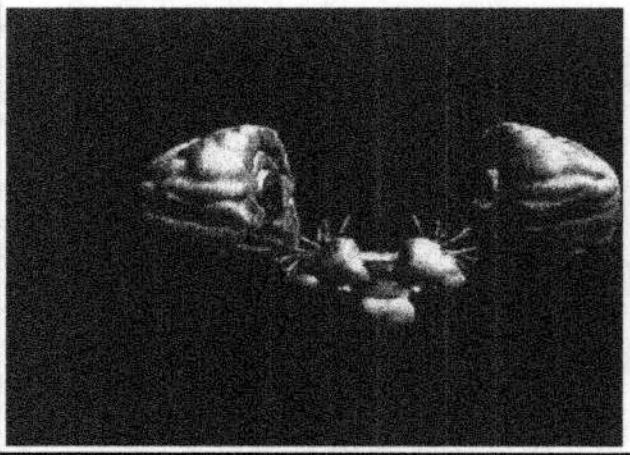	间质的促甲状腺激素＝ 20 间质的促卵泡激素＝ 0 间质的脱氢表雄酮＝-20 间质的皮质醇＝ 20 间质的醛固酮＝ 25 间质的胰岛素＝-20 间质的肾上腺髓质激素＝-40 间质的甲状旁腺激素＝ 5 间质的甲状腺素＝-20 间质的抗利尿激素＝ 10 间质的促肾上腺皮质激素＝-20 -20 ＞ N ＜ +20 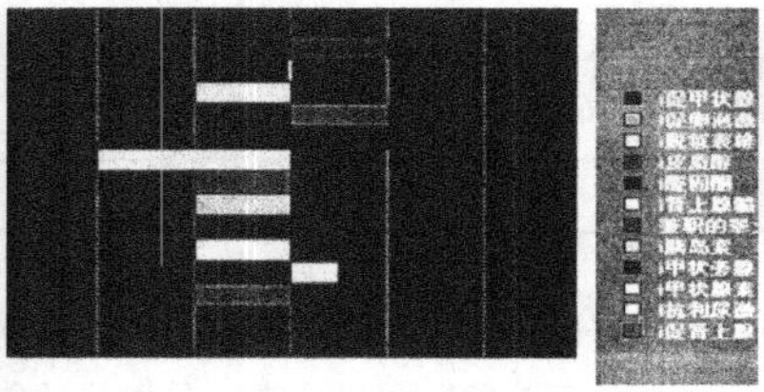	间质的三酰甘油＝ 7 间质的谷草转氨酶 / 谷丙转氨酶＝ 10 间质的碱性磷酸酶和 GGT ＝ 5 间质的葡萄糖＝ 0 间质的低密度脂蛋白＝ 10 -5 ＞ N ＜ +5 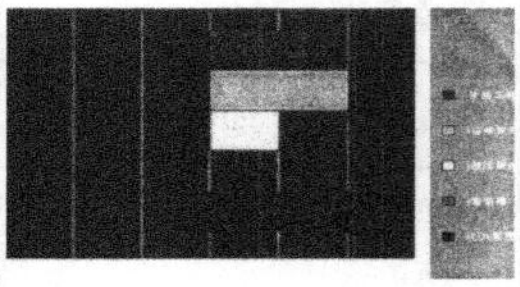

主要的风险		
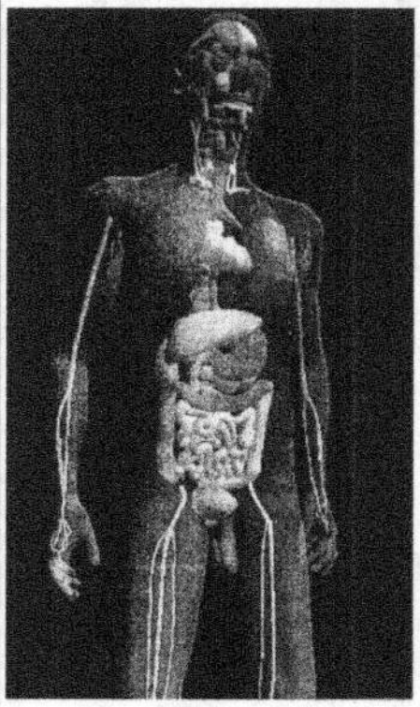	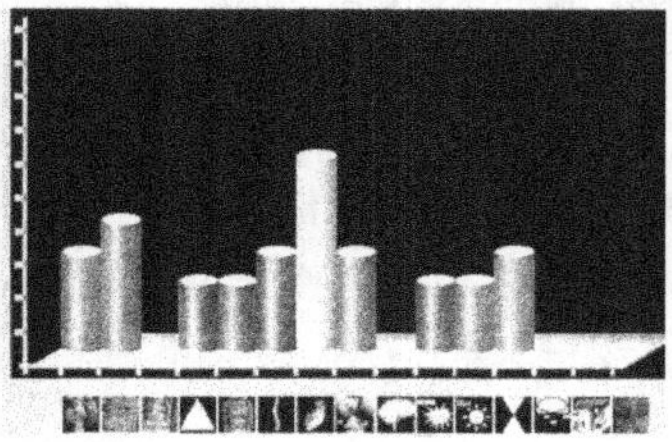 [60] 心血管系统的风险 右心室供血不足相关的肝病 肝源性 LDL 及胆固醇升高 血脂增加 由于胆固醇增加导致动脉硬化或使用抗凝血剂或抗胆固醇剂的反射风险	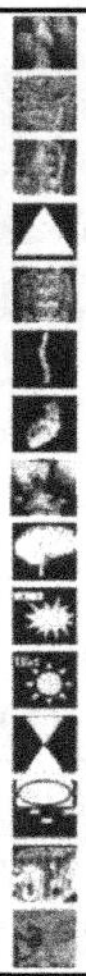 呼吸系统的风险＝ 30% 消化系统的风险＝ 40% 免疫系统的风险＝ 0 变性疾病的危险＝ 21% 泌尿生殖器和肾脏的风险＝ 22% 骨骼危机＝ 30% 心血管系统的风险＝ 60% 内分泌系统＝ 30% 神经功能危机＝ 0 氧化压力＝ 21% 患过敏症的危机＝ 21% 潜在的情况＝ 30% 感染的风险＝ 0 患皮肤病的危机＝ 0 耳鼻喉的风险＝ 0

相关的风险	可忽略风险
[40] 消化系统的风险 可能肝代谢失调，循环障碍和脂代谢失调 查寻导致上述病理的根源是必要的 - 食源 - 迁延性肝炎 - 胆结石 降结肠和结肠脾区慢性炎症的可能 食管反流综合征或疝气的风险 *[30] 呼吸系统的风险* 可能的呼吸道问题（肺动脉瓣关闭不全） 或因肺活量不足导致的肺肌运动功能不全或骨病发作 这种情况可能会导致室性功能不全和增加？ 肝功能 慢性支气管炎症的可能 可能有消化性呼吸困难 换气过度 低碳酸血症 呼吸 *[30] 骨骼危机* 有骨骼痛，关节痛的危机 可能脊柱阻滞和骨骼疼痛 由于骶骨关节失调导致脊柱阻滞而引起的腰痛 左臂的神经肌肉过分兴奋的风险 右臂的神经肌肉过分兴奋的风险 颈关节病引起偏头痛的可能性 背脊椎断节疾病 下列部位肌肉疼痛的可能： Th4，Th5，Th6，Th7，Th8，Th9，Th10 神经痛或体觉痛的可能性： 右腿 左腿 *[30] 内分泌系统* 可能出现甲状腺功能减退症 醛甾酮过多症的可能 胰岛素分泌不足	毛细血管脆弱的可能 自我平衡，失去平衡可导致衰弱 红细胞数量降低导致贫血 水分保持 身体基本代谢降低 16.0% 呼吸损失 呼吸系统病变 血内碳酸过少 换气过度

七、热扫描成像

【概述】

热扫描成像（thermal texture maps，TTM）技术是锁定细胞相对新陈代谢强度的影像技术，是继CT、MRI等医学影像技术后的一项具有重大意义的以功能学为主的医学影像技术（图2-51）。热断层成像系统的原理是利用红外热辐射接收扫描器接收人体细胞新陈代谢过程中的热辐射信号，经计算机处理、分析，基于特定规律和算法重建出对应于人体所检查部位的细胞相对新陈代谢强度分布图，对人体健康态、亚健康态、疾病的状态进行定性、定量的综合评估。

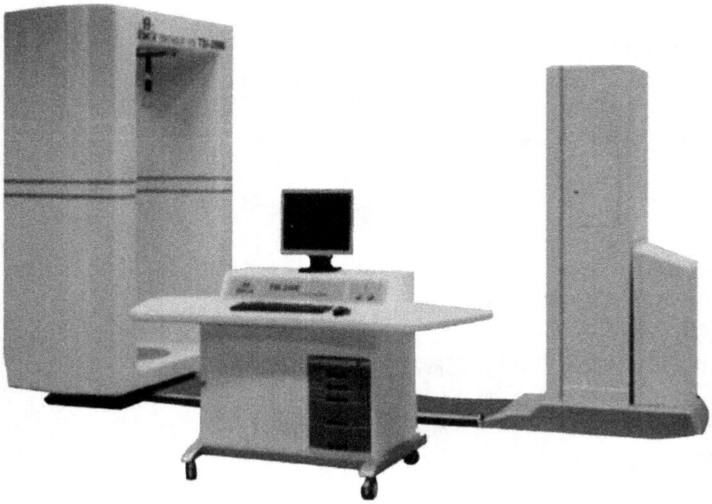

图2-51 热扫描成像仪

【适应证】

1. 大病风险预测。
2. 健康、亚健康评估。
3. 疾病、药物疗效评估。
4. 药物筛选。
5. 已病早治、亚健康调理。
6. 心理减压。

【禁忌证】

无绝对禁忌证。

【检查前注意事项】

1. 最好空腹，在用餐1h后进行TTM扫描。

2. 检查前 12h 不能饮酒和食用辛辣刺激性的食物。

3. 检查前 4h 不能服用降压、降糖等血管扩张或收缩类药物。

4. 检查前 2h 不能服用各种药物和保健品及食用辛辣等刺激性食物。

5. 检查前 2h 不要做剧烈运动。

6. 检查前 10min 不能洗手。

7. 女性受检者如处于经期应提前告之医师。

8. 如需行心电图、超声波、针灸、理疗按摩等检查治疗应安排在 TTM 检查之后。

【检查方法】

扫描前除去全身衣物（包括内裤、袜子），接受扫描。

【检查中配合】

检查时不可触摸受检部位。

【典型个案分析】

1. *病例介绍* 受检者，男性，46 岁，于 ××××年 ××月 ××日行 TTM 检查。

2. *结果分析及提示* 人体细胞在不停地进行新陈代谢，代谢过程中从体内辐射出来的热，简称代谢热。利用热接收器将人体内部辐射出的热接收，经热断层原理处理，并按人体热辐射模型重建出对应人体各部位细胞新陈代谢的分布图。由于 TTM 锁定的是细胞代谢热，所以当病变细胞开始突变、代谢紊乱或增强时，可能无临床体征甚至有的临床诊断技术都不能发现时就被 TTM 捕捉到异常热源，作为早期预防的根据。受检者检查结果为：脸部代谢热高，额头代谢热“断开”，且于胸部代谢热相差较大，提示需关注血压；咽喉区可见细胞代谢热偏高区，提示咽炎；左耳可见细胞代谢热偏高区，不除外无线辐射损伤；胃区可见细胞代谢热偏高区，呈片状分布，提示胃黏膜损伤；肝区可见细胞代谢热偏高区，代谢热值 1.04，成片状分布，提示轻度脂肪肝；双肾区代谢热高，提示左肾不除外肾结石；心前区可见细胞代谢热偏低区，代谢热值－0.9，提示心动力不足；前列腺区可见细胞代谢热偏高区，下腹部呈倒“八”字代谢热表现，提示前列腺增生。疾病的发生发展是一个由量变到质变的不断演变的功能性病理过程，即组织细胞新陈代谢变化的过程，在早期仅仅是组织细胞功能学上的改变，一方面会表现为代谢产物的改变，另一方面会表现为热辐射的变化。热断层综合分析，根据机体组织代谢热源变化的宏观量化图示，建议此受检者参考上述提示，综合个人需求，进行心血管内科、耳鼻喉颈内科、消化内科及泌尿外科专家会诊，补充血管、心脏及腹部超声等检查，进一步明确诊断及治疗。

附：热扫描检查报告

个人信息					
姓名		性别	女	出生年月	××××年×月×日
门诊号				体检号	
扫描日期					

扫描图像

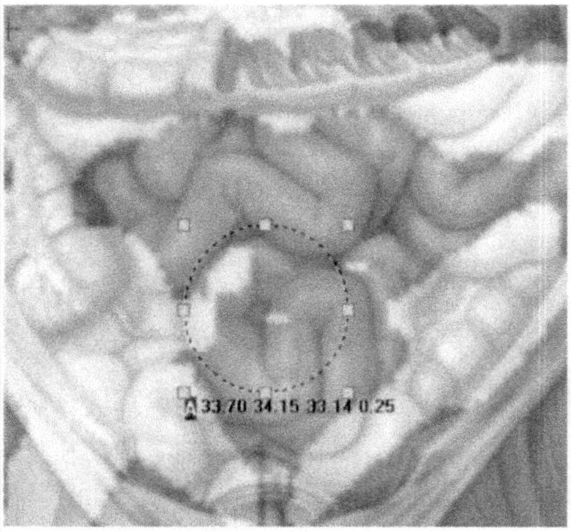

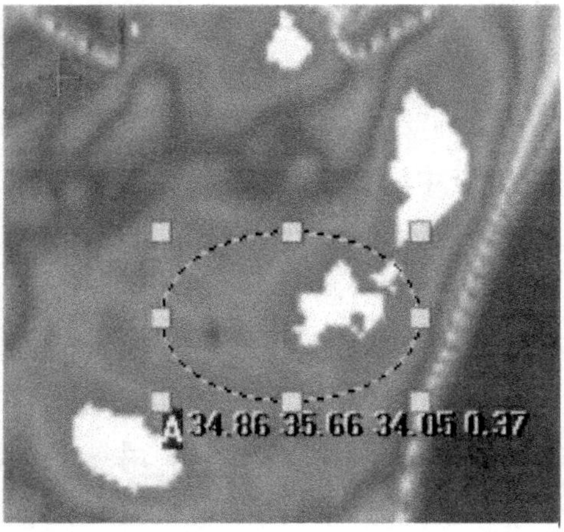

综合提示：

1. 睡眠质量较差，脑供血不足，低压偏高，关注血糖变化趋势。
2. 心肌供血不足。
3. 乳腺增生，关注左乳，建议进一步检查。
4. 胃部炎性改变，结肠功能紊乱。
5. 脂肪肝，肝负荷过重，不除外胆囊结石。
6. 胃窦炎，左下肺及肺门炎性改变，不除外钙化灶。
7. 不除外子宫肌瘤，宫颈炎。
8. 双侧甲状腺结节。
9. 颈椎增生伴腰椎增生，椎间盘病变。

审核医师：　　　　医师：　　　　日期：××××年×月×日

编号：840

检查结果

编号：

睡眠质量	检查所见：头部可见两条“睡眠线”代谢热表现，并相交，形态不规则。
	提示：睡眠质量较差。
血压	检查所见：额头代谢热增高，连接成一条白线，在热断层过程中连接快速，与胸部代谢热相差较大。
	提示：低压偏高。
血糖	检查所见：鼻尖、足趾末节、手指末节代谢热降低。
	提示：关注血糖变化趋势。
甲状腺	检查所见：双侧甲状腺可见细胞代谢热偏高区，形态不规则，代谢热分布不均匀，边界不清晰。
	提示：心肌供血不足。
心脏	检查所见：心前区可见细胞代谢热降低区，代谢热值－1.06，形态不规则，代谢热分布不均匀。
	提示：心肌供血不足。
脑	检查所见：头部低代谢热区。
	提示：脑供血不足。
鼻	检查所见：鼻部可见细胞代谢热偏高区，形态不规则，代谢热分布不均匀。
	提示：鼻窦炎。
肺	检查所见：右肺下叶及肺门部可见细胞代谢热偏高区，代谢热值 0.99，形态不规则，代谢热分布不均匀，边界不清晰。
	提示：左下肺及肺门炎性改变，不除外钙化灶。
胃十二指肠	检查所见：胃区可见细胞代谢热偏高区，代谢热值 1.78，形态不规则，代谢热分布不均匀。
	提示：胃部炎性改变。
结肠	检查所见：横结肠区可见细胞代谢热偏高区，形态不规则，代谢热分布不均匀。
	提示：结肠功能紊乱。
肝脏	检查所见：肝区可见细胞代谢热偏高区，代谢热值 0.97，形态不规则，代谢热分布不均匀。
	提示：脂肪肝，肝负荷过重。
胆囊	检查所见：胆囊区可见细胞代谢热偏高区，代谢热值 0.88，形态不规则，代谢热分布不均匀，胆囊反应点阳性表现。
	提示：不除外胆囊结石。
脊柱	检查所见：颈椎、腰椎形态不规则，代谢热分布不均匀。
	提示：颈椎增生伴腰椎增生，椎间盘病变。
乳房	检查所见：双侧乳腺可见细胞代谢热偏高区，形态不规则，代谢热分布不均匀，左乳异常代谢热与左腋下淋巴关系密切，形态较差，左乳下积存热增高。
	提示：乳腺增生，关注左乳，建议进一步检查。
子宫	检查所见：子宫区可见细胞代谢热偏高区，形态不规则，代谢热分布不均匀。
	提示：不除外子宫肌瘤，宫颈炎。

●本检查结果是根据机体组织代谢热源变化结合临床分析所得，仅供临床医师及患者参考。

●本检查结果仅对扫描图像负责。

八、心理测评

【概述】

心理测评是通过 PEM 心理健康管理系统（图 2-52），以积极心理学理论为基础，运用现代组织管理方法和新一代数字技术，为查体者提供专业化、系统化心理服务工程，通过强大的云服务平台和专业人员提供心身健康管理、心理评估、心理健康促进与干预等系统服务，提高体检者的心理危机意识与处理能力，预防心理危机事件发生，加强风险预测与风险管理能力，预防与消除心理风险。

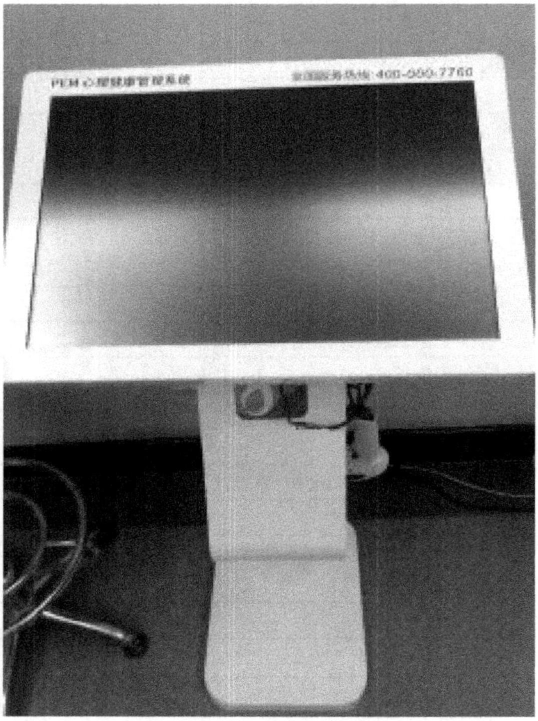

图 2-52 PEM 心理健康管理系统

本体检中心选用的心理量表有焦虑自评测试、抑郁自评测试、压力知觉量表及匹兹堡睡眠质量指数。

1. *焦虑自评量表*（self-rating anxiety scale，SAS） 用于评估 18 岁以上成年人是否存在焦虑状态和焦虑症状的严重程度。

2. *抑郁自评量表*（sey-rating SDS） 用于评估 18 岁以上成年人是否存在抑

郁症状和抑郁症状的严重程度及其在干预治疗前后的变化。

3. *压力知觉量表*（perceived stress scale，PSS）　主要评估人们因对生活不可预知、不可控制或者超负荷而引起压力的程度，被广泛应用于各种人群压力的研究。

4. *匹兹堡睡眠质量指数表*（pittsburgh sleep quality index，PSQI）　用于评定被测试最近一个月的睡眠质量。

【适应证】

有一定文化程度，能理解题意的体检者。

【禁忌证】

文化水平较低，不能理解题意的体检者。

【典型个案分析】

1. *病例介绍*　体检者女性，30岁，PEM心理健康管理系统测评。焦虑自评测试得分为68分，为重度焦虑状态；抑郁自评测试得分为73分，为重度抑郁倾向；压力知觉量表总分为47分，目前存在较严重的健康危险性压力；匹兹堡睡眠质量指数总分为9分：睡眠质量有一定的问题。

2. *结果分析*

（1）重度焦虑状态：①正确看待问题。一般来说引起焦虑的事情，往往都是那些无能为力之事，因此为之焦虑实在是毫无必要。此外，预想一下事情最坏的结果，然后对自己说声“那又怎样”，再让自己从积极的角度看待问题，应该不断的告诫自己，其实我的担心是多余的，没有必要的。过去的经验表明，我所担心的最坏结果并没有发生。②转移注意力。如眼前的事情让你心烦紧张，你可以转移注意力，把视线转向窗外，也可以起身走动，感到紧张不安时，活动下腭和四肢。还可以做扩胸运动，扩胸运动有助于肩背部肌肉的放松。③保持充足睡眠。多休息及充足的睡眠是减轻焦虑的一剂良方。在睡前洗个热水澡或喝杯热牛奶也是促进睡眠的好方法。④若您感到焦虑情绪难以缓解，并对您的正常工作、生活造成影响，建议您去医院寻求专业心理医生的帮助。

（2）重度抑郁倾向，建议尽快就医。

（3）减轻压力：①分析产生压力的原因。引发压力的一个主要原因总是担心自己不能控制的东西。当遇到这种问题时，首先分析一下事情的状态或者诱因，并想想自己有没有措施来改善。如果有，立即实施行动；如果没有，您就得学着承认这件事情已非您能力所及，学会对自己无法改善的事情一笑了之。既然如此，您也没必要一直放在心上。如果您已经犯下错误，就要从中吸取教训，反思自己并继续前进。②暂时远离压力源。工作让您不堪重负还是生活琐事让您无法承受？那就暂时放下手头工作，亦不理会其他烦心事。去做自己想做但一直没有时间去做的事情，或者背起背包去旅游，与大自然在一起“光合作用”，感受生活的美好。③通过运动减压，运动帮助释放人体内的压力荷尔蒙，对大多数人而言，运动就是镇静药。研究表明，每天运动 30min，能有缓解 30% 的压力。您可以选择任意一项或几项自己喜欢的运动，持之以恒，让它成为您生活中的一个好习惯。④若您感觉沉重的压力影响您日常工作和生活，或已对您身心健康造成伤害，建议您及时寻求专业心理咨询或者心理医师的帮助。

（4）改善睡眠质量：①适当的睡眠时间。大多数人认为每天睡 7 ～ 8h 就足够了，但这一说法是因人而异的，所以，什么是“适当”，我们认为“精神和体力的恢复”是衡量睡眠时间是否足够的最佳标准。②规律的睡眠时间安排。研究表明，规律的生物钟是提高睡眠质量的关键因素之一。营造良好的睡眠质量环境，包括舒适的卧具、温度，低噪声，通风后关窗等。③白天适量的运动锻炼不仅能够健身，还有助于提高睡前的疲劳感，帮助快速入睡。④晚餐应进少量，且易消化的食物，睡前禁饮用咖啡、茶及酒精，这些都会降低睡眠质量。⑤如果上床后 40min 不能入睡，可以起来活动，直到自己产生睡意。⑥不要依赖催眠药，在必要时才可以在医师的指导下服用催眠药并且建议你服用催眠药不超过 4 周。

附：心理测评报告单

×××医院健康管理中心

心理健康报告

测试量表：压力知觉量表（CPSS）

ID：	姓名：	年龄：30	性别：女

评估结果

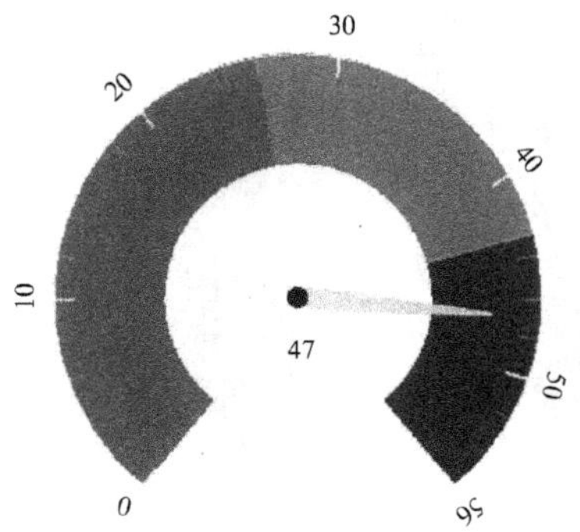

总分：47

评语

总分：测评结果显示，您的压力知觉得分已超过临界值较多。处于该得分段的个体目前存在较严重的健康危险性压力，情绪状态差，说明压力管能力非常差，或者近期发生了难以承受的负性生活事件，且缺乏基本的社会支持系统。

建议

您目前知觉到的压力水平很高，过度的压力可能会对您的身心健康造成严重威胁，若不及时改善，甚至会引发心身疾病。这里给您一些建议和方法，希望对您有所帮助。

1. 分析产生压力的原因。引发压力的一个主要原因就是:总是担心自己不能控制的东西。当遇到这种问题时，首先分析一下事情的状态或者诱因，并想想自己有没有措施来改善：如果有，立刻实施行动；如果没有，您就得学着承认这件事情已非您能力所及，学会对无法改善的事情一笑了之。既然如此，您也没有必要一直放在心上。如果您已经犯下错误，就要从中得到教训，反思自己并继续前进。
2. 暂时远离压力源。工作让您不堪重负还是生活琐事让您无法承受？那就暂时放下手头的工作，亦不去理会其他烦事。去做自己想做但一直没有时间做的事情，或者背起背包去旅游，与大自然一起“光合作用”感受生活的美好。
3. 通过运动减压。运动帮助释放人体内的压力荷尔蒙，对大多数人而言，运动就是镇定剂。研究表明，每天运动30分钟，能有效缓解30%的压力。您可以选择任意一项或几项自己喜欢的运动，持之以恒，让它成为您生活中的又一个好习惯。
4. 宣泄压力。不要把烦闷长时间憋在心里，要学会通过适当的途径宣泄压力。如倾诉、记日记、听音乐、唱歌、洗个热水澡、大笑，或者找个无人的地方，大哭或大骂一场，尽情的号哭、怒骂、甚至歇斯底里，把心里的不快全部倾泻出来。但切记，吸烟、饮酒、暴饮暴食不但不会使您轻松，反而会起到火上浇油的作用，万万不可取。
5. 学会分担压力。一个人的精神和时间都是有限的，即使能力再强，过多的工作和生活琐事都可能成为压垮您的重担。您要学会将任务分配给同事、朋友或者家人，人多力量大，重担就这样被轻松的消化掉了。
6. 若您感觉沉重的压力影响您日常工作和生活，或已对您身心健康造成伤害，建议您及时寻求专业心理咨询师或者心理医生的帮助。

×××医院健康管理中心

医生签名：

×××医院健康管理中心

心理健康报告

测试量表：焦虑自评测试（SAS）			
ID：	姓名：	年龄：30	性别：女

评估结果

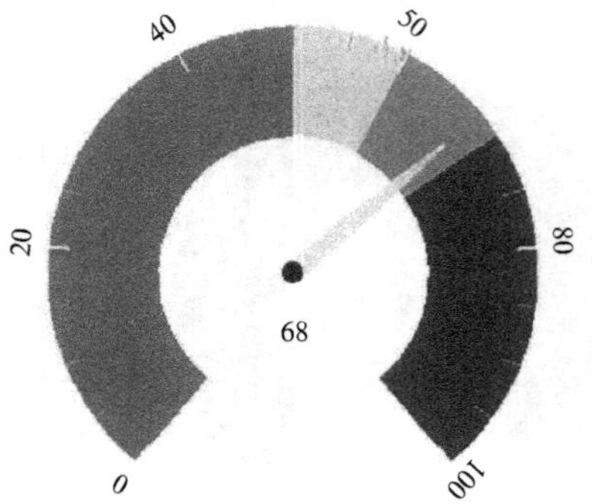

总分：68

评语

总分：您的焦虑自评得分较高，处在该分数段的人出现中度焦虑症状。具体表现为：明显感到紧张、不安甚至惶恐；时常对未来可能发生的、难以预料的事情感到担心、忧虑；睡眠很差，有明显的入睡难、睡眠不深、梦多、觉醒次数增多等现象；胃肠功能状况不佳；经常感到明显的心慌、胸闷，难以安静；时常体验到坐卧不宁，心急心烦的烦躁情绪；常有身体紧张、疼痛或软弱无力感，手脚发抖、多汗；总觉得口干舌燥且尿意频频。

建议

长期沉浸在焦虑情绪中会对人的心身健康造成较大的影响，下面为您提供一些缓解焦虑的建议和方法，希望对您有所需助。

1． 正确看待问题。一般来说引起焦虑的事情，往往都是那些我们无能为力之事，因此为之焦虑实在是毫无必要。此外，预想一下事情最坏的结果，然后对自己说声“那又怎样！”再让自己从积极的角度看待问题，会使你变得豁达和释然。另一类是本来可以做好的事情，但自己期待过高引发的焦虑。对此类焦虑，应该不断的告诉自己，其实我的担心是多余的，没有必要的。过去经验表明，我所担心的最坏结果并没有发生。

2． 转移注意力。假使眼前的事情让你心烦紧张，你可以暂时转移注意力，把视线转向窗外，使眼睛及身体其他部位适时地获得松弛。你也可以起身走动，或者做一些其他能够使你放松的事情，从而暂时缓解眼前的压力。

3． 感到紧张不安时，活动下腭和四肢。当人面临压力时，容易咬紧牙关。此时试着放松下腭，左右摆动一会儿，以松弛肌肉，疏解压力，或是交替进行张大嘴巴和紧咬牙齿两种动作，每种动作保持5～15s。你还可以做扩胸运动，因为许多人焦虑时会出现肌肉紧绷的现象，扩胸运动有助于你的颈部，肩背部肌肉的放松。

4． 保持充足的睡眠，多休息及充足的睡眠是减轻焦虑的一剂良方。这可能不易办到，因为紧张常使人难以入眠。但睡眠愈少，情绪将愈紧绷，导致恶性循环。在睡前洗个热水澡或者喝杯热牛奶都是促进睡眠的好方法。

5． 若您感到焦虑情绪难以缓解，并对您的正常工作、生活造成影响，建议您去医院寻求专业心理医生的帮助。

×××301医院健康管理中心（国际部）

××××-×-×

医生签名：

×××医字健康管理中心

心理健康报告

测试量表：抑郁自评测试（SDS）			
ID：	姓名：	年龄：30	性别：女

评估结果

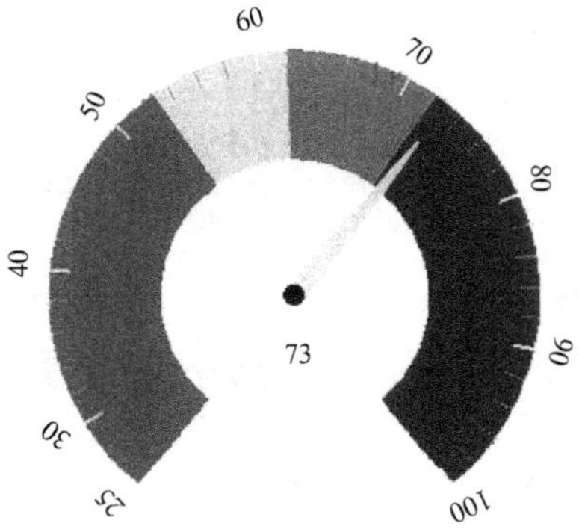

总分：73

评语

总分：重度抑郁倾向：情绪极度低落，完全丧失愉快体验，对任何事情都无法产生兴趣，不能感受到丝毫的快乐，甚至连强颜欢笑也无法做到。经常的产生对自己的不满意感，着重自己一无是处，也为过去了的事情而后悔内疚自责，甚至产生强烈的罪恶感，为此痛恨自己，认为自己应该受到惩罚，还可能产生自杀观念，甚至出现自杀行为；经常哭泣或无声流泪，甚至欲哭无泪。睡眠非常差，常难以入睡，并早醒不能再入睡；食欲非常低下，甚至食欲全无。每天吃饭如同完成一项艰巨的任务一般；身体有极度疲劳感，以至于不能做任何事情；大脑思考问题迟缓艰难，不能对小事情做出决定，进一步加重了无价值感及绝望感。

建议

建议尽快咨询求医。

×××医院健康管理中心（国际部）
××××–××–××
医生签名：

×××医院健康管理中心

心理健康报告

测试量表：匹兹堡睡眠质量指数（PSQI）			
ID：	姓名：	年龄：30	性别：女
评估结果			
总分：9			
评语			
总分：结果显示，你的睡眠质量存在一些问题。这可能是由不良的睡眠生活习惯引起的。一个人的一生中，有1/3多的时间是在睡眠中度过的。良好睡眠，可调节生理功能，维持神经系统的平衡，是生命中重要的一环。睡眠对于大脑健康是极为重要的，按照一般的观点，睡眠是消除大脑疲劳的主要方式。如果长期睡眠时间不足或质量太差，那么就会对大脑产生不良的影响，大脑的疲劳就难以恢复，引发神经衰弱等疾病，严重的可能影响大脑的功能。			
建议			
提高睡眠质量的方法有很多，我们给出以下建议，希望可以对您睡眠质量的提高有所帮助：①适当的睡眠时间：大多数人认为一般每天睡7～8h时就足够了，但是这一说法是因人而异的。所以什么是“适当”，我们认为“精神和体力的恢复”是衡量睡眠时间是否足够的最佳标准。②规律的睡眠时间安排：研究表明，规律的生物钟是提高睡眠质量的关键要素之一。营造良好的睡眠环境，包括舒适的卧具、温度，低噪声、暗光线、通风后关窗睡觉等。③白天适量的运动锻炼不仅能够健身，还有助于提高睡前的疲劳感，帮助快速入睡。④晚餐应少吃些，不要吃不易消化的食物，睡前也不应饮用咖啡、茶及酒精，这些都会降低睡眠质量。⑤如果上床后40min仍旧睡不着，可以起来活动，直到自己产生睡意。⑥不要依赖催眠药，只有在必要时才可在医生的指导下服用催眠药并且建议你服用催眠药不要超过4周。			

×××医院健康管理中心
××××–×–××
医生签名：

第五节 其　　他

一、双能线骨密度测定仪

【概述】

骨质疏松导致髋部或脊柱骨折的致残率和致死率非常高，目前已成为全球公共健康问题。骨密度（BMD），全称“骨矿物质密度”，是骨质量的一个重要标志，它是指单位体积骨的质量，能够综合反映骨材料的孔隙率、矿化程度和骨质疏松程度，也是预测骨折危险性的重要依据。其数据结果目前被WHO认为可诊断骨质疏松，衡量骨骼状况的最佳定量指标。

根据测定研究所得的值采取适当的干预措施、防治骨骼量丢失，及早治疗能够很大程度地减少骨质疏松地发生。

骨密度检查是确定骨骼健康状况的一种最佳检查方法。它可以鉴别骨质疏松症，预防骨折的风险，监测骨质疏松症的治疗效果。采用双能 X 射线骨密度测定仪（DEX）（图 2-53）可检测 $L_{1\text{-}4}$ 后前位和左侧股骨近端各部位，包括股骨颈、大转子、Wards 三角区和全髋部。性能先进，全自动化程度高，扫描时间短，辐射剂量极小，结果准确可靠。

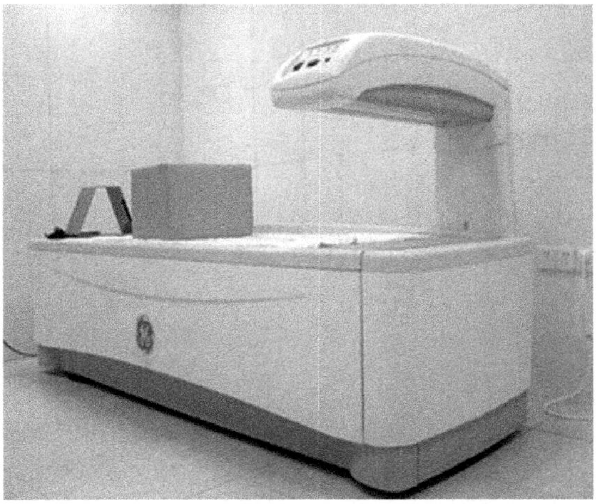

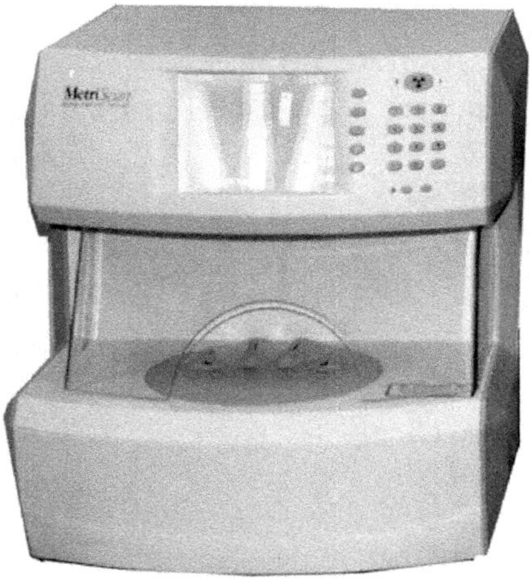

图 2-53　双能 X 射线骨密度测定仪

此测定仪还能获得成人全身、腰椎、髋部、前臂等部位的骨矿密度（BMD）值，该设备除了可以广泛应用于骨质疏松、骨代谢异常疾病（如肾性骨病、卵巢切除、甲状旁腺功能亢进症等）、骨骼遗传病（如骨硬化症、软骨发育不全等）的骨密度检测，还能根据相应部位的 BMD 值预测该部位的骨折发生率；并能检测上述部位的脂肪、肌肉含量百分比，进行人体成分分析；提供侧位脊椎形态评估以评价椎体压缩性骨折的发生；分析各种骨科置入假体。

【适应证】

1. 绝经期妇女并有临床骨折风险因素者，如体重过轻及脆性骨折史的成年人。

2. 慢性肝病、肾病、甲状旁腺功能亢进症者，偏食，缺乏运动、日晒，烟酒过量，长期服用类固醇激素及抗癫痫药的人群。

3. 监测自然病程及评价药物干预疗效。

【禁忌证】

1. 孕妇和即将妊娠者。

2. 手指残疾或短期机械治疗、腰部和髋关节内置入金属物者。

【检查前注意事项】

1. 上机检查前取下随身携带及佩戴的金属物品及首饰。

2. 选择非优势手做检查。

3. 检查时仪器会产生 X 线造成较小的辐射，无关人员勿靠近机器。

4. 检查多部位时需提前记录好出生年月日、身高、体重。

5. 复查者请提前告知检查人员，复查间隔为 1 年或 1 年以上。

【检查注意事项】

1. PET 与骨密度同 1 天进行检查时，须先做骨密度检查，再做 PET 检查，行 PET 检查后间隔 3d 再做骨密度检查。因放射性核素影响骨质结果。

2. 增强扫描、核素检查、胃肠造影后 3d 内禁止做此项检查。

【检查方法】

1. *多部位检测* 平卧并双腿内旋将足固定于足部支架，双手放在肢体两侧，保持不动，需 2 ～ 3min（图 2-54）。

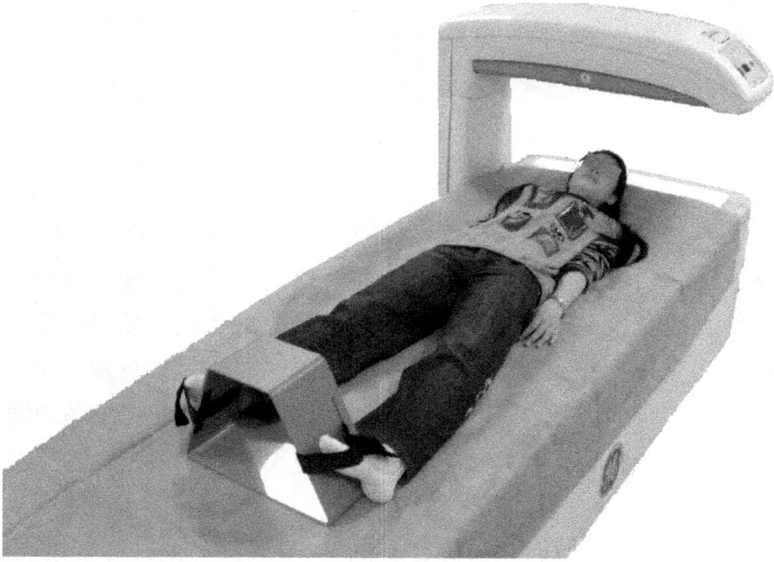

图 2-54 多部位检测

2. *单部位监测* 将非优势手掌心朝下平放在手掌支撑台上，中间 3 个手指放入手掌支撑台凹槽中确定第 2 骨节完全在成像虚框内（图 2-55）。

【相关数值】

骨密度仪会根据患者资料自动算出 T 值和 Z 值数据。

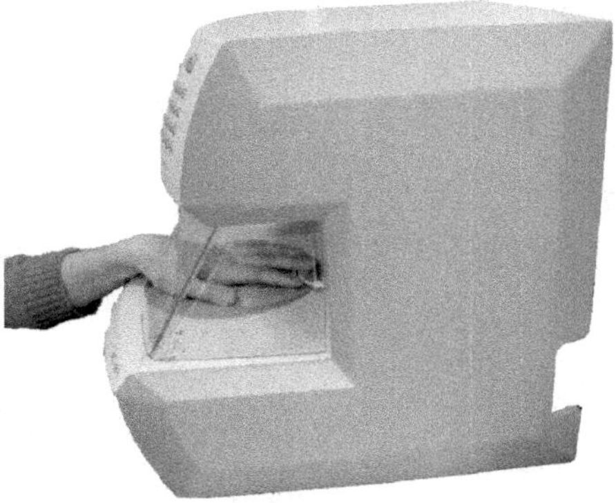
图 2-55 单部位检测

1. T 值是将检查所得到骨密度（BMD）与正常年轻人群的 BMD 相比，以得出高出（+）或低于（－）年轻人的标准差（SD）数，是诊断骨质疏松症最有意义的数值。

T 值 = [测得的骨密度－（20 ～ 40）岁正常人群平均骨密度] / [20 ～ 40 岁正常人群骨密度的标准差（SD）]。

2. Z 值是将检查所测得的 BMD 与正常同龄人群的 BMD 比较而得出的值。虽然 Z 值对诊断骨质疏松症的意义不大，但是可以反映骨质疏松的严重程度。

Z 值 =（测得的骨密度－ 年龄相当人群的平均骨密度）/ [年龄相当人群骨密度的标准差（SD）]。

3. WHO 根据骨密度水平的测量结果（BMD）与健康年轻人数据两者之间的标准差（SD），定出以下 4 项指标。

（1）正常：骨密度在年轻人平均值的 1SD 内（+1 ～－ 1SD）。

（2）低骨密度：骨密度低于年轻人平均值 1 ～ 2.5SD（－ 1 ～－ 2.5SD）。

（3）骨质疏松症：骨密度低于年轻人平均值 2.5SD（<－ 2.5SD）。

（4）严重骨质疏松症：骨密度低于年轻人平均值 2.5SD，伴有一处或多处骨质疏松性骨折。

【典型个案分析】

1. *病例介绍* 检查者，女性，46 岁，公司管理人员，既往体健，偶有膝关节及腰腿痛，未服用保健药品，查体中经过多部位检测，发现骨密度检查的 T 值及 Z 值均低于正常范围，提示骨密度异常，在医师指导下进行对症治疗及健康指导，并给予定期复查。

2. *结果分析* 检测结果 T 值为－ 2，提示骨量减少。

（1）治疗措施：①经口钙药如碳酸钙、乳酸钙等，口服钙药后应多饮水，以防止尿路结石。②补充维生素 D，必须注意大剂量补充维生素 D 会引起高钙血症。③每天至少做 30min 的散步，既可锻炼，又可吸收光照；其他药物有双磷酸盐、降钙素与促进合成代谢的皮质醇。

（2）提示：骨质疏松症是一种全球性的疾病，正悄无声息地威胁着人类健康，事实上它已经成为人类的第六大疾病，早期骨质疏松症的受检者没有任何临床症状，如中年妇女、户外活动少的人群，应定期行骨密度检测。只有明确诊断才能针对性治疗，充分做到早发现、早预防、早治疗。

附：骨密度检查报告

MetriScan™ 骨密度测定系统

非诊断图像

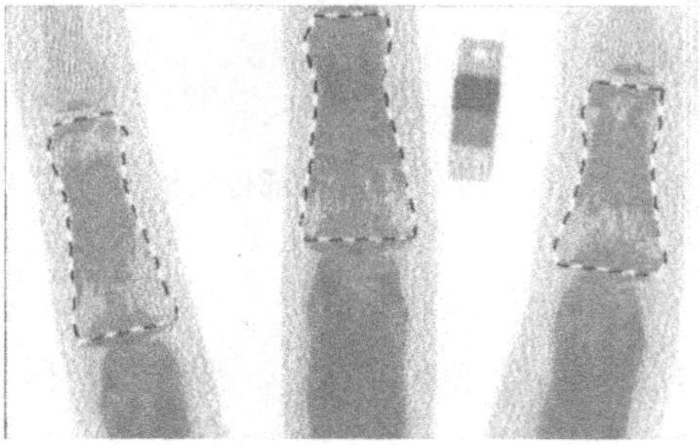

0.333　0.378　0.326

骨密度平均值[1]　0.345 g/cm²

患者姓名	
患者编号	
性别	男
年龄	53
种族	中国人
检查日期	××××××××

中国男性参照曲线

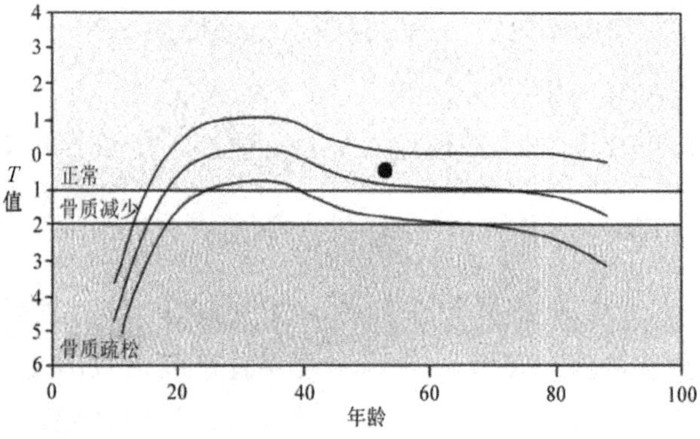

结果

T值	-0.44
Z值	0.40
与峰值骨密度百分比	96%
中国骨质疏松标准[2]	正常
世界卫生组织标准	正常

意见：

1565

校准日期	10/25/10 08:46	产品系列号	500156
操作员编号	001	软件版本 2.07A	

[1] 变异系数 = 0.85%

[2]

二、磁共振检查

【概述】

磁共振成像（magnetic resonance imaging，MRI）设备（图 2-56）是现代医院重要的影像诊断设备之一，在影像诊断和医学研究中常处于首选的成像技术。人体组织细胞内含有非常丰富的水，不同的组织，水的含量也各不相同，如果能够探测到其分布信息，就能够绘制出一幅比较完整的人体内部结构图像。磁共振的基本原理是将人体置于特殊的磁场中，用无线电射频脉冲激发人体内水分子中的氢原子核，引起氢原子核共振，并吸收能量。在停止射频脉冲后，氢原子核按特定频率发出射电信号，并将吸收的能量释放出来，被体外的接收器收录，经电子计算机处理获得图像，这就叫作磁共振成像。磁共振成像技术没有放射性物质，因此，对人体器官和组织没有损害。与其他影像检查方式相比，磁共振具有成像参数多、扫描速度快、组织分辨率高及成像效果清晰等优点，可帮助医师观察早期病变，目前广泛应用于医学临床检查中。

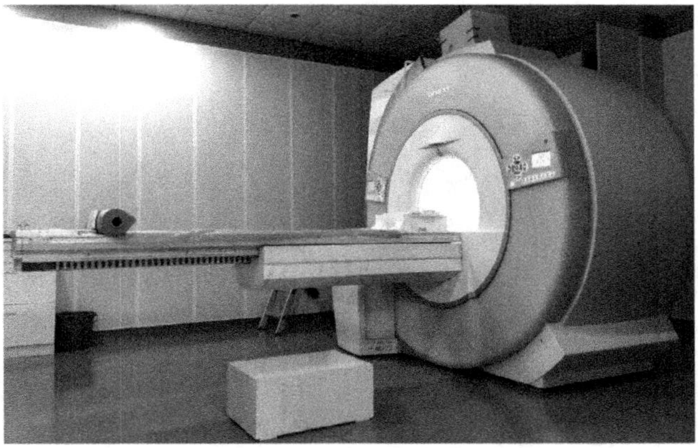

图 2-56　磁共振设备

【适应证】

1. 神经、血管、淋巴管、肌肉、结缔组织的肿瘤、感染、变性病变。

2. 骨内感染、肿瘤、关节内软骨、韧带、半月板、滑膜、滑液囊等病变及骨髓病变。

3. 纵隔内的肿物、淋巴结及胸膜病变。

4. 子宫肌瘤、子宫其他肿瘤、卵巢肿瘤，盆腔内包块等。

5. 肝癌、肝囊肿以及腹内肿块等。

【禁忌证】

1. 有精神分裂、焦虑抑郁、幽闭症等不能配合者。

2. 各种危重病患者：如外伤或意外发生后的昏迷、烦躁不安、心律失常、呼吸功能不全、不断失血及失禁者等。

3. 检查部位有金属物（如内固定钢针、钢钉等），颅内有金属异物等身体内有金属物品不能去除者。

4. 妊娠妇女慎做此检查。

【检查前注意事项】

1. 去除身上所有电子产品、活动性义齿、金属物品，包括金属拉链、纽扣、皮带、内衣、头饰等。如果体内有物体置入，要告知医师具体材质和部位。

2. 不涂抹指甲油、防晒霜等含有金属化学物质的化妆品，避免与磁场发生反应。

3. 使用金属探测仪探测，确保患者身上没有携带任何检查违禁物品，以保证检查安全。

4. 穿合适的衣裤，注意保暖。

【检查中配合】

1. 根据检查部位的不同，协助受检者取正确、舒适的体位。

2. 检查过程中不可随意移动身体，并保持呼吸平稳、均匀，尽量避免咳嗽，以免产生运动伪影。

3. 协助受检者戴好防噪声耳塞，以降低噪声。

4. 将报警球置于体检者手中，如不能坚持可按压报警。如果有文身，磁场会对文身图案中的颜料进行加热，导致皮肤受到刺激甚至灼伤，这种磁共振的效果无法通过衣服进行遮蔽，因此，在检查中，皮肤有任何刺激或者灼烧感，第一时间告知医师，必须立刻停止检查。

5. 对于心理承受较弱的患者，必要时服用镇静药。

【检查后注意事项】

1. 取下耳塞，带好随身物品。

2. 告知体检者磁共振是一种物理振动现象，会有移动的动能让人体感觉热感。体表温度可能会升高 1 ～ 2℃，属于正常反应，不要惊慌。

【典型个案分析】

1. *病例介绍*　体检者，男性，39 岁，为行全面查体 2019 年 9 月 11 日入院。患者近期无头晕、头痛、视物模糊、意识障碍等。既往体健。无家族遗传史。饮酒史 10 年，平均 5 两①白酒 / 次。化验室指标：血小板 316×10^9/L，三酰甘油 5.97mmol/L，总胆固醇 3.08mmol/L，血尿酸 467μmol/L，γ - 谷氨酰基转移酶 112U/L。行头颅磁

① 1 两 =0.5g

共振检查，结果提示：左侧脑室旁可见点状稍长 T_1 稍长 T_2 信号，DWI 呈稍高信号。脑室系统形态及大小未见明显异常，脑沟、裂、池未见明显异常，中线结构无移位。颅内各大动脉及静脉窦流空信号存在。双侧上颌窦、蝶窦黏膜增厚，呈稍长 T_2 信号。影像诊断：左侧脑室体旁急性期脑梗死。双侧上颌窦、筛窦炎。头颅血管磁共振结果提示：未见明显异常。

2. 结果分析及提示　体检者有高三酰甘油血症、高尿酸血症、脂肪肝病史，结合饮酒史，有发生脑梗死、脑出血的风险。此次头颅磁共振结果提示，让体检者十分受益。指导他完善动态心电图、头颈部 CTA 检查。阿司匹林肠溶片 0.1g 口服，1 次 / 日。戒酒、规律休息，适当运动，体重指数达标。真正做到疾病三级预防前移。

检查项目

颅脑磁共振平扫（新版）

临床诊断

查体

影像描述

左侧脑室体旁可见点状稍长 T_1、稍长 T_2 信号，DWI 呈稍高信号。脑室系统形态及大小未见明显异常，脑沟、裂、池未见明显异常，中线结构无移位。颅内各大动脉及静脉窦流空信号存在。双侧上颌窦、筛窦黏膜增厚，呈稍长 T_2 信号。

影像诊断及建议

左侧脑室体旁急性期脑梗死。

双侧上颌窦、筛窦炎。

三、PET/CT检查

【概述】

PET/CT全称为正电子发射计算机体层扫描仪，是一种将PET（功能代谢显像）和CT（解剖结构显像）两种先进的影像技术有机地结合在一起的新型的影像设备（图2-57）。它是将微量的正电子核素示踪剂注射到人体内，然后采用特殊的体外探测仪（PET）探测这些正电子核素人体各脏器的分布情况，通过计算机断层显像的方法显示人体的主要器官的生理代谢功能，同时应用CT技术为这些核素分布情况进行精确定位，使这台机器同时具有PET和CT的优点，发挥出各自的最大优势。

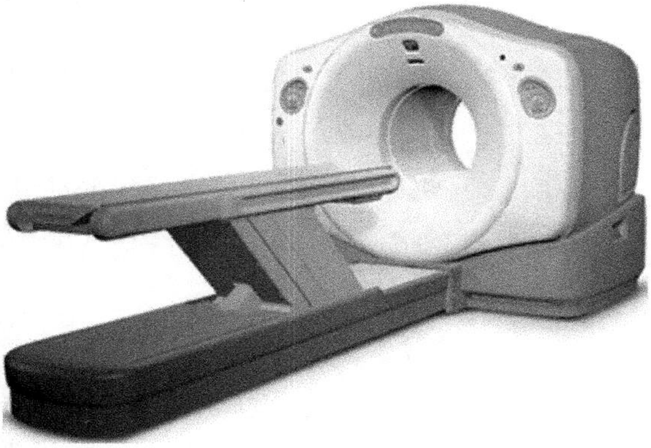

图2-57　PET/CT

1. 组成　PET系统的主要部件包括机架、环形探测器、符合电路、检查床及工作站等。探测系统是整个正电子发射显像系统中的主要部分，它采用的块状探测结构，有利于消除散射、提高计数率。许多块结构组成一个环，再由数十个环构成整个探测器。每个块结构由36个锗酸铋（BGO）小晶体组成，晶体之后又带有2对（4个）光电倍增管（PMT）。BGO晶体将高能光子转换为可见光，PMT将光信号转换成电信号，电信号再被转换成时间脉冲信号，探头层间符合电路对每个探头信号的时间耦合性进行检验判定，排除其他来源射线的干扰，经运算给出正电子的位置，计算机采用散射、偶然符合信号校正及光子飞行时间计算等技术，完成图像重建。重建后的图像将PET的整体分辨率提高到2mm左右。

2. 特点　PET采用符合探测技术进行电子准直校正，大大减少了随机符合事件和本底，电子准直器具有非常高的灵敏度（没有铅屏蔽的影响）和分辨率。另外，PET探头能进行2D或3D采集，3D采集的灵敏度在视野中心为最。

3. PET检查的安全性　PET所用的显像剂均经美国FDA及国家药品监督管理局批准，无菌、无热源、无毒、无不良反应、无过敏反应。显像剂均为超短半衰期核素，最长者110min，短者2min，而常规核素检查所用核素为^{99m}Tc，半衰期为6h，且PET所用放射性核素均为组成人体生命的基本元素，人体检查更安全，所受辐射剂量更低。

【适应证】

1. 神经系统

（1）癫痫病灶的定位诊断。

（2）脑肿瘤的良恶性鉴别、临床分级、疗效评价、预后判断及鉴别治疗后复发或坏死。

（3）老年性痴呆的早期诊断与病灶评估。

（4）帕金森病的早期诊断与病因探讨。

（5）短暂性脑缺血发作（TIA）与急性脑梗死的早期定位诊断，疗效评价。

（6）健康人可迅速了解脑部的供血情况，早期预防TIA。

2. 心血管系统

（1）冠心病冠状动脉粥样硬化性心脏病的早期诊断，诊断率由95%提高到100%，尤其对于早期无症状冠状动脉粥样硬化性心脏病的诊断，更显示出其优越性。

（2）缺血心肌存活性的估价，PET为评价心肌存活的“金标准”，为冠状动脉旁路移植术、TR术前提供重要信息。

（3）急性心肌梗死和不稳定型心绞痛的鉴别诊断。

（4）心肌病的诊断。

3. 肿瘤

（1）肿瘤的早期诊断。

（2）异常肿块的良、恶性鉴别及恶性程度的诊断。

（3）肿瘤的病理分期及患者预后评价，为临床制订治疗方案提供重要信息。

（4）转移瘤原发灶的寻找。

（5）鉴别肿瘤治疗后的残存、复发或坏死。

（6）肿瘤复发的早期诊断及有无全身转移（转移灶的定位）。

（7）早期评价临床治疗效果。

（8）确定活检部位。

4. 健康查体　精确了解受检者当前全身组织器官的健康状况，先于器官结构改变前早期发现病变，为早期临床治疗争取宝贵时间。

【禁忌证】

1. 病情严重、疼痛、情绪不稳定或急性持续痉挛等由于各种原因不能安静平卧 20min 以上者。

2. 血糖控制不理想的糖尿病患者。

3. 术后或创伤性检查炎症未消退者（4 ～ 5 周）。

4. 妊娠妇女。

【检查前注意事项】

1. 糖尿病受检者需提前与 PET/CT 中心联系，以控制血糖浓度。在注射检查药物必要时做血糖浓度测定。部分糖尿病受检者可能还需使用胰岛素。

2. 近期内不应做消化道钡剂、胃肠镜等造影检查（冠状动脉 CT 不受影响）。

3. 由于放射性药物的特殊性，不要更改预约好的检查日期，如不能按时前来，请提前 24h 来电重新预约时间，否则药费损失由受检者承担。

4. 病史采集。请受检者出示所有检查报告、X 线片、CT、MRI 或超声等。医师将询问及记录病史、诊治经过、影像学检查资料等。

5. 检查前 1d 晚上 22：00 后禁食，禁饮含糖饮料 4 ～ 6h，可饮白开水。

6. 检查前 1d 晚饭进高蛋白、低糖饮食（如肉类、蛋类，少吃谷物类、水果）。

7. 检查前禁食 4 ～ 6h（预约上午检查者不要吃早饭、预约下午检查者不要吃午饭）做心肌检查者例外。

8. 检查前 2h 禁做剧烈运动，扫描前需完全休息 0.5h。

9. 检查当日不要穿带有金属拉链、纽扣、金属装饰品的衣物，女性受检者还应去除带有金属垫圈的胸罩。

【检查中配合】

1. 注射药物前安静休息 5 ～ 10min。

2. 静脉注射 5 ～ 10ml 显像剂（^{18}F- 脱氧葡萄糖）。

3. 静脉注射后在指定地点安静休息，保持体位 10min，头颅检查要静卧 30min，面部检查要少说话，以防止骨骼肌摄取量过多（显像剂是一种被标记的葡萄糖，肿瘤及高代谢类疾病因其代谢较正常组织增高的特征，对显影剂的摄取量较正常组织高，如在检查过程中患者肌肉活动过多，正常骨骼肌对葡萄糖需要量增加。病变部位则被动性摄取减少，就会影响检查结果）。

4. 饮 3 杯水，400 ～ 500ml，安静休息 50 ～ 60min，其间可少量饮水。

5. 排空膀胱，排尿时请避免尿液污染体表和衣裤，如有污染请告知医师。

6. 再饮 1 杯水，躺在扫描床上进行检查。

7. 检查过程中，应保持体位，身体不能有明显的移动，否则图像就会模糊，影响医师诊断。

8. 做全身 PET/CT 检查最好双臂上举，一般检查时间在 15min 左右；脑部检查不需双臂上举，一般检查时间在 6min 左右。

9. 检查完毕，根据病情需要，部分患者受检者可能需要进行延迟显像或 CT 增强扫描。

【检查后注意事项】

1. 检查后身体内会短时间存有微量的放射性物质，约 6h 后可以排出，期间可多饮水（6h 饮水 2000ml）以促进放射性物质排泄。

2. 10h 内，避免近距离接触 6 岁以下儿童和妊娠妇女。

3. 心肌 PET 检查根据需要安排饮用含糖饮料。

【典型个案分析】

1. *病例介绍*　受检者，男性，63 岁，2011 年 7 月体检时总前列腺特异性抗原（PAS）偏高（14.3ng/ml），后入当地医院复查总 PSA（59.05ng/ml），行前列腺磁共振检查，结果为前列腺癌。8 月 26 日行前列腺穿刺活检。病理未见癌。之后应用 1 周期戈舍瑞林及比卡鲁胺等内分泌治疗，2011 年 10 月 20 日入院，抽血查总 PAS 正常（2.1ng/ml），外科查体触及前列腺轻度增大。超声检查：实质回声欠均。磁共振检查：考虑前列腺增生可能性大，定期复查。自诉近 2 个月体重下降 5kg，粪便隐血试验阳性，有混合痔病史。为确诊行 PET/CT 检查。结果乙状结肠左侧髂窝区肠壁增厚，伴肠周浸润，代谢异常增高，食管裂孔疝；纵隔及两侧肺门多发轻度增大淋巴结，代谢活跃，首先考虑良性改变；左肺上叶多发小结节，未见异常代谢；蝶窦黏膜下囊肿。进一步安排胃肠镜检查，乙状结肠活检 2 块，病理报告为：结肠高分化腺癌。

2. *结果分析及提示*　此受检者有混合痔病史，粪隐血试验阳性未予重视。血结果及磁共振提示前列腺癌，但病理报告不支持。所以采用 PET/CT 更有意义。

PET/CT 被公认为是目前最成熟的分子成像方法，兼具 PET 和 CT 的功能，可以无创精确定位病变，显示病变形态、大小及与邻近器官的关系，并观测机体分子水平上的生理病理信息和生物代谢过程，具有早期发现、诊断肿瘤、鉴别肿瘤良恶性，以及监测肿瘤治疗效果的作用。与传统影像学检查设备基于解剖形态学的成像不同，PET 是利用放射性核素示踪技术从分子水平上认识疾病，阐明靶器官或组织的血流、细胞代谢、受体密度与功能的变化、基因的异常表达、细胞信息传导及生理生化代谢变化等机制，因此可以在分子水平对肿瘤进行早期特异性诊断。而且能够准确反映目标靶区内肿瘤组织代谢的生物特性，可对病灶进行精确定位、定性、定期和定量，能够显示出有无存活的肿瘤细胞，可以更好地指导制订治疗计划，并可作为评价预后的手段。Macmanus 等认为 PET /CT 几乎对所有患者的整个放疗计划过程都可能产生有意义的影响。

对于肿瘤转移，与其他检查相比更具有不可取代的地位。例如Schmidt等研究指出，PET/CT与全身磁共振显像总体诊断结直肠癌术后复发、转移的灵敏度、特异度及准确率分别为86%、96%、91%和72%、93%、83%。Liu等也比较了PET/CT与增强CT诊断结直肠癌术后可疑肝转移的价值，指出PET/CT比增强CT灵敏度高，分别为100%和80%，而两种检测方法的特异度均为100%。

附：PET/CT检查报告

核医学科PET/CT中心

PET/CT Center

姓名：______ 性别：__男__ 年龄：__50__ 检查号：______ 检查日期：××××-×-×

检查所见：

注射示踪剂60min后显像，见大脑形态如常，皮质各叶放射性分布均匀。皮质下各神经核团显影清晰，放射性分布对称。同机CT显示大脑灰质沟回未见明显增宽加深，白质未见明显低密度影，中线无移位。脑室无扩大，基底区显示对称，小脑显影如常，两侧小脑对称。

口咽部两侧腺体显影对称，鼻咽部无异常放射性浓聚。甲状腺两叶不大，形态可，腺实质内未见异常放射性增高灶。颈部及锁骨上区未见明显异常淋巴结浓聚。

两肺显影清晰，肺纹理正常，双肺未见磨玻璃样或实变性异常阴影，肺内未见异常放射性浓聚灶，纵隔及两侧肺门未见异常肿大淋巴结或淋巴结浓聚，气管居中，胸膜无增厚，胸腔积液征阴性，未见胸部软组织异常影像。

腹部胃充盈好，胃壁显影如常，肝脏形态可，轮廓光整，肝叶比例正常，肝脏弥漫性密度减低，平均CT值约为50HU，肝实质内放射性分布稍欠均匀，肝内外胆管无扩张，胆囊大小正常，密度均匀，胆囊壁无增厚。肝门结构正常。胰腺形态放射性分布尚好，胰管不扩张。脾脏轻度显影，放射性分布均匀，两侧肾脏显影可，肾实质密度均匀，肾盂、肾盏及输尿管无扩张。两侧肾上腺显影大致正常。腹部可见条索状肠影。腹膜后未见明显肿大淋巴结。腹水征阴性，腹壁软组织未见明显异常影像。

盆腔内膀胱放射性浓聚如常，膀胱壁无增厚。两侧腹股沟无异常淋巴结显示，前列腺略增大，放射性分布大致正常。

视野内轴心骨未见异常放射性浓聚。腹5左侧横突肥大，并与腰骶形成假性关节。上、下肢关节带大致正常。视野内皮肤及软组织内未见异常放射性浓聚。

检查结论：

躯干及脑部PET/CT检查未见明显异常代谢征象。

轻度脂肪肝：前列腺增生。

腰5左侧横突肥大，并与腰骶假性关节形成。

报告医师______ 审核医师______ 报告日期××××.×.×

四、PET/MR检查

【概述】

PET/MR是一种将PET（功能代谢显像）和MR（解剖结构显像）两种先进的影像技术有机地结合在一起的新型的影像设备（图2-58）。与传统影像学检查设备基于解剖形态学的成像不同，PET是利用示踪原理和正电子符合探测技术，在组织细胞、亚细胞、分子水平显示人体组织器官的功能改变、细胞代谢、分子结合与信息传递等生物学特征和生化代谢过程。PET显像仪与MR组合，克服了自身图像解剖结构不清晰的缺陷，能精确地提供被扫描组织或器官的解剖结构及功能数据，从而得到最有效的治疗方案。

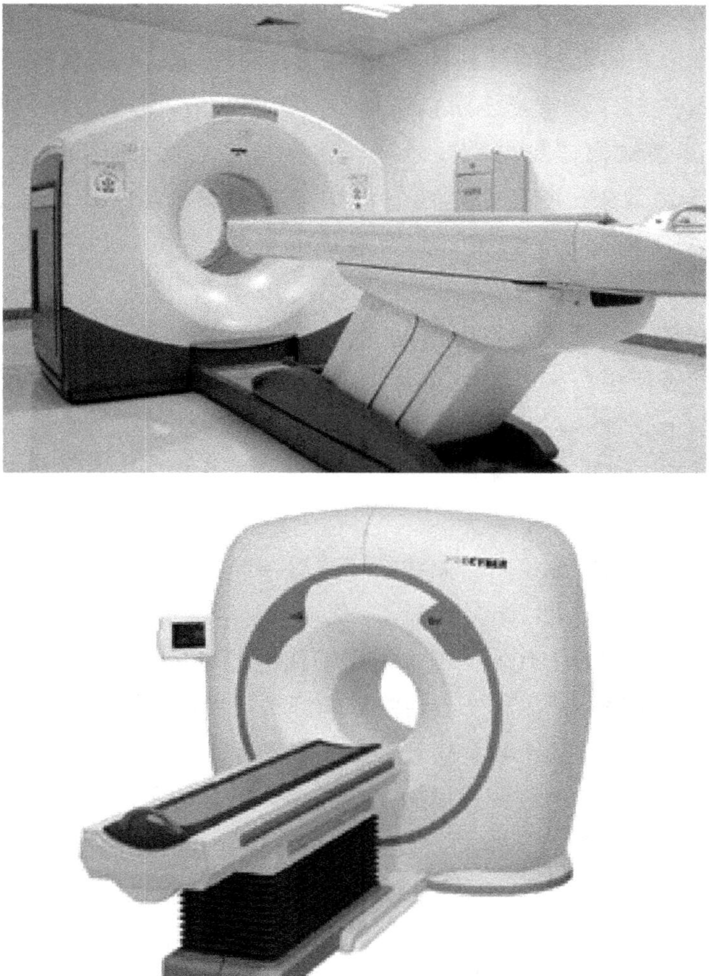

图2-58　PET/MR

PET 通常使用 ^{18}F- 脱氧葡萄糖（^{18}F-FDG）作为示踪剂。^{18}F-FDG 是葡萄糖类似物，静脉注射 ^{18}F-FDG 后，在葡萄糖转运蛋白的帮助下通过细胞膜进入细胞，并在已糖激酶作用下磷酸化，形成不能进一步代谢的物质，且滞留在细胞内数小时。在核素衰变过程中，正电子从原子核内放出后很快与自由电子碰撞湮灭，转化成一对方向相反、能量为 511keV 的 γ 光子。如果在这对光子飞行方向上对置一对探测器，便可以几乎在同时接到这两个光子，并可推定正电子发射点在两个探测器之间的连线上。如果环绕 360° 排列多组配对探测器，便可以得到多对探测器连线上的一维信息，将这些信号向中心点反投影，便可得到某个断层面示踪剂分布图像。实际应用中，常采用多层排列的配对探测器，便于探测并重建多层面图像。

PET 图像揭示人体内部的分子代谢活动，但是图像解剖结构不清楚。而 MR 可清晰显示人体组织的解剖结构，当 PET 图像与 MR 图像进行融合后，可以从根本上解决 PET 图像显示解剖结构不清楚的缺陷，将检测部位的生化信息、功能信息和解剖结构信息同时显示在一张图像上对比诊断，大大提升了 PET 显像的临床应用效果。重建后的图像将 PET 的整体分辨率提高到 2mm 左右。PET/MR 显像仪避免了 PET/CT 的有害放射损伤，并提供高质量的分子影像图像。

PET 检查使用的显像剂均为超短半衰期核素，最长者 110min，短者 2min，而常规核素检查所用核素 ^{99m}Tc，半衰期为 6h，且 PET 所用放射性核素均为组成人体生命的基本元素，人体检查更安全，所受辐射剂量更低。

【适应证】

1. 神经系统疾病

（1）癫痫病灶的定位诊断。癫痫是一组以神经元异常放电所致的发作性脑功能障碍为特征的疾病，同时伴有脑血流、代谢及神经递质等一系列生理生化改变，发作间期脑局部 ^{18}F-FDG 代谢减低，发作期代谢增高，PET/MR 显像仪能灵敏地探测到功能性癫痫病灶，为下一步治疗该病提供了依据。

（2）老年痴呆的早期诊断与病灶评价。老年痴呆是一种以慢性、获得性、进行性智能损害为特点的神经变性疾病，神经病理检查证实，大部分老年痴呆的基础是神经元的丢失或神经纤维的改变。而脑功能所需能量的 98% 以上由葡萄糖供应，所以，^{18}F-FDG PET/MR 显像对痴呆的异常改变相当敏感。

（3）短暂性脑缺血发作（TIA）与急性脑梗死的早期定位诊断，疗效评价。PET/MR 可对脑缺血性疾病进行早期诊断，其通过脑血流灌注和脑血容量测定反映脑血流和血脑屏障的破坏情况，并检测脑血流的通透性。

（4）吸毒成瘾评估及戒毒治疗。近年来吸毒成瘾被认为是一种慢性脑病，PET/MR 对吸毒成瘾者进行脑部扫描，可从分子学水平观测脑内细胞代谢情况并进行定位。戒断期无皮质及核团异常放射性浓聚病灶；而在渴求期，脑内的异常放射性浓聚部位表示高代谢状态，如杏仁核、前额皮质、伏隔核等部位的高兴奋状态可以确定脑内的药物奖赏中枢。理论上，将该药物奖赏中枢进行手术或放疗使其兴奋性降低，可以达到治疗目的。

（5）脑损伤后脑代谢状况评估。PET/MR 对脑损伤不但有特异性，可检出一般影像检查易漏诊的小血肿，而且对脑损伤后（如植物人）进行脑代谢状况评估，判断是否有脑死亡，对治疗及唤醒意义重大。

（6）帕金森病的早期诊断与病因探讨。

（7）脑肿瘤的良、恶性鉴别，临床分级，疗效评价，预后判断及鉴别治疗后复发或坏死。

（8）可迅速了解脑部的供血情况，早期预防 TIA。

2. 心血管系统

（1）冠状动脉粥样硬化性心脏病的早期诊断，诊断率由 95% 提高到 100%，尤其对于早期无症状冠状动脉粥样硬化性心脏病的诊断，更显示出其优越性。

相对于传统的“金标准”冠状动脉造影技术而言，PET 心肌显像诊断冠状动脉病变是无创性的，具有很高灵敏度和特异性。PET 在探测冠状动脉粥样硬化性心脏病方面比 SPE/CT 更加灵敏。

（2）缺血心肌存活性的评估，^{18}F 标记的脱氧葡萄糖主要反映心肌的脂肪酸葡萄糖代谢，心肌 PET 灌注 - 代谢显像是目前评估心肌存活最可靠的方法，被用作比较其他检测心肌活力方法的“金标准”。心肌在缺血缺氧的条件下，对葡萄糖的利用增加，以维持心肌细胞的基本代谢需要，因此，代谢活动存在标志心肌存活；此外，一定量的血流是代谢得以维持的基础，因此反映心肌血流的灌注显像也可以间接反映心肌活力，诊断心肌是否存活对进一步治疗心肌梗死十分关键。

（3）急性心肌梗死和不稳定型心绞痛的鉴别诊断。

（4）心肌病的诊断。

3. 肿瘤

（1）肿瘤的早期诊断。由于大多数肿瘤具有高代谢的特征，故 PET 对肿瘤的诊断具有较高的灵敏性、特异性及准确性。代谢显像是早期诊断恶性肿瘤的最灵敏的方法之一。

（2）鉴别异常肿块。肿瘤组织中普遍存在着细胞快速增生、细胞膜葡萄糖载体增多和细胞内磷酸化酶的活性增高等生物学特征，使得肿瘤内的糖醇解代谢明显增加。使用 ^{18}F-FDG 作为示踪剂，它可以进入人体几乎所有类型的肿瘤内代谢显像，肿瘤恶性程度越高，^{18}F-FDG 摄取越明显，因此，可以早期发现和确定恶性肿瘤原发灶的部位、大小、范围并评估恶性程度。

（3）早期评价临床治疗效果。肿瘤恶性程度与其代谢活性成正比，治疗是否有效要看肿瘤代谢活性有无降低及降低的程度。在肿瘤的放、化疗过程中，肿瘤细胞代谢活性的降低早于肿瘤本身体积的缩小，因此，PET/MR 对于放、化疗早期疗效评定具有绝对的优势。

（4）确定活检部位。帮助指导活检、放疗以及肿瘤手术定位。临床中常有一些疑难病例需要通过穿刺活检明确诊断，或者是明确肿瘤的实际区域大小进行放疗，通过 PET/MR 检查可选择 FDG 摄取高的区域进行相应的处理，可提高活检效率和放疗效果。

（5）肿瘤复发的早期诊断及转移灶定位。

（6）肿瘤的病理分期及患者预后评价，为临床制定治疗方案提供重要信息。

（7）鉴别肿瘤治疗后的残存、复发或坏死。

【禁忌证】

无绝对禁忌证，相对禁忌证如下所述。

1. 病情严重、疼痛、情绪不稳定或急性持续痉挛等由于各种原因不能安静平卧 20min 以上者。

2. 糖尿病控制血糖不理想者。

3. 术后或创伤性检查炎症未消退者（4 ～ 5 周）。

4. 妊娠妇女。

5. 心脏支架置入术、心脏起搏器、骨折钢板固定等身体内有无法取出的金属物品。

【检查前注意事项】

1. 糖尿病患者需提前与 PET/MR 中心联系，以控制血糖浓度。在注射检查药物必要时做血糖浓度测定。部分糖尿病受检者可能还需使用胰岛素。

2. 近期内不应做消化道钡剂、胃肠镜等造影检查（冠状动脉 CT 不受影响）。

3. 由于放射性药物的特殊性，不要更改预约好的检查日期，如不能按时前来，请提前 24h 来电重新预约时间，否则药费损失由受检者承担。

4. 病史采集，请受检者出示所有检查报告、X 线片、CT、MRI 或超声等。医生将询问及记录病史、诊治经过、影像学检查资料等。

5. 检查前 1d 晚上 22：00 后禁食，禁饮含糖饮料 4 ～ 6h，可饮白开水。

6. 检查前 1d 晚饭进高蛋白、低糖饮食（如肉类、蛋类、海鲜，少吃谷物类、水果）。

7. 检查前禁食 4 ～ 6h（预约上午检查者不要吃早饭、预约下午检查者不要吃午饭），做心肌检查者例外。

8. 检查前 2h 禁做剧烈运动，扫描前需完全休息 0.5h。

9. 检查当日不要穿带有金属拉链、纽扣、金属装饰品的衣物，女士还应去除带有金属垫圈的胸罩。

【检查中配合】

1. 静脉注射药物前安静休息 5 ～ 10min。

2. 静脉注射 5 ～ 10ml 显像剂，注射后 3 指平压针眼 10min。

3. 注射后请在指定地点安静休息，不要与人交谈，保持体位 10min，头颅检查要静卧 30min，面部检查要少说话，以防止骨骼肌摄取。

4. 饮 3 杯水，400 ～ 500ml，安静休息 50 ～ 60min，期间可少量饮水。

5. 排空膀胱，排尿时请避免尿液污染体表和衣裤，如有污染请告知医师。

6. 再饮 1 杯水，躺在扫描床上进行检查。

7. 检查过程中，应保持体位，身体不能有明显的移动，否则图像就会模糊，影响医师诊断。

8. 做全身 PET/MR 检查最好双臂上举，一般检查时间在 15min 左右；脑部检查不需双臂上举，一般检查时间在 6min 左右。

9. 检查完毕，根据病情需要，部分患者可能需要进行延迟显像或 CT 增强扫描。

【检查后注意事项】

1. 检查后身上会暂时存有微量的放射性，约 6h 后可以排出，请大量喝水（6h 饮水 2000ml）以促进放射性物质排泄。

2. 为谨慎起见，10h 内，避免近距离接触 6 岁以下儿童和孕妇。

3. 心肌 PET 检查根据需要安排饮用含糖饮料。

4. 一般情况下 3 个工作日取报告。

【典型个案分析】

1. 病例介绍　受检者，男性，49 岁，饮酒 20 年，每天 2 ～ 3 次，每次 100 ～ 150ml。父亲有糖尿病，既往体健。2015 年 9 月 9 日行 PET/MR 检查，结果颅内多发缺血灶。

2. 结果分析及提示　此病例中，受检者中年，男性，长期饮酒，体型肥胖（BMI：26.7kg/m^2），从生活习惯、体型分析有心血管疾病的危险因素。但血糖、血脂、血压、凝血等检验指标无异常，头颅CT平扫、脑血流、血管弹性未见明显异常，颈椎X线片提示退行性改变，考虑头颅无器质性改变。体检行PET/MR检查，结果：颅内多发缺血灶。此PET/MR结果提示受检者以后多关注脑部供血情况。

现有影像学检查方法中，MR对（骨、关节等）病灶成像清晰，MR对软组织（血管、神经、前列腺、关节囊等）病灶显像更佳。PET从分子水平上认识疾病，阐明靶器官或组织的血流、细胞代谢、受体密度与功能的变化、基因的异常表达、细胞信息传导及生理生化代谢变化等机制，被广泛应用于疾病的早期诊断，但定位效果欠佳。目前，虽然可以通过融合软件将PET与MR独立产生的两种图像注册、配准进行数字化融合。但是用此方法需小心控制两种装置扫描人体时的体位，且易受人体内部器官移位、图像时间不一致、配准的准确性较差等因素的影响。PET/MR被公认为目前最成熟的分子成像方法，兼具PET和MR的功能，可以无创精确定位病变，显示病变形态、大小及与邻近器官的关系，并观测机体分子水平上的生理病理信息和生物代谢过程。它可以实现“共同编码的准确性，没有功能相关性，没有运动校正，双倍的采集时间”，是一台具备PET内核的全身MR成像系统。PET/MR一体机出现后，其应用范围将更优于目前的软件融合，除肿瘤性疾病外，它可对脑缺血性疾病进行早期诊断，其通过脑血流灌注和脑血容量测定反映脑血流和血脑屏障的破坏情况，并检测脑血流的通透性。在神经病学研究、脑梗死和新兴的干细胞治疗的研究中也有很大潜力。MR与PET一体机将是未来的发展方向。

附：PET/MRI 检查报告

××××总医院核医学科PET/MRI中心

姓 名：＿＿＿＿ 性 别：男 年 龄：49 检查号：＿＿＿＿ 检查日期：＿＿＿＿

检查所见：

注射示踪剂60min后显像，见大脑形态如常，皮质各叶放射性分布均匀。皮质下各神经核团显影清晰，放射性分布对称。同机MRI显示大脑灰质沟回未见明显增宽加深，脑室无扩大，中线无移位，大脑皮质下白质内多发微小长 T_1 长 T_2 信号，未见异常放射性浓聚。小脑显影如常，两侧小脑对称。

口咽部两侧腺体显影对称，鼻咽部无异常放射性浓聚。甲状腺两叶不大，形态可，腺实质内未见异常放射性增高灶。颈部及锁骨上区未见明显异常淋巴结浓聚。

两肺显影清晰，肺内未见异常放射性浓聚灶。纵隔及两侧肺门未见异常肿大淋巴结或淋巴结浓聚。心肌显影清晰。气管居中。胸膜无增厚，胸腔积液征阴性。未见胸部软组织异常影像。

腹部胃充盈好，胃壁显影如常。肝脏形态可，轮廓光整，肝叶比例正常，肝右叶包膜下见类圆形长 T_1 短 T_2 信号，未见异常放射性浓聚。余肝实质内放射性分布稍欠均匀。肝内外胆管无扩张。胆囊大小正常，信号均匀，胆囊壁无增厚。肝门结构正常。胰腺形态放射性分布尚好，胰管不扩张。脾脏轻度显影，放射性分布均匀。两侧肾脏显影可，肾实质信号均匀，肾盂、肾盏及输尿管无扩张。两侧肾上腺显影大致正常。腹部可见条索状肠影。腹膜后未见明显肿大淋巴结。腹水征阴性。腹壁软组织未见明显异常影像。

盆腔内膀胱放射性浓聚如常，膀胱壁无增厚。两侧腹股沟无异常淋巴结显示。前列腺大小正常，放射性分布大致正常。

视野内轴心骨未见异常放射性浓聚。上、下肢关节带大致正常。视野内皮肤及软组织内未见异常放射性摄取。

检查结论：

1. 脑内多发缺血灶。
2. 肝右叶异常信号，未见代谢增高，考虑良性病变，钙化可能。

余头部及躯干部PET/MRI检查未见明显异常代谢征象。

报告医师 ＿＿＿＿ **审核医师** ＿＿＿＿ **报告日期** ××××-××-××

××××总医院核医学科PET/MRI中心

检查报告单

姓　名：　　性　别：男　　年　龄：49　　检查号：

申请科室：国际部体检科　　住院号：　　门诊号：　　检查日期：××××-××-××

简要病史及检查目的：

临床诊断：　体检

检查技术：

身高：	165cm	体重：	67kg
注射药物：	^{18}F-FDG	注射时间：	13:32:00
注射部位：	右手	检查部位：	躯干+脑

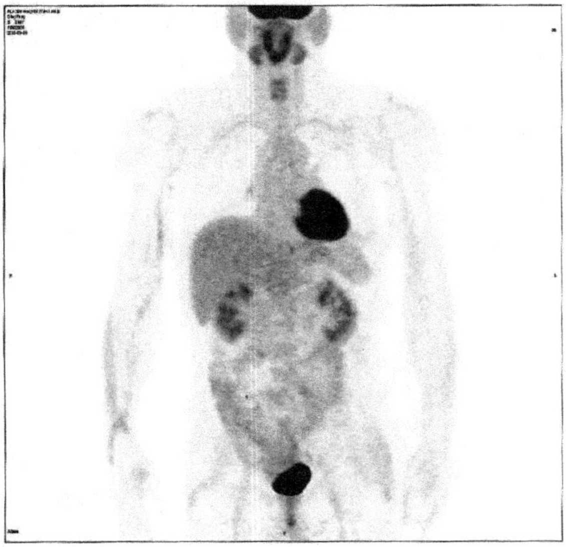

××××总医院核医学科PET/MRI中心

姓 名：＿＿＿＿　性 别：男　年 龄：49　检查号：＿＿＿＿　检查日期：××××-××-××

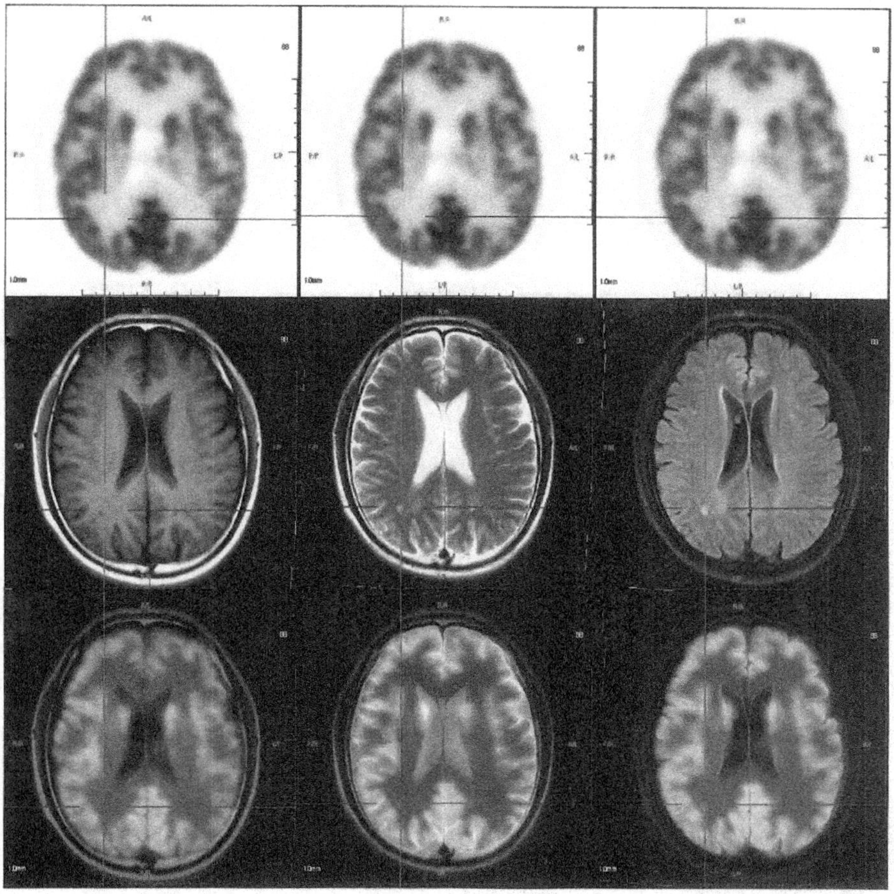

大脑皮质下白质内多发微小长T_1长T_2信号，未见异常放射性浓聚。

××××总医院核医学科PET/MRI中心

姓 名： 性 别： 男 年 龄： 49 检查号： 检查日期： ××××-××-××

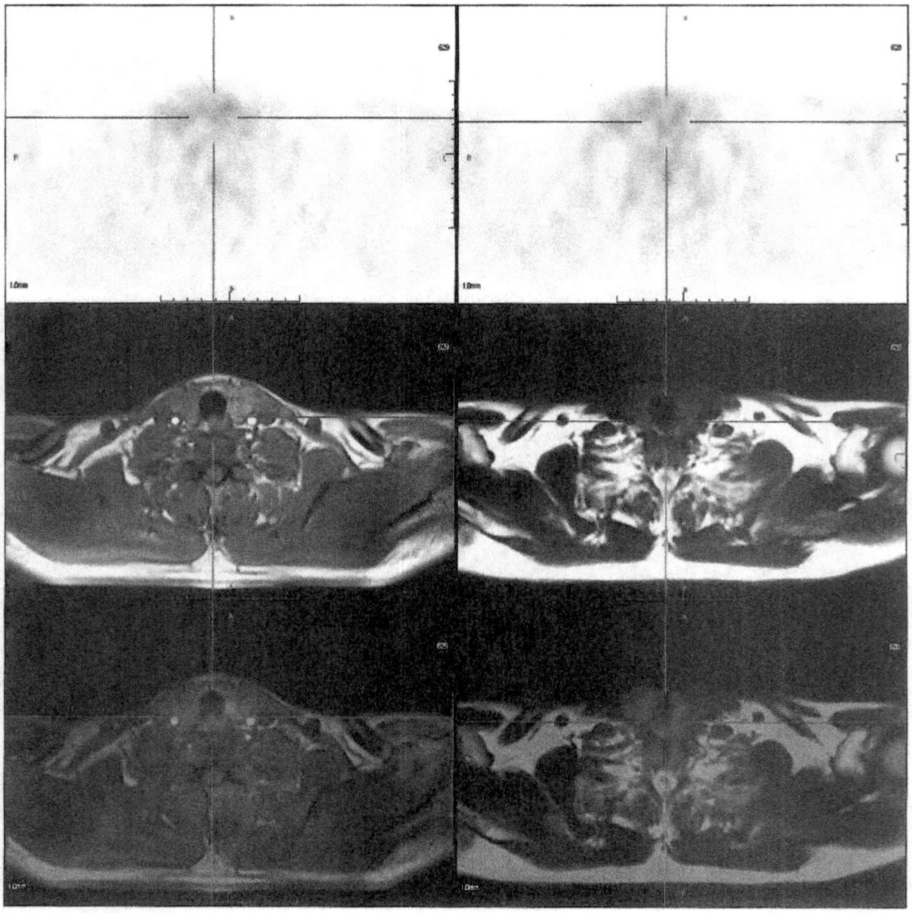

颈部未见明确异常放射性浓聚。

××××总医院核医学科PET/MRI中心

姓 名：　　性 别：男　年 龄：49　检查号：　　检查日期：××××-××-××

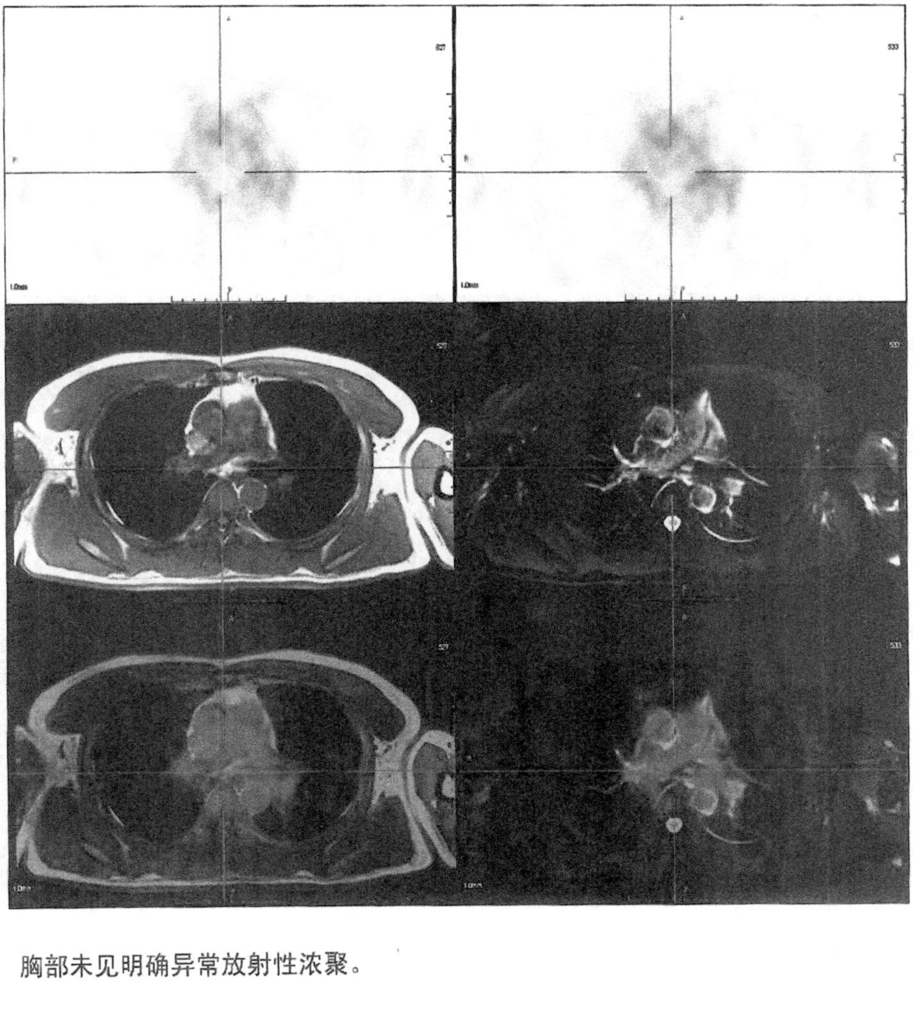

胸部未见明确异常放射性浓聚。

××××总医院核医学科PET/MRI中心

姓 名： 性 别： 男 年 龄： 49 检查号： 检查日期： ××××-××-××

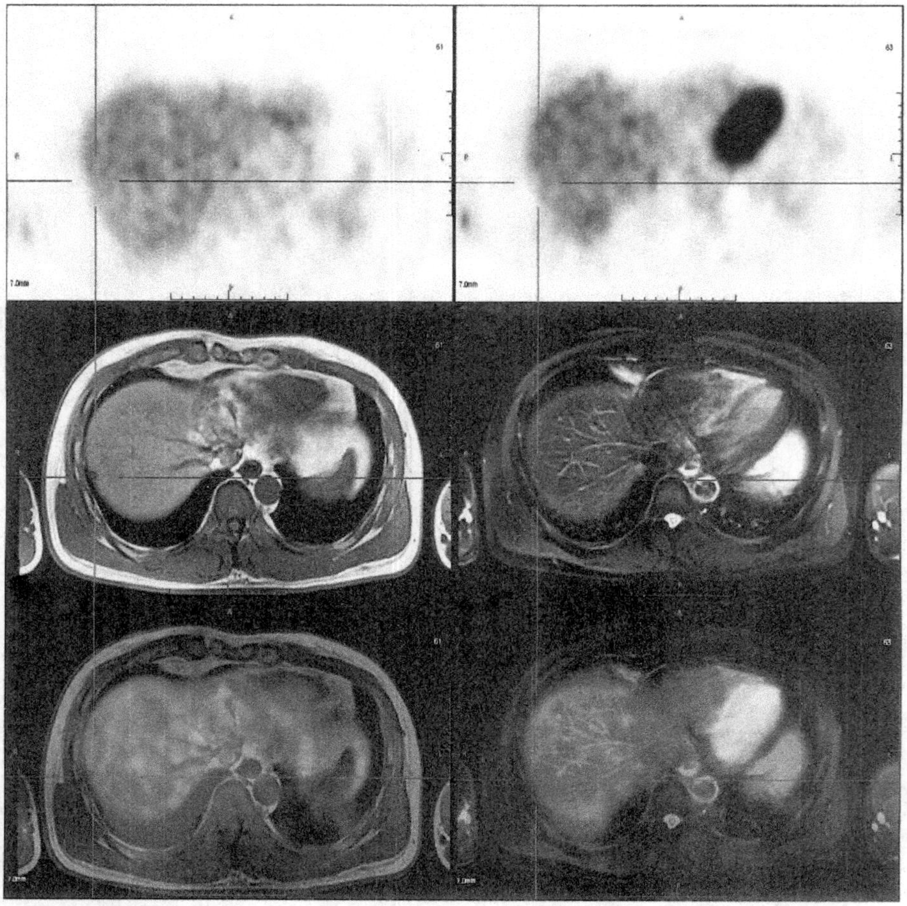

肝右叶包膜下见类圆形长T_1短T_2信号，未见异常放射性浓聚。

××××总医院核医学科PET/MRI中心

姓　名：＿＿＿＿　性　别：男　年　龄：49　检查号：＿＿＿＿　检查日期：××××-××-××

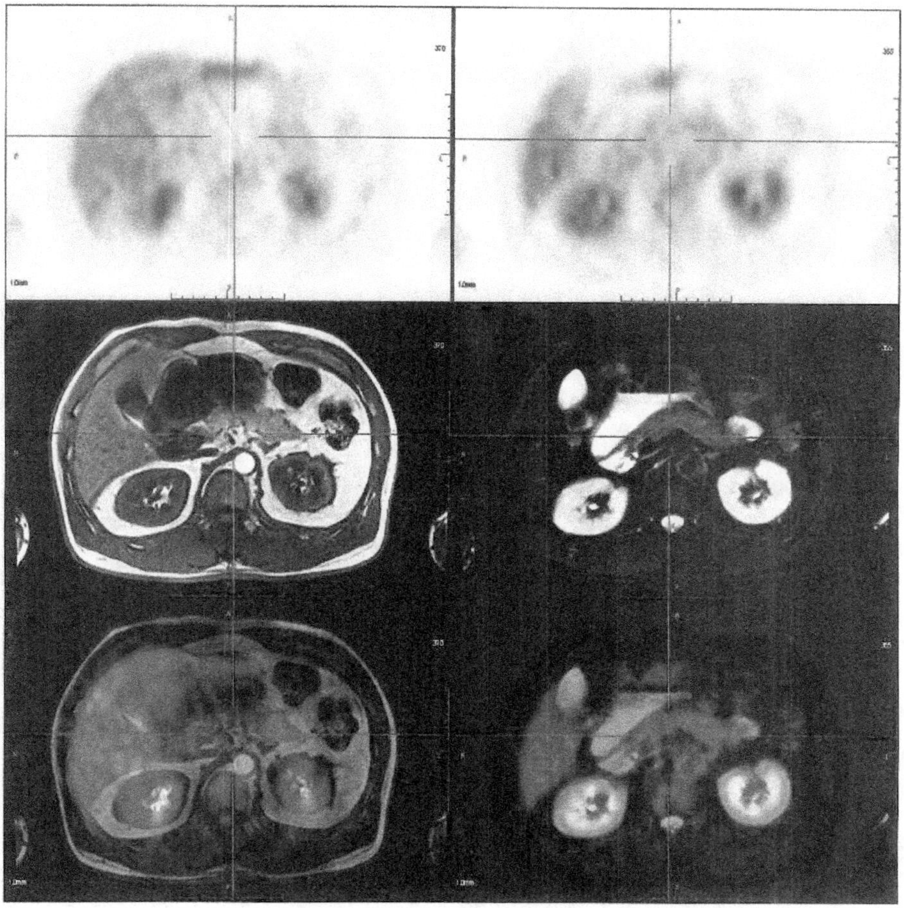

腹部未见明确异常放射性浓聚。

××××总医院核医学科PET/MRI中心

姓 名：______ 性 别：男 年 龄：49 检查号：______ 检查日期：××××-××-××

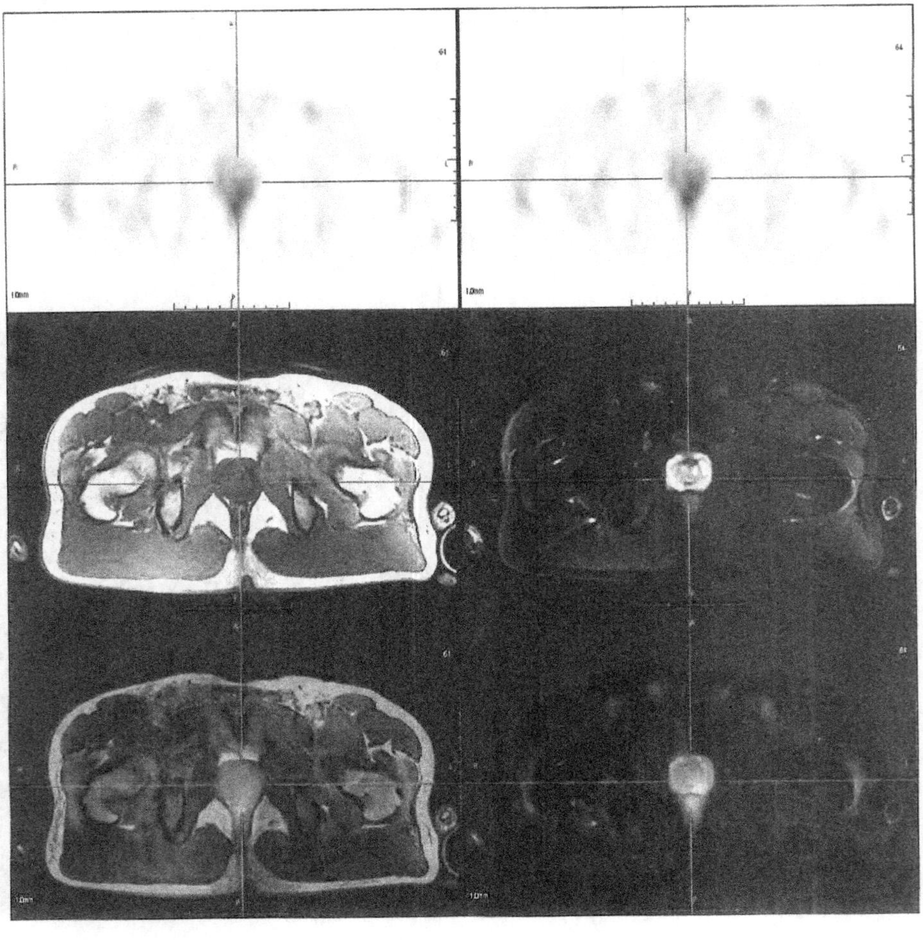

盆腔脏器未见明确异常放射性浓聚。

五、经口葡萄糖耐量试验

【概述】

经口葡萄糖耐量试验（oral glucose tolerance test，OGTT）是检查人体血糖调节功能的一种方法。健康人在服用一定量葡萄糖后，血液葡萄糖浓度暂时升高（一般不超过 8.9mmol/L），但在 2h 内葡萄糖浓度又恢复到空腹水平。糖尿病患者因为糖代谢失常，食入一定量葡萄糖后，血液葡萄糖浓度可急剧升高或升高不明显，而且短时间内不能恢复到原来的浓度水平，称为糖耐量异常。临床上对症状不明显的疑似糖尿病患者，常采用 OGTT 来协助进行诊断。

【适应证】

1. 尿糖阳性或有空腹血糖或随机血糖升高，临床怀疑糖尿病者。
2. 有糖尿病家族史，空腹血糖正常，但有症状体征者。
3. 对原有糖耐量减低者的随访。
4. 与其他原因引起的糖尿病相鉴别。
5. 对怀疑有妊娠糖尿病者的确诊。
6. 妊娠有自发性流产史、早产史、死胎史和巨婴者，或非妊娠成人提示低血糖症状者。

【禁忌证】

1. 糖尿病确诊者。
2. 有严重胃肠道反应者。
3. 空腹血糖已有明显增高者（指多次空腹血糖＞7.3mmol/L），不宜做此试验。

【检查前注意事项】

1. 试验前 3d 保持正常饮食，糖类摄入量不少于 150g/d。
2. 试验前 1d 晚餐按时正常进餐，应避免大量酒、肉、油腻甜食。
3. 试验前 8h 内不得饮用咖啡，禁止吸烟、饮酒及剧烈运动。
4. 空腹抽血是指受检者保证过夜空腹时间 10 ～ 12h，至少 8h。
5. 患急性心肌梗死、急性脑血管意外、严重创伤、剧烈疼痛及较大手术时，需待病情平稳后再进行试验。
6. 需停服避孕药、利尿药、苯妥英钠等药物 3 ～ 7d。

【检查中配合】

1. 受检者晨 5:00 ～ 7:00 抽血，测空腹血糖。
2. 抽血后即饮用含 75g（葡萄糖粉 83g）葡萄糖的溶液（将 83g 葡萄糖粉溶于 200 ～ 300ml 的温开水中），5min 内喝完。

3. 饮葡萄糖水第一口时开始计时，其后 1h、2h（正负 5min 内）分别采血测定血糖。

4. 在试验期间，可少量饮水（几小口水）或不饮水。

5. 采血等待中若有头晕、心悸、胸闷、心绞痛、胃肠道反应等不适症状，需及时告知医护人员。

6. 有面色苍白、晕厥、呕吐等严重反应时，应停止试验。

【典型个案分析】

1. *病例介绍* 受检者，男性，62 岁，高血压病 10 年，其母亲患有糖尿病，2012 年 2 月体检，馒头餐试验餐后 2h 血糖为 10.5mmol/L，为确诊是否有糖尿病次日行经口葡萄糖耐量试验（OGTT）。结果：空腹血糖 4.71mmol/L，1h 血糖 12.04mmol/L，2h 血糖 13.67mmol/L。诊断为糖尿病。

2. *结果分析及提示* 此受检者馒头餐试验餐后 2h 血糖为 10.5mmol/L，即餐后血糖在 7.8 ～ 11.1mmol/L，符合行 OGTT 检查的指征，OGTT 检查 2h 血糖＞11.1mmol/L，此受检者可确诊为糖尿病。

OGTT 是诊断糖尿病及糖耐量减低的常见临床试验。OGTT 检查可以减少单纯应用空腹血糖导致的糖尿病漏诊率的增加，也可以敏感地发现餐后高血糖人群 [餐后高血糖指 2h 血浆葡萄糖（PPG）＞ 7.8mmol/L，可以伴有或不伴有空腹血糖升高]。糖尿病已成为威胁人类健康的重要疾病。它可以引起动脉内皮细胞损伤，从而导致动脉粥样硬化过早发生。糖尿病是缺血性脑卒中的重要危险因素，10% ～ 30% 反复发生缺血性脑卒中的受检者有糖尿病病史。因此对于无症状人群进行 OGTT 的筛查是必要的，尤其在空腹血糖异常或糖尿病危险度评分较高的人群中，这是使糖耐量异常和糖尿病得到及时干预和治疗的首要措施。

六、食物不耐受

【概述】

食物不耐受是由食物特异性免疫球蛋白 G（IgG）抗体与食物颗粒形成的免疫复合物沉积于局部或全身多处毛细血管基底膜，激活补体引起以中性粒细胞浸润为主，局部组织坏死和充血水肿为特征的炎性反应和组织损伤。

食物不耐受是 1905 年由 Frances Hare 发现的，由于食物不耐受导致的症状比较隐蔽，大部分人很难意识到它的存在。有文献报道，在工业化国家有多达 20% 的人口遭受食物不耐受或食物过敏，而据英国过敏协会统计，人群中有高达 45% 的人对某些食物产生不同程度的不耐受，婴儿与儿童的发生率比成人高。随着医学发展，食物不耐受问题与疾病的关系逐渐引起人们的重视。

食物不耐受发生机制：食物不耐受为过敏性疾病研究的新领域，有关其发生机制的理论仍存在分歧，德国科学家 Fooke 的理论为公认的理论，其认为，食物进入消化道后，应被消化为氨基酸、甘油和单糖，转化为能量供人体所需。但因个体内环境的差异，许多食物因缺乏相应的酶而无法被人体完全消化，以多肽或其他分子的形式进入肠道，在那里被机体识为外来物质，产生特异性 IgG 抗体，此抗体与食物分子形成免疫复合物。大分子免疫复合物可被单核细胞 - 巨噬细胞系统吞噬清除，小分子免疫复合物被肾小球滤过，难以在循环中堆积。而中等大小的免疫复合物既不能通过肾小球滤过，也不能被吞噬，它们较长时间循环于血流中沉积在毛细血管基底膜，导致组织损伤及炎性反应。若人们不能及时改变饮食习惯，这种免疫损伤将不断累积，加重原有症状，免疫系统超负荷，使人体各系统出现一系列症状和疾病。

IgG 水平在体内不断升高是一个长期积累过程，在抗体达到一定水平前，是不会引起明显的疾病。还有学者认为 FI 的发生和机体免疫系统的关系非常密切。感染后机体的免疫系统存在一定程度的功能紊乱，此种情况下某些未被完全消化的食物大分子进入血管后就会被免疫系统当作是有害物质，并产生食物 IgG 抗体，激发保护性免疫反应，导致 FI 的发生。某些原来不过敏的食物此时可出现过敏现象。

虽然食物不耐受的产生原理当前仍然存在分歧，但其存在的事实及产生的后果是公认的。文献报道，人群中有 45% 人对某些食物产生不同程度的不耐受，婴儿与儿童的发生率比成人高。其主要表现为胃肠道症状和皮肤反应，常见症状表现为腹胀、消化不良、腹泻、腹痛等症状，多为慢性，常会被忽略。

【适应证】

健康人、亚健康人、患者均可。

【禁忌证】

无。

【检查注意事项】

正常饮食，没有特殊要求。

【检查中配合】

配合护士抽取静脉血 1ml 即可。

【检查后注意事项】

无特殊，3h 后出结果。

【典型个案分析】

1. *病例介绍* 受检者，男性，52 岁，不规律腹痛、腹胀 7 年，进食牛奶、海产品后明显。2011 年 5 月行胃肠镜检查，未见异常。静脉抽血化验食物不耐受 14 项，结果：牛奶 102.1U/ml，牛肉 35.3U/ml、鸡肉 1.8U/ml、猪肉 1.7U/ml、鳕鱼 14.0U/ml、大米 1.8U/ml、玉米 11U/ml、虾 87.3U/ml、蟹 56.6U/ml、大豆 13.7U/ml、蛋清 / 蛋黄 9.9U/ml、西红柿 3.6U/ml、蘑菇 5.6U/ml 和小麦 0.8U/ml。诊断：肠易激综合征。建议受检者日常生活将牛奶列为禁忌食物，虾、蟹隔天食用。4 个月后腹痛、腹胀症状消失。

2. *结果提示及分析* FI 是机体免疫系统对特定食物或食物成分的一种复杂的变态反应性疾病，由 IgG 介导的食物过敏反应属Ⅲ型变态反应，不同于经典的由 IgE 介导的速发型过敏反应，其起病隐匿，多于进食后数小时至数天甚至数月后出现症状，诊断较困难。为便于与经典的 IgE 介导的速发型超敏反应加以区别，通常被称为与免疫异常相关的 FI。过去由于缺乏有效的检测手段，对于 FI 的认识受到限制。随着食物变应原 IgG 检测方法的建立，为研究 FI 在某些疾病中的致病作用提供了客观指标。由 FI 引发的疾病已经受到越来越多学者的关注。近年来国外的研究在肠易激综合征（IBS）受检者体内检出食物特异性 IgG 抗体，认为 IgG 介导的食物过敏反应是 IBS 的主要病因，主要发挥作用的是 IgG4。在 IgG 介导的食物过敏反应中，多数患者表现为胃肠道症状和皮肤反应，胃肠道是主要的受累器官。常见症状为腹胀、消化不良、腹泻、腹痛等。

由于食物不耐受引起临床症状的多样化，意味着身体将长期受到侵害而浑然不知，从而影响正常的运动和生活，甚至影响工作。

其临床表现：

（1）消化道症状：腹痛、腹泻、口臭、口腔溃疡、恶心、胃肠胀气。

（2）皮肤症状：湿疹、荨麻疹、皮肤淀粉样变、痤疮。

（3）精神系统症状：焦虑、忧郁、注意力涣散、暴躁易怒、坐立不安。

（4）神经系统症状：头晕、头痛、偏头痛、睡眠障碍。

（5）呼吸系统症状：哮喘、慢性咳嗽、慢性鼻炎、鼻窦炎。

（6）肌肉骨骼症状：关节炎、关节疼痛。

（7）泌尿生殖系统症状：尿频、尿急、阴道瘙痒、阴道分泌物异常。

（8）心血管系统症状：高血压、心律失常、心率过快。

（9）其他：高血糖、肥胖、易疲劳等。

3. *治疗* 对存在食物不耐受的患者，饮食疗法尤为重要。一项由英国 YORK 营养学实验室进行的临床调查显示约 71% 的患者根据试验结果改变饮食习惯，其中 50% 以上的患者 20d 内症状明显缓解。

（1）饮食护理干预。调整饮食计划依据食物不耐受的检测分级结果：阴性、轻度不耐受、中度不耐受、重度不耐受 4 个级别。0 级（IgG 为 0U/ml）（50U/ml）为阴性；+1 级（IgG 为 50 ～ 100U/ml）为轻度敏感；+2 级（IgG 为 100 ～ 200U/ml）为中度敏感；+3 级（IgG 为＞ 200U/ml）为高度敏感。将测试食物分为禁食、轮替食用和安全食用。阴性食物归为安全食用，即按正常习惯进食。

阳性食物视具体情况归为禁食或轮替食用。若不耐受食物少，则全部禁食。若不耐受食物较多，则先将 +2 级、+3 级的食物列为禁食，而 +1 级的食物列入轮替，即间隔一段时间后重新食用，一般 2 次进食的时间间隔为 4d 以上。

将含有不耐受食物成分的食品纳入禁食食谱之列。指导受检者养成买食物先看外包装成分列表的习惯，将平时常吃的加工食物如某种点心、糖果等，逐一对其成分列表进行检查，若其中包含不耐受的成分则同样纳入禁食食谱。对一些成分标识不清楚的食品，如果不能肯定其不含不耐受成分，可以询问厂家及销售人员或者干脆禁食一段时间。如对牛奶不耐受，那么所有含奶多的食品像冰淇淋、奶油蛋糕和巧克力等都应禁食。

（2）监测食物不耐受情况。指导患者使用症状记录表观察记录食用食物后的症状，0 分为无症状或症状消失；1 分为有改善或尚可，即可感觉到，但可耐受；2 分为差，即干扰正常的活动；3 分为很差，即影响正常工作及活动。将出现不适症状的当日或当餐食物进行对比和总结，以期找出可能的不耐受食物，不断摸索适合患者的饮食，根据具体情况决定该食物是否可以食用，以减少疾病发生或加重的因素。

（3）改变饮食习惯。每个人不耐受的食物种类和产生症状等都各不相同，因此所需的饮食调整时间也各不相同。在对多项食物不耐受且症状较严重时，应注意尝试选择不同的食物及烹饪方法，不要因为口味的喜好就专注于食用某一种食物，或重复以前的烹饪习惯。烹饪菜肴时应尽量少油，多采取炖、焖、蒸、煮、氽等方法，以清淡为主，忌辛辣、油炸食物。指导患者尝试其他可能不常吃的食物，保持营养的平衡。如不能吃牛、羊肉等红肉，可以吃菠菜等含铁多的食物保证铁的摄入。

（4）重新纳入禁食的食物。不耐受食物的重新纳入过程应格外小心。在症状消失或改善后，可以尝试逐渐将其纳入正常饮食，此步骤一般在禁食 6 个月后可进行。首先恢复进食营养价值高但不耐受程度低的食物。其次，恢复进食的食物必须是最简单的形式，每次只能恢复进食一种不耐受的食物，确认加入此类食物没有不良反应后，才可以尝试加入下一种。遵循每次只纳入一种禁食食物，每 2

种食物纳入时间间隔至少 1 周的原则。

4. 食物不耐受检测开展项目　目前所检测的食物不耐受 14 项，括牛肉、牛奶、鸡肉、猪肉、鳕鱼、大米、玉米、虾、蟹、大豆、蛋清 / 蛋黄、西红柿、蘑菇和小麦。全部 90 项为：龙虾、燕麦、柠檬、球叶莴苣、小米、杏仁、蘑菇、杂色豌豆、麦芽、椰菜、苹果、利马豆、鳄梨、橄榄、香蕉、洋葱、橘子、牡蛎、牛肉、大麦（全麦粒）、越橘、欧芹、马铃薯、芥菜籽、荞麦、花生、黄油、美式乳酪、猪肉、菠萝、蔗糖、卷心菜、大米、桃、胡萝卜、哈密瓜、腰果、黑麦、菜花、红花籽、芹菜、鳟鱼、蛤、切达干酪、鸡肉、扇贝、芝麻、红辣椒、虾、鳎鱼、肉桂、巧克力、菠菜、大豆、鳕鱼、沙丁鱼、咖啡、南瓜、草莓、可乐豆、玉米、葵花籽、青豆、白软干酪、牛奶、甘薯、螃蟹、瑞士硬干酪、黄瓜、红茶、烟草、大马哈鱼、茄子、大葱、酸乳酪、西红柿、羊奶、火鸡、葡萄、金枪鱼、柚子、小麦、黑胡桃、嫩豌豆、青椒、大比目鱼、啤酒酵母、蜂蜜、面包酵母、鸡蛋（蛋白 / 蛋黄）。

5. 食物家族的划分　生物按界、门、纲、目、科、属、种的等级分类。属于同一科目的植物 / 动物具有很多共同点，因此，同一科目的食物有可能存在相同不耐受源。如果你对某个科目中的一种食物存在不耐受，那么对同一科目的其他食物产生相似反应的风险就会增加。例如，假如你对芸豆不耐受，那么你对豆科的其他食物如：扁豆、甘草、豌豆、花生、番泻叶、大豆、番薯和稻子豆等产生反应的风险就会增加。我们把具有相似不耐受可能的食物称为一个家族。

下表列出了食物的家族分类，供饮食调整参考。

表 2-2　食物家族分类

家族分类	代表食物
植物	
香蕉	香蕉、大蕉、姜、姜黄、竹芋、香草、山毛榉（山毛榉科）榉实、栗子
甜菜（藜科）	甜菜、叶甜菜、菠菜、糖用甜菜
浆果	黑莓、波森莓、罗甘莓、悬钩子、草莓
白桦（桦科）	榛实、鹿蹄草
荞麦（蓼科）	荞麦、大黄、酸梅
胡萝卜（伞形科）	当归、香菜、胡萝卜、芹菜、细叶芹、胡荽、孜然、莳萝、茴香、欧芹、欧防风
腰果（漆树科）	腰果、杧果、开心果
柑橘（柑橘属）	香橼（佛手）、柚子、柠檬、酸橙、橘、甜橙、红柑

续表

家族分类	代表食物
菊科	洋蓟、甘菊、菊苣、蒲公英、苦苣、莴苣、红花、向日葵、婆罗门参、茵陈蒿
菌类	蘑菇、块菌、酵母
葫芦（葫芦科）	小胡瓜、黄瓜、小黄瓜、甜瓜、南瓜、西葫芦、西瓜
葡萄（葡萄属）	葡萄、葡萄干、无核小葡萄、酒石（来源于葡萄汁）
禾本科	竹笋、大麦、玉米、小米、燕麦、大米、黑麦、甘蔗、高粱、小麦
欧石南（杜鹃花科）	蓝莓
月桂（樟科）	鳄梨、月桂树叶、肉桂、黄樟
百合（百合科）	芦笋、细香葱、大蒜、韭葱、洋葱、葱
豆类	菜豆、小扁豆、甘草、豌豆、花生、番泻叶、大豆、木薯淀粉、角豆
茜草（茜草科）	咖啡
薄荷（唇形科）	罗勒草、佛手柑（香柠檬）、薰衣草、香蜂草、香花薄荷、薄荷、牛至（花薄荷）、迷迭香、鼠尾草、百里香
桑葚（桑科）	面包果、无花果、啤酒花、桑葚
芥菜（十字花科）	花茎甘蓝、抱子甘蓝、卷心菜、生菜、花椰菜、水芹、山葵、羽衣甘蓝、大头菜、芥菜、萝卜、油菜籽、芜菁、豆瓣菜
橄榄	橄榄
棕榈（棕榈科）	椰子、枣椰子、棕榈、西米
菠萝	菠萝
土豆（茄科）	茄子、辣椒红素、胡椒、辣椒粉、红辣椒、土豆、芝麻、芝麻酱、烟草、西红柿、玫瑰（蔷薇科）、苹果、苹果酒、海棠、梨、野玫瑰果
蔷薇（蔷薇科）	杏仁、杏、樱桃、油桃、桃、李子、梅干、榅桲、黑刺李
虎耳草科	黑加仑、醋栗、鹅莓
梧桐科	巧克力、可可、可乐果
茶	茶
马鞭草	马鞭草（柠檬香味）
胡桃	白胡桃、山核桃、胡桃
禽类	
鸽科	鸽子
鸭科	鸭子、鹅

续表

家族分类	代表食物
松鸡科	松鸡、山鹑
珍珠鸡科	珍珠鸡
雉科	小鸡、鸡蛋、孔雀、雉、鹌鹑
火鸡科	火鸡
哺乳动物	
牛科	牛肉、水牛、奶牛、奶酪（牛）、奶油、牛奶、乳清、酸乳酪、明胶、山羊、奶酪（山羊）、山羊奶、羊羔、绵羊、奶酪（绵羊）、羊乳酪、羊乳干酪、小牛肉
鹿科	北美驯鹿、麋鹿、驼鹿、驯鹿、鹿肉
兔科	野兔、家兔
猪科	猪
海产品	
甲壳类	蟹、小龙虾、龙虾、对虾、小虾
软体动物类	鲍鱼、蛤、鸟蛤、贻贝、牡蛎、扇贝、蜗牛、鱿鱼
章鱼	章鱼
淡水鱼	
鲈鱼	鲈鱼、白河鲈、黄鲈
鲱	西鲱
鲤科小鱼	鲤鱼、白首鲤
河鲈	黄河鲈、红鲷鱼
梭鱼	小梭鱼、梭鱼
鲑鱼	大马哈鱼、鳟鱼
胡瓜鱼	胡瓜鱼
鲟鱼	鱼子酱、鲟鱼
太阳鱼	黑鲈
白鲑	白鲑
咸水鱼	
凤尾鱼	凤尾鱼
鳕	大西洋鳕、鳕鱼肝油、黑线鳕、无须鳕、狭鳕
鳗	鳗

续表

家族分类	代表食物
鲆	鲆（比目鱼）、庸鲽、拟庸鲽、鳎鱼、大菱鲆鲱（咸水）、大西洋鲱、沙丁鱼、青鳞鱼
鲭	鲭、金枪鱼、鲣鱼
鲻	鲻鱼
鲷	鳊、鲷
鲑	海鳟
鲉	鲈鲉、岩鱼
海鲈	石斑鱼、海鲈
海鲶	鲶鱼
鳐	鳐鱼
蜜	各种植物花粉、糖

七、糖尿病风险评估

【概述】

随着经济地飞速发展，生活方式地改变等因素，我国糖尿病患者已达亿人。因此，对糖尿病风险进行早期评估以增加人群的自我管理意识尤为重要。糖尿病风险早期检测系统（EZSCAN）可以通过简单无创的方式，评估糖尿病发病风险及糖尿病病变严重程度。戴蒙的研究表明，糖尿病风险评分每升高 10%，患糖尿病的危险度上升 10%。

糖尿病风险早期检测系统（EZSCAN）是一种通过反向离子法检测汗腺功能的方法。它通过使用能引起反向离子渗透的低压直流电，采用计时电流法，评估身体特定部位的汗腺功能。其原理是糖尿病自主神经功能病变会引起汗腺分泌功能减退，导致汗液离子浓度降低，减弱其电导率，进而评估糖尿病的发病风险（图 2-59）。

该设备由连接在计算机上的手电极板、足电极板和前额头电极箍六个电极组成。电极放置于汗腺丰富区域（前额、手掌和足掌），电极之间会产生 1 个低于 4V 的连续感应电流，每个电极被交替用作阳极和阴极，运用计时直流电法测量额部、手掌和足的局部电导和全身电导并计算面部、双手、双足汗腺功能。整个检测需要 3min，受检者不会感到任何不适。结果以风险综合百分比（即风险评分）

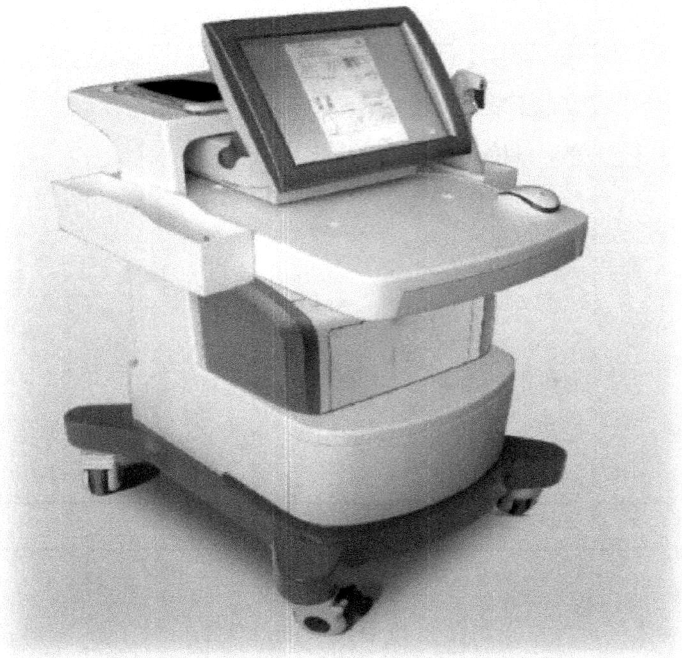

图 2-59 EZSCAN

图形显示，评分越高，糖代谢异常风险越大。检查时，受检者静息站立，双手放于手电极上，双足立于足电极上，头戴电极带，测量结果将在 2min 内用不同颜色和图形方式分别做区分。

根据从双手和双足测得的电导率计算糖尿病风险早期检测（EZSCAN）系统分数，并根据风险分数以彩色指数的形式显示出结果。

绿色：无风险；黄色：中等风险；橘黄色：高度风险。

数据将结果处理成代表个人胰岛素抵抗和前期糖尿病（IGT）风险的分数。

【适应证】

1. 糖尿病早期检测。
2. 糖尿病并发症的患病风险测定。

【禁忌证】

1. 携带心脏起搏器或除颤器置入的受检者。
2. 身体某部位缺损的人群。
3. 在 2min 测量期间，动态心电图测量值变化的受检者。
4. 孕妇和 21 岁以下人群，糖尿病风险早期检测（EZSCAN）系统无针对此类人群的数据库，对于此类人群是否适应该系统检测应由临床医师判定。

5. 糖尿病风险早期检测（EZSCAN）系统不能用于检测未知型糖尿病，但可以用于检测相关的神经并发症和（或）评判其治疗效果。

【检查前注意事项】

1. 受检者因素

（1）运动：受检者检查前2h内应禁止高强度运动。

（2）准备情况：为确保皮肤与电极板接触良好，受检者需挽起腕、踝处衣物，避免衣物与电极板接触。保证双手洁净干燥，佩戴戒指者需摘除戒指，一是便于手部皮肤更好地与电极板接触，二是避免金属对电极板的干扰。对于常年佩戴戒指难以摘除者，可将戒指戴宝石一面转至掌部，以便减少金属对电极板的干扰。腕部佩戴手表、手链、手镯等饰品者不需要摘除，但应尽量移至肘部，避免与电极板接触干扰数据分析。在测量过程中受检者的手、脚必须位于电极板的中央，四肢不能移动，以保证检测结果的准确性。

（3）体位：受检者可以采取坐位和站位进行检测，建议体质偏轻的受检者最好采取站位进行检测，以便足部皮肤更好地与电极板接触。

2. 操作者因素

（1）清洁电极板，每次使用后立即使用专业清洁液和柔软材料（如质地柔软的纸巾）清洁所有电极板，避免受检者残留在电极板上的汗液影响下一位受检者的测量结果，保证测量结果的准确性，同时防止汗液对电极板的腐蚀及交叉感染。

（2）选择正确的检测模式，该系统对有无糖尿病病史的受检者在不同的操作界面进行，检测的风险项目也不同，未确诊糖尿病的受检者采用体检模式进行检测，糖尿病患者则采用专家模式进行检测。

（3）准确输入受检者信息，输入受检者的性别及准确的年龄、身高、体重、血压或近期糖化血红蛋白值，以便获得准确的检测结果。

（4）正确指导受检者将手、足皮肤与电极板接触良好，采用正确体位进行检测。

3. 其他因素

（1）环境因素：每日工作前开窗通风，保持空气新鲜，室温18～25℃，湿度不宜潮湿，远离电磁干扰和电离辐射。

（2）工作电压：EZSCAN系统是利用电化学反应原理进行工作，要求采用（110～220）V±3%，50～60Hz直流电源，但如果外部电压不稳定会造成检测结果偏差，因而应使用稳压器，或每连续使用2h后关机断电1次，避免影响数据分析。

【检查中配合】（图 2-60）

1. 受检者脱去鞋袜等，将双手、双足放在电极中央。

2. 将 2 个一次性电极贴在前额眉毛上方，带有蓝色标志的头电极电线接到右侧电极，白色电线接到左侧电极，此时注意，要确保皮肤和电极之间没有毛发，女性受检者要擦除前额的化妆品。也可以使用带有电极片的头箍，将其放到正确位置，并调节大小至受检者头部大小吻合，同样，蓝色电线接到左侧眉梢电极上。

3. 使用触摸屏上的虚拟键盘输入数据。

4. 受检者将双手、双足分别平摊在手电极和足电极中央，检测期间受检者手

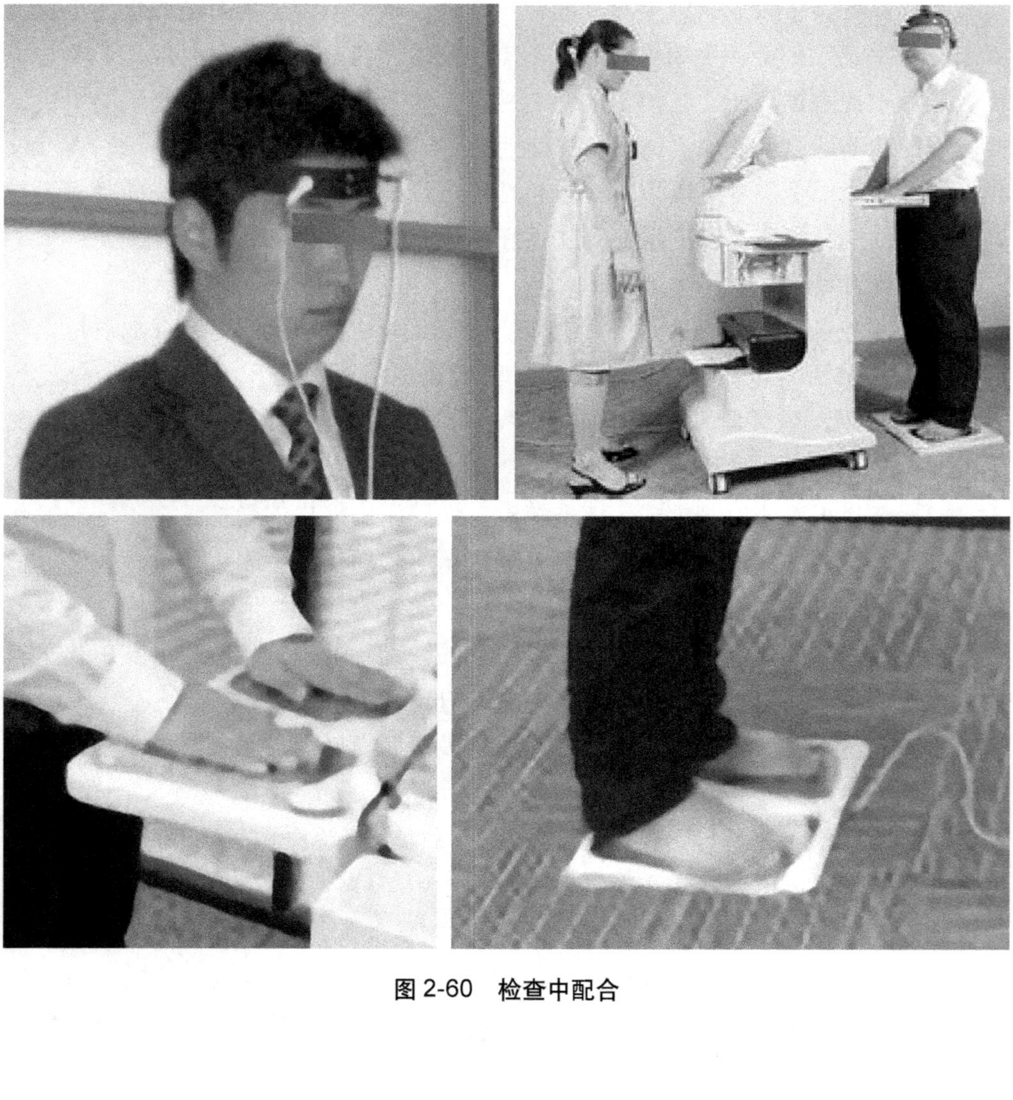

图 2-60　检查中配合

足不能移动或移出电极表面。

5. 按“SCAN”（扫描）钮，开始进行 2min 扫描。测量过程中，受检者要保持静止不动，直到指示器显示检测完成为止。

6. 保存数据。检测结束后，测试结果自动显示，所有受检者数据将自动保存到主机硬盘内。

7. 清洁电极。为了保证测量结果的准确性，防止电极腐蚀，每次测量结束后立即用清洁液和柔软材料清洁所有电极。

8. 检测结果解析（即时屏幕显示）。检测结束后，检测结果显示在 EZSCAN 屏幕上。

【检查后注意事项】

无。

【典型个案分析】

1. *病例介绍*　受检者，女性，56 岁，体重 73kg，BMI 27.81kg/m^2，腰臀比 1.0，缺乏运动，生活不规律，有烟酒史，糖尿病家族史，担心患糖尿病的风险。

2. *结果分析及提示*　经糖尿病风险评估检查，结果提示存在重度糖代谢受损风险，医师建议：①改善生活方式，饮食控制、增加运动、减轻体重；②戒烟戒酒；③定期监测血糖。

附：糖尿病风险评估报告单

×××× 总医院

国际医学中心

糖尿病风险评估

姓 名：

性 别：女　　身 高：162 cm

年 龄：48　　体 重：71 kg

血 压：127　　HbA1c：______ %

校 准：120-100-120　　日 期：xx-xx-xxxx @8h29

外汗腺容量分析：

电化学传导分析	正极		负极		综合	
	左	右	左	右	左	右
头	0	0	0	0	0	0
手	42	38	45	44	43	41
脚	22	20	25	27	23	23

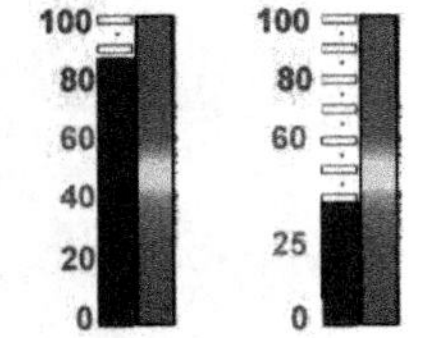

p[IR] = 87%　p[Dc] = 39%

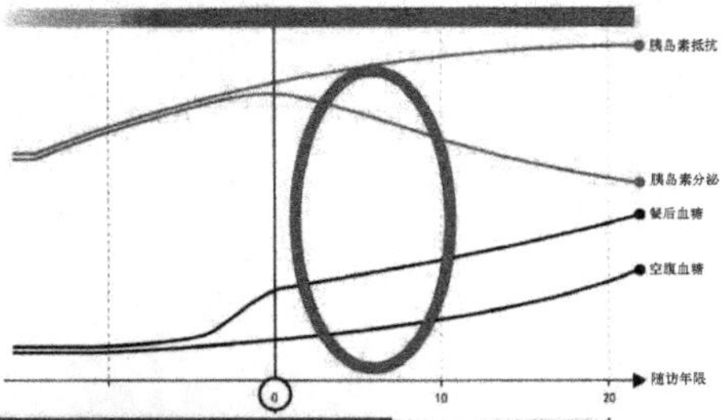

67% 

阳性结果：在几个月里你有非常高的葡萄糖耐量受损或糖尿病风险。

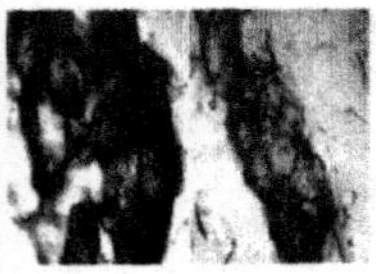

❶ 血糖升高引起末梢神经损伤，并导致控制汗腺的神经调节功能异常。

❷ 汗腺调节神经功能异常导致汗液分泌功能障碍。

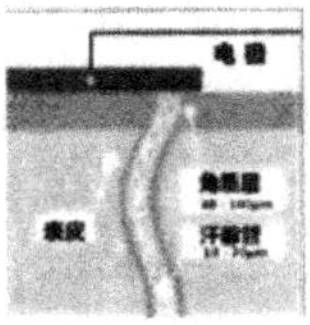

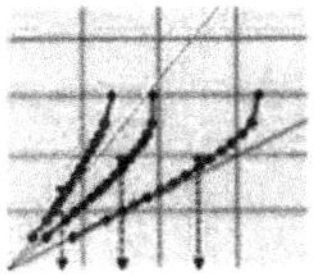

❸ 反向电离子从汗腺移动离子，与产生电化学反应，同时记录pH和6个电极的离子聚集。

❹ EZSCAN检测糖尿病前期、糖尿病和并发病的分级显示图

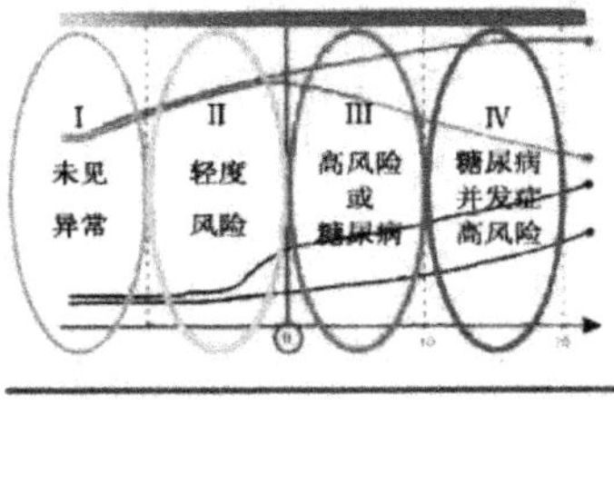

八、动态血糖监测

【概述】

动态血糖监测（continuous glucose monitoring，CGM）是指通过葡萄糖感应器监测皮下组织间液的葡萄糖浓度而反映血糖水平的监测技术，可以提供连续、全面、可靠的全天血糖信息，了解血糖波动趋势，发现不易被传统监测方法所探测的高血糖和低血糖。可帮助患者调整饮食结构、运动类型及药物治疗，有助于为医师制订个体化治疗方案提供依据，使糖尿病受检者血糖达标，减少或延缓糖尿病并发症的发生。

动态血糖监测系统每 10s 接受 1 次电信号，每 5 分钟将获得的平均值转换成血糖值储存起来，每天可储存 288 个血糖值，可获得受检者连续 3d 内血糖动态变化的信息。CGMS 可为低血糖症的鉴别诊断提供重要线索（图 2-61）。

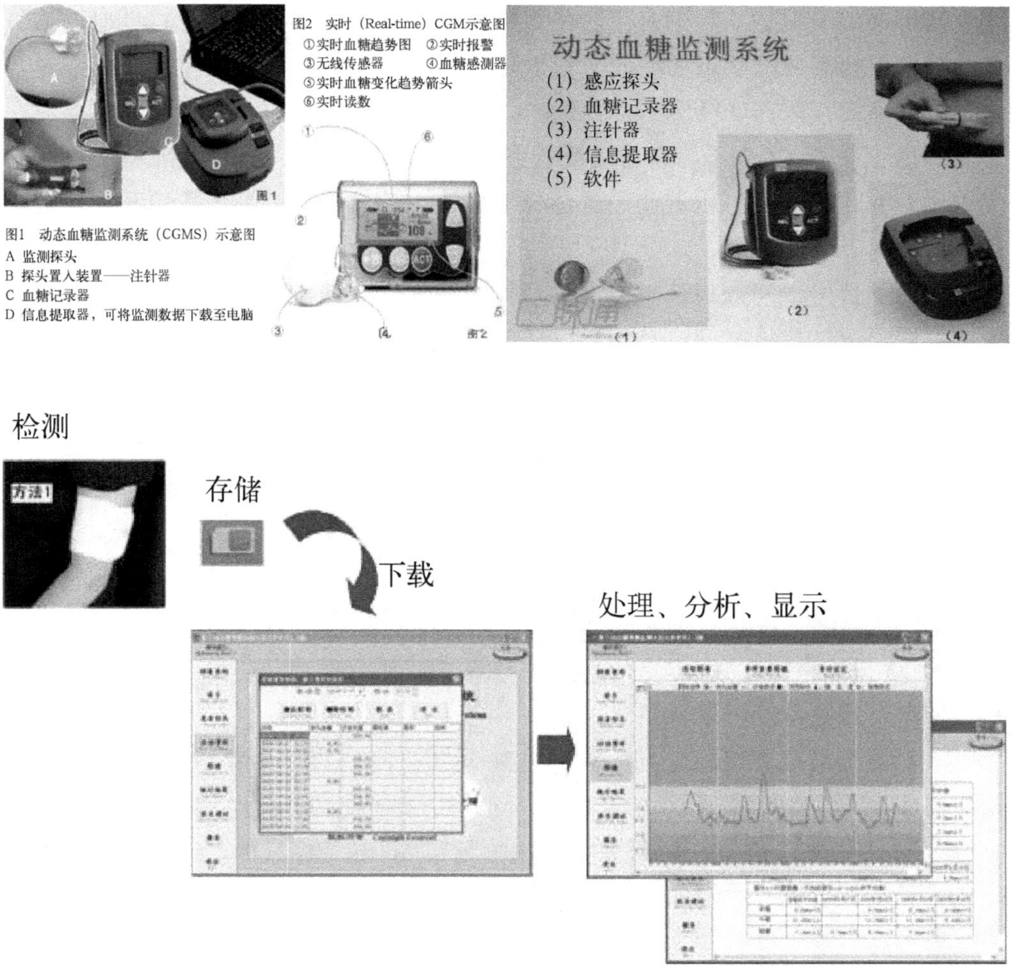

图 2-61　动态血糖监测系统

动态血糖监测系统的工作原理：动态血糖监测系统由葡萄糖感应探头、注针器、血糖记录器、信息提取器和分析软件 5 个部件组成。葡萄糖感应探头是带有葡萄糖氧化酶的铂电极，通过注射器被置入皮下，细胞间液的葡萄糖与葡萄糖氧化酶发生反应，产生与血糖浓度成比例的电信号，电信号经电缆传入血糖记录器转换为血糖值，再由信息提取器下载到电脑中进行数据分析。

【适应证】

1. 1 型糖尿病。

2. 需要胰岛素强化治疗（胰岛素或胰岛素泵强化治疗，皮下注射，3 次 / 日）的 2 型糖尿病患者。

3. 在 SMBG 的指导下使用降糖治疗的 2 型糖尿病的受检者，仍出现下列情况之一：①无法解释的严重低血糖或反复低血糖、无症状性低血糖、夜间低血糖；②无法解释的高血糖，特别是空腹高血糖；③血糖波动大；④出于对低血糖的恐惧，刻意保持高血糖状态的糖尿病受检者。

4. 妊娠期糖尿病或糖尿病合并妊娠。

5. 患者教育。CGM 可以帮助受检者了解运动、饮食、应激、降糖治疗等导致的血糖变化，因此可以促使患者选择健康的生活方式，提高患者依从性，促进医患双方更有效的沟通。

6. 合并胃轻瘫的糖尿病患者、暴发性 1 型糖尿病受检者及特殊类型糖尿病受检者等如病情需要也可进行 CGM，以了解其血糖谱的特点及变化。

7. 其他伴有血糖变化的内分泌代谢疾病，如胰岛素瘤等，也可应用动态血糖监测了解血糖变化的特征。

8. 其他糖尿病患者如病情需要也可进行动态血糖监测，以了解其血糖谱的特点及变化规律。

【禁忌证】

有皮肤疾病、皮肤过敏或传染性疾病者慎用，或遵医嘱。

【检查注意事项】

1. 填写患者事件记录卡

（1）每天同一血糖仪、同一型号血糖试纸监测空腹、早餐后 2h、午餐后 2h 及睡前 4 次指尖血糖并输入 CGMS 进行校对。进行指尖血糖检测后，应立即将血糖值输入血糖记录器；如两者之间间隔超过 5min，则需要重新检测指血糖。注意只能输入 2.2 ～ 22.2mmol/L 范围内的血糖值。如超过该范围，应立即进行低血糖或高血糖处理。

（2）记录每次进食及锻炼的开始时间，服药或注射胰岛素的时间和剂量，低血糖症状等。

2. 告知受检者及陪护人员，在监测血糖期间应保持日常生活习惯，不要刻意减少饮食量或加大运动量。

3. 不要在置入部位 8cm 之内的区域注射胰岛素，以免对数值产生影响。

4. 避免进行可能损坏记录器或导致电缆断开的剧烈运动。

5. 监测期间，不能进行 X 线、CT、磁共振成像等影像学检查。

6. 避免游泳和淋浴。

7. 指导受检者防止电缆折叠、扭曲，翻身时要注意防止探头脱出。

8. 护士应加强巡视，定时对探头进行检查，确保探头在原位，发现问题及时予以处理。

【检查中配合】

1. 预先从冰箱内取出 CGMS 探头，检查探头有效期及包装是否完好，将探头在室温下放置 20 ～ 30min，以便恢复葡萄糖氧化酶的活性。

2. 打开仪盖，装入电池和数据卡。

3. 将探头安装在助针器上，备齐用品至床旁。

4. 嘱受检者取平卧位，选择皮下脂肪丰富的位置，如腹部脐旁开 8cm（一般选择下腹部），妊娠应在臂或臀区作为穿刺点，避开系腰带部位、瘢痕或组织萎缩部位、剧烈活动及经常注射胰岛素的部位，以免影响血糖监测探头的正常工作。

5. 75% 乙醇消毒皮肤 2 次，左手绷紧穿刺点皮肤，右手持助针器与皮肤呈 60° 置入探头，对于肥胖者，助针器应垂直于皮肤，顺穿刺反方向分离助针器与探头，固定好探头。

6. 连接记录器，用 3L 透明防水贴膜固定探头，检查探头电信号稳定于 10 ～ 200mA。

7. CGMS 初始化 1h 后，5min 内输入指尖血糖值，监测仪开始工作。

8. 72h 后拔出探头，针眼处予以消毒。取下血糖记录器，通过信息摄取器输入电脑，采用 Medtronic Minimed 数据分析软件进行分析。

【典型个案分析】

1. *病例介绍*　受检者，女性，42 岁，糖尿病 6 余年，经口服降糖药物联合胰岛素皮下注射，血糖控制不佳，医生调整降糖药及胰岛素用量，在医生的建议下，做了动态血糖监测。结果：该患者在治疗期间血糖控制平稳。

2. *结果分析及提示*　目前，糖尿病患者普遍采用血糖仪进行自我血糖监测，其优点是方便、快速、经济。但是，这种血糖监测方法也存在一些缺点：因为这种方式每次测得的数值只能反映抽血即刻的血糖值，若想了解全天的血糖情况则要多次针刺采血，通常选取具有代表性的几个时间点（如空腹、早餐后2h、午餐前、午餐后2h、晚餐前、晚餐后2h、睡前及凌晨3：00）。由于采血的频率有限，通常会漏掉许多重要的血糖信息，难以全面反映患者全天血糖的变化情况，特别是对血糖波动较大的患者而言，这些瞬间血糖值不足以为医师提供准确的用药依据。而动态血糖监测能够准确反映全天血糖变化，是评价临床疗效、调整治疗方案、确保医疗安全的重要依据和手段。

附：动态血糖监测报告单

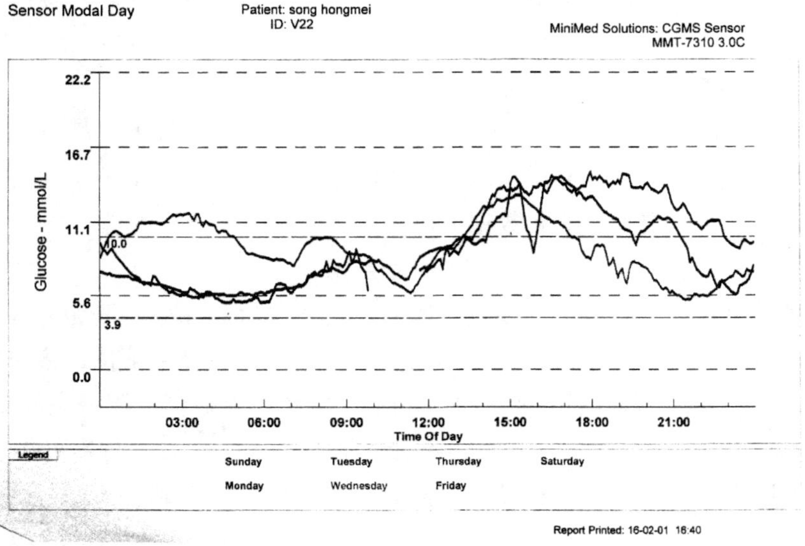

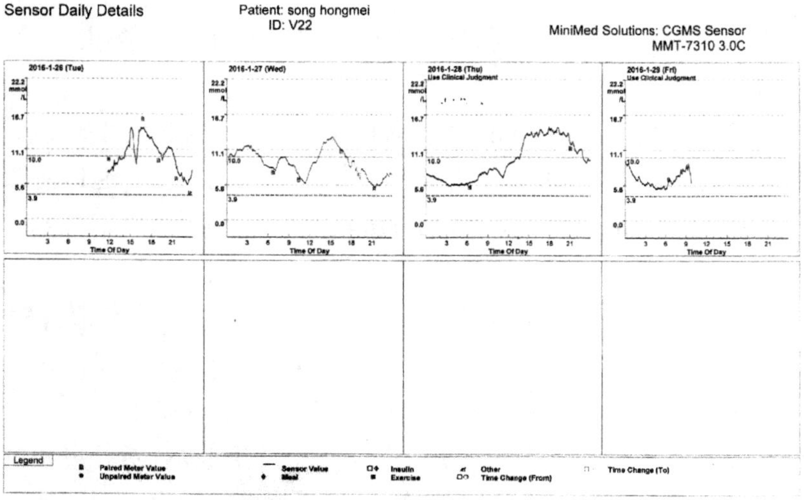

Sensor Summary　Patient: song hongmei　　　MiniMed Solutions: CGMS Sensor

ID: V22　　　MMT-7310 3.0C

Page 1

Date		2016-1-26	2016-1-27	2016-1-28	2016-1-29	Totals	
Sensor	# of Sensor Values	148	288	288	118	842	
	Average (mmol/L)	10.2	9.1	9.5	6.6	9.1	
	Min - Max (mmol/L)	5.6-14.5	5.2-13.1	5.4-14.8	5.1-9.5	5.1-14.8	
	STDev (mmol/L)	2.5	2.1	3.1	1.2	2.7	
Meter	# of Meter Values	5	4	2	1	12	
	Average (mmol/L)	9.6	7.9	8.8	7.0	8.7	
	Min - Max (mmol/L)	4.7-16.4	5.5-11.4	5.7-11.9	7.0-7.0	4.7-16.4	
Optimal Accuracy Criteria	Designation			X: Use Clinical Judgment	X: Use Clinical Judgment		
	# of Paired Readings	5	4	2	1	12	
	Mean Abs. Diff. [MAD%]	19.3	3.7	3.4	8.4	10.5	
	Correlation Coeff. [R]	0.92	0.99	n/a	n/a	0.94	
Excursions High > 10.0mmol/L Low < 3.9mmol/L	# of Excursions*	1	2	1	0	4	
	# of High Excursions*	1	2	1	0	4	
	# of Low Excursions*	0	0	0	0	0	
	Duration Above High Limit	06:40 (54%)	08:30 (35%)	09:15 (39%)	00:00 (0%)	24:25 (35%)	
	Duration Within Limits	05:40 (46%)	15:30 (65%)	14:45 (61%)	09:50 (100%)	45:45 (65%)	
	Duration Below Low Limit	00:00 (0%)	00:00 (0%)	00:00 (0%)	00:00 (0%)	00:00 (0%)	
	Pie Chart Red: Above Limits Green: Within Limits Blue: Below Limits						
	Glucose Area Above High Limit (mmol/L*Day)	1.2	0.5	1.2	0.0	0.8	
	Glucose Area Below Low Limit (mmol/L*Day)	0.0	0.0	0.0	0.0	0.0	
Breakfast	Pre-Meal (mmol/L) Avg (1 hour) Min/Max						
	Post-Meal (mmol/L) Avg (3 hour) Min/Max						
Lunch	Pre-Meal (mmol/L) Avg (1 hour) Min/Max						
	Post-Meal (mmol/L) Avg (3 hour) Min/Max						
Dinner	Pre-Meal (mmol/L) Avg (1 hour) Min/Max						
	Post-Meal (mmol/L) Avg (3 hour) Min/Max						
Time Period 00:00-00:00	A (mmol/L) Avg Min/Max						
	B (mmol/L) Avg Min/Max						
	C (mmol/L) Avg Min/Max						

X: Please use your clinical judgment - this day does not satisfy the optimal accuracy criteria according to set thresholds:
N>=3, R>=0.79 and MAD<=28% [or <=18% if the range (Min-Max) of meter values is less than 100mg/dL (5.6 mmol/L) - see Criteria Note below].
C: This day does not have any paired sensor/meter data and no sensor plot is provided. As a result, 'Meter Only' data is available.
S: Please use your clinical judgment - this day does not have any meter data. As a result, 'Sensor Only' data is available.
Criteria Note: If the range (Min-Max) of Meter Values is less than 100 mg/dL (5.6 mmol/L) then 'R' will be reported as 'N/A'.
In this case the optimal accuracy threshold set for MAD is <=18%.
Excursion Note: Excursions are counted in the day that the excursion event started.

Date Printed: 16-02-01 16:40

九、免散瞳眼底照相

【概述】

眼球是全身唯一的可以无损伤观测微血管的器官。糖尿病、高血压病、心脏病、血液病等患者眼底的病变程度可以间接地反映原发病的病变程度，并帮助判断预后。如高血压患者的眼底动脉硬化程度，是心血管危险分层很重要的标准之一。通过数码眼底照相，以视网膜血管改变评估全身健康情况，实现了从诊治局部眼病向评估全身健康状况的转变，从疾病治疗到对疾病预防的转变。通过查出与眼部症状有关的全身病，早防早治，可以避免或减少一些严重并发症的发生。

免散瞳眼底照相设备（TRC-300）配置300万像素专业数码相机，通过免散瞳45°眼底视野、准确自动对焦辅助系统、圆点形工作距离调整系统及精确劈裂线对焦，可获得清晰、直观的照片，且便于保存（图2-62）。

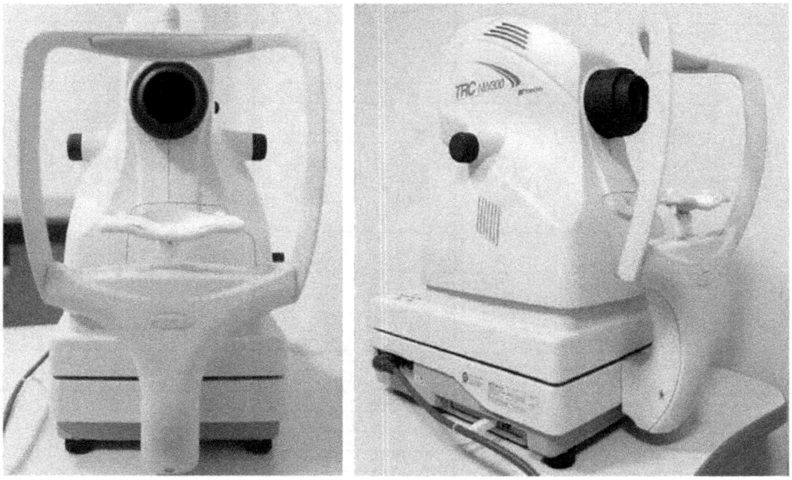

图2-62　免散瞳眼底照相

该设备具备自动探测小瞳技术和低闪光强度可最大程度降低瞳孔缩小的影响，让受检者感觉更加舒适，增加拍照的可重复性。

国内外多项研究表明，免散瞳眼底照相是早期发现眼科疾病的有效工具。使用免散瞳眼底照相机的探测准确率要比用眼底镜不散瞳检查方法高4倍。

免散瞳眼底照相可用于早期筛查糖尿病视网膜病变，因其可以准确反映微血管瘤、出血、渗出、新生血管等，通过进行分析和临床分期，可早期进行糖尿病视网膜病变进程的评价，从而有效的指导血糖、血压、血脂等指标的控制，延缓糖尿病视网膜病变过程。

【适应证】

1. 健康体检。

2. 眼底疾病。眼底黄斑出血、黄斑裂孔、黄斑变性、视神经炎、视神经水肿、眼底出血、眼底血管瘤、中央或分支静脉或动脉阻塞、视网膜脱离、中浆、中心性渗出性脉络膜视网膜病变、视网膜静脉周围炎病、视网膜毛细血管扩张症、糖尿病性视网膜病变等。

【禁忌证】

1. 对光高度敏感者。

2. 最近进行了光力学治疗者。

3. 最近服用了光敏感性药物者。

【检查中配合】

1. 请受检者就座，调整桌子及椅子的高度，使其下颌放在颌托中央。

2. 用颌托键调整颌托高度，使受检者眼睛的外角与颌托柱上的眼角标志处于同一条水平线。

3. 按照明强度键设定照明强度。

4. 按闪光键设定闪光强度。

5. 受检者右眼盯住镜头里的绿灯（内部固视标），操作者观察液晶监视屏上的前节影像。

6. 使用操纵杆移动机身，直到受检者的眼睛处于彩色液晶监视屏的中心。

7. 在彩色监视屏上把“（）”形标志对准受检者瞳孔，要确认瞳孔比“（）”标志大。

8. 缓慢地向受检者方向移动仪器，直到眼底影像出现在彩色监视屏上。

9. 观察彩色液晶监视屏上的影像，用照明强度键调整影像的亮度。

10. 使仪器向受检者靠近，看到两个工作距离校准点出现在显示屏上，使用操作杆调整让监视屏上两个校准亮点重合，调整亮点处于“（）”形标志中，并与裂隙线垂直，按下摄影键（快门键）拍摄图像（仪器机身与受检者眼睛之间的位置关系适合拍摄时，仪器将自动拍摄）。如果拍摄时受检者眨眼了，眨眼探测功能启动，中止拍摄。嘱受检者闭眼休息。

11. 按下摄影键（快门键），将显示屏上拍摄的眼底图像上传到电脑显示器上，确认电脑能看到所摄眼底图像。

12. 将机器移至左眼位置，重复以上步骤。

13. 将所拍摄的图片存盘。

14. 小瞳孔摄影，若受检者瞳孔直径较小，可进行小瞳孔摄影。开启自动小瞳孔功能。其他步骤同上。

【检查后注意事项】

遵医嘱随诊或治疗。

十、乳腺血氧功能影像检查

【概述】

乳腺血氧功能影像检测仪可以快速筛查早期乳癌及各种乳腺疾病，乳腺血氧检查技术，是一种功能性的影像检查技术，可以检测乳腺组织中氧合血红蛋白（OxyHb）和去氧血红蛋白（Deoxy Hb）的变化，通过提供量化的数值来体现乳腺的代谢状态，区别良、恶性病变，同时又具备多种影像处理功能，更多地显示乳腺结构信息、病变信息，极大地提高了乳腺疾病的诊断水平（图 2-63）。

乳腺癌达 0.2cm 以上将会出现一系列癌灶功能性病变，如新生血管生成、血氧代谢比正常组织旺盛、低氧下的血红蛋白增高等。

乳腺血氧功能影像检查可对乳腺局部组织同时进行定性（影像）和定量（血氧含量）无创检测，实现了乳腺血氧成像技术、三算子技术及 B 超技术三种模态的有效融合，极大地提高了乳腺疾病的诊断符合率。提高了乳腺癌的早期发现率。

1. 乳腺血氧成像技术（图 2-64） 去氧血红蛋白（Hb）和含氧血红蛋白（HbO_2）

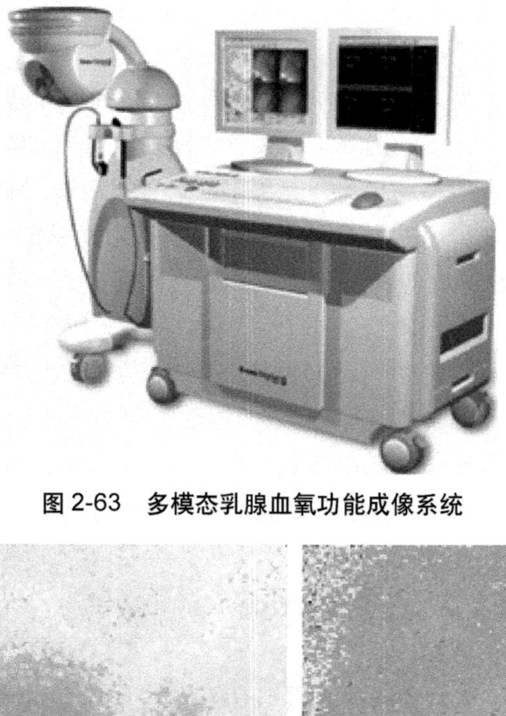

图 2-63 多模态乳腺血氧功能成像系统

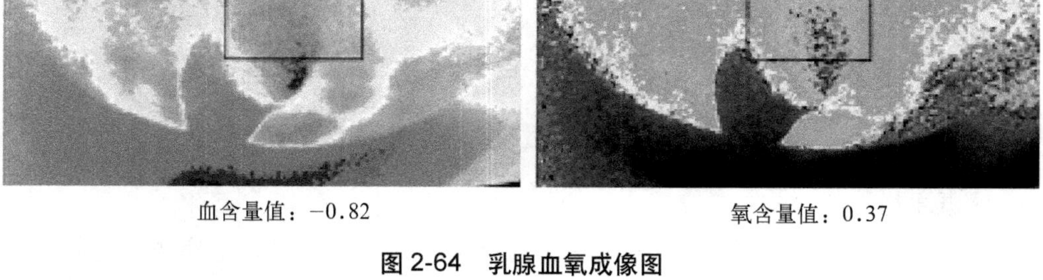

图 2-64 乳腺血氧成像图

在光谱区域具有不同的吸收特征（参见 Hb 与 HbO_2 的光吸收特征曲线），通过对入射光强与出射光强的计算和对比分析反映出乳腺组织中的血氧含量。人体双侧乳腺的血氧含量是基本对称的，比较两侧乳腺血氧含量的变化可以检测乳腺中的血氧含量，在一侧乳腺缺失或两侧乳腺同时患病时，可单乳检测。

乳腺血氧反映了与乳腺生理、病理状态相关的组织与器官的生理功能信息，判断出器官的功能变化，为临床提供了重要的病理参数。

早期乳腺癌与癌前病变多发生在功能改变期，在肿瘤发生形态改变前进行早期诊断。

在乳腺组织发生癌变的过程中，肿瘤的持续生长和侵袭有赖于充足的微血管生成和血氧供应，肿瘤组织含血量增加，代谢旺盛消耗掉血中大量的氧，检测时表现为高血低氧。

2. 三算子功能技术原理　应用计算机信息挖掘技术和图像分析技术提取乳腺图像中的三种病灶特征信息。

（1）一算子：结构分析等灰度曲线通过等灰度曲线直观地反映乳腺中的组织结构情况，正常组织表现为规律的等灰度曲线，病变（特别是癌变）组织表现出无规律的等灰度曲线（图 2-65）。

（2）二算子：血管显化 20 世纪 70 年代，Folkman 和组织血管学会提出并认定肿瘤生长依赖新生血管，当实体肿瘤生长到直径达 1 ～ 2mm 时，就需要新生血管的生成为肿瘤内细胞提供营养。血管显化更清晰地显示病变组织中的血管信息，有效地提取出隐藏在病变区域中的微小及新生血管（图 2-66）。

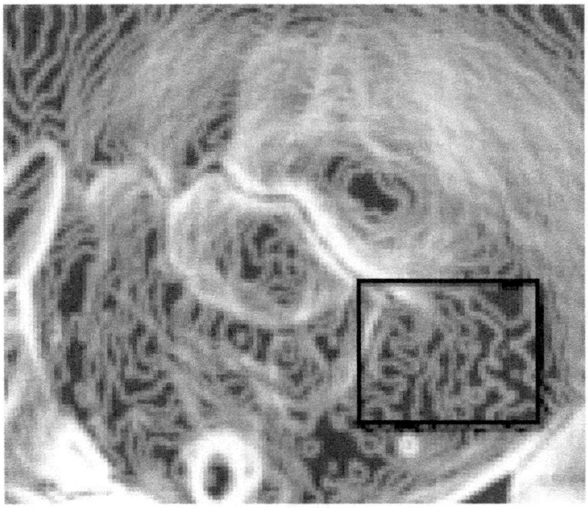

图 2-65　结构分析图

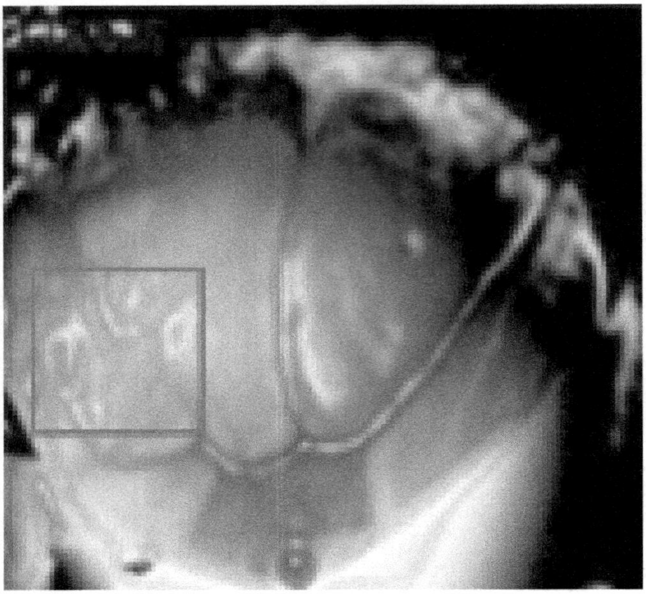

图 2-66　血管显化图

（3）三算子：边缘检测（边缘锐化）。边缘锐化算子强化了肿块灰影的边缘（图 2-67）。

3. B 超技术，如图 2-68。

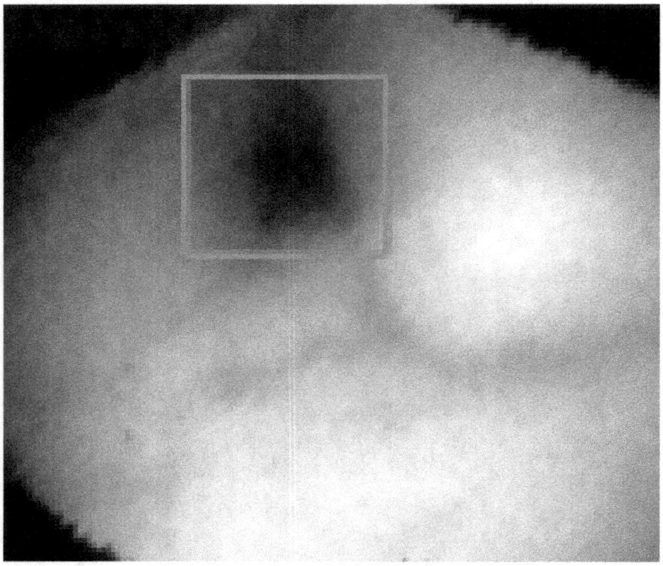

图 2-67　边缘检测图

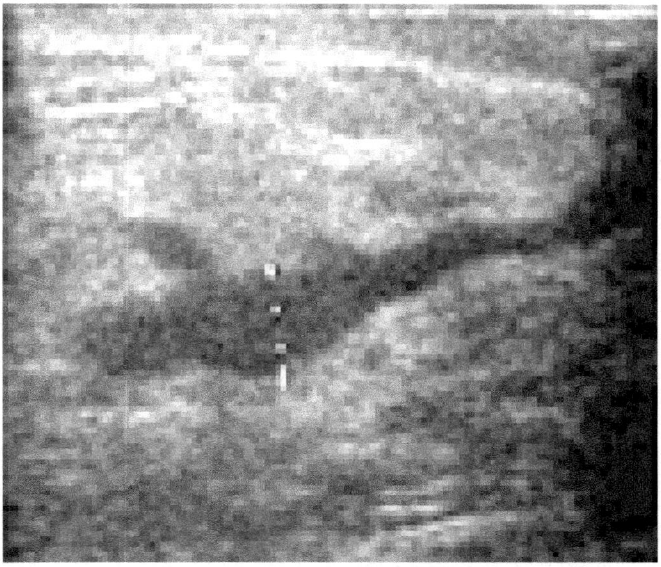

图 2-68　超声图像

【适应证】

1. 健康体检女性。

2. 乳腺疾病的定性诊断，高血低氧：可疑恶性肿瘤；中血平氧：正常；低血高氧：正常或良性纤维瘤等；高血高氧：乳腺增生等。

【禁忌证】

无绝对禁忌证。

1. 小儿、癫痫患者及其他严重不能配合者。

2. 胸部外伤严重不能按压或皮肤受损严重者。

【检查中配合】

受检者取前倾坐位，暴露双乳（特殊情况亦为单乳），光源探头探照乳腺各象限，显示乳房病灶灰影、血管反应情况，等灰度线、边缘、血管显像处理，并检测乳腺病灶血氧情况。

【检查后注意事项】

遵医嘱随诊或治疗。

【典型个案分析】

1. *病例介绍*　受检者，女，48 岁，全面体检行乳腺血氧监测检查。

2. *结果分析及提示*　血氧结果：高血低氧，可疑恶性肿瘤，血氧值：血氧含量，－0.976 274；氧含量值，0.459 255。

3. *主要治疗方法* 乳腺血氧检查见双乳结节，左乳异常图像。建议及时普外科就诊，超声引导下穿刺活检。

附：乳腺血氧监测报告单

××××总医院

血氧诊断报告单

姓名：　　性别：　　门诊号：

年龄：　　婚否：　　编号：

科室：

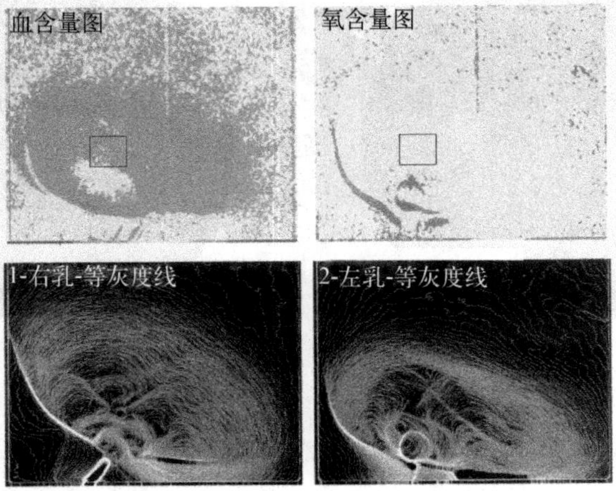

图像特征：

血氧结果：血平氧平

血氧值：血含量值：0.025 998 5　氧含量值：1.021 39

双乳见云雾状浅灰影，血管轻度反应，图像经处理后等灰度线均匀

诊断意见：

双乳为乳腺增生表现，建议定期复查

医生：　　时间：××××-××-××

十一、乳腺超声检查

【概述】

乳腺超声检查是利用超声仪将超声波发射到乳腺内并在组织中传播，当超声波经过各种不同的组织时，会产生不同振幅的反射与折射，对这些回声信号进行处理，可获得声像图，根据声像图显示的病灶的大小、形态、轮廓边界、回声类型、回声内部情况及后方衰减情况等，从而判断病变的性质。超声探头频率通常采用 7.5 ～ 10MHz 高频探头，能较清晰地显示乳房内部的细微结构（图 2-69）。

乳腺结节就是乳腺囊性增生病，是一种非肿瘤的疾病。常见育龄女性。有 4 种类型：①乳痛症（青春期经前，经期疼痛，无肿块，经后消失）；②小叶增生（20 ～ 35 岁，经前疼痛，伴多发小结节。经后缓解）；③纤维腺瘤或乳头状瘤（单发肿块、边界清、活动大、无疼痛、粘连）；④纤维囊性增生或硬化性乳腺病（30 岁以后，多个小结节，成片，质韧，边界不清，常为双侧，轻压痛。与月经周期有关）。

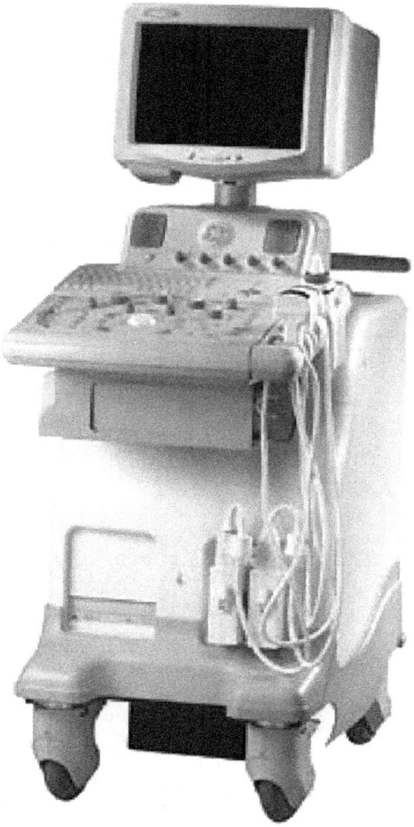

图 2-69　乳腺超声检查仪

目前，女性乳腺结节病变高发，且病理类型复杂，其中含有恶性病变，因此尽早对乳腺结节做出定性诊断显得尤为重要。随着超声仪器不断改进创新，各种先进的计算机图像技术的开发并结合超声诊断的优势，使得超声成为乳腺疾病筛查的首选方法。

【适应证】

健康体检、乳腺增生、乳腺炎、乳腺肿瘤等。

【禁忌证】

相对禁忌证（无绝对禁忌证）。

1. 小儿、癫痫患者及其他严重不能配合者。

2. 胸部外伤严重不能按压或皮肤破损严重者。

【检查注意事项】

1. 检查当天，最好穿稍微宽松一点的衣服，以方便检查。

2. 检查时，请躺在检查床上，充分暴露乳房，双手置于脑后使乳腺舒展和表面更平整。

3. 医师首先观察受检者的乳房和乳头的外观有无改变，并行乳房触诊，以了解肿块的大小和部位。

4. 最好月经干净后 7 ～ 10d 做乳腺超声检查。

【检查方法】

检查者持涂有耦合剂的探头对双侧乳房依次检查，通常从乳腺边缘向乳头方向进行垂直于乳腺导管的扫查，按顺时针方向轮辐状滑动，再转动探头辅以平行于乳腺导管的扫查。

【典型个案分析】

1. *病例介绍* 受检者，女性，49 岁，既往有强直性脊柱炎、右乳房腺纤维瘤切除术、左侧盆腔神经纤维瘤切除术病史，全面查体行乳腺超声检查。

2. *结果分析及提示*

（1）左侧乳腺可见数个低回声光团，大者位于乳腺 2∶00 ～ 3∶00 处，大小约 0.7cm×0.5cm，边界清楚，形态规则，其内未见血流信号。

（2）检查结果左侧乳腺多发结节，考虑 BI-RADS 3 级。

此患者为良性乳腺结节，建议定期复查。

3. *主要治疗方法*

（1）内病外治：治疗乳腺增生的方法有中医和乳腺红光检查治疗仪，其治疗原理：疏肝理气、调畅气机、活血化瘀、疏通乳络、化痰软坚、消肿散结。

（2）中医中药疗法：刮痧、针灸、拔罐、按摩治疗，逍遥丸治疗。

（3）饮食指导：忌食咖啡、可可、巧克力等食品，饮酒也被认为是乳腺增生的大敌；女性勿滥用含雌激素类的保健品，忌辛辣刺激性调味品或食物，低脂高纤维饮食，补充维生素。

（4）日常护理：好心情，规律睡眠，调理月经。

附：乳腺彩色多普勒报告单

××××总医院

彩色多普勒报告单

姓名:　　　　性别:女　，年龄:52岁　　超声号:　　　　　门诊号:

申请科室:国际部三病区　　　　仪器型号:LOG 9　　　　　病人号:

超声图像

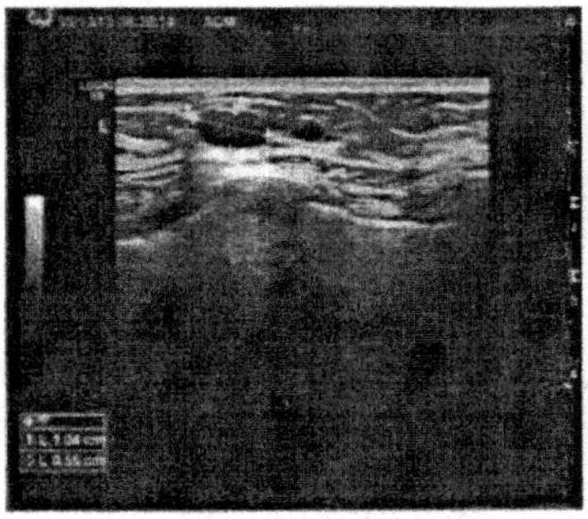

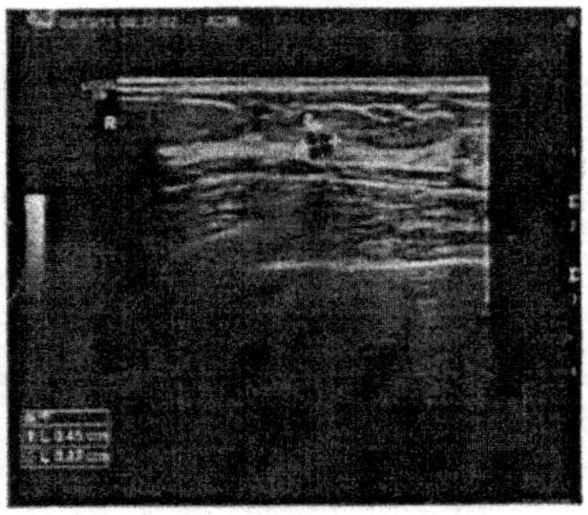

超声所见

乳腺：双侧乳腺大小正常，乳晕下腺体实质回声欠均匀，左侧乳腺可见数个囊性结节，大者位于乳头左上方，大小1.0cm×0.6cm，边界清楚，未见血流信号，右侧乳腺外上象限约11点钟处可见一低回声结节，大小约0.5cm×0.5cm，边界清楚，未见血流信号；双侧乳腺导管未见明显扩张

超声印象

左侧乳腺多发囊性结节

右侧乳腺结节，考虑BI-RADS 3级

照片:　0　张　　检查医师:　　　　　　　　　　　　记录医师:

附：乳腺自我检查法

乳腺结节即乳腺囊性增生病，是乳腺组织和乳腺小叶在结构上的退行性疾病及进行性结缔组织的生长。乳腺结节在女性中发生率逐年上升。目前没有明确的病因，研究表明工作压力大、性格内向、焦虑、抑郁等情绪易增加乳腺结节的发病率。

女性学会乳腺自我检查法能及早发现乳腺结节等乳房健康状况。

乳腺的自我检查最好在月经过后7d 进行。绝经期妇女每月自查1 次。检查方法如下。

1. 从正面、侧面等各个角度，观察皮肤是否有溃烂或凹陷，乳头是否有分泌物等。

2. 将双手举起，观察乳房是否有凹陷。并从正面、侧面等各个角度观察乳房的形状。

3. 除了自转和公转法之外，也可以采用水平的方向，从乳房的外侧向内进行抚摸检查。

4. 用拇指、食指、中指、无名指大范围抚摸乳房。可以将乳房视为太阳，手指以地球自转和公转的方式活动。

5. 将右手放下，左手伸入右腋下，看看是否摸得到淋巴结。抓住乳头，检查是否有分泌物。

视诊：脱去上衣，在明亮的光线下，面对镜子做双侧乳房视诊。双臂下垂，观察双侧乳房的弧形轮廓有无改变，是否在同一高度，乳房乳头，乳晕皮肤有无脱皮或糜烂，乳头是否提高或回缩，然后双手叉腰，身体做左右旋转状继续观察以上变化（图 2-70）。

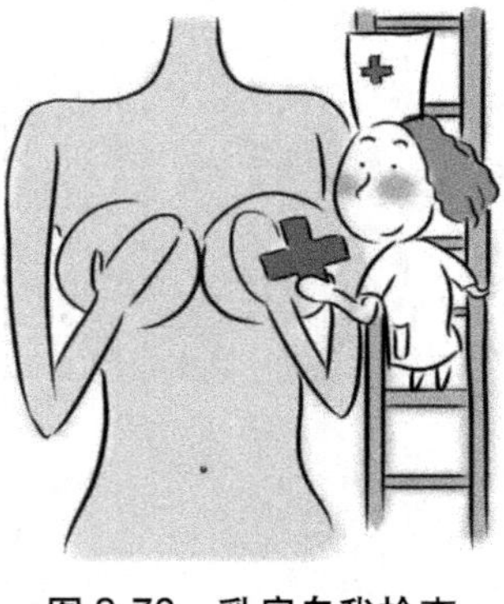

图 2-70　乳房自我检查

触诊：取立位或仰卧位，左手放在头后方，用右手检查左乳房，手指要并拢， 从乳房上方顺时针逐渐移动检查，按外上、外下、内下、内上、腋下顺序，系统检查有无肿块，注意不要遗漏任何部位，不要用指尖压或是挤捏，检查完乳房后，用食指和中指轻轻挤压乳头，观察是否有带血的分泌物，通过检查，如果发现肿块或其他异常要及时到医院做进一步检查。

十二、甲状腺超声检查

【概述】

甲状腺是人体最大的内分泌腺，位于颈前的中部，由左、右两叶组成，贴附在喉和气管的两侧，内含许多由腺泡上皮细胞和腔内胶质组成的腺泡。甲状腺的主要功能是合成、贮存和分泌甲状腺激素，调节机体的物质代谢、生长发育和多种系统、器官的生理功能。甲状腺结节是指在甲状腺内的肿块，可随吞咽动作随甲状腺而上下移动，是临床常见的病症，可由多种病因引起，甲状腺结节是一种非常常见的疾病，特别是在中年女性中较多见。甲状腺结节分良性及恶性，良性结节占绝大多数，恶性结节不足 1%。

利用超声波的物理特性进行诊断和治疗的一门影像学科，称为超声医学。甲状腺的解剖位置表浅，且随着超声诊断仪性能的不断提高，甲状腺内一些小到数毫米的病变都可以通过彩超检查而被发现，同时彩超检查甲状腺具有无创、显像清楚、不需要特殊准备、无辐射影响、费用低、可重复性等优点，因此，彩超是甲状腺疾病普查的首选方法。采用 GE LOGIQ E9 超声检测仪（图 2-71），将超声图像与其他成像技术如 CT 和 MR 的图像融合，提供更为逼真的图像，不需手

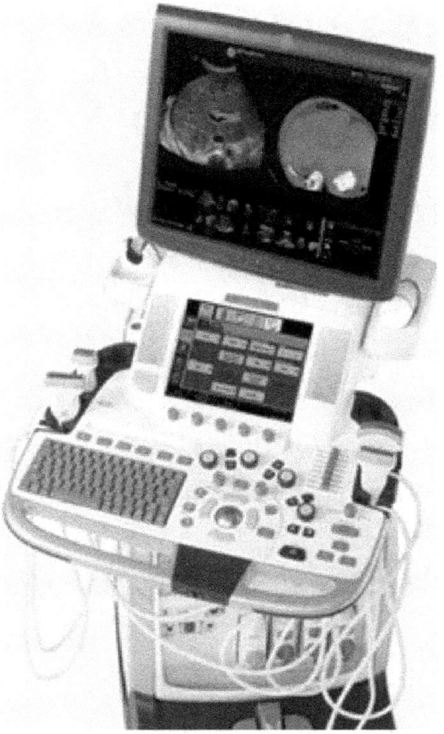

图 2-71　GE LOGIQ E9 超声检测仪

动调整即可查看不同体形患者的特殊解剖结构。

【适应证】

甲状腺肿（毒性及结节性），甲状腺炎（亚急性及慢性淋巴性，化脓性），甲状腺结节及肿瘤（良性和恶性）。

【禁忌证】

无。

【检查中配合】

受检查者取仰卧位，垫高颈肩部，充分暴露颈部。根据检查部位不同可以适当地侧颈。做彩色多普勒血流图检查时，尽量浅呼吸，不做吞咽动作，获取更清晰图像，以观察甲状腺实质内血流信号。

【典型个案分析】

1. *病例介绍* 受检者，女性，49 岁，健康体检行甲状腺超声检查。

2. *结果分析* 双侧甲状腺多发低及偏低回声结节，建议定期复查。

甲状腺作为一种浅表内分泌腺体，距体表仅 1.0 ～ 1.5cm，因各种原因导致甲状腺肿大，两叶不对称，表面不光滑，形成结节，是临床上常见的一种甲状腺疾病。甲状腺超声可以显示甲状腺的各部分大小，显示其中有无结节，结节数目、大小，有无囊性变及液化，对周围器官有无压迫及甲状腺内各部分的血流情况。减少甲状腺癌的误诊和漏诊，根据结节的声像特点，为临床提供有参考价值的定性诊断，并对预后、治疗方案的选择或疗效评价具有很重要的价值。

甲状腺结节在普通人群中触诊检出率达 3% ～ 7%，而采用高清晰超声检查甲状腺结节的检出率达 19% ～ 67%，其中 5% ～ 15% 甲状腺结节是恶性。正常的甲状腺超声测量值为甲状腺上下径 4.0 ～ 5.0cm，左右径为 2.0 ～ 2.5cm，前后径为 1.5 ～ 2.0cm，峡部前后径＜ 0.5cm。

甲状腺结节超声表现：

（1）单纯囊性结节，可见于单纯甲状腺囊肿、乳头状囊腺瘤、结节性甲状腺肿伴完全液化型等。其中，结节性甲状腺肿伴完全液化型临床最为常见，形态为圆形或椭圆形，包膜常不完整、无回声、形态大多不规则，常见后方回声增强。单纯甲状腺囊肿、乳头状囊腺瘤临床较为少见，形态为圆形或椭圆形、无回声、包膜完整、形态规则。

（2）实质性结节（如结节性甲状腺肿、甲状腺腺瘤、甲状腺癌等）椭圆形，有或无包膜，常为多发，边缘不清，周围有血流信号。甲状腺癌较难诊断，需全面结合结节形态、回声、包膜、纵横比、内部及周围血流情况进行诊断。通常情况下，体积小的结节形态较规则，界线也比较清楚，而体积越大的结节形态往往越不规则，界线越模糊，常可呈现毛刺状。

（3）混合性结节最常见，多见于甲状腺腺瘤伴液化、乳头状囊腺瘤等病变，常由甲状腺肿囊性变导致，通过超声检查结节的形态、界线、后方回声、包膜等可以直接进行诊断。由此可见，超声检查是健康体检者甲状腺结节的常规首选检查方法，具有安全、快速观察结节物理性质的特点，可以为疾病诊断提供直观的依据，有助于提示恶性甲状腺结节，对临床具有重要的应用价值。

3. 主要治疗方法

（1）定期复查。大多数的甲状腺结节是良性的，因此对超声发现而触诊摸不到的甲状腺结节可暂不吃药，定期超声复查，必要时行 CT、MRI 检查。对实性或囊实性结节，每半年复查 1 次。单发囊性结节可每年复查 1 次，并注意甲状腺功能亢进征象和 T3、T4、TSH 水平。随访复查期间，结节明显增大或结节＞ 1.5cm 者可考虑手术。结节持续增大，建议手术。通常情况下，结节＞ 2cm 时，经口用药效果通常较差，且停药后容易复发，对于服药无效，结节呈持续性增长者则建议手术治疗，鉴于甲状腺乳头状癌的恶性程度相对较低，3 个月的观察期限不会影响远期疗效。应用穿刺鉴别结节良恶性。

（2）饮食生活方面注意事项：甲状腺结节患者宜多吃具有增强免疫力的食物，如木耳、香菇、蘑菇、红枣、核桃、新鲜水果等；宜多吃具有消结散肿作用的食物，如油菜、芥菜、猕猴桃等；忌吃肥腻油煎食物，忌吃含碘量高的食物，如海蜇、海参、干贝、紫菜、海带、龙虾、甲鱼等。对于工作压力大、精神紧张的人群，应主动调节生活方式，及时减压。

附：甲状腺彩色多普勒报告单

×××× 总医院

彩色多普勒报告单

姓名： 性别：男 年龄：66岁 超声号： 门诊号：
申请科室： 仪器型号：LOG 9 病人号：

超声图像

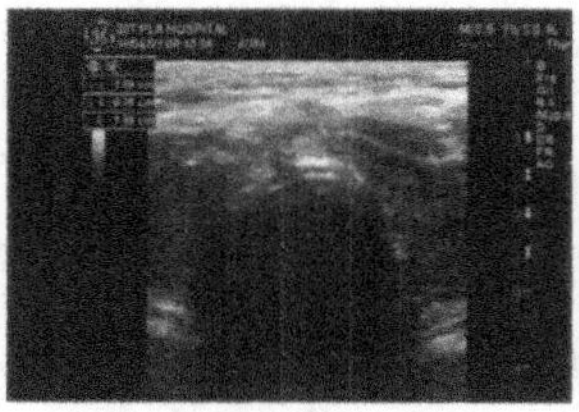
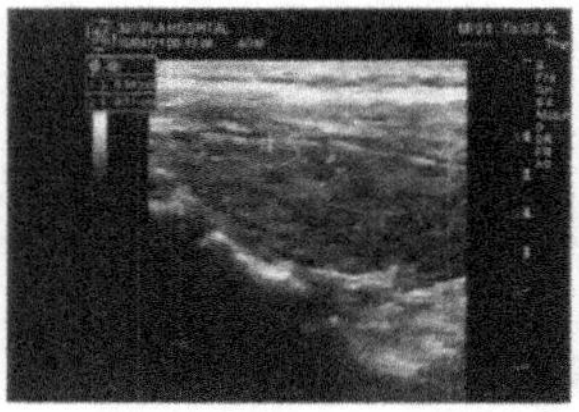
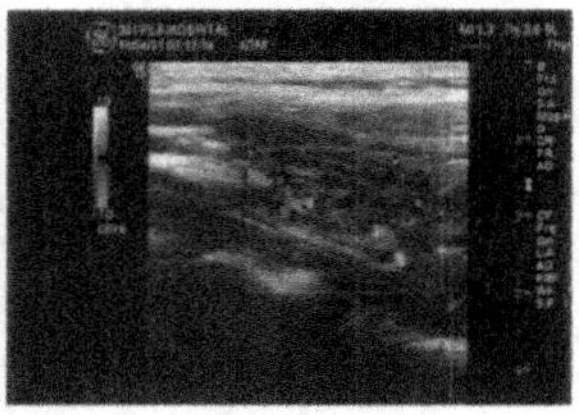

超声所见

甲状腺：甲状腺双侧叶外形饱满，体积稍大，右侧叶厚约1.9cm，左侧叶厚约1.9cm，峡部厚约0.4cm，双侧叶可见多发低及偏低回声结节，大者位于左侧叶，大小约0.5cm×0.3cm，边界清楚，回声偏低，CDFI周边可见少许血流信号，部分结节边界欠清；余腺体回声不均匀，呈网格样改变，CDFI显示腺体内血流信号增多

超声印象

甲状腺符合弥漫性病变，桥本不除外，请结合甲功七项检查
甲状腺双侧叶多发低及偏低回声结节，考虑在弥漫性病变基础上形成，建议复查

照片： 0 张 检查医师 记录医师：

附：甲状腺结节简介

【概述】

甲状腺结节是指存在于甲状腺腺体内的与周围实质具明显界线的孤立病灶。可以是单发、多发、囊性或是实性的，伴或不伴有内分泌功能。各种甲状腺疾病如自身免疫性疾病、炎症、肿瘤和退行性病变以及淋巴瘤、肉瘤和转移癌等其他机体系统来源的肿瘤均可表现为甲状腺结节。

甲状腺结节可分为非肿瘤性的结节和肿瘤性结节，肿瘤性结节又分为良性和恶性。甲状腺结节的具体临床病理分型：①非肿瘤结节，增生性、原发性、甲状腺部分切除术后代偿性。②炎性结节，急性甲状腺炎、亚急性甲状腺炎、淋巴细胞性甲状腺炎（桥本甲状腺炎）。③良性肿瘤，无功能性（冷结节、腺瘤）、囊性、有功能性（热结节）。④恶性肿瘤，原发癌、乳头状癌、滤泡状癌、未分化癌、髓样癌、甲状腺恶性淋巴瘤、非甲状腺原发性转移癌。

【流行病学】

甲状腺是位于人体颈部的重要内分泌腺体，随着环境的改变，现代人工作和生活压力的增大，以及生活方式和饮食习惯的改变，甲状腺疾病的发病率越来越高。甲状腺的单发或多发结节均很常见。甲状腺结节的意外检出率高达 67%。这与多种影像技术的广泛应用有关，如 CT、MRI 和 PET 等。甲状腺结节有 10% ～ 15% 的恶变率，而且有引起甲状腺功能紊乱的风险。

【临床表现】

绝大多数甲状腺结节患者没有临床症状，常是通过体检或自身触摸或影像学检查才发现的。但当结节压迫周围组织或器官时，患者可出现声音嘶哑、呼吸困难和吞咽困难等症状；合并甲状腺功能异常时，会出现相应的甲状腺功能亢进或减退的表现。甲状腺结节临床表现形式如下：

1. 甲状腺肿伴结节　病史一般较长，结节是腺体在增生和代偿过程中发展而成的，多数为多结节性甲状腺肿，少数为单结节性。

2. 甲状腺炎

（1）亚急性甲状腺炎伴甲状腺结节：结节的大小视病变范围而定，质地常较硬。典型的临床表现为起病较急，有发热、咽痛及显著甲状腺区疼痛和压痛。急性期，甲状腺摄 ^{131}I 率降低，而血清 T3、T4 升高，呈“分离”现象。

（2）慢性淋巴细胞性甲状腺炎：为对称弥漫性甲状腺肿，无结节。有时由于肿大不对称和表面有分叶，可状似结节，硬如橡皮，无压痛。抗甲状腺球蛋白和抗甲状腺过氧化物酶抗体阳性。甲状腺细针穿刺细胞学检查有助于诊断。

（3）侵袭性纤维性甲状腺炎：甲状腺结节坚硬且与腺体外邻近组织黏着固定，起病和发展过程缓慢，可有局部隐痛和压痛，伴以明显压迫症状，局部淋巴结不大，摄 ^{131}I 率正常或偏低。

3. **甲状腺腺瘤** 腺瘤一般呈圆形或椭圆形，直径常在 3cm 以内，质地大多比周围的甲状腺组织为硬，无压痛。腺瘤发展较慢，临床上大多无症状，但部分患者可发现甲状腺功能亢进症状。

4. **甲状腺囊肿** 囊肿内含血液或清澈液体，与周围甲状腺组织分界清楚，可相当坚硬，直径很少超过 4cm，一般无压痛，无摄 ^{131}I 能力，B 超检查常有助于诊断。临床上除甲状腺肿大和结节外，大多无功能方面的改变。

5. **甲状腺癌** 可见于任何年龄，高峰出现在 49 ～ 69 岁的年龄阶段，女性发病率较男性高约 3 倍。分化型甲状腺癌（DTC）占甲状腺癌的 90%，主要包括乳头状癌和滤泡癌。

【相关检查】

1. **血清学检查**

（1）促甲状腺激素（TSH）水平：对甲状腺结节患者均应检测 TSH 水平。TSH 水平是甲状腺癌的独立危险因素，其水平升高，甲状腺癌的发生风险也增加，同时 TSH 水平较高的甲状腺癌患者的预后亦较差。TSH 水平降低，提示可能为自主高功能结节。

（2）甲状腺球蛋白水平：检测甲状腺球蛋白水平不能鉴别甲状腺结节的良、恶性。多种甲状腺疾病，包括分化型甲状腺癌、单纯性甲状腺肿、甲状腺组织的炎症或损伤和甲状腺功能亢进症等，均可引起甲状腺球蛋白水平升高。

（3）降钙素水平：降钙素水平是甲状腺髓样癌（MTC）诊断、监测和预后的高灵敏度标志物，其水平＞ 10pg/ml 就应警惕为 MTC，如在五肽胃泌素刺激下的水平＞ 100 pg/ml 则高度提示为 MTC。

2. **超声检查** 高分辨率超声检查是评估甲状腺结节良、恶性的首选方法。对经触诊疑为或通过其他影像学检查提示为甲状腺结节的患者均应进行颈部超声检查，后者可检测出直径 2 ～ 3mm 的结节，并了解结节的大小、位置、数量、形状、质地、包膜、边界、血供、有无钙化、与周围组织的关系和颈部区域的淋巴结情况。

恶性结节的超声征象为：结节边界不清晰，形态不规则，内部回声不均匀并且多为低回声，包膜不完整或者是不存在包膜结构，血流信号相对较乱或者是存在穿支血管，且频谱以高阻为主等特征。

良性甲状腺结节的超声征象为：结节边界较为清晰，一般情况下不会出现具有异常出血的影像信号，可能出现组织钙化的现象，形态结构较为规整，结节表面被包膜包裹。

少数情况下，超声检查提示的良性结节，通过甲状腺结节细针穿刺细胞检查（FNAC）检查可能为癌。

3. **甲状腺结节细针穿刺细胞学检查（FNAC 检查）**　FNAC 检查是术前评估甲状腺结节良、恶性的敏感度和特异性最高的方法。在超声引导下进行 FNAC 检查可以提高取材的成功率和诊断的准确率。对于一个结节是否应该行 FNA 有三个主要的鉴定依据：患者的病史、结节大小和超声特征。

在结节触诊较为明显时，可在或不在超声引导下进行 FNA。一般认为超声引导下的 FNA 适应证如下：①＞ 1cm 但不能触及的结节；②＜ 1.5cm 可触及的肿块；③位置较深的结节；④距离血管较近的结节；⑤行常规 FNA 后无法诊断的结节；⑥囊性或混合性结节，尤其是之前的 FNA 结果无法诊断的；⑦存在不可触及的淋巴结病变。不符合以上行穿刺活检标准的甲状腺结节需要定期进行甲状腺超声检查的随访。

4. **核素显像检查**　应用甲状腺核素显像能评价结节的功能。对直径≥ 1cm 且伴 TSH 水平降低的甲状腺结节或 TSH 水平正常的多发结节性甲状腺肿，应进行甲状腺 ^{131}I 或 ^{99m}Tc 核素显像检查，以判断结节是否有自主摄取功能。热结节绝大部分是良性的，冷结节的恶性率为 5% ～ 8%，故以冷结节来评估甲状腺结节良、恶性的意义不大。

^{18}F- 脱氧葡萄糖正电子发射计算机断层显像（^{18}F-FDG PET）检查能够了解甲状腺结节摄取和代谢葡萄糖的状态。但并非所有的恶性甲状腺结节都会在 ^{18}F-FDG PET 检查中表现为阳性，其中某些良性结节也可摄取 ^{18}F-FDG，故单纯依靠 ^{18}F-FDG PET 检查不能准确鉴别甲状腺结节的良、恶性。

5. **其他检查方法**　当经 FNAC 检查仍不能明确诊断时，可试行分子诊断以辅助鉴别甲状腺结节的良、恶性。*RET* 基因突变检测对 MTC、特别是家族性 MTC 的诊断价值已得到临床的广泛认同。

【诊断】

甲状腺结节的诊断最重要的是在从患者身上获得的包含病史、体格检查、实验室检查和影像学检查的资料中寻找提示恶性风险的信息。包括以下四个方面：临床评估、甲状腺功能检测、甲状腺超声检查和甲状腺细针穿刺检查。

询问甲状腺结节患者病史：要点包括患者的年龄、性别、长期碘摄入不足或过多、有无头颈部或全身放射线检查或治疗史、有无甲状腺功能亢进或减退症状、有无甲状腺肿瘤病史或家族史以及甲状腺结节的大小及其变化、增长速度和有无局部症状等；体检的重点包括结节的大小、数目、活动度、质地、有无压痛和有无颈部淋巴结肿大等。

医生结合病史、血液检查、仪器检查结果给出最终诊断。

甲状腺功能正常且无临床症状的良性结节只需要遵医嘱定期随访。

【健康管理】

1. **注意甲状腺结节的形状** 摸到圆形肿块，及时就医。

2. **注意甲状腺结节的大小** 一般良性肿瘤或囊肿的单个结节直径多在 2cm 左右，直径超过 2cm 时，可疑甲状腺癌。

3. **注意结节的光滑度和软硬度** 用拇指及食指仔细触摸结节表面。表面光滑一致者，多为地方性甲状腺肿大；表面不很光滑者，患甲状腺炎的可能性大；呈单个结节肿大，但表面光滑、均匀者可能为腺瘤；单个结节肿大，表现不光滑，呈实体感者，可疑癌肿。

4. **注意结节的生长速度** 地方性甲状腺肿大呈慢增大，病程可达数年乃至数十年之久；良性肿瘤及囊肿病程可为数月至数年；甲状腺癌的肿块增长明显速度较快，可在十几天或一二个月内明显增大。

5. **注意结节周围是否可触及淋巴结** 若在甲状周围能触摸到质地较硬的淋巴结，则应及时就医。

十三、肿瘤标志物检测

【概述】

随着恶性肿瘤发病率逐年升高，且呈年轻化趋势，死亡率高，对人类健康造成严重威胁。

肿瘤标志物可协助发现早期肿瘤，因检测创伤小、短期内可以重复检查，已逐渐列为体检常规项目。对于肿瘤早期临床确诊、观察疗效，改善预后，有积极有效的作用。

肿瘤标志物（tumormarker，TM）是指恶性肿瘤在发生、发展过程中由机体对肿瘤细胞做出反应或者由肿瘤细胞直接合成、分泌而产生的一种具有生物活性的物质，正常细胞中含量很低或不存在的特异性物质。

肿瘤标志物大致分为五类。①胚胎类抗原类：癌胚抗原（CEA）、甲胎蛋白（AFP）等。②糖类糖蛋白抗原类：糖链抗原 19-9（CA19-9）、CA125、CA153、CA724、CA50、CA242、Scc、细胞角蛋白 19 片段抗原（CYFRA21-1）等。③酶及蛋白质类：TPA、前列腺特异性抗原（PSA）、神经元特异性烯醇化酶（NSE）、端粒酶、本周蛋白、铁蛋白（Fer）、人附睾分泌蛋白 4 （HE4）、血清间皮瘤相关蛋白（SMRP）等。④激素类：人绒毛膜促性腺激素（HCG）、促肾上腺皮质激素（ACTH）等。⑤循环核酸类：循环肿瘤细胞（CTC）、循环肿瘤 DNA（ctDNA）、微小ＲＮＡ（miRNA）、长链非编码 RNA（lncRNA）等。

1. *胚胎类抗原类*　CEA 是由胎儿胃肠道上皮组织、胰腺及肝脏细胞合成的一种酸性糖蛋白，主要用于结直肠癌的筛查，约 70% 的直肠癌血清 CEA 水平会升高。监测 CEA 水平有助于观察肿瘤患者癌肿的消长，其水平升高预测结直肠癌复发和肝转移，比影像学及临床检查早 6 ～ 8 个月。CEA 属于非器官特异性肿瘤相关抗原，除结直肠外的多种恶性肿瘤（约 55% 胰腺癌、50% 胃癌、45% 肺癌、40% 乳腺癌、40% 尿道癌、25% 卵巢癌）患者血清 CEA 水平呈现不同程度的升高。

除恶性肿瘤患者外，某些良性疾病（如非特异性结肠炎、糖尿病、心血管疾病）、妊娠期及吸烟等人群血清 CEA 也可以出现不同程度的升高。

AFP 是一种血清单链糖蛋白，由胎儿发育早期在肝脏和卵巢囊中合成。其特异性强、灵敏度高，是目前临床应用最广泛的肝癌辅助诊断血清标志物，对原发性肝癌普查、早期诊断、疗效监测和治疗后随访有良好的价值。AFP 对肝癌诊断的敏感性为 60% ～ 70%，在某些良性肝病，尤其是肝癌高危人群 [如 HBV 和（或）HCV 感染、长期酗酒、非酒精脂肪性肝炎、食用被黄曲霉毒素污染食物、各种原因引起的肝硬化及有肝癌家族史等] 中 AFP 会不同程度升高。妊娠期及某些生殖细胞癌（如睾丸癌、卵巢癌、 畸胎癌）AFP 也会升高。AFP-L1 常见于肝脏良性疾病，AFP-L2 常见于孕妇，AFP-L3 主要来源于肝癌细胞，也被称为甲胎蛋白异质体。AFP-L3 可用于肝癌的辅助预测、诊断及疗效评估。AFP-L3%（AFP-L3 占总 AFP 水平的百分比）对肝细胞癌（hepatocellularcarcinoma，HCC）具有高度特异性，可用于早期预测 AFP 低水平持续阳性人群肝癌的发生。

2. *糖类糖蛋白抗原类*　CA19-9 是一种黏蛋白型的糖类蛋白，属于胃肠道肿瘤相关的肿瘤标志物，常用于结直肠癌、胃癌、胰腺癌和胆囊癌的辅助诊断，是迄今报道过的对胰腺癌敏感性最高的标志物，对胰腺癌的筛查、判断肿瘤复发及预后均具有重要的作用。同时消化系统良性病变，如肝炎、肝硬化、急性胰腺炎、胆囊炎、胆石症、上消化道出血时 CA19-9 也会轻度升高。

CA125 属于卵巢癌相关抗原，对上皮性卵巢癌，特别是浆液性腺癌的敏感性较高，约 80% 的患者 CA125 升高，但对黏液性卵巢癌敏感性较低。CA125 可以在症状出现前几个月升高，在卵巢癌的筛查、早期诊断以及监测肿瘤复发方面有重要作用。CA125 的特异性较差，当发生宫颈癌、乳腺癌、胰腺癌、胃癌、肺癌、结 / 直肠癌时也会不同程度的升高。同时某些妇科良性疾病，如子宫内膜异位症、子宫肌瘤、子宫腺肌病、盆腔炎、卵巢囊肿及月经期等均可出现不同程度的血清CA125升高，绝经前的水平比绝经后高。在生理情况下，随着年龄增长CA125逐渐下降。当患者出现恶性胸腔积液及腹水时CA125也会明显升高。

CA153是人乳腺癌患者的组织碎片及细胞质中提取的糖类抗原物质，属于乳腺癌相关抗原，对乳腺癌患者随诊有一定意义，主要用于治疗后监测乳腺癌患者的疾病复发和转移。

CYFRA21-1是存在于上皮起源的肿瘤细胞胞质中的一种糖蛋白，小细胞肺癌、肺鳞癌及肺腺癌中CYFRA21-1均有所表达，其中鳞癌表达最强，小细胞癌表达最弱。CYFRA21-1不具有器官特异性，多个系统、多种器官的疾病中均可引起升高，因此不适宜作为肺癌的筛查指标，主要用于NSCLC辅助诊断、治疗及预后随访。同时CYFRA21-1对NSCLC患者放化疗的敏感性具有预测作用，CYFRA21-1期等相关，可用于监测小细胞肺癌患者的疗效与预后。同时NSE也用于神经内分泌系统肿瘤、黑色素瘤、甲状腺样癌的诊断。NSE在正常人脑组织中含量较高，缺血性脑血管病以及脑外伤时会出现NSE浓度增高。此酶也存在于正常红细胞中，因此检测标本发生溶血时会出现测定结果偏高。NSE像绝大多数肿瘤标志物一样，单一检测时其敏感性及特异性均较差，需要与其他肿瘤标志物联合检测，从而提高恶性肿瘤诊断的阳性率及对无症状患者的检出率。

PSA是诊断前列腺癌最有价值的肿瘤标志物，在正常人血清中含量极低，而前列腺癌患者血清含量会明显升高。PSA水平确实与疾病进展相关，主要用于前列腺癌的早期诊断、病情监测及治疗后随访。前列腺增生、前列腺炎、尿路感染及前列腺按摩时，血清PSA均可升高，但升高幅度较低。其浓度还受前列腺创伤的影响，常规的直肠指检、前列腺活检、膀胱镜检查、留置导尿等均可导致PSA明显升高。

*HE4*基因编码的蛋白质属于酸性蛋白家族，在卵巢癌组织中高度表达，癌旁组织及良性肿瘤中不同程度低水平表达，正常卵巢组织不表达。在各种恶性肿瘤组织中，HE4在卵巢浆液性癌中表达最高，在子宫内膜癌、肺腺癌、乳腺癌、膀胱移行细胞癌、胰腺癌中中度或高水平表达，在胃癌、肝癌、结肠癌、肺鳞癌及前列腺癌中多为低水平表达。HE4是一种潜在的卵巢癌标志物，可用于卵巢癌的诊断、鉴别诊断、疗效评估与监测复发。HE4升高是降低无病生存率和总生存率的独立危险因素，其在诊断卵巢癌方面具有较高的敏感性和特异性，HE4与CA125联合检测能提高卵巢癌诊断的敏感度。

3. *激素类* 人绒毛膜促性腺激素（HCG）是由胎盘滋养层细胞所分泌的一类糖蛋白类激素。它由α及β亚基组成，其中β亚基为特异性链，β-HCG对妇科肿瘤具有较高的特异性诊断价值。HCG常用于胎盘滋养细胞和生殖细胞肿瘤的诊断或辅助诊断。另外，也用于乳腺癌的诊断，乳腺癌患者HCG升高提示预后较差。

睾丸肿瘤，尤其是非精原细胞瘤患者HCG也会不同程度增高。正常妊娠早期也会出现HCG升高。

4. *循环核酸类*　指存在于外周血循环中的游离DNA和RNA。与传统肿瘤标志物检测相比，循环核酸类作为基因水平的检测，具有敏感性高、特异性强的特点。同时其标本来源方便、无创，可进行动态检测，在肿瘤易感性预测、早期诊断、监测疗效、预测复发转移等方面具有重要的临床价值，为肿瘤基因诊断开辟了新的途径。

循环肿瘤细胞DNA作为补充或替代组织活检的新方法，可用于肿瘤的筛查、早期诊断、疗效监测、预后评估等多个方面。循环肿瘤细胞DNA检测可在临床症状出现前发现肿瘤相关基因变化，从而早期诊断肿瘤疾病。循环肿瘤细胞DNA也可以用于指导肿瘤患者用药选择与预后监测。循环肿瘤细胞DNA浓度与患者的预后呈负相关。

miRNA是一类在真核生物中具有调控功能的内源性非编码小分子RNA，可作为原癌基因或肿瘤抑制因子参与调控肿瘤细胞分化、增殖及凋亡在内的多个细胞生物学过程，并在血液中的表达十分稳定。

环状RNA是一类广泛内源性非编码RNA，其分子结构呈闭合环状，比线状更加稳定，且不易被外切核酸酶降解。环状RNA具有重要的基因表达调控功能，在多种肿瘤的发生、增殖、侵袭及转移过程中发挥着重要作用，可用于食管癌、胃癌、结直肠癌等消化道肿瘤的诊断和预后判断。这使其在临床医学应用中具有潜在的意义。

肿瘤标志物检测具有高效、方便及创伤小等优点局限性，对早期肿瘤（Ⅰ期、Ⅱ期）的阳性率较低，存在一定的漏诊率及误诊率，因此在临床应用中不能仅根据单一肿瘤标志物的检测结果而确诊肿瘤，提倡针对不同疾病同时进行多种方法联合检测，动态观察，以提高诊断的准确性、敏感性及特异性。为肿瘤的早期诊断和治疗、减少复发和转移、提高治愈率。

【典型病例分析】

1. *病例介绍*　受检者，男性，48岁，管理人员，既往有肥胖症、高甘油三酯血症、高血压病、糖尿病、高尿酸血症病史。2019年12月行肿瘤标志物检查，结果回报：CA19-9为165U/ml，CA724为106U/ml。进一步行胃肠镜检查：诊断为结肠癌早期。

2. *结果分析及提示* 此病例中，受检者为中年男性，体重超标，有代谢性疾病，饮食结构不科学。无消化道不适的临床表现，检查血液检查肿瘤标志物，提示消化系统相关肿瘤标志物高，行胃肠镜检查，及时发现肿瘤、诊断肿瘤，并第一时间治疗。

附：循环肿瘤细胞检测简介

【概述】

循环肿瘤细胞（circulating tumor cell，CTC）是指经过自发或因临床诊疗操作由原发灶或转移灶释放然后进入外周血循环的肿瘤细胞。

一般情况下，入血的肿瘤细胞往往被免疫细胞杀死，而有些处于休眠状态的肿瘤细胞，可以逃逸免疫系统的监视，待患者免疫力较低或在某些刺激下再次复苏，转移到远处脏器存活并增殖，最终形成肉眼可见的转移癌灶。

CTC 分为 4 类：单个游离的上皮样 CTC、干细胞样 CTC、间质样 CTC、CTC 细胞簇。

CTC 的半衰期只有 1 ～ 2.4h，仅有 0.01% 存活且具有侵袭性的 CTC 在合适环境下穿出血管定植于远端形成转移灶。肿瘤转移是一个多步骤多因素的复杂过程，而 CTC 的形成是实现肿瘤远处转移的基础。对于已经形成转移灶的恶性肿瘤，由于肿瘤细胞异质性，转移灶及原发灶的细胞可能存在不同的表型，而 CTC 不仅来源于肿瘤原发灶，还来源于转移瘤灶，故 CTC 检测能较好地反映机体肿瘤细胞类型的整体情况。

2019 年中国临床肿瘤学会首次将 CTC 写入中国指南，并明确提道：“CTC 是指从恶性肿瘤原发部位脱落， 通过血管或淋巴系统进入血液循环的细胞，它能够反映肿瘤组织的情况，也可以用无创方式替代组织样本进行病理诊断、疾病监测、分子测序等，不仅可以动态监测，还可以用于判断预后。”具体作用如下。

1. *循环肿瘤细胞检测评估患者病情及预后* CTC 可成为一种新的诊断工具，更早为肿瘤的分期、预后（较少的 CTC 预示着较长的生存期）以及疗效的评估提供信息。CTC 检测作为一种非侵入性检查方法，还可对原发部位肿瘤和转移部位肿瘤的生物学特性提供信息。在前列腺癌、结直肠癌、乳腺癌、肺癌、卵巢癌、肝细胞癌、膀胱癌等一系列实体肿瘤中都发现存在 CTC，CTC 正在成为肿瘤患者预后和对治疗反应的独立预测因素。

2. *循环肿瘤细胞检测用于选择制订个体化治疗方案* 随着人们对 CTC 分子生物学特性研究的不断开展，CTC 检测已不局限于恶性肿瘤的无创诊断和预后预测，更重要的是可用于指导制订个体化的治疗方案。通过分析 CTC 分子分型，为肿瘤患者选择个体化治疗方案提供依据。

随着检测技术的不断提高，CTC 检测逐渐成为一种新颖的无创性检测手段，在临床上越来越普遍应用。

【典型病例分析】

1. 病例介绍　受检者，男性，50 岁，管理人员，前列腺癌切除术后 4 年。2019 年 10 月行 CTC 检测，结果回报：阴性。超声检查、肿瘤标志物前列腺特异性抗原（PSA）、癌胚抗原（CEA）等检测均无异常。

2. 结果分析及提示　此病例中，受检者为中年男性，前列腺癌切除术后 4 年，此次体检采用超声检查结合肿瘤标志物、CTC 检验预后评估，效果好。

第3章

基因检测

第一节　概　　述

基因是染色体上编码遗传信息的一段核苷酸序列，是遗传信息的基本单位。是生命的操纵者和调控者。现代研究已经证实，任何疾病均是内因（遗传因素）和外因（环境因素）共同作用的结果。著名学者利根川进的名言："人类除外伤以外的所有疾病都与基因受损有关。"

基因通过编码合成蛋白质参与人的生长发育过程，在某些情况下基因发生突变，如果与外界因素叠加，易于发生如肿瘤、糖尿病、高血压等疾病。了解内因之后，可以通过外因进行风险规避。通过基因检测和预防性手术，美国乳腺癌发病率下降了70%，结直肠癌发病率下降了90%。

饮食营养因素和生活行为方式也都可以影响基因的表达，不同的基因型对环境因素作用的敏感性不同。容易引起某种疾病的敏感性基因型称为疾病易感基因。疾病与多个基因的调控有关。人体疾病易感基因检测是一项通过检测人体遗传物质中与疾病相关的易感基因，预测并评估肿瘤、心脑血管等重大疾病的患病风险，指导生活方式调整、针对性体检及安全用药等个体化健康管理的服务。

不同于普通体检，基因检测是在人体健康的时候查出隐藏的"基因地雷"。武汉华大基因负责人杨爽认为，作为医学未来的发展趋势，基因检测终将关系到每一个人的健康。"个体全基因组测序能够覆盖人体基因组中所有类型的缺陷，提供人体一生的健康预测和指导，将为临床医药的发展带来革命性的变化"。基因检测是采用分子生物学技术检测人体与生俱来的基因，对肿瘤、心脑血管、免疫代谢等13大类近150种临床常见疾病患病风险进行评估，从遗传学角度找到基因中影像健康的隐患，指导受检者制订个性化健康管理方案，包括生活方式调整、生活环境选择、体检方案制定、安全用药指导等，规避导致疾病发生的危险因素，有效预防疾病的发生。受检者若携带 *BRCA1/2* 基因，就不宜服用抗衰老和富含雌激素的保健品；若提示携带有红斑狼疮易感基因，就不宜过量服用增强免疫力的保健品，或注射青霉素类的药物；若携带有宫颈癌易感基因，就不能注射羊胎素美容产品；若携带有肺癌易感基因，就不能吸烟，也不适合从事厨师、交警等职业。

通过基因检测发现恶性肿瘤、心血管疾病等多种疾病易感基因，可以在分子水平评价个体患病风险，筛选出某一疾病的高风险人群，基因检测能够帮助患者找到基因中影响健康的隐患，提供针对性强的疾病预防建议，通过超早期改变环境因素和不健康生活方式、预防性药物等。指导制订个体化健康管理方案，并提供专业的检测报告及遗传咨询服务，帮助患者规避导致疾病发生的危险因素，有效预防疾病的发生。具体意义如下：

1. **指导生活方式调整** 通过有针对性地调整饮食、运动、睡眠等生活方式及生活习惯，规避导致疾病的危险因素。

2. **指导生活环境选择** 帮助患者依据检测结果进行生活环境、工作环境的调整。

3. **指导常规体检** 针对高风险疾病，提示患者在体检时调整检查项目及频次，密切关注结果变化，积极预防。

4. **指导安全用药** 有效规避药物错误地使用所导致的疾病发生风险增大。

【适应证】

1. 相应器官有慢性炎症或增生的人。
2. 环境中有烟草污染或长期接触化工行业的人。
3. 有吸烟、大量饮酒、精神压力大、生活不规律的人。
4. 高脂、高盐饮食习惯，血压、血脂、血糖增高的人。
5. 肿瘤、心脑血管疾病、糖尿病、哮喘家族史的人。
6. 所有关注健康的人群。

【禁忌证】

无。

【检查前注意事项】

1. 可以正常饮食、运动、服药。
2. 与医师沟通后选择合适的检测项目。
3. 受检者填写人体疾病易感基因检测项目确认书，基本信息、检测内容、受检者与医师双签名。
4. 受检者填写分子检测服务信息登记表，基本信息、健康状况（家族史、自身疾病、体检指标、生育及相关病史——女性填写）、生活方式（饮食习惯、运动习惯、吸烟情况、饮酒情况、压力及睡眠情况）。

【检查中配合】

受检者采取平卧位或坐位，护士抽取静脉血 4ml 后三指平压针眼 5min。

【检查后注意事项】

采集血标本后 20 个工作日出报告。

第二节　人体疾病易感基因检测套餐

1. 乳腺癌基因检测。

2. 大肠癌基因检测。

3. 慢性病多发检测项（6 项）：冠状动脉粥样硬化性心脏病、高脂血症、哮喘、骨质疏松、肥胖、糖尿病。

4. 慢性病常见检测项（11 项）：冠状动脉粥样硬化性心脏病、高脂血症、哮喘、骨质疏松、肥胖、糖尿病、心肌梗死、高血压病、脑卒中、阿尔茨海默病、痛风。

5. 男性多发肿瘤套餐（5 项）：肺癌、肝癌、胃癌、食管癌、前列腺癌。

6. 男性全身肿瘤套餐（13 项）：肺癌、肝癌、胃癌、食管癌、前列腺癌、肠癌、胰腺癌、喉癌、膀胱癌、鼻咽癌、骨髓癌、皮肤癌、肾癌。

7. 女性多发肿瘤套餐（4 项）：乳腺癌、卵巢癌、宫颈癌、子宫内膜癌。

8. 女性全身肿瘤套餐（16 项）：肺癌、肝癌、胃癌、肠癌、胰腺癌、喉癌、食管癌、膀胱癌、鼻咽癌、骨髓癌、皮肤癌、肾癌、乳腺癌、卵巢癌、宫颈癌、子宫癌。

9. 心脑血管系统检测（7 项）：高脂血症、动脉粥样硬化、冠状动脉粥样硬化性心脏病、心肌梗死、心房颤动、脑卒中、高血压病。

10. 慢性病检测（7 项）：冠状动脉粥样硬化性心脏病、脑卒中、高脂血症、高血压病、肥胖、糖尿病、痛风。

11. 经典检测套餐（男 68 项、女 67 项）：胶质瘤、鼻咽癌、喉癌、肺癌、甲状腺癌、食管癌、胃癌、结直肠癌、肝癌、胰腺癌、骨肉瘤、多发性骨髓瘤、皮肤癌、膀胱癌、肾癌、前列腺癌、乳腺癌、宫颈癌、子宫内膜癌、卵巢癌、动脉粥样硬化、冠状动脉粥样硬化性心脏病、心肌梗死、心房颤动、脑卒中、高脂血症、高血压病、阿尔茨海默病、帕金森病、支气管哮喘、慢性阻塞性肺疾病、非酒精性脂肪肝、肝炎后肝硬化、原发性胆汁性肝硬化、自身免疫性肝炎、溃疡性结肠炎、克罗恩病、急性淋巴细胞白血病、急性髓性白血病、慢性粒细胞白血病、再生障碍性贫血、非霍奇金淋巴瘤、肾结石、IgA 肾病、桥本甲状腺炎、毒性弥漫性甲状腺肿、系统性红斑狼疮、强直性脊柱炎、类风湿关节炎、过敏、过敏性鼻炎、白塞综合征、牙周炎、2 型糖尿病、糖尿病肾病、糖尿病视网膜病、糖尿病合并冠状动脉粥样硬化性心脏病、痛风、肥胖、精神分裂症、发作性睡病、偏头痛、癫痫、抑郁症、老年性黄斑变性、遗传性耳聋（先天性耳聋、药物性耳聋、大前庭水管综合征）、骨质疏松症、骨关节炎。

12. 全检测套餐（150 项）：胶质瘤、脑脊髓膜炎、鼻咽癌、口腔癌、喉癌、肺癌、甲状腺癌、食管癌、胃癌、结直肠癌、肝癌、胰腺癌、胆囊癌、胆管癌、骨肉瘤、多发性骨髓瘤、皮肤癌、膀胱癌、肾癌、前列腺癌、睾丸生殖细胞癌、乳腺癌、宫颈癌、子宫内膜癌、卵巢癌、动脉粥样硬化、冠状动脉粥样硬化性心脏病、心绞痛、心肌梗死、支架术后再狭窄、心房颤动、长 QT 间期综合征、脑卒中、高脂血症、高胆固醇血症、高低密度脂蛋白胆固醇血症、高三酰甘油血症、高血压病、高血压性心脏病、静脉血栓形成、心肌炎、扩张型心肌病、先天性心脏病、主动脉瘤、腹主动脉瘤、阿尔茨海默病、帕金森病、慢性鼻窦炎、支气管哮喘、慢性阻塞性肺疾病、高原肺水肿、肺尘埃沉着病、肺结核、非酒精性脂肪肝、肝炎后肝硬化、原发性胆汁性肝硬化、慢性乙型肝炎、HBV 感染、自身免疫性肝炎、丙型肝炎、萎缩性胃炎、胃溃疡、十二指肠溃疡、肠易激综合征、溃疡性结肠炎、克罗恩病、慢性胰腺炎、胆结石、急性淋巴细胞白血病、急性髓性白血病、慢性粒细胞白血病、再生障碍性贫血、非霍奇金淋巴瘤、2 型糖尿病、糖尿病肾病、糖尿病视网膜病、糖尿病合并冠心病、痛风、肥胖、桥本甲状腺炎、格雷夫斯病、甲状腺功能减退、系统性红斑狼疮、强直性脊柱炎、类风湿关节炎、结节病、败血症、过敏、过敏性鼻炎、特应性皮炎、白塞综合征、牙周炎、侵袭性牙周炎、多发性硬化病、干燥综合征、系统性硬皮病、皮肌炎、多发性肌炎、慢性肾功能不全、慢性肾病、肾结石、狼疮肾炎、肾病综合征、过敏性紫癜性肾炎、IgA 肾病、前列腺肥大、男性不育、子宫肌瘤、子宫内膜异位症、多囊卵巢综合征、习惯性流产、卵巢早衰、先兆子痫、白癜风、银屑病、湿疹、斑秃、脱发、川崎病、精神分裂症、发作性睡病、偏头痛、癫痫、抑郁症、强迫症、孤独症、双向情感障碍、注意缺陷障碍、热性惊厥、正常眼压性青光眼、原发性开角型青光眼、原发性闭角型青光眼、剥脱性青光眼、老年性黄斑变性、白内障、眼干燥症、视神经炎、高度近视、老年性耳聋、噪声性耳聋、药物性耳聋、大前庭水管综合征、腰椎间盘突出、骨质疏松症、不宁腿综合征、骨关节炎、青少年特发性脊柱侧凸、维生素 D 缺乏、特发性震颤。

第三节 乙醛脱氢酶2基因血检测

【概述】

乙醛脱氢酶 2 基因（acetaldehyde dehydrogenase 2，*ALDH2*）位于 12 号染色体。它具有多种生物酶作用，其中最为重要的作用是参与醛类和硝酸甘油的代谢。

1. *参与乙醇—乙醛代谢* 乙醛脱氢酶 2 是乙醛脱氢酶家族 19 个成员中活性最强的一员，它广泛存在于肝和胃中，是乙醇代谢途径中最重要的酶之一。人饮酒后乙醇进入胃，通过吸收进入血液再到肝脏。人体摄入的乙醇 90% 在肝脏内代谢，途径为：乙醇→乙醛→乙酸→二氧化碳和水。此酶在体内将乙醇的中间代谢产物有毒的乙醛 60% 以上氧化为无毒的乙酸。

乙醇不是一种致癌剂，而乙醇的代谢产物乙醛毒性很大，是乙醇的 30 倍，乙醛是一种肯定性的致癌剂，它与人类肿瘤的发生有密不可分的关系。对心、肝、肾、脑等重要器官均能造成损害。

2. *参与心肌缺血后醛类代谢* 有心血管疾病的患者，由于各种原因导致心脏上冠状动脉阻断，会引起相应的心肌损伤，损伤过程中产生的毒性醛可直接导致心肌细胞死亡。心肌细胞线粒内存在的 ALDH2 可以清除这些毒性醛类有害物质，促进细胞存活。

3. *乙醛脱氢酶 2 参与硝酸甘油代谢* 硝酸甘油（nitroglycerin，GTN）是硝酸酯类扩张血管药物的基础药物，被广泛应用于治疗慢性心功能不全、心肌梗死、心绞痛及高血压等多种疾病与危象。ALDH2 是一种硝酸还原酶，能将硝酸甘油代谢转化为一氧化氮，从而发挥舒张血管的作用。不同浓度的硝酸甘油对心肌缺血 / 再灌注损伤产生不同的作用。

基因分型：乙醛脱氢酶 2 基因有 3 种基因分型：*Glu504Glu*、*Glu504Lys*、*Lys504Lys*。这 3 种基因分型在人群中分布的概率不同，所编码的乙醛脱氢酶、硝酸酯酶活性率也不同。通过基因型的筛查，可以指导临床用药和针对性调整生活方式。

1. Glu 504 Glu 中国人此基因类型概率为 61%，乙醛脱氢酶活性率 100%，表现为酶活性强，乙醇耐受度较好，但倾向于发生嗜酒，或乙醇性依赖。临床建议：适量饮酒，过量易导致酒精性肝病。硝酸酯酶活性率 100%，表现为酶活性强。临床建议：硝酸甘油无效风险低，可使用硝酸甘油。

2. Glu 504 Lys 中国人此基因类型概率为 32%。乙醛脱氢酶活性率 13% ～ 14%，表现为酶活性弱，会出现乙醇不耐受现象，少量饮酒仍会导致乙醇代谢疾病的发生。临床建议：少量饮酒，强制大量饮酒食管癌、肝癌风险会增加。

硝酸酯酶活性率 8% ～ 15%，表现为酶活性弱。临床建议：硝酸甘油无效风险增加，建议改变治疗方案。

3. Lys 504 Lys　中国人此基因类型概率为 7%。乙醛脱氢酶活性率 2%，表现为酶活性很弱，饮酒不耐受现象非常剧烈。临床建议：滴酒不沾，强制饮酒食管癌、肝癌风险会增加。硝酸酯酶活性率 6% ～ 7%，表现为酶活性很弱。临床建议：硝酸甘油无效风险增加，改变治疗方案。

【适应证】

所有健康体检人群。

【禁忌证】

无绝对禁忌证。

【检查前注意事项】

检查前一晚 22：00 后禁食水。

【检查中配合】

1. 检查当日晨静脉抽血（血常规，量约 1.7ml）。

2. 环境准备，检查室温度保持在 22 ～ 26℃。

【检查后注意事项】

三个手指平压针眼 5min。

【典型病案分析】

1. *病例介绍*　受检者，男性，53 岁，管理人员，因工作关系每日饮酒 500ml 左右，约 30 年。既往体健。近 3 年体检发现肝脏多种酶不同程度异常。2014 年 5 月行乙醛脱氢酶 2 基因检测。结果：基因类型 Glu 504 Lys。

2. *结果分析及提示*　此病例中，受检者为中年，男性，无家族遗传史，长期饮酒，体型中等（BMI：22.6kg/m^2）。血生化：丙氨酸氨基转移酶（ALT）264.7U/L，γ - 谷氨酰基转移酶 133U/L，天冬氨酸氨基转移酶（AST）133.3U/L。肝胆胰脾超声结果：肝硬化。此受检者基因型为 Glu 504 Lys，乙醛脱氢酶活性率 13% ～ 14%，表现为酶活性弱。

【知识点介绍】

中华医学会的饮酒指南：健康饮酒指平均每天饮酒量男性不超过 20g 酒精、女性不超过 10g 酒精。

乙醇量（g）= 饮酒量（ml）× 乙醇含量（%）×0.8

20g= 白酒（ml）×50%×0.8　　白酒：50ml，　　约 1 两

20g= 啤酒（ml）×4%×0.8　　啤酒：625ml，　　约 1 瓶

日本酒精性肝病指南：习惯性饮酒者，平均每天饮酒量＞ 69g/d，或大

量饮酒者，平均每天饮酒量＞（折合酒精）115g/d，且连续5年以上。但ALDH2活性缺乏或低下者，即使饮酒量不足69g/d，也容易引起酒精性肝损害。

第四节　乳腺癌易感基因血检测

【概述】

乳腺癌是发生在乳房腺上皮组织的恶性肿瘤，是女性最常见的恶性肿瘤之一，其发病年龄呈现年轻化、发病率呈上升趋势。大量研究表明，乳腺癌的发生发展是多基因共同作用的结果。明确个体的基因情况有助于乳腺癌预防、早期诊断及靶向性的临床治疗。研究证实，5%～10%的乳腺癌的发病和基因遗传易感性相关，其中最常见的乳腺癌易感基因的检测是*BRCA1*（breast cancer 1）/*bRCA2*（breast cancer 2）这两个基因的突变情况。

*BRCA1*是1990年被Miki等发现，其定位于人类17号染色体q21，以常染色体显性遗传方式遗传，有很高的外显率。*BRCA2*基因是1994年由Wooster等发现定位于13号染色体q12。很多情况下，人们把两种基因统称*BRCA1*/*BRCA2*，并一起讨论。BRCA1作为一种DNA结合蛋白，参与细胞周期调控及DNA损伤修复，抑制细胞进入增殖周期，阻止分裂，促进终末分化，诱发细胞凋亡，是一种重要的细胞周期负调控子。*BRCA1*作为一个抑癌基因，其突变在家族性乳腺癌发生发展过程中起十分重要的作用，其结构和功能的异常与乳腺癌的发病密切相关。它在调节细胞周期进程、DNA损伤修复、细胞生长与凋亡及转录活化与抑制等多种生物学途径中都起着重要作用。

如果*BRCA1*/*BRCA2*基因的结构发生了某些改变，那么它所具有的抑制肿瘤发生的功能就会受影响。2013年已发现的BRCA1/BRCA2的突变有数百种之多。*BRCA1*和*BRCA2*基因突变属于“常染色体显性遗传”（也就是说不是某一性别特有），但并不是所有突变携带者都会发展成癌症，只是携带有这种突变的人有很高的癌症易感性。

1. BRCA1/BRCA2与放射敏感性　细胞对DNA损伤反应缺陷会诱发肿瘤，电离辐射可引起DNA簇损伤和双链断裂。成为细胞修复过程的问题BRCA突变与环境变化的敏感性有关。

2. *BRCA1*/*BRCA2*基因发生突变，导致乳腺癌患病风险增加　*BRCA1*/*BRCA2*都是人类基因组中负责编码肿瘤抑制蛋白的基因，如果*BRCA1*/*BRCA2*基因的特定位点发生突变，其编码的肿瘤抑制蛋白会随之发生改变，正常修复

DNA的功能会受到限制，从而使细胞更容易积累有害的DNA损伤，最终导致癌症的发生。

3. 携带*BRCA1*/*BRCA2*突变基因的乳腺癌患者，复发风险更高 单中心回顾性研究结果，携带*BRCA1*/*BRCA2*突变基因组与未携带突变基因组的同侧和对侧乳腺癌复发风险差异显著。

4. *BRCA1*/*BRCA2*基因与家族遗传乳腺癌、散发性乳腺癌 大量研究表明，家族史是目前流行病学最为肯定的乳腺癌高危因素之一，40%～50%的遗传性乳腺癌是由*BRCA1*突变引起的，而在乳腺癌和卵巢癌都高发的家族中，80%以上的患者发病与*BRCA1*基因突变有关。

BRCA1/*BRCA2*基因突变导致的乳腺癌有家族聚集的倾向，父母双亲中，如果其中一方携带基因突变，该突变遗传给后代的概率是50%。

如果一名乳腺癌患者已检测到*BRCA1*/*BRCA2*基因突变，此时该患者的近亲也应接受*BRCA1*/*BRCA2*基因检测，以判断自己是否同为*BRCA1*/*BRCA2*基因突变的携带者，以便选择针对性的风险控制方案。

我国学者伍欣星等研究了BRCA2在散发性乳腺癌组织中的表达，发现BRCA2在乳腺癌组织中表达的阳性率为56%，而在癌旁及正常乳腺组织中无阳性表达，且具有明显的相关性；并认为基因异常使大量失活的BRCA2因不能参与组织修复而在胞质积聚，DNA修复效率下降导致乳腺癌的发生。另有研究认为散发性乳腺癌与家族性乳腺癌在发生机制上有所不同。散发性乳腺癌主要是相应染色体区域的杂合性丢失（loss of heterozygosity，LOH）。这是由于在乳腺发育过程中，*BRCA*基因杂合性缺失会增加其他致癌性突变。

乳腺癌易感基因检测和医院的常规检测属于两个不同阶段的检测。基因检测是人在没有发病时预测会发生什么疾病，属于检测的第一个阶段，是先知预防为主，是预防医学的范畴。而常规检测是发生疾病后检测疾病达到什么程度，如早期、中期、晚期等，属于检测的第二个阶段，是后知治疗为主，是临床医学的范畴。对于乳腺癌患者而言，明确乳腺癌患者的基因突变携带情况可以为乳腺癌患者的复发风险评估提供参考，也可以为判断乳腺癌患者的亲属是否存在乳腺癌患病风险提供依据。对于普通人，检测出*BRCA1*/*BRCA2*突变基因携带之后，可以采取多种方法，控制乳腺癌的发病风险，比普通人群更早开始乳腺癌的体检筛查和增加筛查的频率，可以提高乳腺癌在发生早期被检测出的概率，从而有机会及时开展治疗。

【适应证】

1. 携带乳腺癌易感基因型 与乳腺癌的易感风险密切相关。

2. *乳腺癌家族史* 尤其是一级（母女、姐妹）直系亲属患有乳腺癌者，患病风险高于普通人群。

3. *病史* 乳腺增生性疾病及乳腺纤维瘤病史者。

4. *年龄、身高/体重指数(BMI)* BMI较高的妇女相对比较容易罹患乳腺癌;20岁前少见，45～50岁为高峰。

5. *生育情况* 月经初潮年龄早(＜12岁)、月经紊乱、绝经年龄晚(＞54岁)、多次人工流产、未生育未哺乳或初产年龄大（＞35岁）等因素均与乳腺癌的发病有关。

6. *饮食和不良生活习惯* 高脂肪饮食、营养过剩、肥胖、吸烟、饮酒、工作压力大、活动量少、生活不规律可加强或延长雌激素对乳腺上皮细胞的刺激，增加发病机会。

7. *雌激素水平高者* 长期服用含雌激素类药物的人。

8. *适应人群* 所有关注乳腺健康的人。

【禁忌证】

无绝对禁忌证。

【检查前注意事项】

检查前日晚22：00后禁食水。

【检查中配合】

1. 检查当日晨静脉抽血（血常规1管，约1.7ml）。

2. 环境准备：检查室温度保持在22～26℃。

【检查后注意事项】

三个手指平压针眼5min。

【典型病例分析】

1. *病例介绍* 受检者，女性，40岁，管理人员，未婚未育，母亲患有乳腺癌。既往乳腺纤维瘤病史。近3年体检发现乳腺结节不同程度异常。2014年5月行乳腺易感基因检测。结果：高度乳腺癌易感风险。

2. *结果分析及提示* 此病例中，受检者中年，女性，有家族遗传史，长期食用含高脂肪、高动物蛋白食物，未婚未育，有乳腺纤维瘤病史，乳腺超声结果：右侧乳腺下叶可见0.4cm×0.3cm结节。此受检者*BRCA1*/*BRCA2*基因风险级别为高度风险级别，提醒患者高度关注乳腺健康，每年检查乳腺超声、乳腺MRI、必要时行乳腺钼靶等检查。

第五节 5,10-亚甲基四氢叶酸还原酶基因血检测

【概述】

5，10-亚甲基四氢叶酸还原酶（5，10-methylenetetrahydrofolate reductase，MTHFR）。*MTHFR* 基因位于 1 号染色体上，共有外显子 12 个，可编码 5，10-亚甲基四氢叶酸还原酶。

我们从食物摄取的叶酸是不能直接被人体利用的，在体内经 MTHFR 使 5，10-亚甲基四氢叶酸还原为稳定活性物质 5-甲基四氢叶酸。此活性物质一方面为体内 DNA、RNA、蛋白质的甲基化提供甲基参与体内代谢循环；另一方面为同型半胱氨酸提供甲基甲硫氨酸，促进同型半胱氨酸转化为其他物质。

如果 *MTHFR* 基因发生变异，引起 5，10-亚甲基四氢叶酸还原酶活性降低，可阻抑同型半胱氨酸转化为甲硫氨酸。最终导致的两个结果是甲基供体减少和同型半胱氨酸浓度升高。

甲基供给不足，DNA、RNA、蛋白质合成减少，导致妊娠相关疾病、胎儿出生缺陷及男性生精障碍等。

同型半胱氨酸（Hcy）一方面具有细胞毒性，使细胞内产生大量氧自由基致使 DNA 损伤，引发习惯性流产及生精减少；另一方面可抑制谷胱甘肽合成，破坏精液中活性氧产生与清除的动态平衡。高 Hcy 血症可引起睾丸中的血管过早发生动脉硬化，影响睾丸的血液供应，导致生精功能障碍。

目前临床中主要检测 *MTHFR* 基因的 C677T 位点，依据此位点不同 *MTHFR* 基因分 3 种类型，见表 3-1。

表 3-1 *MTHFR* 基因的 3 种类型

基因型	代谢速率	酶活性	中国人频率
CC：野生型	快代谢	100%	27%
CT：杂合突变型	中等代谢	65%	44%
TT：纯合突变型	慢代谢	30%	29%

CC 型基因编码的 5，10-亚甲基四氢叶酸还原酶其活性为 100%，同型半胱氨酸转化为甲硫氨酸表现为快代谢，即 5，10-亚甲基四氢叶酸还原酶可快速使同型半胱氨酸转化为甲硫氨酸，血液中同型半胱氨酸含量正常。CT 或 TT 型基因因发生部分变异，编码出的 5，10-亚甲基四氢叶酸还原酶活性会相应的减弱，同型半

胱氨酸转化为甲硫氨酸表现为中等或慢代谢，即 5，10- 亚甲基四氢叶酸还原酶可抑制同型半胱氨酸转化为甲硫氨酸，血液中同型半胱氨酸含量升高。

依据 3 种基因类型的不同，主要应用于以下 4 个方面：

1. *MTHFR* 基因可作为脑卒中风险因素筛查　*MTHFR* 基因 C677T 多态性为高同型半胱氨酸血症主要遗传因素，高同型半胱氨酸是心血管疾病的一个独立危险因素。

高血压患者 TT 基因型 Hcy 水平约比 CC/CT 基因型高一倍，使高血压患者心脑血管事件风险增加 40 倍，放大了 Hcy 导致脑卒中的作用。

2. *MTHFR* 基因检测可指导围孕期叶酸个体化补充　*MTHFR* 基因 C677T 多态性与新生儿出生缺陷疾病和妊娠风险密切相关，个体化的叶酸补充方案有可能进一步降低新生儿出生缺陷。孕前 3 个月及孕早期前 3 个月，TT 型孕妇应补充 800μg 以上叶酸，以降低胎儿神经管发育缺陷。建议补充叶酸方案见表 3-2。

表 3-2　叶酸补充方案

MTHFR C677T 基因型	新生儿发育缺陷风险	叶酸补充剂量 /μg		
		孕前 3 个月	孕早期 3 个月	孕中后期
CC 型	低	400	400	400
CT 型	中	400	800	400
TT 型	高	800	800 ～ 1200	400

曾生育神经管发育缺陷儿、曾有家族遗传史的孕妇，也可考虑检测 *MTHFR* 基因做风险因素排查。

3. *MTHFR* 基因检测可作为习惯性流产和男性不育的风险因素筛查　TT 型发生习惯性流产的风险是野生型的 2.96 倍。*MTHFR* 基因 677 位点 TT 型导致孕妇发生习惯性流产风险增加，主要通过两条途径：一是 *MTHFR* 基因 TT 型患者叶酸代谢受阻导致高同型半胱氨酸，进而导致的胎盘细小血栓的发生，引起胎盘早剥；二是 *MTHFR* 基因 TT 型患者生成 *S*- 甲硫氨酸能力下降，甲基化供体不足，导致胎儿发育过程中 DNA 复制、细胞分裂增殖能力下降，发育不足导致流产。

其次，*MTHFR C677T* 基因多态性与男性不育症有密切联系。*MTHFR C677T* 基因的 CT 型及 TT 型多态性改变与我国男性精液异常密切相关，可能是导致精液异常的原因之一。

4. *MTHFR*基因检测可作为化疗药5-氟尿嘧啶（5-FU）的用药指导　氟尿嘧啶是治疗大肠癌最有效、最常用的化疗药物之一。与其他药物组成了多种有效的化疗方案-LF、FOLFOX、FOLFRI方案。

MTHFR C677T多态性使体内5，10-MTHF（5，10-二甲基四氢叶酸）水平升高，从而使5-FU的抗瘤作用增强，但不良反应也相应增加。由于TT型患者5，10-二甲基四氢叶酸水平升高最明显，所以抗瘤作用、不良反应增加最明显，临床中TT型患者同时需要5-氟尿嘧啶时，应减少剂量。

结肠癌和乳腺癌细胞株的实验室研究中发现*MTHFR C677T*基因的多态性将影响叶酸的浓度和在细胞内的分布，同时改变癌细胞的生长和对化疗的敏感性。因此研究*MTHFR*基因的多态性对预测癌细胞对5-FU的敏感性可能具有较高的临床价值。

【适应证】

1. 脑卒中筛查　门诊患者、脑血栓患者。
2. 优生优育咨询　计划生育的育龄期妇女怀孕前检查、婚前检查。
3. 产科　已怀孕待建档的孕妇，在建档时检查。
4. 生殖医学中心　不明原因的习惯性流产、男性精子密度下降。
5. 肿瘤科　使用5-FU类的化疗药物方案的患者。
6. 适应人群　健康体检人群。

【禁忌证】

无绝对禁忌证。

【检查前注意事项】

检查前一日晚22：00后禁食水。

【检查中配合】

1. 检查当日晨静脉抽血（血常规1管，约1.7ml）。
2. 环境准备，检查室温度保持在22～26℃。

【检查后注意事项】

三个手指平压针眼5min。

【典型病案分析】

1. 病例介绍　受检者，男性，38岁，管理人员，高血压病15年，遵医嘱服药，血压控制不理想。既往体健。家族史：父亲有高血压病。2015年6月行MTHFR基因检测。结果回报：基因类型TT型。

2. 结果分析及提示　此病例中，受检者青年，有家族遗传史，体型中等（BMI：23.5kg/m^2）。此受检者基因型为TT型，5，10-亚甲基四氢叶酸还原酶活性率 30%，表现为酶活弱、慢代谢。同型半胱氨酸：22.3μmol /L（我院检验科此指标正常值为 5 ～ 20μ mol /L）。受检者出院后医生指导：常规药物治疗（叶酸 5mg），8 周后复查同型半胱氨酸。降低至正常范围后，仍需不间断补充叶酸（400 ～ 800μg），作为脑血管疾病的一级预防，以降低脑卒中发生风险。

H 型高血压是指伴有血浆同型半胱氨酸升高的高血压。目前中国有 2 亿高血压患者，其中 1.5 亿是 H 型高血压，占 75%。H 型高血压患者如果又合并 TT 基因突变，该患者心脑血管事件风险将增加到 40 倍。检测结果 TT 型的患者，除常规降压药物治疗外，还应给予叶酸、维生素 B_6、维生素 B_{12} 用来降低 Hcy。但经口叶酸剂量较正常基因型人群应有所增加，同时需考虑监测凝血指标，预防心血管事件。Hcy 降至正常范围后，仍需终身不间断补充叶酸，作为心脑血管疾病的一级预防，以降低脑卒中发生的风险。

第六节　大肠癌基因检测

【概述】

肿瘤的发生是遗传因素与环境因素相互作用的结果。肿瘤中约 80% 的病例是散发的，主要与环境因素相关，包括环境污染、不健康的生活方式、某些微生物感染等。另外，有 5% ～ 10% 的肿瘤主要是由特定致病基因突变导致，称为遗传性肿瘤。遗传性肿瘤发病过程中，遗传因素占了相当大的比重，相对于散发肿瘤，遗传性肿瘤具有发病早、进展快等特点。

单纯控制环境因素难以达到良好的防治效果，如大肠癌是严重威胁人类生命健康常见的恶性肿瘤之一。传统的治疗方法以手术、化疗、放疗为主，但其术后 5 年生存率很低，仅为 50% 左右。采用大肠癌遗传性肿瘤相关基因检测可以预测肿瘤发病风险，及时辅助选择预防及干预措施，是防控遗传性肿瘤最有效的方法。

结直肠癌即大肠癌，包括结肠癌与直肠癌，是胃肠道中常见的恶性肿瘤。近年来我国结直肠癌的发病率在南方，特别是东南沿海地区明显高于北方。我国发病率 29.44/10 万，城市比农村高 1.18 倍，发病率仅次于胃癌和食管癌。同期死亡率 14.23/10 万，绝大多数患者在 40 岁以上，30 岁以下者约占 15%。

携带结、直肠癌易感基因型的个体将更易于受环境因素的影响促进结、直肠癌的发生。结、直肠癌早期仅见大便隐血阳性，后期出现排便习惯改变，有里急后重感，有时表现为顽固性便秘，大便形状变细，但日常生活中这些临床表现往往被忽略。随着病情的发展，开始出现腹痛、腹部肿块、直肠肿块等，才开始就医。晚期出现进行性消瘦、恶病质、腹水等，严重影响生命健康。

【适应证】

1. 携带结、直肠癌缺陷基因型人群：与结、直肠癌的发生密切相关。

2. 结、直肠癌家族史者：亲属中有结、直肠癌者，患病风险高于普通人群。

3. 高脂肪饮食和食物纤维摄入不足者。

4. 长期肥胖或吸烟者，特别是年龄＞ 50 岁的人群。

5. 长期精神压抑者。

6. 有慢性腹泻、慢性便秘、慢性阑尾炎、慢性胆囊炎病史者。

7. 结、直肠腺瘤和炎症性肠病（克罗恩病、溃疡性结肠炎）等癌前疾病者。

8. 其他病史者：盆腔放疗史。

【禁忌证】

无绝对禁忌证。

【检查前注意事项】

无饮食、运动等特殊要求。

【检查中配合】

1. 检查当日静脉抽血（血型管 2 管，约 10ml）。

2. 环境准备，检查室温度保持 22 ～ 26℃。

【检查后注意事项】

三个手指平压针眼 5min。

【典型病例分析】

1. *病例介绍* 受检者，男性，42 岁，管理人员，长期高脂肪、高蛋白饮食、食物纤维摄入不足，有慢性便秘和痔疮病史。家族史：无。2019 年 3 月行大肠癌基因检测，结果回报：阳性。行胃肠镜检查，结果回报：结肠腺瘤。

2. *结果分析及提示* 此病例中，受检者为中年男性，长期饮食结构不合理，为消化道肿瘤易患人群。大肠癌基因检测，结果回报：阳性。立即行胃肠镜检查，结果回报：结肠腺瘤。及时内镜下处理，避免了腺瘤的进一步发展。

给予受检者防癌综合健康建议，指导其做好日常健康管理，具体如下：

1. *饮食* 养成良好的饮食习惯，三餐定时定量，不暴饮暴食。不吃霉变、腌制、烟熏、油炸的食物，避免进食过烫、过辛辣的食物。

建议增加维生素 A、维生素 C、维生素 E 和 β - 胡萝卜素类的食物如西蓝花、甜椒、洋葱、卷心菜、紫甘蓝、菌菇类、柚子、猕猴桃等。蔬菜每天摄入量保证 500g。水果每天摄入量保证 200 ～ 400g。增加膳食纤维的摄入，促进肠蠕动。喝充足的水，保证每天的饮水量在 1200ml。饮适量的绿茶，绿茶中的茶多酚具有一定的防癌作用。注意饮水卫生，不喝生水及长时间贮存的老化水。

2. **运动** 控制体重，BMI 范围：18.5 ～ 23.9kg/m^2 为正常体重。控制腰围，正常腰围：男性＜ 85cm。建议适量有氧运动，运动方式可以选择快步走、慢跑、健身操、瑜伽、自行车、游泳、球类等。每天运动 6000 ～ 10 000 步，每周运动 5 ～ 7 次，每次运动时间 40 ～ 60min。可下载手机运动监测 APP 或购买运动手环，实时了解运动情况。运动遵循循序渐进的原则，运动过量会导致膝关节损伤。

3. **心理** 情绪是生命的指挥棒，良好的心态是健康长寿的钥匙。保持乐观、积极的心态。保持平常心，人就会心情舒畅。遇到烦心事，找朋友倾诉。不熬夜，11 时前入睡，保持充足的睡眠时间，每天保证 6 ～ 8h。积极了解肿瘤防治知识，增加对胃癌的认识。

4. **戒烟限酒** 吸烟者彻底戒烟，避免被动吸烟。限制酒精摄入，健康成年人男性一天饮酒的酒精量＜ 5g，相当于啤酒 750ml，或葡萄酒 250ml，或 38 度白酒 75g，或高度白酒 50g；健康成年女性一天饮酒的酒精量不超过 15g，相当于啤酒 450ml，或葡萄酒 150ml，或 38 度的白酒 50g。酒 150ml，或 38 度的白酒 50g。

5. **环境监测** 工作或日常生活中，尽量避免长期接触含苯、氯乙烯、甲基胆蒽、β - 萘酚胺、联苯胺、*N*- 亚硝基甲胺、烷化剂、烃化物、铅等化学品，石棉、焦油等致癌物质。从事橡胶、皮革、印刷材料、纺织品和油漆相关工作者要注意防护。雾霾天气减少户外活动，必要外出时可佩戴口罩。安装空气净化器洁净室内空气。安装并合理使用抽油烟机，减少厨房高温油烟的吸入。推荐使用空气监测设备实时了解自己所处环境的空气质量情况。

第4章

体检报告解读

体检报告是我们体检后由专业医生进行归纳的小结，但面对体检报告单上的各项指标、检查结果等，真正能看懂是否正常的人很少。

大多数体检报告，由封面、主检报告、分科结果、检验报告组成。主检报告包括体检结论及建议；分科结果包括所有科室检查项目、心电图和影像学检查；检验报告包括各种血、尿、便的检验项目。

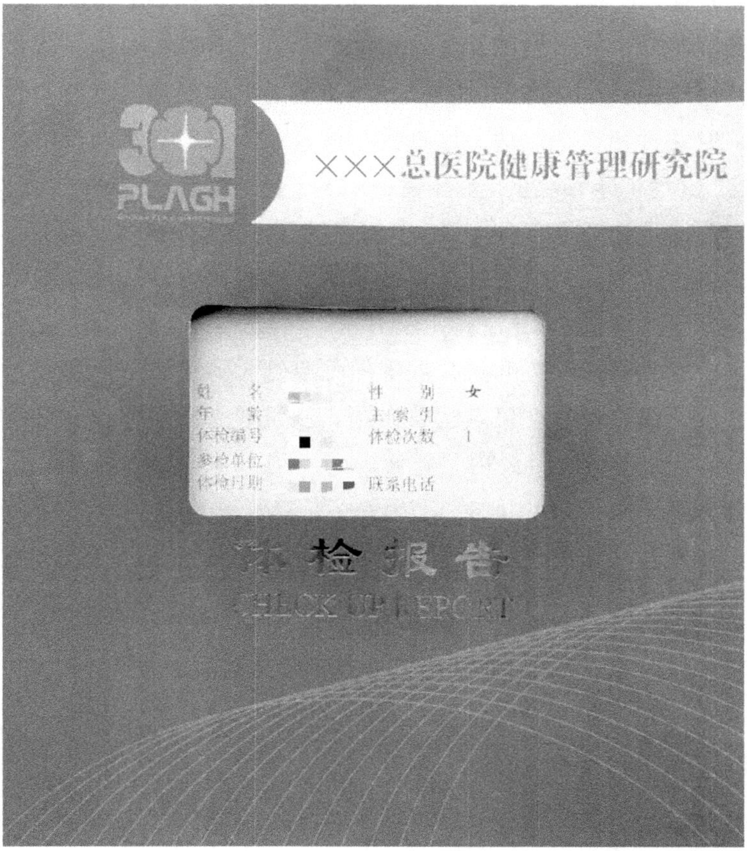

【主检报告】

体检结论及建议：

1. *糖耐量减低* 自诉无糖尿病及其家族史，本次入院体检化验餐后2h血糖10.20mmol/L（正常值≤7.8mmol/L），糖化血清白蛋白16.8%（正常值11%～16%），糖尿病风险评估预示存在糖调节受损风险；建议于当地复查血糖，必要时行口服葡萄糖耐量试验，于内分泌科就诊，应尽早进行饮食和运动干预，警惕发生糖尿病。

2. *高血脂* 化验血总胆固醇6.42mmol/L（正常值3.1～5.7mg/dl）、载脂蛋白（E）6.6mg/dl（正常值3.0～5.0mg/dl）、载脂蛋白（B）1.192g/L（正常值0.6～1.1g/L）、低密度脂蛋白胆固醇4.48mmol/L（正常值0～3.4mg/dl）均偏高；后一指标与动脉硬化形成有直接关系，是心血管疾病发生的独立危险因素，建议低脂饮食，定量植物食油，限制动物内脏，如猪肝猪肠、蛋黄蟹黄及无鳞海鱼（带鱼、平鱼、鱿鱼）等食物，多食蔬菜、木耳等膳食纤维丰富饮食和洋葱、大蒜等，定期复查血脂。

3. *体重超重* 检测体重指数（BMI）24.10kg/m^2（正常值18.0～24.0kg/m^2），腰围76cm，臀围98cm，腰围/臀围值0.85（正常值＜0.80），体重59.1kg、超重约5.1kg，体脂肪量17.2kg、脂肪超标约1.0kg。建议建立良好的生活方式和生活习惯，采取饮食和运动疗法，逐渐减轻体重。①合理膳食结构，注重饮食营养成分及配比；②增加粗粮比例，至少占1/3每日主食总量；③限制饮食总热量摄入，增加蔬菜等含高膳食纤维食食入量；④保证每日一定的动动量（餐后休息0.5～1h进行），促进热量消耗；⑤根据“人体营养动态测试”，实施饮食和运动的具体干预方案，宜维持体重54kg左右，BMI＜24kg/m^2。

4. *脑内散在缺血灶* 头颅磁共振平扫见双侧大脑皮质下白质、基底节区、半卵圆中心区及侧脑室旁散在斑点状缺血灶。建议低脂低盐饮食，可用改善局部微循环扩血管等药物治疗，神经内科随诊。

5. *双侧颈总动脉硬化* 血管超声探查见双侧颈总动脉分叉处内-中膜局限性稍增厚：左侧厚约1.2mm，右侧厚约1.4mm，建议低盐低脂饮食，保持血压、血糖、血脂正常达标，酌情抗血小板治疗，定期复查血管超声，于心血管内科随诊。

【分科结果】见表 4-1 ～表 4-6。

表 4-1　一般项目

项目名称	检查结果	项目名称	检查结果
血压	102/58mmHg	脉搏	63 次 / 分
腰围	76cm	臀围	98cm
身高	156.60cm	肌肉量	38.60kg
体重	59.10kg	BMI	24.10kg/m^2
细胞外液	12.70L	身体均衡（右臂）	2.48
标准体重	54.00kg	身体均衡（左臂）	2.54
体重调节	－ 5.1kg	身体均衡（躯干）	19.59
体脂肪量	17.20kg	身体均衡（右腿）	6.84
体指肪率	29.10%	身体均衡（左腿）	7.15
蛋白质	8.40kg	基础代谢量	1091.00kcal
脂肪调节	－ 1.0kg	必要热量	1680.00kcal
体水分量	30.20kg	建议摄取热量	1460.00kcal
细胞内液	17.50L	无机质	3.30kg
腰臀围比例	0.85		

BMI 肥胖（正常：18.0 ～ 24.0kg/m^2）

BMI：体重指数，24.10kg/m^2

表 4-2　内科

项目名称	检查结果	项目名称	检查结果
心尖搏动	正常	心脏震颤	无
心界	正常	心律	齐
心率	68 次 / 分	心音	正常
心脏杂音	未见异常	心包摩擦音	未闻及
胸部叩诊	正常	胸部触诊	正常
胸廓形态	正常	啰音	未闻及
胸部听诊	正常	腹部压痛	无
脾脏	未见异常	胆囊压痛	无
腹部包块	未触及	血管杂音	未闻及
移动性浊音	无	肠鸣音	正常
腱反射	正常	肝脏	正常
其他	正常		

小结　查体

【检验报告】

表 4-3　凝血四项

项目	检测值	结果	参考值	单位	项目	检测值	结果	参考值	单位
血浆凝血酶原活动度	112.0	N	70 ～ 150	%	血浆凝血酶原时间	16.5	N	15 ～ 21	s
血浆纤维蛋白原	2.89	N	2.0 ～ 4.0	g/L	血浆活化部分凝血酶原时间	38.7	N	30 ～ 45	s
国际标准化比值	0.93	N	0.8 ～ 1.2						

注：N 表示结果正常，L 表示结果偏低，H 表示结果偏高

表 4-4　尿常规

项目	检测值	结果	参考值	单位	项目	检测值	结果	参考值	单位
尿液管型	阴性	N	0 ～ 1	/LPF	尿液结晶	0.1	N		
尿糖定性试验	正常	N	正常	mg/dl	尿白细胞（镜检）	阴性	N	0 ～ 5	/HPF
尿酵母菌	0.0		阴性	/µl	尿胆红素定性试验	阴性	N	阴性	mg/dl
尿红细胞（镜检）	阴性	N	0 ～ 3	/HPF	尿比重	1.018	N	1.003 ～ 1.030	
尿液亚硝酸盐试验	阴性	N	阴性		尿红细胞	阴性	N	0 ～ 27	/µl
尿白细胞	阴性	N	0 ～ 36	/µl	尿上皮细胞	阴性	N	0 ～ 0	
尿胆原定性试验	正常	N	正常	mg/dl	尿酮体试验	阴性	N	阴性	mg/dl
尿液酸碱度	5.0	N	4.0 ～ 8.0		尿蛋白定性试验	阴性	N	阴性	mg/dl

注：N 表示结果正常，L 表示结果偏低，H 表示结果偏高

表 4-5　血型 ABO 正反定型

项目	检测值	结果	参考值	单位	项目	检测值	结果	参考值	单位
RH 血型正定型（D 抗原）	阳性				ABO 血型	O 型			

注：N 表示结果正常，L 表示结果偏低，H 表示结果偏高

表 4-6　血常规

项目	检测值	结果	参考值	单位	项目	检测值	结果	参考值	单位
全血糖化血红蛋白	5.9	N	4.1～6.0（Variant-高压液相法）	%	血小板计数	226	N	100～300	10^9/L
平均红细胞血红蛋白量	29.4	N	27～34	pg	红细胞体积分布宽度	11.9	N	C14.5	%
中性粒细胞	0.460	L	0.50～0.70		单核细胞	0.047	N	0.03～0.08	
血细胞比容	0.386	N	0.4～0.52（男） 0.37～0.47（女）	L/L	血红蛋白	135	N	137～179（男） 116～155（女）	g/L
平均红细胞体积	84.1	N	80～100	fl	白细胞计数	4.44	N	3.5～10	10^9/L
淋巴细胞	0.477	H	0.20～0.40		低荧光网织红细胞	0.928	N	0.768～0.954	
中荧光网织红细胞	0.068	N	0.032～0.194		红细胞计数	4.59	N	4.3～5.9（男） 3.9～5.2（女）	10^{12}/L
高荧光网织红细胞	0.004	N	0～0.46		血小板比积	0.23			
血小板体积分布宽度	11.6				嗜碱性粒细胞	0.005	N	0.00～0.01	

注：N 表示结果正常，L 表示结果偏低，H 表示结果偏高

拿到体检报告后应该怎样看？首先看封皮是否是自己的报告，其次看主检报告，主检报告是医师汇集各项体检结果并进行综合评论，向受检者说明体检结果及建议的总结。每一条是由异常结果诊断的疾病或阳性体征，这是我们整份查体报告精华所在，是我们必看的。然后根据主检报告上每条诊断看分科结果和检验报告中异常部分的。

详细描述，这些数值是专业人员诊断疾病时的标准，我们一般看不懂。

体检报告中需要说明的是有些数据高出或低于正常参考范围时，生病了吗？需结合其他检查结果来综合分析。大家都很重视肿瘤标志物的异常，其临床意义见下文。

1. 癌胚抗原（carcinoma embryonic antigen，CEA）是存在于恶性肿瘤细胞或胚胎组织中的一种高分子糖蛋白（参考值：0 ～ 5μg/L）。

CEA 升高主要见于：

（1）结肠癌、胰腺癌、胆管癌、胃癌、食管癌。

（2）肺癌、乳腺癌和泌尿系统肿瘤的阳性率也很高。

（3）良性肿瘤、炎症和退行性疾病，如结肠息肉、溃疡性结肠炎、胰腺炎和酒精性肝硬化患者的 CEA 也会升高。

（4）吸烟者人群 CEA 普遍高于非吸烟人群。

2. 糖类抗原 125（carbohydrate antigen 125，CA125）胚胎期覆盖卵巢表面体腔上皮分泌，正常人血清浓度非常低（参考值：0.1 ～ 35U/ml）。

CA125 升高主要见于：

（1）卵巢癌，阳性率 80%。

（2）其他恶性肿瘤。

（3）乳腺癌、胰腺癌、胃癌、结肠癌、肺腺癌。

（4）生理情况和一些良性疾病。

（5）月经期、妊娠期。

（6）子宫内膜异位症、卵巢囊肿、肝硬化、肝炎、胰腺炎。

3. CA15-3 是人乳腺癌患者的组织碎片及细胞质中提取的糖类抗原物质，是乳腺相关抗原。

存在于多种腺癌细胞内：肠癌、肺癌、胰腺癌、卵巢癌、肝癌等。

4. CA19-9 在消化道恶性肿瘤，尤其是胰腺和胆道系统的恶性肿瘤患者的血清中浓度可明显升高。

（1）良性肿瘤、炎症和退行性疾病，如结肠息肉、溃疡性结肠炎、胰腺炎、肝炎等。

（2）吸烟者人群高于非吸烟人群。

5. 神经元特异性烯醇化酶（neuron specific enolase，NSE）存在于神经元和神经内分泌细胞（参考值 0 ～ 24ng/ml）。

NSE 升高主要见于：

（1）神经系统恶性肿瘤：胶质瘤、神经母细胞瘤等。

（2）急慢性脑损伤、癫痫。

（3）小细胞肺癌，阳性率 60% ～ 80%。

6. 鳞状细胞癌抗原 （squamous cell carcinoma antigen，SCC Ag） 在正常鳞状上皮及假复层柱状上皮表达。

SCC 升高见于：

（1）宫颈鳞癌、肺鳞癌、头颈部鳞癌、皮肤癌、肝癌、食管癌等。

（2）良性疾病：皮肤疾病、肝硬化、肺炎、肾衰竭、结核病等。

7. 细胞角蛋白 21-1（CYFRA21-1）是 19 的两个片段 21 和 1，在呼吸道鳞状上皮细胞、泌尿道、生殖道上皮和腺体导管中均有不同程度的表达（参考值：0.1 ～ 4.0ng/ml）。

CYFRA21-1 升高主要见于：

（1）非小细胞肺癌、食管癌、胃癌、乳腺癌、泌尿生殖细胞恶性肿瘤等。

（2）良性病变：炎症、结核病等。

8. 人绒毛膜促性腺激素（human ehorionie gonadotropin，HCG）妊娠时由胎盘绒毛滋养层细胞分泌产生的一种糖蛋白激素（参考值：0 ～ 5U/L）。

HCG 增高见于：

（1）绒毛滋养层细胞的疾病：葡萄胎、绒癌和少见的胎盘部位滋养细胞肿瘤。

（2）非绒毛滋养细胞恶性肿瘤：睾丸癌、卵巢癌、子宫内膜癌、肺癌、乳腺癌、宫颈癌、膀胱癌等均可产生异位 HCG。

（3）妊高征、先兆流产、异位妊娠。

9. 前列腺特异性抗原（prostate specific antigen，PSA）由前列腺柱状上皮和腺管上皮细胞分泌的 34kDa 的糖蛋白 [参考值：血清总 PSA（tPSA）＞ 4ng/ml 为异常]，游离 PSA 与总 PSA 的比值（游离 PSA 百分比）尤其是 tPSA 在 4-10ng/ml 这一区间内的病人（当其比值＜ 0.25 ～ 0.15 时， 提示前列腺癌的风险提高）。

临床意义：

（1）增高可直接提示罹患前列腺癌的风险增高。

（2）良性病变：前列腺增生、前列腺炎。

（3）直肠指检、经尿道操作、前列腺穿刺。

10. 甲胎蛋白（alpha fetoprotein，AFP）在胎儿的肝细胞合成（参考值：＜20μg/L）。

AFP 升高，主要见于：

（1）原发性肝癌，阳性率 70%。

（2）生殖腺胚胎性肿瘤的患者血清中 AFP 可见升高。

（3）良性病变：病毒性肝炎、肝硬化。

（4）妊娠：分娩后 3 周恢复正常。

关于健康体检我们应该注意几点：①要正确面对健康检查；②体检项目不能随便舍弃；③很多人对检查出的疾病不重视，也有很多人过分重视；④主检报告中“随诊”“就诊”“复查”“定期复查”等术语，一定要认真对待。“随诊”是指已诊断疾病有症状时随时专科就诊。“就诊”是指这次体检发现的疾病要去专科看的。“复查”一般是本次出现异常，可能与饮食、运动、喝酒等因素有关，应尽快进行第 2 次复查。“定期复查”是指已有诊断，为方便观察变化，3 ～ 6 个月或一年复查 1 次，看其大小、血流是否有变化。

健康是我们最大的财富，疫情当前，忽视健康就是拿自己的生命开玩笑，健康的四大基石是平衡、适量运动、戒烟限酒、心理健康。

第5章

常见慢性病自我健康管理

当今，慢性非传染性疾病（简称慢性病）已成为威胁人类健康的主要疾病，代表性疾病有高血压、糖尿病、冠状动脉粥样硬化性心脏病、脑血管疾病、肿瘤等。人们常用“非传染性疾病”来形容慢性病，以区别于传染性或感染性疾病。慢性病也常被定义为生活方式相关疾病，强调生活方式对慢性病发展的影响。我国1973年慢性病病死率为53%，2005年慢性病病死率83%，30多年间，慢性病病死率上升56.6%，速度之快、幅度之大是其他类疾病无法相比的。据国家卫生部统计：全国约有75%的死亡与慢性病有关，我国已成为心脑血管疾病、糖尿病、恶性肿瘤的世界大国，未来10年内，中国约8000万人将死于慢性病，而由生活方式引发的健康问题将占到60%。目前，我国高血压病患者有1.6亿人，糖尿病患者2000万人。

慢性病患病率在全世界范围内的迅速上升，巨大资源的消耗，惊人的费用的增长给国家和个人都带来了沉重的负担，慢性病不仅已成为严重的社会问题，其预防也已成为世界级课题。世界卫生组织在《预防慢性病是一项至关重要的投资》报告中明确指出，慢性病的主要病因是不健康的饮食、不锻炼身体和吸烟三大因素。把不平衡膳食、体力活动缺乏、吸烟、饮酒定为慢性病的根本性危险因素，把血糖、血压、血脂、体重指数等异常定为过渡性危险因素，结局是引发冠状动脉粥样硬化性心脏病、脑卒中、周围血管疾病、恶性肿瘤等。事实上，慢性病不仅受个人因素影响，更受外界环境的综合作用。世界卫生组织指出，慢性病通常具有以下共同特征：慢性病一般在年轻时就受到危险因素影响，经过几十年的积累才能够充分流行；由于持续时间长，有很多预防机会；慢性病通常需要长期而系统的治疗。

由此可见，探索一条经济有效的慢性病预防控制策略是当务之急。因此，世界卫生组织提出要建立以预防为主的慢性病管理创新模式，形成由患者、卫生保健机构、社区和政府一起参与的慢性病长效管理机制。慢性病健康管理是以生物-

心理 - 社会医学模式为指导，组织慢性病专业医师及护理人员，通过为健康人、慢性病风险人群、慢性病患者提供全面、连续、主动的健康管理，以达到促进健康、延缓慢性病进程、减少并发症、降低伤残率、延长寿命、提高生活质量，同时降低医药费用为目的的一种科学健康管理模式。慢性病患者中。1/3 通过预防保健可以避免，1/3 早期发现可得到有效控制，1/3 通过早期干预可提高治疗效果。通过健康管理，有利于增强患者的健康意识和健康理念，形成良好的生活习惯和生活方式，去除影响健康的不良行为，最终依靠自我管理，提高生活保健和疾病预防能力，从根本上改善健康状况，提高生活质量。

第一节　心脑血管系统疾病

一、高　血　压

【概述】

高血压可分为原发性高血压和继发性高血压。继发性高血压是指由某些确定的疾病或病因引起的血压升高，约占所有高血压的 5%。继发性高血压常继发于原发性醛固酮增多症、嗜铬细胞瘤、肾血管性高血压、肾素分泌瘤等，可通过手术得到根治或改善。原发性高血压是以血压升高为主要临床表现，伴或不伴多种心血管危险因素的综合征，简称为高血压。占高血压总人数 95% 以上，病因为多因素，可分为遗传和环境因素两个方面。高血压既是一种疾病，又是心脑血管疾病的主要危险因素。长期高血压引起的心脏改变主要是左心室肥厚和扩大；引起的全身小动脉病变主要是壁腔比值增加和管腔内径缩小，导致重要靶器官，如心、脑、肾组织缺血；长期高血压及伴随的危险因素可促进动脉粥样硬化的形成和发展，主要累及体循环大、中动脉。在大部分国家中约有 20% 的成年人受到影响，是全球范围内的重大公共卫生问题。其诊断标准为，在未用抗高血压药情况下，收缩压≥ 140mmHg 和（或）舒张压≥ 90mmHg，按血压水平将高血压分为 1、2、3 级。收缩压≥ 140mmHg 和舒张压＜ 90mmHg 单列为单纯性收缩期高血压。患者既往有高血压史，目前正在用抗高血压药，血压虽然低于 140/90mmHg，亦应该诊断为高血压（表 5-1）。

新版高血压指南及解读如下。

2017 年 11 月，ACC（美国心脏病学会）/AHA（美国心脏病协会）发布了新版高血压指南，要点如下。

1. *更新高血压诊断标准*　新版指南把高血压定义为：收缩压≥ 130mmHg，

或舒张压≥80mmHg，或二者同时存在。收缩压<120mmHg或舒张压<80mmHg，为正常血压；收缩压为120～129mmHg或舒张压<80mmHg为血压升高；收缩压为130～139mmHg或舒张压为80～89mmHg为1级高血压；收缩压≥140mmHg，或舒张压≥90mmHg为2级高血压。

2. *更新降压治疗起点*　新版指南建议有冠心病或脑卒中的患者，以及10年动脉粥样硬化性心血管病发病风险>10%的患者，考虑采用降压药的血压期待值为130/80mmHg。若无上述病情，则考虑采用降压药的血压起点值仍为140/90mmHg。

3. *更新降压指标*　对于已确诊患有高血压的患者，如果患有心血管疾病或10年动脉粥样硬化性心血管病发病风险>10%的患者，则降压目标应设定在130/80mmHg以下。稳定性冠心病、糖尿病、心力衰竭、慢性肾病和脑卒中（非急性期）的患者，降压目标均为130/80mmHg以下。

4. *更新测量方法*　新版指南推荐在远离诊室的场所进行血压测量。远离诊室进行血压测量以消除白大衣高血压的影响。

表 5-1　高血压水平的定义和分类（《2010 年中国高血压防治指南》）

类别	收缩压（mmHg）	舒张压（mmHg）
正常血压	<120	<80
正常高值	120～139	80～89
高血压	≥140	≥90
1级高血压（轻度）	140～159	90～99
2级高血压（中度）	160～179	100～109
3级高血压（重度）	≥180	≥110
单纯收缩期高血压	≥140	<90

【流行病学】

2002年世界卫生组织对我国27万人群营养与健康状况调查显示，我国18岁以上的成人高血压患病率已经达到18.8%，估计全国患病人数约1.6亿。目前我国人群高血压患者的高血压知晓率为30.2%、治疗（服药）率24.7%、控制率6.1%，远低于发达国家水平。2000年，美国以上3率分别达70%、59%和34%。高血压流行的一般规律如下。

（1）高血压患病率与年龄成正比。

（2）女性更年期前患病率低于男性，更年期后高于男性。

（3）有地理分布差异。一般规律是高纬度（寒冷）地区高于低纬度（温暖）地区。高海拔地区高于低海拔地区。

（4）同一人群有季节差异，冬季患病率高于夏季。

（5）与饮食习惯有关。人均盐与饱和脂肪摄入量越高，平均血压水平越高。经常大量饮酒者，血压水平高于不饮或少饮者。

（6）与经济文化发展水平呈正相关。经济文化落后的未“开化”地区很少有高血压，经济文化越发达，人均血压水平越高。

（7）患病率与人群肥胖程度和精神压力呈正相关，与体力活动水平呈负相关。

（8）高血压有一定的遗传基础。直系亲属（尤其是父母及亲生子女之间）血压有明显相关。

（9）不同种族和民族之间血压有一定的群体差异。

【相关检查】

1. 常规检查

（1）尿常规：如果出现血尿、蛋白质等，应考虑为肾性高血压，或者高血压病导致了严重的肾功能损伤。

（2）血生化：如血钾、血钠、肝肾功能、血糖、血脂等。血钾低有继发性高血压的可能。肝肾功能的检查有利于医师根据患者的情况选择降压药物，血糖、血脂的检测可以了解有没有心脑血管疾病的其他危险因素。

（3）心电图可了解高血压病患者有无高血压病所致的心肌肥厚、心律失常或心肌缺血。

（4）超声心动图检查：能够了解心脏结构和功能。

2. 进一步检查

（1）用检眼镜观察视网膜病变：视网膜动脉的变化可以反映高血压外周小动脉的病变程度，外周小动脉硬化程度越重、心脏的负荷越重。

（2）动态血压 24h 监测：此检查不仅可以反映各时间点的血压状况，而且能揭示高血压患者血压波动特点及昼夜变化规律。

（3）有无颈部血管杂音、颈静脉怒张或甲状腺肿大、腹部血管杂音及肿块、周围动脉搏动等，以排除继发性高血压。

（4）心肺检查及神经系统检查等，了解有无高血压所致的心脑血管并发症。

【治疗】

1. 治疗目标　主要目的是最大限度地降低心血管发病和死亡的总危险，降压目标，普通高血压患者血压降至＜ 140/90mmHg，年轻人或糖尿病及肾病患者降至＜ 130/80mmHg，老年人收缩压降至＜ 150mmHg，如能耐受，还可以进一步降低。血压尽早达标，有利于减少心脑血管事件。大规模临床试验证明，收缩压下降 10 ～ 20mmHg 或舒张压下降 5 ～ 6mmHg，3 ～ 5 年脑卒中、心脑血管疾病病死率与冠状动脉粥样硬化性心脏病事件分别减少 38%、20% 与 16%，心力衰竭减少 50% 以上。

2. 治疗原则

（1）早发现、早诊断、早治疗、终身治疗原则。

（2）长效、缓释制药，平稳控制血压原则。

（3）小剂量联合用药原则。

（4）个体化、种族化治疗原则。

（5）中西医结合治疗原则。

（6）改善生活方式治疗原则。

（7）增加依从性原则。

【健康管理】

1. 生活方式管理　国际公认的高血压发病危险因素，如超重、高盐膳食及中度以上饮酒。我国流行病学研究也证实这三大因素与高血压发病显著相关，但又各自有其特点。因此，在日常生活中，高血压患者应该注意如下事项：

（1）要合理控制体重。体重下降有利于血压的下降，体重减轻 5 ～ 10kg，血压可以下降 5 ～ 20mmHg。减重的方法一方面是减少总热量的摄入，强调低脂肪并限制过多糖类的摄入；另一方面则需增加体育锻炼，运动强度必须因人而异，按科学锻炼的要求，常用于衡量运动强度的指标为运动时的最快心率，一般要达到每分钟 180（或 170）减去年龄，如 50 岁的人运动时心率达到 120 ～ 130 次 / 分。运动要求每周 3 ～ 5 次，每次持续 20 ～ 60min 即可，可根据运动者身体状况和所选择的运动种类及气候条件等而定。

（2）合理膳食。减少钠盐摄入。WHO 建议每人每日食盐量不超过 6g。我国膳食中约 80% 的钠来自烹调或含盐高的腌制品，因此限盐首先要减少烹调用盐及含盐高的调料，少食各种咸菜及盐腌食品（表 5-2）。

减少膳食中总热量摄入。饮食中要补充适量优质蛋白质，建议搭配好动物性食物结构，减少含脂肪高的猪肉，增加含蛋白质较高而脂肪较少的禽类及鱼类。多吃蔬菜和水果（表 5-3）。

表 5-2 常用食物中的钠含量（mg/100g）

食物名称	钠含量	食物名称	钠含量	食物名称	钠含量
油饼	572.5	茼蒿	161.3	紫菜	710.5
油条	585.2	芹菜（叶）	276	蘑菇（干）	23.3
方便面	1144	芹菜（茎）	159	红枣（干）	8.3
豆腐干	76.5	榨菜	4252.6	松花蛋	54
豆瓣酱	2201.5	辣椒（干）	110	墨鱼	165
黄酱（干）	3606.1	芝麻酱	410	虾米(大、咸)	4892
甜面酱	2097.2	腐乳（红）	3019.3	团粉	13.3
酱油(二级)	4056	菠菜	85.2		
鸡蛋	125.7	雪里蕻	3304.2		

表 5-3 部分食物的脂肪含量

食物名称	脂肪含量（g/100g）	食物名称	脂肪含量（g/100g）
猪肉（肥）	90.4	鸡翅	11.8
猪肉（肥瘦）	37.0	鸡腿	13.0
猪肉（里脊）	7.9	鸭（北京填鸭）	41.3
猪肉（瘦）	6.2	鳊鱼	6.3
猪蹄爪尖	20.0	草鱼	5.2
猪肝	3.5	带鱼	4.9
猪大肠	18.7	大马哈鱼	8.6
牛肉（瘦）	2.3	海鳗	5.0
牛肉（肥瘦）	13.4	鲤鱼	4.1
牛肝	3.9	鸡蛋	11.1
羊肉（瘦）	3.9	鸡蛋黄	28.2
羊肉（肥瘦）	14.1	鸭蛋	18.0

（3）戒酒戒烟。高血压患者最好是戒酒，如果戒酒确实有困难，也要限制一定的量，如葡萄酒一般是每天限制在 100 ～ 150g，啤酒限制在 250 ～ 500ml（250 ～ 500g），白酒最好在 25 ～ 50g，这是针对男性，如果是女性就要减半，患有高血压的孕妇则不要喝酒。对高血压患者来说戒烟也很重要，虽然尼古丁只使血压一过性升高，但它会降低服药的依从性并增加降压药物的剂量。

（4）避免精神紧张和劳累，尽量减少自己生活、工作等各方面的压力。长期精神压力和心情抑郁是引起高血压和其他一些慢性病的重要原因之一，对于高血压患者，这种精神状态常使他们较少采用健康的生活方式，如酗酒、吸烟等，并降低对抗高血压治疗的依从性。对有精神压力和心理不平衡的人，应减轻精神压力和改变心态，要正确对待自己、他人和社会，积极参加社会和集体活动。

（5）注意心血管保健。注意“3 个 30s”和“3 个 30min”。“3 个 30s”就是夜间醒来先静卧 30s，再坐起 30s，再双下肢下垂 30s，然后下地活动，就可避免心肌缺血的危险。“3 个 30min”是每天上午步行 30min，晚餐后步行 30min，午睡 30min。

2. 用药管理　遵医嘱定时、定量服用降压药。自己不随意减量或停药，可在医师指导下调整用药，防止血压反跳。对无并发症的患者，要求使血压降至 140/90mmHg 左右，过度降压可使脑、心、肾供血不足导致进一步缺血，轻者头晕，重者导致缺血性脑卒中和心肌梗死。

目前治疗高血压药物有六大类。

（1）利尿药：利尿降压药按其降压利尿作用强弱，可分为强降压利尿药（包括袢利尿药和现已少用的贡利尿药 2 类）；中效降压利尿药（包括噻嗪类和噻嗪类类似药 2 类）；弱降压利尿药（包括保钾利尿药和碳酸酐酶抑制药 2 类）。临床上较常用的有以下几种。①噻嗪类：此类药为中效降压利尿药，适用于肾功能正常、50 岁以上以及有哮喘、收缩期高血压、充血性心力衰竭的高血压病患者。常用药物有：氢氯噻嗪、氯噻酮、吲达帕胺，由于此类药具有降低血钾，降低血钠，升高血糖，升高血钙等不良反应，因此对于既往有室性期前收缩、明显的冠状动脉粥样硬化性心脏病、低钾血症、高胆固醇血症、糖尿病、高尿钙或有草酸钙肾结石及肥胖症、痛风、已使用洋地黄类药物者都应避免使用。②保钾利尿药：此为弱降压利尿药，常与其他利尿药合用，以防止丢失钾。常用药物有：螺内酯、三氨蝶啶、阿米洛利。③袢利尿药：此为强降压利尿药，适用于高血压伴有肾功能不全者，或有钠潴留而噻嗪类利尿药作用不明显时。常用药物有：呋塞米、依他尼酸、布美他尼。

较长期使用利尿降压药可引起酸碱、电解质平衡紊乱及干扰糖与脂质代谢，因此使用时应注意：用药剂量从小剂量开始，根据病情逐渐加量。严格掌握所用药的适应证与禁忌证。使用保钾利尿药时避免再服钾或同用转化酶抑制药，以免发生高钾血症危险，服药期间应避免高钠饮食，以防减低降压作用。

（2）β 受体阻滞药：如普萘洛尔、美托洛尔、比索洛尔等。这一类药物主要用于年轻人、舒张压较高者，或者高血压合并有冠状动脉粥样硬化性心脏病的人群。

（3）钙离子拮抗药：钙离子拮抗药分为 2 类，一类称为二氢吡啶类钙离子拮抗药，可使心率增快，这类药物最主要通过扩张血管来降低血压的，如硝苯地平、氨氯地平、拉西地平等，主要用于老年人的高血压，或者合并冠状动脉粥样硬化性心脏病的高血压；另一类称为非二氢吡啶类钙离子拮抗药，可松弛支气管平滑肌，还可以降低心率，最易用于哮喘或慢性阻塞性肺疾病的患者，如地尔硫䓬、维拉帕米等。

（4）血管紧张素转化酶抑制药（ACEI）：卡托普利、依那普利、福辛普利、培多普利等都属于这一类药，目前主要用于合并糖尿病的高血压人群，或有蛋白尿的高血压人群。不良反应主要是刺激性干咳和血管性水肿，干咳发生率为 10% ～ 20%，可能与体内缓激肽增多有关，停用后可消失。高血钾症、妊娠妇女和双侧肾动脉狭窄患者禁用。

（5）血管紧张素Ⅱ受体阻滞药：氯沙坦、缬沙坦、厄贝沙坦、替米沙坦等，降压作用起效缓慢，但持久而平稳。

（6）其他：包括交感神经抑制药，如利血平、可乐定；直接血管扩张药，如肼屈嗪；α 受体阻滞药，如哌唑嗪、多沙唑嗪等。

3. 定期测量血压并做好记录 测量血压做到“四定”（即定部位、定血压计、定时间、定体位），可自备血压计及学会自测血压。正确的测量方法是：安静休息 15min 以上，取坐位或平卧位，使手臂与心脏位置保持在同一水平，掌心朝上，将气袖展平，气袖中部对着肱动脉（上臂的中上 1/3 内侧）缚于臂，气袖下缘距离肘窝 2 ～ 3cm，松紧度以能放下被测者 1 ～ 2 根手指为宜；健康人双侧肱动脉血压可不相等，两者之差可达 10 ～ 20mmHg，一般以右上肢肱动脉血压为准。正常人血压呈明显的昼夜波动性，即夜间血压最低，晨起活动后迅速上升，在上午 6：00 ～ 10：00 和 14：00 ～ 20：00 点各有一高峰，继之缓慢下降。高血压患者的血压昼夜变化情况也和正常人相似，但总的水平较高，波动幅度较大。在活动、饱食、情绪激动、精神紧张或寒冷等状态下血压都会升高，日常生活中失眠、吸烟、饮酒和饮咖啡等也都会影响血压的变化。家庭自测血压可选择电子血压计，它的原理采用示波法，电子血压计的临床验证是以听诊法作为标准、使用统计学的方法来设计的。电子血压计采用传感器采集脉搏信号，测量高压、低压值，灵敏度高，且其工作不受外界声音等因素干扰；水银血压计是通过人来听脉搏的跳动，用眼睛观察水银的刻度。但这并不意味着使用水银压力表的听诊法所测出的结果比电子血压计的测量结果准确。当然，认为电子血压计的测量结果比使用水银压力表的听诊法所测出的结果更加准确也是错误的。水银柱式血压计只是压力测量的工具，认为水银柱式血压计是精确的血压计的观点是片面的，因为水银柱式血压计重点在于医师通过听诊器进行的听诊。家庭常用的电子血压计主要有手腕式和手臂式电子血压计。手腕式电子血压计由于所测的压力值为腕动脉“脉搏压力值”，对于大多数中、老年人，特别是血液黏稠度高者、微循环不佳者、血管硬化症患者等较特殊的人群，用手腕式血压计与用手臂式血压计多次测量的平均值之间，会有较大的差别——相差 ±10mmHg 以上是很常见的。所以，对于已购有手腕式电子血压计的个人来说，建议：用作个人监测——可随时掌握自己的“血压”变化情况，但要明确指出，它所测的不是习惯上所说的“血压值”，而是“腕部脉搏压力值”。

使用注意事项：①测量前安静休息片刻，以消除紧张、劳累对血压的影响；②被检查者手臂应与心脏位置同高；③袖带放置平展，松紧度以插入 2 个手指为宜；④一般连测 2 ～ 3 次，取其最低值作为本次血压的数据。手臂式电子血压计的测量方法与传统水银血压计相近，测的是肱动脉，因其臂带放至臂，其测量稳定性优于手腕式电子血压计，更适合年龄较大、心律失常、糖尿病引起末梢血管老化等患者使用，缺点是没有手腕式电子血压计方便。

手臂式电子血压计的正确使用方法：①测前休息 5min 左右，放松身心，腰伸直呈放松状态，保持安静。②将臂带打开，将臂带折成套状。如果臂带从金属环中滑出，应沿金属环拉它的一端将其复原。③将臂带套在左（右）臂上。臂带的底部应高于肘部 1 ～ 2cm，绿色的标记应位于手臂内侧的动脉上，空气管应在中指（手掌方向）的延长线上，测量时应裸露手臂，如果穿有较厚的上衣时，测量时不要卷长袖，应将上衣脱去。测量时不要将臂带缠在肘关节上，将臂带端部拿住，边拉边将臂带紧紧缠在手臂上。

4. 及时就医指征

（1）患者突然心悸气短，呈端坐呼吸状态，口唇发绀，肢体活动失灵，伴咯粉红泡沫样痰时，要考虑有急性左侧心力衰竭，应吩咐患者双腿下垂，采取坐位，如备有氧气袋，及时吸入氧气，并迅速通知急救中心。

（2）血压突然升高，伴有恶心、呕吐、剧烈头痛、心慌、尿频、甚至视物模糊，即已出现高血压脑病。家人要安慰患者别紧张，卧床休息，并及时服用降压药，还可另服利尿药、镇静药等，并迅速通知急救中心。

（3）若在劳累或兴奋后，发生心绞痛，甚至心肌梗死或急性心力衰竭，心前区疼痛、胸闷，并延伸至颈部、左肩背或上肢，面色苍白、出冷汗，此时应安静休息，服 1 片硝酸甘油，及时就医。

二、冠状动脉粥样硬化性心脏病

【概述】

冠状动脉粥样硬化性心脏病（coronary atherosclerotic heart disease）是指冠状动脉粥样硬化使血管腔狭窄或阻塞和（或）因冠状动脉功能改变（痉挛）导致心肌缺血缺氧或坏死而引起的心脏病，统称为冠状动脉性心脏病，简称冠心病。随着人们生活水平的提高，冠心病的发病率越来越高。该病病程长，反复发作，严重影响患者的生活质量。本病发病因素与年龄、遗传、吸烟、饮酒、高脂血症、高血压、糖尿病、肥胖、久坐的生活方式及精神因素等有关。前者包括不稳定型心绞痛、非 ST 段抬高性心肌梗死和 ST 段抬高性心肌梗死；后者包括稳定型心绞痛、冠状动脉正常的心绞痛、无症状性心肌缺血和缺血性心肌病。

【流行病学】

全球每年有 720 万人死于冠状动脉粥样硬化性心脏病，其中 2/3 发生在发展中国家，其死亡人数是发达国家的 2 倍。冠状动脉粥样硬化性心脏病在欧美发达国家常见，美国约有 700 万人患本病，每年 50 余万人死于本病，占人口死亡数的 1/3 ～ 1/2，占心脏病死亡数的 50% ～ 75%。在我国本病近年来呈增长趋势，在住院心脏病患者中本病所占比例不断增加，以我国上海两所大型综合型医院的资料为例，20 世纪 50 年代为 6.78%，60 年代为 15.71%，70 年代为 26.03%，80 年代为 26.80%，90 年代为 39.18%。冠状动脉粥样硬化性心脏病的主要病因是冠状动脉粥样硬化，但动脉粥样硬化的原因尚不完全清楚，可能是多种因素综合作用的结果。认为本病发生的危险因素有：年龄和性别本病出现症状或致残、致死后果多发生在 40 岁以后，各地调查结果显示，冠状动脉粥样硬化性心脏病患者男女性别之间有显著差别，男女比例为（2 ～ 5）：1，女性出现冠状动脉粥样硬化性心脏病临床表现一般较男性晚 10 年，冠状动脉造影发现有心绞痛症状者，女性只有 60%～ 70%有狭窄，而男性 90%以上有狭窄，男女的性别差别主要在

50 岁以前，女性在绝经后发病率迅速增加，可能与更年期后失去女性激素的保护有关，家族史（父兄在 55 岁以前，母亲 / 姐妹在 65 岁前死于心脏病），血脂异常 [低密度脂蛋白胆固醇 LDL-C 过高，高密度脂蛋白胆固醇（HDL-C）过低]，高血压，糖尿病，吸烟，超重，肥胖，痛风，不运动等。

【相关检查】

1. 普通心电图　大部分冠状动脉粥样硬化性心脏病患者，没有症状发作时的心电图都是正常的，或基本正常。所以心电图正常不能排除冠状动脉粥样硬化性心脏病。冠状动脉粥样硬化性心脏病患者出现心绞痛症状时，会发生暂时的 T 波倒置，或 ST 段压低（下移）；当症状消失后（经过休息或含化硝酸甘油片），心电图恢复正常。少数情况下发生较严重的缺血（如时间超过 15min），心电图异常可以持续较长时间（数天）。相反，患者没有明显的症状，而心电图长期的异常（多数为 T 波倒置，或伴 ST 段压低），多数不是冠状动脉粥样硬化性心脏病，可能为心肌病，高血压性心脏病，也可见于正常人。

2. 平板运动试验（心电图运动试验）　它诊断冠状动脉粥样硬化性心脏病的准确率为 70% 左右。运动试验有一定风险，有严格的适应证和禁忌证。如急性心肌梗死、不稳定型心绞痛、没有控制的高血压、心力衰竭、急性心肺疾病等属于运动试验的绝对禁忌证。

3. 心肌核素灌注扫描（核医学）　它诊断冠状动脉粥样硬化性心脏病（心绞痛）的准确率也是 70%。但确诊心肌梗死的准确率接近 100%。

4. 冠状动脉 CTA　它诊断冠状动脉粥样硬化性心脏病的准确性达 90% 以上，可以检测出其他检查无法发现的早期动脉硬化。

5. 动态心电图（Holter）

（1）记录各种心律失常。

（2）十二导联 Holter：记录无痛性心肌缺血；比较胸痛时有无 ST 段压低，以明确胸痛的性质。

（3）胸痛时伴 ST 段抬高，有助于确诊冠状动脉痉挛（变异型心绞痛）。

6. 超声心动图　是诊断心脏疾病极其有价值的一项检查。

（1）确诊或排除多种器质性心脏病（先天性心脏病、风湿性心脏病、心肌病）。

（2）冠状动脉粥样硬化性心脏病心绞痛：绝大多数患者超声心动图是正常的。

（3）急性心肌梗死、陈旧性心肌梗死：有明确的室壁运动异常，超声心动图可以确诊这两类疾病。

【治疗】

1. 口服药物治疗　硝酸酯类，如硝酸甘油、异山梨酯、单硝酸异山梨酯缓释片、单硝酸异山梨酯；他汀类降血脂药，如阿托伐他汀钙片、辛伐他汀片、洛伐他汀，可延缓或阻止动脉硬化进展；抗血小板制药，阿司匹林 100 ～ 300mg/d，终身服用，过敏时可服用盐酸噻氯匹定片或波立维；β 受体阻滞药，常用的有美托洛尔、阿替乐尔、比索洛尔；钙通道阻滞药，冠状动脉痉挛的患者首选，如地尔硫䓬，硝苯地平。

2. *溶栓治疗* 在冠状动脉粥样硬化基础上，血栓的急性形成引起血管栓的急性闭塞，导致冠状动脉的血流中断是 AMI 的病理基础。溶栓治疗是通过静脉滴注尿激酶、双链酶等溶解血栓药物，达到开通血管、恢复心肌血流灌注的目的。这种疗法适用于发病后 12h 内到达医院的患者，以 6h 内为佳，其成功率达 75% 左右。虽然近年来急性 ST 段抬高性心肌梗死（STEMI）急性期行直接 PCI 已成为首选方法，但由于能开展直接 PCI 的医院不多，当前尚难以普遍应用。溶栓治疗具有快速、简便、经济、易操作的特点，特别当因各种原因使就诊至血管开通时间延长致获益降低时，静脉溶栓仍然是较好的选择。新型溶栓药物的研发提高了血管开通率和安全性。应积极推进规范的溶栓治疗，以提高再灌注治疗成功率。不具备 PCI 条件且不能在 90min 内完成转运的医院，应立刻进行溶栓治疗（Ⅰ级推荐，A 级证据）。对怀疑心肌梗死的患者，不管是否接受直接 PCI，建议院前使用抗栓治疗，包括强化抗血小板药物（水溶性阿司匹林 150 ～ 300mg。氯吡格雷 300mg）和抗凝药物（普通肝素或低分子肝素）（Ⅰ级推荐，C 级证据）。对计划进行冠状动脉旁路移植术者，不用抗血小板药物。建立急诊科与心血管专科的密切协作，配备 24h 待命的急诊 PCI 团队，力争在 STEMI 患者到达医院 10min 内完成首份心电图，30min 内开始溶栓治疗，90min 内完成经皮腔内球囊扩张（即从就诊至经皮腔内球囊扩张时间＜ 90min）。通过与接收医院进行密切配合，形成住院前和院内紧密衔接的绿色通道；提前电话通知或经远程无线传输系统将 12 导联心电图传输到医院内，提前启动 STEMI 治疗措施。

3. *介入治疗* 自 1977 年世界上第一例经皮腔内冠状动脉成形术（percutaneous transluminal coronary angioplasty，PTCA）之后，开创了介入心脏病学的新纪元，之后，以 PTCA 为基础的冠状动脉粥样硬化性心脏病介入治疗技术迅速发展，新的介入手段不断应用于临床。介入治疗不是外科手术而是一种心脏导管技术，具体来讲是通过大腿根部的股动脉或手腕上的桡动脉，经过血管穿刺把支架或其他器械放入冠状动脉里面。达到解除冠状动脉狭窄、恢复冠状动脉血流的目的。介入治疗的创伤小，效果确切，风险小（＜ 1%）。最常用的是经皮腔内冠状动脉成形术和支架置入术（图 5-1）。

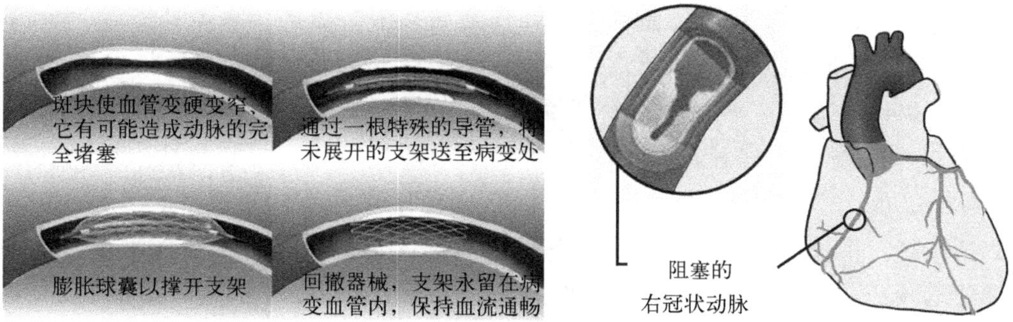

图 5-1　冠状动脉支架置入手术

支架分为金属裸支架和药物洗脱支架。金属支架多为合成金属材料，具有支撑回缩血管的作用，挤压血栓和贴附血管内膜，降低血管急性闭塞，有容易发生再狭窄的风险（15% ～ 35%）。药物涂层支架，被称为冠状动脉粥样硬化性心脏病介入治疗学上的又一次革命。其原理是在裸金属支架表面涂上微量药物，这些药物在血管壁组织中慢慢释放，阻止重新阻塞动脉的瘢痕组织生成，进一步降低了支架内再狭窄发生率，一般人群再狭窄率 3%，糖尿病 / 复杂病变约为 10%，其效果可与冠状动脉旁路移植手术相媲美。

存在以下症状就应考虑冠状动脉介入治疗：

（1）心绞痛经积极药物治疗后，病情仍不能稳定。

（2）虽然心绞痛症状较轻，但心肌缺血的客观证据明确，狭窄病变显著。

（3）介入治疗或冠状动脉旁路移植术后心绞痛复发，冠状动脉管腔再狭窄。

（4）急性心肌梗死 12h 以内。

支架置入术只是针对冠状动脉狭窄最严重的地方采取措施，手术并不能从根本上抑制动脉粥样硬化进展，支架置入术后仍需对危险因素加强控制，如高血压、高血脂、糖尿病、吸烟、肥胖等。患者需要遵医嘱坚持服药、定期随访、饮食、运动及良好心态地调整。术后患者应遵医嘱服用抗血小板药物，以防止支架内血栓形成。常规服药包括：①阿司匹林 100 ～ 300mg、1 次 / 日，1 个月后改为 100mg、1 次 / 日，长期经口；②氯吡格雷 75mg（波立维、硫酸氢氯吡格雷），1 次 / 日，经口 1 年以上。服抗栓药物期间要定期复查血常规、血小板及肝肾功能，减少或防止药物不良反应的发生。另外，在下述患者中服药需个体化，如冠状动脉左主干、慢性闭塞、复杂病变、急性冠状动脉综合征、多支严重病变者需适当增加氯吡格雷用量，由每日 75mg 增加至 150mg，1 次 / 日，持续 1 ～ 2 周后改为 75mg，1 次 / 日；对 80 岁以上和非出血性胃部病变的患者 PCI 术后服用抗栓药物的维持剂量为：氯吡格雷 75mg/d，阿司匹林 100 ～

200mg/d；对于因血管病变需置入普通裸金属支架的患者，其氯吡格雷 75mg/d 经口时间在 3 个月以上；个别患者需较强的抗栓治疗，需加服西洛他唑 50 ～ 100mg，2 次 / 日，口服半年至 1 年；有出血性胃部病变病史者 PCI 术后服用氯吡格雷维持量 75mg/d，如不能应用阿司匹林，可联合使用西洛他唑 50 ～ 100mg，2 次 / 日，同时应用胃黏膜保护剂；心脏瓣膜置换术后患者可继续服华法林，维持国际标准化比值（INR）1.8 ～ 2.5。无论哪一类患者因故需提前停药或减药，一定要电话咨询相关医师，切勿仅听取非心内科医师或非介入医师意见或自行停药，以免发生不良后果。一旦术后发生心绞痛，应及时返回原介入治疗医院就诊，如在其他医院就诊应告知冠状动脉支架置入术的情况，以便外院医师及时判定是否发生了支架内血栓，并相应给予及时处理。

随着冠状动脉介入技术的发展，急诊 PCI 是治疗急性心肌梗死的一种重要的方法。在一些大型综合医院均设有急诊 PCI 绿色通道，急诊 PCI 能使梗死相关血管很快再通，且再通率高，残余狭窄轻，是迅速挽救濒死心肌的直接治疗方法，能更有效地改善心肌梗死后的心脏功能，缩短住院时间、降低住院期间的病死率，特别是有溶栓禁忌证及心源性休克的患者将获益更大。

4. *手术治疗* 冠状动脉旁路移植术（主动脉 - 冠状动脉旁路移植手术）（图 5-2）是从患者自身部位取一段血管，然后将其分别接在狭窄或堵塞了的冠状动脉的两端，使血流可以通过“桥”绕道而行，从而使缺血的心肌得到氧供，而缓解心肌缺血的症状。这一手术属心脏外科手术，创伤较大，但疗效确切。主要用于不适

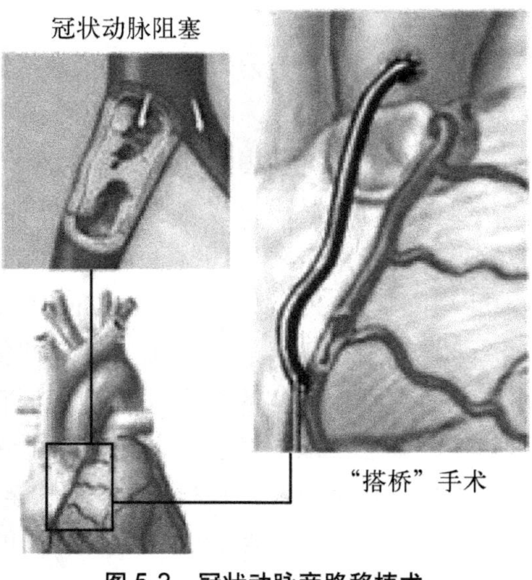

图 5-2　冠状动脉旁路移植术

合支架术的严重冠状动脉粥样硬化性心脏病患者（左主干病变、慢性闭塞性病变、糖尿病、多支血管病变）。

冠状动脉旁路移植术后护理措施如下。

（1）冠状动脉旁路移植术的患者的早期血细胞比容保持 30% 左右，不宜太高，由于旁路移植血管早期水肿，血液黏稠度不宜过高。

（2）早期注意高血压情况，血压过高会增加心脏的后负荷，适当应用扩血管药物。血压：术后 30 ～ 60min 测 1 次。平均动脉压应保持在 70 ～ 80mmHg。如果血压过低，影响脑、肾血流量和移植血管的通畅。血压过高可引起出血、吻合口破裂。

（3）术后早期可适当用硝酸甘油，防止冠状动脉血管痉挛，改善血供。

（4）凡心脏病患者在应用主动脉内球囊反搏机时，延长舒张期，使冠状动脉血管得到足够的血供和氧供，应密切观察术侧下肢血供。

（5）鼓励患者早期活动。冠状动脉粥样硬化性心脏病的患者的血液黏滞度高，易发生深静脉栓塞。可轮流抬高下肢，有利于静脉回流。用弹力绷带扎紧术侧肢体，减少下肢水肿。制订肺部锻炼计划，每 2h 翻身、拍背 1 次。每小时鼓励患者有效咳嗽、做深呼吸各 10 次。咳嗽时压住胸部伤口，以减轻患者疼痛。制订个体详细的训练计划：轮流抬高、活动下肢，促进静脉回流，预防深静脉栓塞。鼓励患者早期活动。一般术后第 1 天可床上坐位，术后第 2 天即可坐于床边活动下肢。第 3 天可下床活动，活动时心率 60 ～ 90 次 / 分，血氧饱和度为 96% ～ 99%。坐位时要抬高取血管的肢体。活动要注意循序渐进。

（6）少量饮用果酒类有助于降低血脂，减慢粥样硬化斑块形成，但是酒精类可导致血压升高等不良反应，因此应尽量减少饮酒量，不建议为了“预防粥样硬化”而饮酒。吸烟是冠状动脉粥样硬化性心脏病的病因之一，手术后应戒烟，保持口腔卫生。术后给予高蛋白、高维生素、高纤维素饮食。保持排便通畅。教育患者不可用力排便。指导患者坚持低盐、低糖、低脂饮食，戒烟酒。

（7）手术不可能解决所有的病变血管，仍需要规律服用抗冠状动脉粥样硬化性心脏病药物。冠状动脉扩张药物（异山梨酯、单硝酸异山梨酯）等仍需继续定期服用，在术后 6 个月左右可酌情减量。为防止并延缓血管桥的阻塞，患者需终身服用小剂量肠溶阿司匹林抗凝。

5. *其他治疗*　运动锻炼疗法，谨慎安排进度适宜的运动锻炼有助于促进侧支循环的发展，提高体力活动的耐受量而改善症状。

6. *冠状动脉粥样硬化性心脏病二级预防的 ABCDE*　二级预防，指在有明确冠状动脉粥样硬化性心脏病的患者（包括支架置入术后和冠状动脉旁路移植入后），进行药物和非药物干预，来延缓或阻止动脉硬化的进展。药物治疗总结为A、B、C、D、E 5方面。

A：血管紧张素转化酶抑制药（ACEI）与阿司匹林（Aspirin）。

B：β受体阻滞药（β-blocker）与控制血压（blood pressure control）。

C：戒烟（cigarett equitting）与降胆固醇（cholesterol lowering）。

D：合理饮食（diet）与控制糖尿病（diabetes control）。

E：运动（exercise）与教育（education）。

阿司匹林的作用是抗血小板聚集。服用阿司匹林的患者，心血管疾病发生率和病死率均显著下降。痛风患者不宜使用阿司匹林，因阿司匹林会抑制尿酸排泄。对痛风患者和其他各种原因确实不能耐受阿司匹林者，改为波立维75mg 1次/日。阿司匹林75～150mg/d用于冠状动脉粥样硬化性心脏病二级预防；对急性心肌梗死、急性缺血性脑卒中和不稳定心绞痛急性发作期，可把剂量增至150～300mg/d。

【健康管理】

1. 生活方式管理

（1）饮食指导。冠状动脉粥样硬化性心脏病患者的饮食原则。①控制总热量，目的就是使体重控制在理想范围，每餐控制在“八分饱”。②控制脂肪和胆固醇，给予低盐、低脂、低胆固醇、高纤维素且清淡易消化的饮食，避免进食肥肉、动物内脏等高胆固醇、高脂肪饮食。③蛋白质的质和量要适宜，蛋白质占总热量的12%左右，其中优质蛋白占40%～50%，优质蛋白中动物蛋白和豆类蛋白各占一半。④食用复合糖类，主要来源应以米面杂粮等含淀粉类食物为主。⑤多吃新鲜蔬菜水果。⑥少量多餐，避免暴饮暴食，戒烟戒酒，因吸烟可损伤血管内皮细胞，并引起血清HDL-C降低，胆固醇升高，PGI_2水平降低，从而引起周围血管及冠状动脉收缩、管壁变厚、管腔狭窄和血流减慢，造成心肌缺氧；酒是一种纯热能食物，长期大量饮酒可增加体重，影响体内糖代谢过程而使三酰甘油生成增加，而肥胖和高脂血症均是冠状动脉粥样硬化性心脏病患病的危险因素，因此，长期大量饮酒可使冠状动脉粥样硬化性心脏病的患病率增加，大量饮酒者的冠状动脉粥样硬化性心脏病病死率亦增加。不吃刺激、辛辣、油炸食物及引起腹胀的食物，以减少便秘的发生。

（2）运动指导。运动与休息指导，告知患者患病后身体的恢复是一个渐进的过程。长期卧床会增加血栓形成、肌肉萎缩、肺部感染的机会，过早的运动又会加重心脏病的再次发作，因此运动要循序渐进，根据患者的病情，急性期患者的一切日常生活由护士协助，无并发症后可坐起在床上运动，要注意缓慢坐起，以免发生直立性低血压，待患者感觉无不适后，可床边站立并开始室内徒步行走，自理大小便，然后要求患者根据其病情确定活动的处方进行活动，既不能操之过急，也不能因担心病情复发而拒绝运动，如果运动中出现头晕、眼花、胸闷、气促等症状应立即停止活动，并告知医护人员。病情稳定的患者锻炼时心率不要超过最大安全心率（170 －年龄），运动后不要用太冷或者太热的水淋浴，运动时间一般为餐后 1 ～ 2h，动作简单，速度中等，不要用力屏气。

（3）家庭生活指导。①起床前应先做 5min 准备活动，如果突然起床有时可诱发心绞痛。②不要用冷水洗脸，最好用温水洗脸。③每天安排一定时间的户外活动，如散步、打太极拳等，户外活动时应携带保健盒。④外出购物要量力而行，不能超过运动量，中途可以停下来休息几次。出发前要考虑到路程、用不用上下楼梯等问题，在严冬、大风、下雨、下雪天气时最好不要外出。⑤洗澡水过冷或过热对心脏都是不利的，应在温水里洗澡（37 ～ 39℃），洗澡时间不宜过长，每次不超过 30min。⑥冠状动脉粥样硬化性心脏病的患者不要吹电风扇睡觉，冬季应注意保暖，睡前不要吃东西，不要多喝水，如果睡眠不好可少量服用催眠药。

2. *用药管理*　药物是预防心血管意外事件发生的最主要手段，冠状动脉粥样硬化性心脏病的药物治疗是综合性的、长期的。每一名患者，特别是那些已经接受支架置入术或冠状动脉旁路移植术的患者，都应该坚持认真用药。冠状动脉粥样硬化性心脏病的患者最常见的症状是心绞痛，大部分患者多在劳累或情绪激动时发作，而安静时并无症状。通常，硝酸甘油可减轻症状、改善缺血。因此，患者家庭应常备硝酸甘油，在心绞痛发作时，首先要休息，然后舌下含服硝酸甘油或异山梨酯，咬碎药片舌下含服，起效更快，1 ～ 3min 便能缓解疼痛。另外，速效救心丸等也可作为心绞痛急性发作的救急药物。预防心绞痛发作，最好选择长效制剂的药物，1d 服用 1 次，还可以减少耐药性的产生。心绞痛的服药时间很有讲究，一般应在早上起床时服药，不宜在早饭后服用，因为心绞痛的高发时间多数在早上起床和洗漱这段时间，而且应在打球、讲演、爬山等活动之前 0.5h 服药，以预防心绞痛和心血管意外的发生。药品保存：硝酸甘油或异山梨酯应放在密封避光的瓶内，但不能贴身携带，外出时可放于随身的手袋中，因为药品对光线和温度敏感。一般药物放置半年应更换新药。

三、脑 卒 中

【概述】

脑卒中是一种突然起病的脑血液循环障碍性疾病，又称脑血管意外，是指脑血管疾病的患者，因各种诱发因素引起脑内动脉狭窄，闭塞或破裂，而造成急性脑血液循环障碍，临床上表现为一过性或永久性脑功能障碍的症状和体征。脑卒中分为缺血性脑卒中和出血性脑卒中。

脑卒中是常见病、多发病，是目前人类的三大死因之一，是严重危害人类健康和生命安全的常见的难治性疾病，存在着明显“三高”（发病率高、致残率高、死亡率高）现象。根据统计，中国每年新发脑卒中患者达200万，发病率高达120/10万。现幸存脑卒中的患者700万，其中450万患者不同程度丧失劳动力和生活不能自理，致残率高达75%。中国每年死于脑卒中人群高达160万，已是我国人口死因第2位，且近年来呈年轻化趋势。已得过脑卒中的患者，容易再复发，每复发1次，加重1次。

【缺血性脑卒中】

缺血性脑卒中即为广义的脑梗死，是指突然发生的脑组织局部供血、动脉血流灌注减少或血流完全中断，停止供血、供氧、供糖等，使该局部脑组织崩解破坏。缺血性脑卒中的主要原因为：①动脉粥样硬化所致血栓栓塞；②心脏来源的栓子所致脑栓塞；③各种原因引起的血管炎、血管损伤及外伤等。缺血性脑卒中一般在夜间睡眠中发病，常为次晨起床时发现肢体无力或偏瘫，多无意识障碍，血压可正常或偏高，可有动脉硬化史。缺血性脑卒中占脑卒中患者总数的60%～70%，主要包括脑血栓形成和脑栓塞。

1. *疾病病因* 颈内动脉或椎动脉狭窄和闭塞，其主要原因是动脉粥样硬化。另外，动脉内膜增生和肥厚、颈动脉外伤、肿瘤压迫、小儿颈部淋巴结炎和扁桃体炎伴发的颈动脉血栓及先天颈动脉扭曲等，均可引起颈内动脉狭窄和闭塞。颈椎病骨质增生或颅底陷入压迫椎动脉，也可造成椎动脉缺血（图5-3）。

2. *临床表现* 根据脑动脉狭窄和闭塞后神经功能障碍的轻重和症状持续时间，分3种类型。

（1）短暂性脑缺血发作（transient ischemic attack，TIA），颈内动脉缺血表现为，突然肢体运动和感觉障碍、失语，单眼短暂失明等，少有意识障碍。椎动脉缺血表现为眩晕、耳鸣、听力障碍、复视、步态不稳和吞咽困难等。症状持续时间短，可反复发作，甚至每天数次或数十次。可自行缓解，不留后遗症。脑内无明显梗死灶。

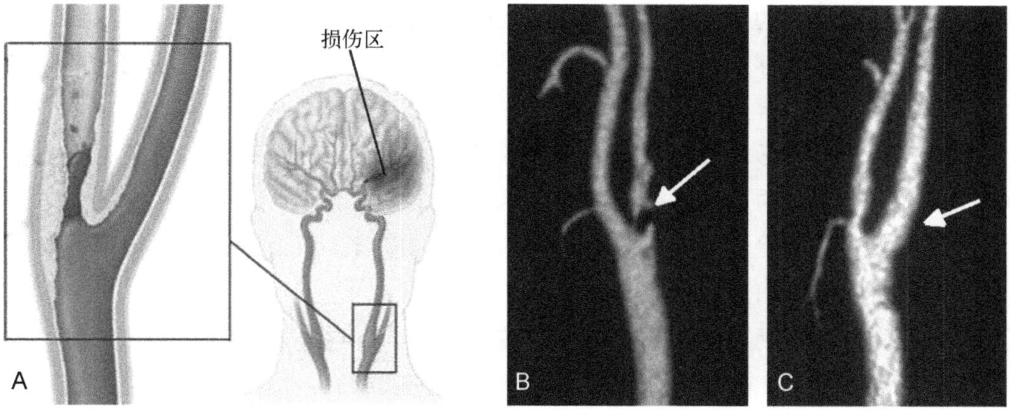

图 5-3 颈内动脉或椎动脉狭窄和闭塞及开通

A. 示意图；B. 术前（箭头显示狭窄处）；C. 术后（箭头显示管腔通畅）

（2）可逆性缺血性神经功能障碍（rerersible ischemic neurologic de ficit，RIND）与 TIA 基本相同，但神经功能障碍持续时间超过 24h，有的患者可达数天或数十天，最后逐渐完全恢复。脑部可有小的梗死，大部分为可逆性病变。

（3）完全性卒中（complete stroke，CS）症状较 TIA 和 RIND 严重，不断恶化，常有意识障碍。脑部出现明显的梗死。神经功能障碍长期不能恢复，完全性脑卒中又可分为轻、中、重 3 型。

3. *相关检查*

（1）脑血管造影可显示不同部位脑动脉狭窄、闭塞或扭曲。

（2）急性脑缺血性发作 24 ～ 48h 后可行头部 CT 和 MRI，CT 可显示缺血病灶。MRI 可以提示动脉系统的狭窄和闭塞。

（3）颈动脉超声检查和经颅多普勒超声探测，可作为诊断颈内动脉起始段和颅内动脉狭窄、闭塞的筛选手段。

（4）脑血流量测定，氙（^{133}Xe）清除法局部脑血流测定，可显示不对称性脑灌注，提示局部脑缺血病变。

4. *治疗* 各种治疗方法的根本目的是改善脑血液循环，控制脑水肿，防治并发症。

（1）外科治疗：①颈动脉内膜切除术适用于颈内动脉严重狭窄（狭窄程度超过 50%）。完全性闭塞 24h 以内可考虑手术，闭塞超过 48h，已发生脑软化者，不宜手术。②颅外 - 颅内动脉吻合术对预防 TIA 发作效果较好。

（2）药物治疗。

第一类是溶解血栓的药物（如尿激酶等）。应用此类药如果能达到溶解栓子的目的是最为理想的，可是全身静脉用药时往往需要大剂量，有时会造成出血的危险性。现在多推荐使用介入治疗，就是通过导管把药物直接注入梗死的部位来溶解栓子，要求在得病后 6h 内进行。

第二类是改善微循环、扩充血容量的药物（如右旋糖酐等）。目前此类药用得较多，有心脏病的患者应慎用。

第三类是抗凝治疗（如肝素等）。这类药物能防止血液凝固，但使用时要每天查凝血酶原时间和活动度。

第四类是使用钙离子拮抗药（如尼莫地平等）。这类药物可以防止钙离子从细胞外流入细胞内，起到轻微扩张脑血管，保护脑细胞，增加脑细胞利用氧和葡萄糖等作用。

第五类是防止血小板凝聚的药（如阿司匹林等）。血小板的凝聚往往是脑血栓形成的开端，如果能有效地阻断血小板的凝聚，也许能防止血栓进一步形成。目前这类药物在世界上应用得十分广泛，但与其说是作为治疗药物还不如说是作为预防药物更为恰当，因为脑卒中的急性期使用这类药物效果并不理想。

第六类是重构微循环，增加缺血区灌注；保护线粒体，减少神经细胞死亡的药（如丁苯酞）。丁苯酞是我国近期比较优秀的国家一类新药，从最早发现丁苯酞具有较强的抗缺血性脑损伤的药理活性，到目前的大范围临床应用，证明了丁苯酞对缺血性脑卒中的有效率高达 78.2%。

第七类是中药。中药的主要作用是活血化瘀，现在在国内应用极其广泛，不仅有经口药，还有静脉注射和肌内注射药，使用很方便。现在有些患者和家属认为中药安宫牛黄丸是脑卒中的“特效药”，但从安宫牛黄丸的成分来分析，药物具有解热、镇惊和开窍作用，对意识不清、高热和抽搐的脑卒中有效，而对其他类型就不一定有效，所以还不能笼统地称其为“特效药”，应当根据脑卒中的辨证施治原则来用药。

（3）物理治疗。缺血性脑卒中的物理治疗手段主要是经颅超声溶栓治疗和脑卒中单元中的运动物理治疗。

超声波能溶解血栓的作用机制尚未完全阐明，一直是学者们研究的焦点，有的论点已经肯定，有的尚有争议 . 可归纳为以下几点：空化作用、微流作用、机械效应、热效应、声化学反应、超声透入作用、增强纤溶活性或增强纤溶药物效应、缩短血流再灌注时间和逆转酸中毒。

【出血性脑卒中】

出血性脑卒中又称为颅内出血，是脑卒中的常见形式。虽然其发病率低于缺血性脑卒中，但是预后差，其病死率和病残率均高于缺血性脑卒中。

1. *疾病病因*　颅内出血占所有脑卒中的 10% ～ 15%（在亚洲占 30%）。最重要的病因是高血压，尤其是收缩期高血压。年龄、男性、低胆固醇血症、酗酒、使用违法药物等也是危险因素。脑微小动脉瘤破裂、脑血管淀粉样变性也是颅内出血的主要原因。

2. *临床表现*

（1）短时间内即出现头痛、呕吐、全身无力或（和）麻木、口角歪斜、讲话不清、嗜睡、烦躁，甚至不省人事。

（2）发病初期多有血压升高、心率快、呼吸急促，不同程度的意识障碍。

（3）眼底检查可见视网膜动脉硬化、视网膜出血、偶见视盘水肿。

（4）多数出血性脑卒中的患者脑膜刺激征呈阳性。

（5）肢体偏瘫、偏身感觉障碍、同向偏盲。出血量大或出血靠近丘脑者常有高热、瞳孔小、昏迷等表现。

（6）脑桥出血：交叉性瘫痪，即出血侧面神经和外展神经麻痹，对侧肢体瘫痪；交叉性感觉障碍，即病源侧面部感觉障碍和对侧肢体的感觉障碍，双眼向患侧凝视；重症者双瞳孔缩小、昏迷、去皮质强直或四肢瘫痪、高热、中枢性呼吸困难等。

（7）小脑出血：表现头晕、频繁呕吐、眼球震颤、共济失调等。出血量大者可出现突然昏迷及枕骨大孔疝等。

（8）脑室出血：重症者出现昏迷、双侧瞳孔缩小、中枢性高热等。

3. *相关检查*

（1）CT 检查或复查能及时发现出血性脑梗死，并明确出血部位与范围，是临床早期诊断、合理治疗、减少病死率与后遗症发生率的重要手段。表现特征为原有的闭塞血管供血区一致的扇形、楔形、椭圆形或不规则低密度梗死区内不均匀的点状、斑片状、条索状或团块状高密度出血影。

（2）MRI 表现为在梗死区内有出血信号，由于出血时间不同，表现也不同。

4. *治疗*

（1）内科治疗：防止血肿扩大、控制血压、控制脑水肿和降低颅内压。

（2）外科治疗：对有动脉瘤、动静脉畸形或海绵状血管瘤的患者，如果病变为手术可及的部位且预后良好的可能性大，可行手术治疗。但推荐小脑出血直径＞3cm 伴有神经功能恶化，或脑干受压和（或）脑积水的患者应尽快行手术治疗，移除血肿；颅内中等大小血肿、临床症状进行性加重或颅内压增高的患者可考虑手术治疗。

【疾病预防】

对已患脑卒中的患者，早期治疗可降低致残程度，清除或治疗危险因素预防其多发。所谓早期治疗则指患者发病数小时后的急性期治疗，所谓超早期治疗是指发病后数小时以内即实施的治疗，如缺血性脑卒中，发病后6h即开始溶栓治疗。针对性治疗措施的介入愈早，治疗效果就愈好，病残程度就有可能愈低。

【脑卒中的恢复】

1. 脑卒中的恢复程序　脑卒中神经缺失症状的恢复分两个阶段，第一阶段是被破坏的不可逆的脑组织所致周围部分脑水肿的可逆性病变逐步改善、消失，神经组织缺失的功能再次恢复到以前的功能，这阶段的修复过程称为自然治愈；第二阶段是进行病理学的治愈过程，此时残存的神经组织的功能得到修复，神经缺失症进一步修正，这阶段称为再学习。这两个过程的修复时间2～3个月。发病后3个月，神经学的异常几乎固定不变，即使有所恢复也是缓慢的且限于小范围。

2. 脑卒中的功能评价　在脑卒中康复之前必须对患者做一系列检查，包括全身各脏器的检查，精神、神经障碍的检查，日常生活能力的检查等。这些检查对于康复适应性的判定，康复程序的设计，目标的制订，并发症的管理，功能障碍的评估，预后的估计及康复中的安全性都是很重要的。

（1）脑卒中运动功能评定：从康复角度对肢体运动障碍进行评价，包括肌力、关节活动度、Brunnstrom试验、肌张力、运动精巧性、躯干平衡性、坐位、立位、步行功能等检查，然后进行综合评定（表5-4）。

表5-4　脑卒中肢体运动功能评定法（Brunnstrom）法

分级	上肢	手	下肢
Ⅰ	弛缓、无随意运动	弛缓、无随意运动	弛缓、无随意运动
Ⅱ	开始出现共同运动的成分，不一定引起关节运动	无主动手指屈曲	最小限度的随意运动，开始出现共同运动或其成分
Ⅲ	痉挛加剧，可随意引起共同运动，并有一定的关节运动	能全指屈曲，勾状抓握，但不能伸展，有时可由反射引起伸展	①随意引起共同运动或其成分；②坐位和立位时，髋膝踝可屈曲
Ⅳ	痉挛开始减弱，出现一些脱离共同运动模式的运动 ①手能置于腰后部 ②肘伸展，上肢前屈90° ③屈肘90°，前臂旋前旋后	能侧方抓握及拇指带动松开，手指能伴随意的、小范围的伸展	开始脱离共同运动的运动 ①坐位，足跟触地，踝能背屈 ②坐位，足可向后滑动，使屈膝＞90°

续表

分级	上肢	手	下肢
Ⅴ	痉挛减弱，基本脱离共同运动，出现分离运动 ①上肢外展 90°（肘伸展，前臂旋前） ②上肢前平举及上举过头（肘伸展） ③肘伸展位，前臂能旋前旋后	①用手掌抓握，能握圆柱及球形物，但不熟练 ②能随意全指伸开，但范围大小不等	从共同运动到分离运动 ①立位，髋伸展位能屈膝 ②立位，膝伸直，足稍向前踏出
Ⅵ	正常或接近正常	①能进行各种抓握 ②全范围的伸指 ③可进行单个指活动，但比健侧稍差	协调运动大致正常 ①立位于髋外展超过骨盆上提的范围 ②坐位，髋可交替地内、外旋，并伴有踝内、外翻

Brunnstrom 检查已被国际上公认，它能较客观地反映中枢性运动瘫痪恢复的全过程，是评价运动功能的试验。

（2）日常生活能力检查及评价：脑卒中康复的最终目标是使由于中枢神经细胞损伤引起的功能障碍得到恢复和改善，让患者能最大限度地独立生活，即提高日常生活的能力。因此，必须对患者的日常生活能力做检查、评价。其目的在于：①了解中枢神经细胞损害对日常生活能力的影响，考虑治疗、训练的方法。②根据日常生活能力来决定康复的适应性，做预后的评定，制订治疗目标。③根据日常生活能力发展情况，了解训练、治疗的效果，研究训练方案的有效性。④根据日常生活能力的评价对患者及家属进行生活指导及今后日常生活环境的改进。

3. 脑卒中后下肢功能恢复预测

（1）让患者抬高患肢，如能屈伸膝关节，90% 能恢复步行，其中 60% ～ 70% 能独立步行。

（2）患侧仰卧，主动直腿抬高，其中独立步行为 45% ～ 55%，辅助步行占 35% ～ 45%，10% 不能步行。

（3）患侧仰卧，屈髋屈膝，将病膝直立于床上，能独立步行的仅有 25% ～ 35%，55% ～ 65% 为辅助步行，10% 不能步行。

（4）上述（1）、（2）、（3）均不能完成，33% 有可能独立步行，33% 辅助步行，不能步行的有 33%。

4. 脑卒中后手功能恢复预测

（1）患病当天就能完成屈伸运动者，几乎全部可恢复到正常。

（2）病后 1 个月内手指可进行屈伸运动者，大部分恢复为实用手，小部分为辅助手。

（3）发病后 13 个月内能屈伸运动者，多数为失用手，小部分恢复辅助手。

（4）发病后 3 个月仍未能运动或运动不完成，则全部为失用手。

5. 脑卒中后康复治疗措施　脑卒中后的功能训练内容包括两部分，即患侧的恢复和健侧的代偿，重点在患侧的恢复。治疗开始时间为患者生命体征平稳，神经学症状不再发展后 48h。

（1）弛缓阶段的康复治疗：主要目的在于预防关节挛缩和畸形，抑制异常的运动模式，诱发随意运动。①在床上正确的姿势摆放：急性期卧床阶段正确姿势摆放，有利于预防压疮，预防关节变形和挛缩，同时预防异常痉挛模式。②在床上翻身：脑卒中患者患侧肢体无自主活动，翻身很困难，如果在床上固定一种姿势，容易出现压疮，也不利排痰，久之可能造成肺部感染，所以应每 2 小时翻身 1 次，以防止并发症，如向健侧翻身及向患侧翻身等。③关节的被动活动：患者肢体瘫痪，关节不活动，将导致静脉淋巴回流不畅，如果制动超过 3 周，关节内周围组织发生粘连。加上关节囊韧带肌肉等固定不动，就会挛缩，即引起关节强直和变形。因此，应早期进行关节的被动活动，以保持关节的活动和防止关节挛缩。④上肢随意运动诱发，仰卧位，让其上抬肩，手伸向天花板，让患者手能摸自己额头、枕头等。⑤下肢随意运动诱发，保持髋关节不外展、外旋，指导患者伸直下肢，使其主动负担下肢的体重，伸腿时应防止内收、内旋等。

（2）痉挛阶段的康复治疗：随着病情的进一步好转，脊髓下段中枢支配作用增强，患者运动功能进入痉挛阶段。此阶段治疗的主要目的为控制肌痉挛和异常运动的模式，促进正常运动模式的出现，并在此基础上加强实用性动作的训练。

（3）相对正常阶段的康复治疗：主要目的是促进选择性主动运动和促进速度运动的恢复、发展多种模式，多个肌群协调的组合运动，增大正常的运动感觉输入。

四、帕金森病

【概述】

帕金森病（Parkinson’s disease，PD）又称震颤麻痹，是好发于中年以上的，以损害黑质纹状体通路为主的变形疾病。PD 的病因和发病机制迄今未明，可能是多种因素相互作用的结果。目前认为与年龄、遗传（早在 110 多年前，人们已经发现 PD 有家族聚集现象，5% ～ 20% 的 PD 患者家族成员中至少有 1 人患 PD。1996 年 Polymeropoulos 等首次发现了一个意大利裔的长染色体显性遗传 PD 家系，近年来应用分子遗传学技术对多个遗传性 PD 家系进行的连锁分析取得了重大突破，目前，至少已经确定 10 个 PD 相关基因位点，并克隆了 7 个明确与 PD 有关的基因）、环境因素、生活习性（包括吸烟、饮茶等）有关。

分类如下：

（1）原发性帕金森病。

（2）继发性帕金森综合征。①感染：昏睡性脑炎、脑脓肿等。②药物：抗精神病药物，利血平、桂利嗪等。③毒物：一氧化碳、锰等。④血管性：脑卒中等。⑤外伤：脑外伤、拳击性脑病。⑥其他：正常压力性脑积水、脑瘤。⑦遗传变性综合征：家族性基底节钙化等。⑧帕金森叠加综合征。⑨进行性核上性麻痹。⑩多系统萎缩：纹状体黑质变形、橄榄脑桥小脑变形、皮质基底节变形。

PD 是全脑的疾病，有多种神经递质受累如乙酰胆碱、多巴胺、去甲肾上腺素、生长抑素等。其病理变化是大脑中黑质和其他含色素核（蓝斑、迷走运动背核）的色素细胞减少，空泡形成，细胞质内可有嗜酸性包涵体，并有胶质细胞增生。

【临床表现】

通常有一个肢体或一侧肢体开始，逐渐波及四肢及躯干，呈全身性对称性损害症状。运动迟缓、震颤、肌强直三大主要症状及非运动性症状。

1. *震颤*　多自一侧手部开始，然后发展到同侧下肢，最后累及对侧上下肢。口周、下颌，最后累及头部。上肢震颤比下肢严重。早期震颤出现于肢体处于静止状态，少数患者出现约每次 4s 的拇指或手指搓丸样动作，做随意动作时停止，睡眠时完全停止，情绪激动时加重，严重时随意动作时也有震颤。

2. *强直*　早期非典型肌强直主要表现为肢体的僵硬，手足动作笨拙，肩部酸痛，颈部、腰部发硬及转颈不灵活、面部表情减少、瞬目减少等。很多患者还同时表现为颈肩部疼痛、头痛、腰痛，出现较多的是手臂或下肢酸痛，引起疼痛的主要原因是局部肌强直。肌强直可以与疼痛伴随，肩部疼痛是 PD 初期表现中最经常出现的症状之一，而经常被误诊为关节炎、滑囊炎或者回旋肌群损伤。

3. *运动迟缓和姿势反射消失*　日常生活动作迟缓，如坐、翻身、脱衣服等，严重时需要别人帮助完成，书写困难，字写得越来越小，称写字过小症。面部肌肉运动减少，表情僵硬，成为面具脸。咽、舌、喉运动减少，说话困难，流涎，吞咽困难。走路时上肢活动减少，容易跌倒。

4. 非运动症状（non motor symptoms，NMS）

（1）顽固性便秘：患者中有重度便秘仅占 7%，但大部分 PD 患者均有轻中度的便秘症状：排便间隔时间＞ 2d，或每周至少 1 次出现排便不尽感，腹痛，每次排便时间超过 30min，而手助排便及长期服用缓泻药在 PD 患者中普遍存在。

（2）嗅觉障碍：PD 患者的嗅觉障碍是 1975 年由 Ansari 和 Johnson 根据经验首先提出的，嗅觉障碍约影响到 90% 的 PD 患者，被认为是 PD 中一个十分重要的亚临床症状，是运动症状出现前的标志。嗅觉检测对亚临床期及临床早期诊断 PD 有一定的价值。

（3）睡眠障碍：日间睡眠过多（excessive daytime sleepiness，EDS）和不自主瞌睡影响了 50% 以上 PD 患者，被认为是临床前期的表现之一。快动眼睡眠障碍指快速眼球运动睡眠期间正常骨骼肌处于失迟缓的深睡眠状态，因此患者可以出现生动的梦境，睡眠中说话、喊叫或惊吓和异常的动作，如挥动肢体、滚落床下及暴力动作等。快动眼睡眠障碍可以出现在 PD 运动症状之前，数据表明 40% 患者出现快动眼睡眠障碍预示着运动症状将要出现。

（4）抑郁：抑郁影响 40% ～ 50% 的 PD 患者，甚至比运动症状出现得更早。PD 患者并发的抑郁一般为轻到中度，发生自杀倾向的概率比较低。现在人们已经认识到丘脑底核不仅包括运动相关的神经核团，也包含与情绪和认知相关的结构。患者早期可以出现主动性的下降及自我尊重能力的减退。

【流行病学】

该病男性略多于女性，45 岁以上人群中发病率为 0.4%，50 岁以上发病率为 500/10 万，60 岁以上发病率为 1000/10 万，65 岁以上人群中 PD 的发病率为 1%，平均发病年龄为 55 岁。是中老年人致残的主要原因之一。随着人口老龄化的进程，该病发病率有逐年增高的趋势。少数有家族遗传史，发病 10 ～ 20 年均会完全丧失运动功能。

【相关检查】

1. 常规脑脊液检查　一般正常，脑脊液中多巴胺的代谢产物高香草酸含量降低，尿中多巴胺及其产物含量也降低。

2. 主要的诊断方法

（1）经颅多普勒超声成像：PD 患者在经颅多普勒超声成像中表现为黑质的回声信号增强。

（2）质子磁共振波谱技术：是一种无创性的检测手段，是从细胞代谢水平研究神经元的功能状况的技术。

（3）神经功能成像技术：目前用于神经功能成像的技术有单光子发射计算机

体层扫描和正电子发射计算机体层扫描，两者是目前诊断 PD 最敏感的技术。

【治疗】

1. 症状治疗

（1）多巴胺前体补充药：左旋多巴类药物是目前临床常用的多巴胺前体补充药，可以改善肌强直及运动困难，其对年轻患者和轻症患者效果好，但长期、高剂量用药后会导致运动并发症的出现。

（2）抗胆碱能药物：这类药物主要有苯海索，适用于症状轻微和伴震颤的早期患者。这类药物可抑制中枢神经系统的乙酰胆碱，使认知功能有所减退，尤其对老年人的使用会受限。近来研究发现，该类药物可能是通过损害了包括海马在内的内侧颞叶而引起认知功能受损。

（3）促多巴胺释放药：金刚烷胺是这类药物的代表，对 PD 患者的肌强直、震颤和运动障碍的缓解作用强，优于抗胆碱能药物，但弱于左旋多巴类药物。金刚烷胺的疗效持续时间较短，容易出现耐受，早期 PD 患者中约 2/3 对此药有效，是年轻患者理想的一线治疗药物。

（4）多巴胺受体激动药：可以改善 PD 患者的运动症状。多巴胺受体激动药主要有两种类型：麦角类和非麦角类。麦角类包括溴隐亭、培高利特、α - 二氢麦角隐亭、卡麦角林和麦角乙脲；非麦角类包括普拉克索、盐酸罗匹尼罗、罗替戈汀、吡贝地尔和盐酸阿扑吗啡。麦角类 DA 受体激动药中的很多由于严重不良反应，已不主张使用，而非麦角类 DA 受体激动药的使用目前受到推崇。

盐酸普拉克索（pramipexole）是一种新型非麦角类多巴胺能受体激动药，可以改善 PD 患者的运动症状、抑郁情绪，从而控制 PD 的症状和预防此病运动并发症的发生。美国帕金森病研究小组曾进行过一项临床研究，比较 301 例早期 PD 患者在给予普拉克索与左旋多巴治疗后运动并发症的发生率，发现：早期使用普拉克索治疗能减少 23％的运动并发症的发生率。罗匹尼罗（ropinirole）与左旋多巴相比，能显著降低运动并发症的发生。罗替戈汀（rotigotine）能选择性激动多巴胺 D3/D2/D1 受体。罗替戈汀通过经皮给药可具有持久稳定的血药浓度，还存在良好的安全性和耐受性。同时，罗替戈汀在控制早期 PD 患者运动障碍的同时还可以改善 PD 患者的睡眠障碍。

（5）单胺氧化酶抑制药：司来吉兰（selegiline）是一种选择性 MAO-B 抑制药，在 PD 患者进行左旋多巴类药物替代治疗的同时早期添加司来吉兰进行联合治疗是非常有益的。雷沙吉兰（rasagiline）属 MAO-B 不可逆选择性抑制药，疗效明显优于司来吉兰，具有更高的疗效，且安全性和耐受性好。

（6）COMT 抑制药：COMT 抑制药可延长单剂量左旋多巴的药效，加快起效时间并减少所需左旋多巴的总量。目前已经上市的主要包括托卡朋（tolcapone）和恩他卡朋（entacapone）。托卡朋不单独使用，与左旋多巴类药物联合使用控制 PD 患者的运动障碍，同时还可以治疗 PD 患者的运动并发症，改善药末现象、增加“开”期时间、减少“关”期时间，但由于其有引起肝损害的可能性，需要定期监控肝功能。恩他卡朋同左旋多巴类药物合用同样可以更有效地控制 PD 的运动障碍，安全性和耐受性好，且不会引起严重的肝损害。另外，恩他卡朋可以阻止由左旋多巴引起的血中同型半胱氨酸水平的升高，由此降低了 PD 患者患痴呆和心脑血管疾病等的风险。

2. *神经保护治疗* 目前临床上有神经保护治疗作用的药物主要是 MAOB 抑制药和 DA 受体激动药，而大剂量泛癸利酮的临床试验也被认为可能有神经保护作用，但需进一步证实。司来吉兰保护 DA 能神经元免于 MPP+ 的毒性。雷沙吉兰具有抗凋亡作用。D2/D3 受体激动药如普拉克索、罗匹尼罗较 D1/D2 受体激动药有更为强大的神经保护作用，它们具有抗氧化、抗凋亡、稳定线粒体等作用。通过一些 PD 的动物实验已经证实了普拉克索等的神经保护作用。泛癸利酮 Q_{10} 也可以保护神经元。在百草枯诱导的 PD 大鼠模型中，应用一种水溶性的泛癸利酮进行治疗可发现有神经保护作用。

3. *帕金森病药物治疗的新靶点*

（1）腺苷 A2A 受体拮抗药，作为基底神经节的非多巴胺靶点可能发展成为治疗 PD 的新策略。preladenant 可以缩短患者无法控制其非随意性运动的时间。preladenant 在一些 PD 动物模型中可以作为左旋多巴的辅助用药，可以改善 PD 患者的运动功能而不使运动障碍恶化。研究发现每天 2 次口服 5 ～ 10mg 的 preladenant 可能会减少 PD 患者的关期和运动起伏的时间。

（2）α - 突触核蛋白抑制药，研究显示：通过对影响 PD 的一种蛋白质进行刺激可产生出两种环肽，这两种环肽可使在具有毒性浓度的 α - 突触核蛋白中的酵母细胞复苏。在 PD 动物模型中也可以发现，这两种环肽对 DA 能神经元具有保护性作用。

（3）抗炎症治疗，炎症是一柄双刃剑，它是抵御损伤和感染的第一道屏障，但过分的炎症反应却也可以损害宿主细胞。脑内炎症的标志是胶质细胞（尤其是小胶质细胞）的激活。小胶质细胞一旦被激活，就释放大量对神经元有害的神经毒性物质。神经炎症在 PD 患者和 PD 模型中均促进慢性神经变性，那么可以推测抑制炎症将可能成为一种有效的神经保护策略。目前，几乎一致认为在 PD 的初期应先使用各种抗 PD 的药物治疗，随着 PD 发病机制研究的深入，将会不断有新的治疗药物出现，对 PD 患者的药物治疗取得新的进展。

（4）外科治疗术式主要有脑深部电刺激术（DBS）和核团毁损术。核团毁损术在PD外科治疗的早期被广泛应用于临床，近10年DBS由于其损伤小及可调控而占据主流位置，随着CT与MRI等影像学技术的不断发展，特别是微电极导向技术在临床的成熟应用，临床医师能从解剖和功能两个角度对脑深部手术靶点进行定位，极大地提高了手术治疗有效率、症状改善率和安全性。

【健康管理】

1. 饮食管理　对单纯PD患者提倡高糖、高脂饮食，能量主要来源于糖类，通常糖类与蛋白质供能比例应在（4～5）：1，与正常人基本相当。膳食中还要适量补充维生素和微量元素。需要强调的是所谓的高糖、高脂饮食并非无节制地摄入糖、脂，而是有限制的。正常人（老年人）脂肪供能占总热量的20%～25%，糖类占55%，而PD患者脂肪供能约占总热量的30%，糖类占60%，较正常人稍高，一旦超出这一比例则会产生不良反应。

糖类：葡萄糖是提供能量的主要物质。糖类摄入太少，必然会增加蛋白质的摄入，而高蛋白质饮食会严重干扰抗PD药物的吸收。因此，PD患者可多食用米、面等主食，粗粮、杂粮及薯类食物如红薯、白薯、山药等。

蛋白质：蛋白质的供给需维持正氮平衡，以补充优质蛋白质为主，每日供给量应控制在0.8g/kg体重。可选择蛋、鱼、虾、瘦肉类（如猪肉、牛肉、禽肉）、牛奶等。因此，高蛋白质饮食不利于抗PD药物吸收，因此高蛋白质食物宜在晚餐供给。

脂肪：脂肪应以不饱和脂肪酸为主，胆固醇摄入量应＜300mg/d，但不需过分限食。植物油中含有丰富的不饱和脂肪酸，但摄入过多植物油的同时未摄入足够的抗氧化药，可诱发脂质过氧化作用，造成组织细胞损害，可能会加快PD的进展。可根据情况选择茶籽油、花生油、豆油、橄榄油、葵花籽油等。

维生素和矿物质：PD患者易发生维生素B族缺乏。维生素B_6可增强外周脱羧酶的作用，降低左旋多巴的疗效。但目前加带AADC抑制药复合制药的出现使维生素B_6的使用不再受限。一些研究表明某些维生素及微量元素在PD发病中具有重要的作用，尤其是近年来抗氧化应激学说及抗氧化饮食的提出。目前认为维生素E、维生素C、胡萝卜素及辅酶Q等是天然的抗氧化药物，大量的研究表明长期使用维生素E以及辅酶Q_{10}可降低PD的发病率及提高疗效，而对于维生素C及胡萝卜素的保护作用还存在争议，需进一步研究。钙摄入量应在1000～1500mg/d，并应同时适量摄入维生素D，可以减少骨质疏松症的发生。当由于某些原因不能从食物中摄取充足的维生素和微量元素时，可考虑适当补充多种维生素和微量元素复合制剂。

蔬菜和水果：果蔬中含有丰富的维生素和微量元素，以及促进肠道蠕动的膳食纤维。PD患者每日膳食纤维的推荐摄入量为30～35g。一些特殊蔬菜如蚕豆等可经常食用。早在1913年，瑞士药物化学家Guggenhemi就发现在蚕豆等荚果类植物中含有大量天然的左旋多巴。另外，瓜子、杏仁、黑芝麻等富含酪氨酸，对患者有益。

绿茶和咖啡：目前的研究发现以茶多酚为代表的绿茶活性成分具有抗氧化应激和清除自由基的作用、抑制胆碱酯酶活性和多巴胺转运体再摄取、抗凋亡等作用。咖啡的主要成分咖啡因对人体也具有广泛的药理学作用。

2. **运动锻炼** 做好运动前准备工作：①患者活动时要注意移开环境中的障碍物，运动前帮助其按摩下肢肌肉5min，同时鼓励患者自行按摩；鼓励训练使用拐杖，外出活动或沐浴时有人陪伴，指导患者穿合适的布鞋，衣裤不宜过于长大，预防跌倒及碰伤。②嘱患者改变体位时动作要缓慢，注意不要突然起立，避免长时间站立，卧床时抬高床尾7～10cm，以促进下肢静脉回流。③步行步态的训练：步行训练，2次/天，5min 1次。④用餐时防止呛咳或烫伤，无法进食者应协助其进食，嘱患者进餐时不说笑，细嚼慢咽，少量多餐，食物不要过冷过热，不吃带有刺激性的调味品，餐后用淡盐水漱口，定时进行口腔护理，防止口腔内积存食物残渣、唾液等引起口腔及肺部感染，必要时给予留置鼻饲管。⑤对于大小便不正常、不能控制者帮助其建立规律的排便习惯。⑥安全用药：协助患者坚持按时、按量服药，发药到口，密切观察患者的血压、表情、步态等，及时发现药物不良反应，注意有无开关现象、便秘、尿潴留、失眠、谵妄等精神症状，发现有异常时，立即通知医师停药或减量，特别对有幻觉、谵妄的患者，要专人守护和定时巡视观察，确保患者安全。

（1）深部呼吸：目的是促进放松和自觉应用横膈进行呼吸。双手放于腹部，用鼻缓慢吸气能感到横膈向下移动，继续用嘴缓慢吐气，共做10次。

（2）面部表情锻炼：共15个动作，每个动作共做10次（图5-4）。

（3）头部转动活动（图5-5）：目的是增加颈部活动度。头部缓慢向左和向右转动，共做10次。

（4）头部倾斜活动（图5-6）：目的是增加颈部的活动度。头部缓慢向左和向右倾斜共做10次。

（5）下颌向前和向后收缩（图5-7）：目的是使患者保持良好的头部姿势。减少患者头部向前倾的姿势，共做10次。

（6）耸肩活动（图5-8）：目的是促进颈、肩和上背部的活动度。将两肩向上耸，使肩部尽量靠近或碰及两耳垂，同时数1～5，再放松，共做10次。如双肩困难，也可单肩锻炼。

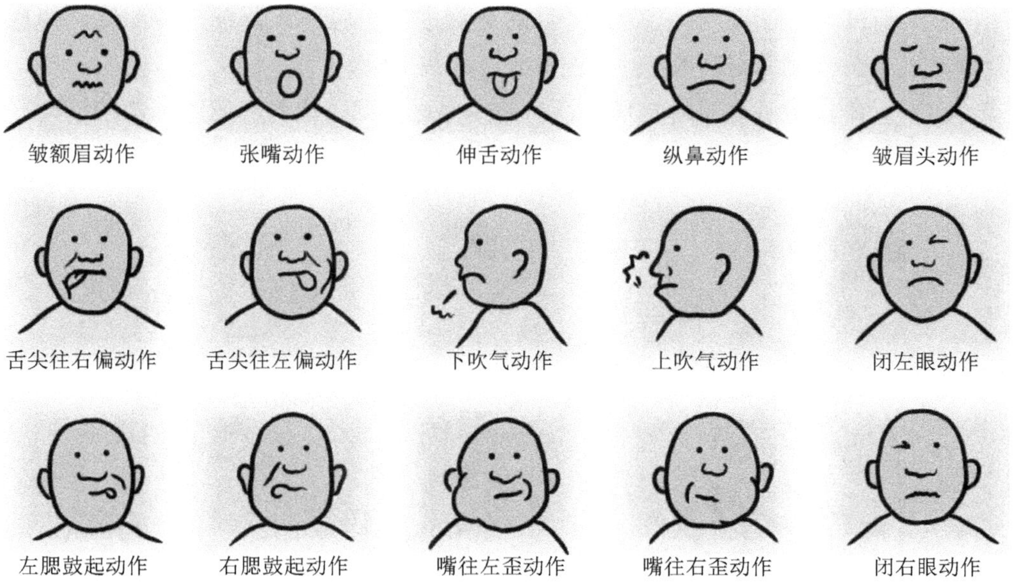

图 5-4　面部表情锻炼

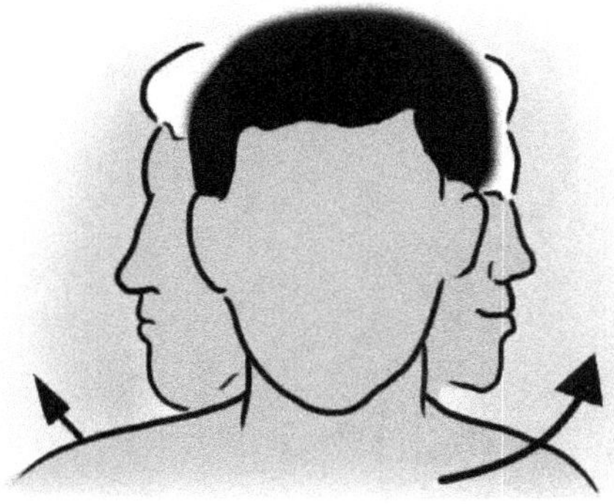

图 5-5　头部转动活动

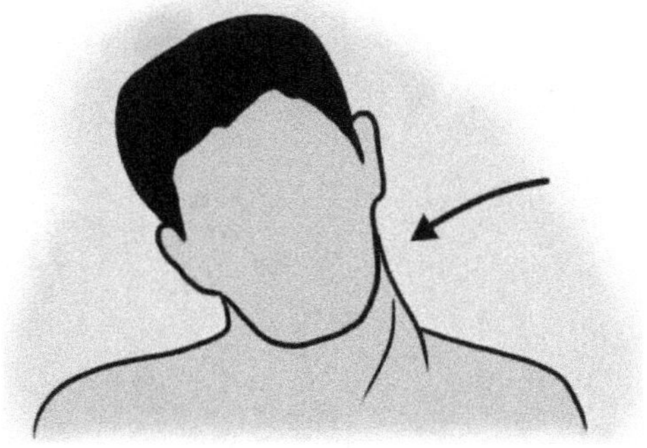

图 5-6　头部左右倾斜活动

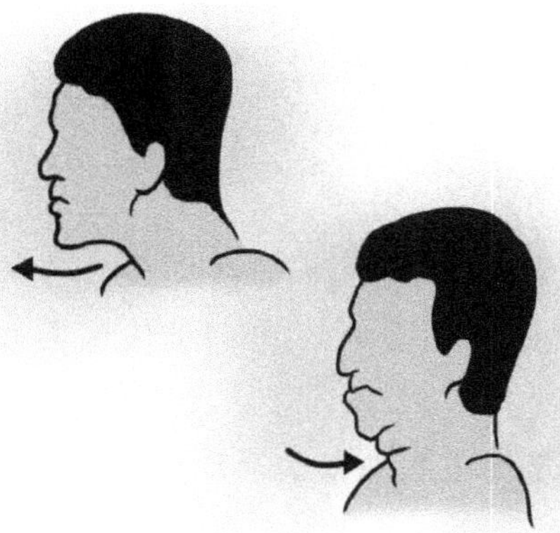

图 5-7　下颌向前和向后收缩

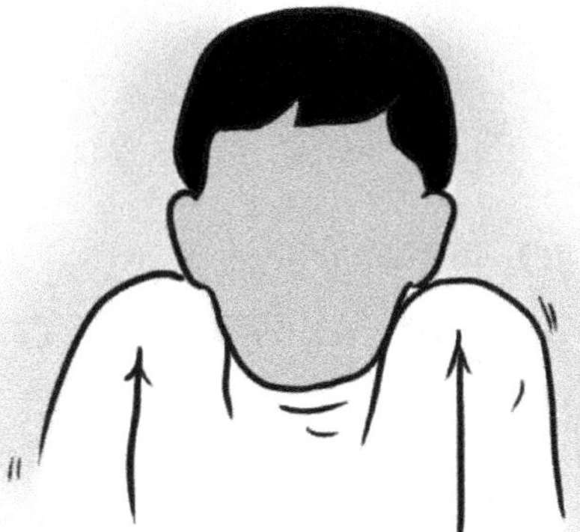

图 5-8　耸肩活动

（7）肩部向后活动（图 5-9）：目的是促进颈、肩和上背部的活动度。使肩胛骨靠近肘关节向后同时数 1 ～ 5，再放松，共 10 次。

（8）躯体转动活动（图 5-10）：目的是促进颈部、肩部和躯干上部的活动。将两手放于肩部，尽量将头部、颈部和躯体向一侧转动，共做 10 次。

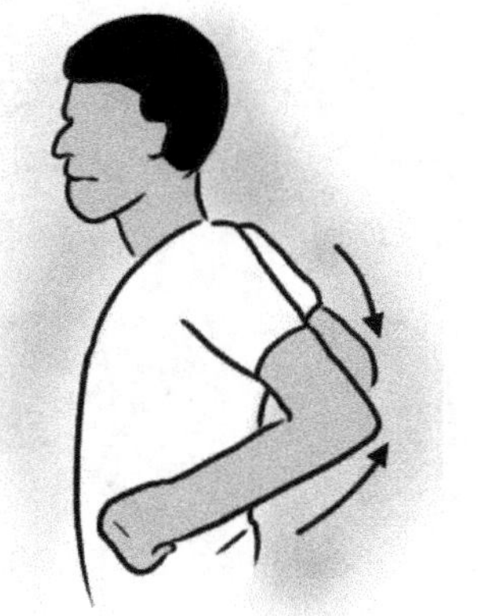

图 5-9　肩部向后活动

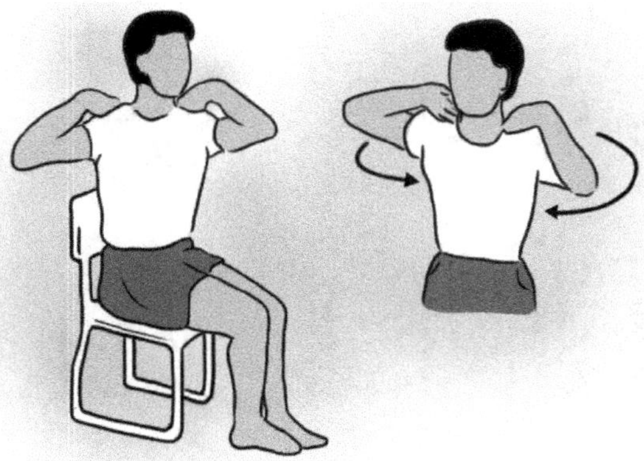

图 5-10　躯体转动活动

（9）头部和躯干前倾动作（图 5-11）：目的是保持优良的坐姿和促进躯干的屈曲活动，共做 10 次。

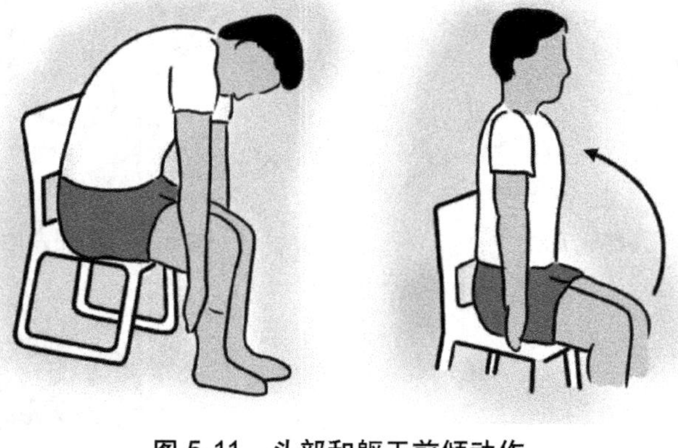

图 5-11　头部和躯干前倾动作

（10）两手臂伸直活动（图 5-12）：目的是促进肩部的活动度。先双上肢前举，肘关节保持伸直的姿势，然后双上肢左右分开，再向前恢复复位，共做 10 次。

（11）腕关节划圈运动（图 5-13）：目的是促进腕关节的活动度。每个腕关节向每一方向各活动 10 次。

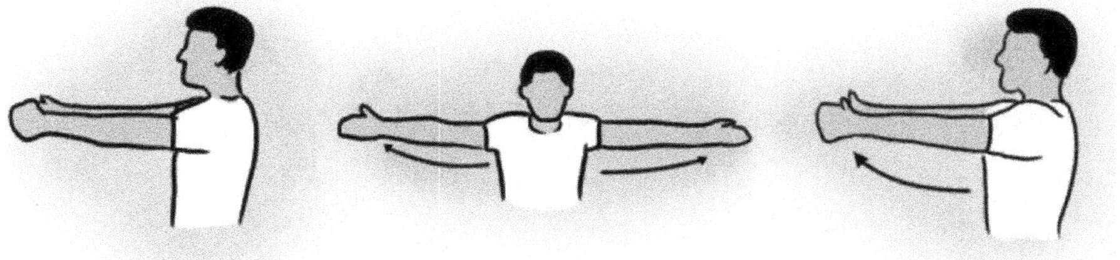

图 5-12　两手臂伸直活动

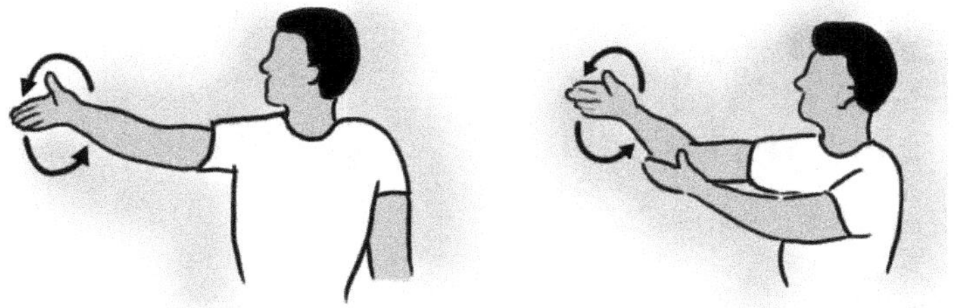

图 5-13　腕关节划圈运动

（12）手指对指活动（图 5-14）：目的是促进手指的灵活性。缓慢将每个手指触及拇指，并保持圆形，起始可缓慢，以后逐渐加快速度，共做 10 次。

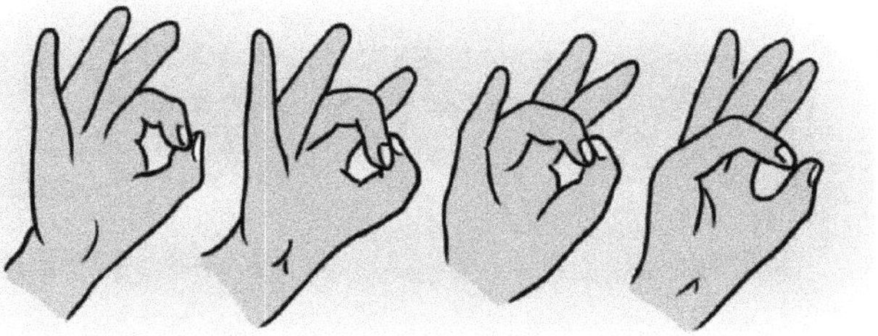

图 5-14　手指对指活动

（13）踢腿活动（图 5-15）：目的是促进膝关节的活动度和增加下肢伸直状态。每腿共做 10 次。

（14）股四头肌锻炼（图 5-16）：目的是促进膝关节活动度和保持良好的站立姿势。将一腿放于小凳上，另一足平放于地面上，将双手放于膝部，躯干向前，应感到膝部有牵拉感。数 1 ～ 20，双下肢重复 5 次。

（15）踝部的活动（图 5-17）：目的是促进踝关节的活动度。将一腿抬起，缓慢向一方面进行划圈活动，每个方向做 10 次，然后换另一腿。

（16）膝部到腹部活动（图 5-18）：目的是促进下背部和髋关节的活动度。将一腿的膝部上抬，尽量能靠近腹部。每腿各做 10 次。

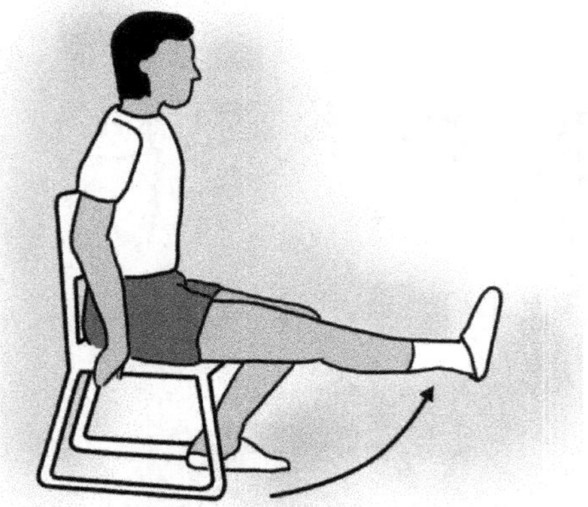
图 5-15 踢腿活动

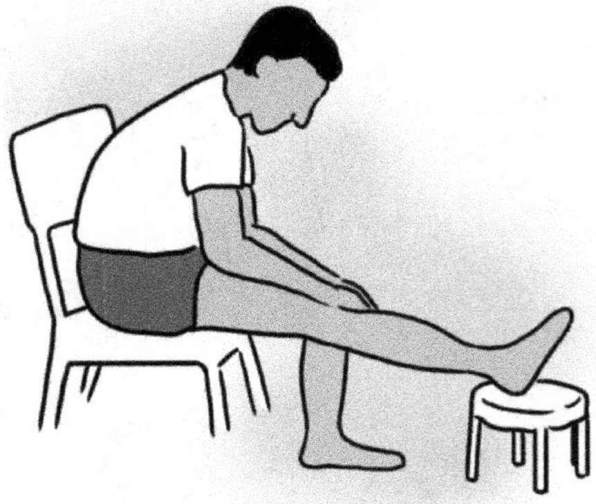
图 5-16 股四头肌锻炼

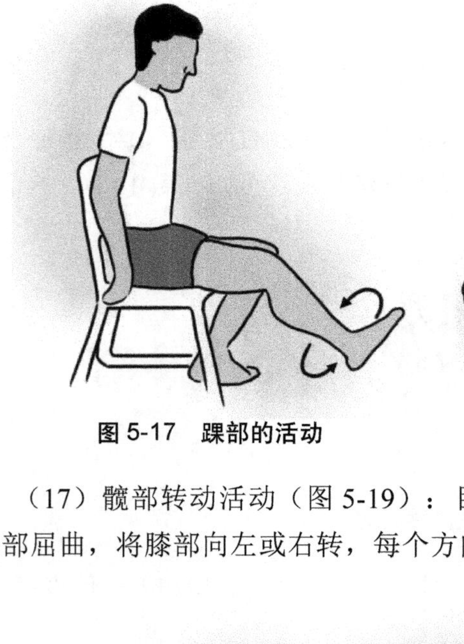
图 5-17 踝部的活动

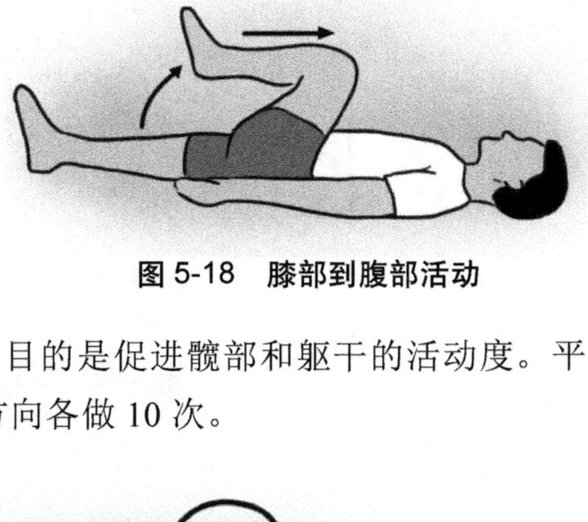
图 5-18 膝部到腹部活动

（17）髋部转动活动（图 5-19）：目的是促进髋部和躯干的活动度。平卧，膝部屈曲，将膝部向左或右转，每个方向各做 10 次。

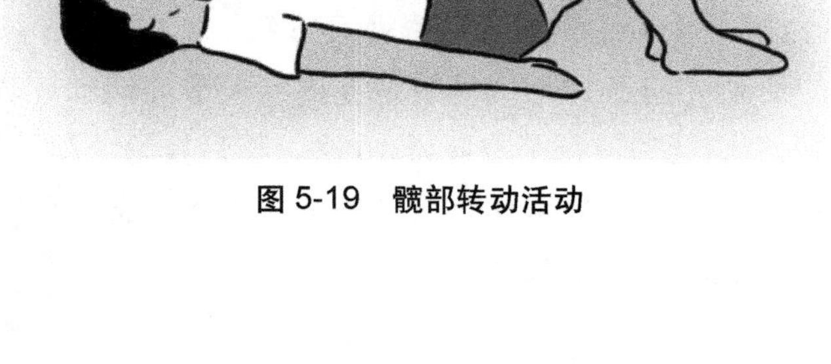
图 5-19 髋部转动活动

（18）足趾站立活动（图 5-20）：目的是增强小腿肌力。两手扶椅子背，将两足并立，然后足跟上抬，共做 10 次。

（19）小腿肌牵引活动（图 5-21）：目的是牵引小腿肌。双手扶于椅子背，一腿向前，将前面的膝部前屈，另一腿的足跟不能离开地面，就感到后下肢的小腿有牵引感，同时数至 10 或 20，双腿各做 5 次。

（20）站起锻炼（图 5-22）：将臀部先移至椅子前部。将双手放于椅子的扶手。上身前俯至鼻子在膝关节的前面。两足稍向后。试着站起。

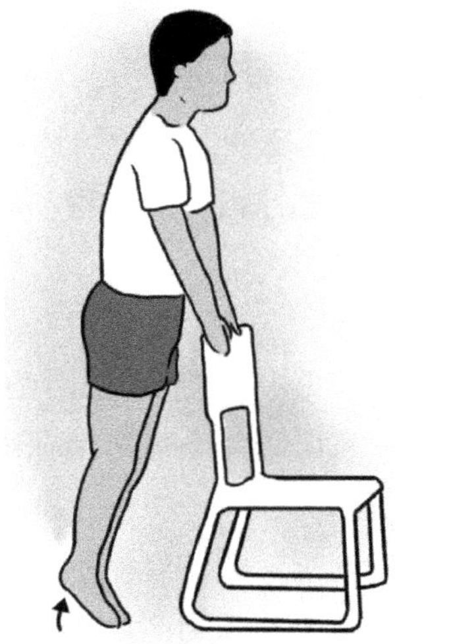

图 5-20　足趾站立活动

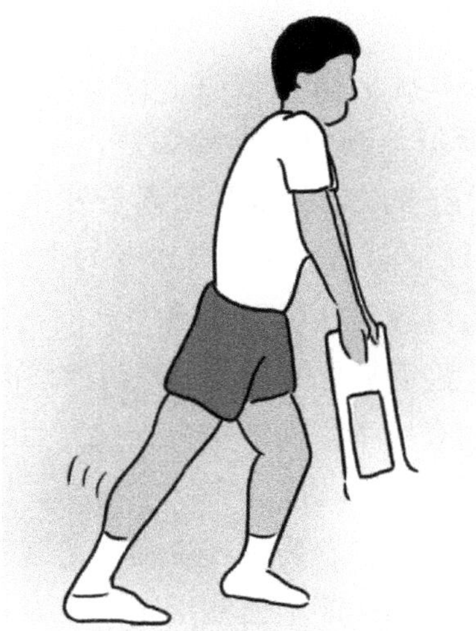

图 5-21　小腿肌牵引活动

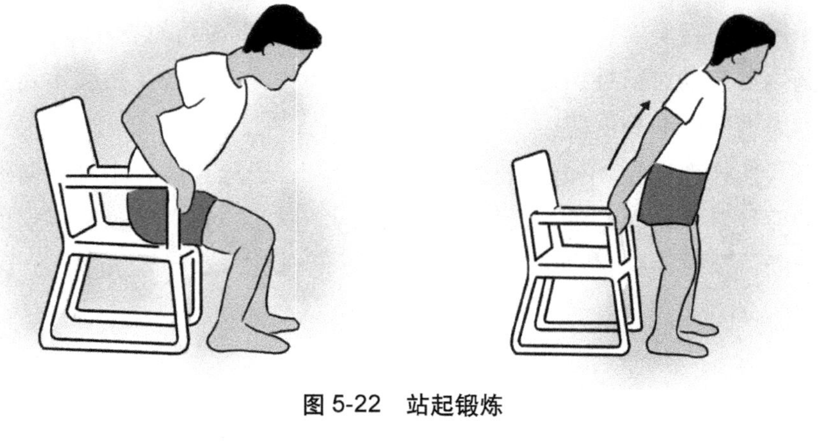

图 5-22　站起锻炼

（21）床上坐起锻炼（图 5-23）：双腿屈曲。身体向一侧侧身。将上肢移至床外侧。双腿外移、下垂，同时双臂撑床坐起。以上动作共做 2 次。

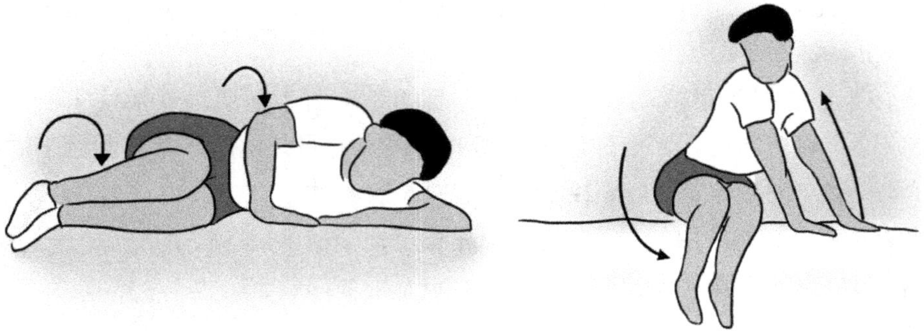

图 5-23 床上坐起锻炼

3. 防跌倒 研究表明，27% 的 PD 病患者在发病后的 10 年内会因跌倒而发生髋部骨折。跌倒会导致伤残、死亡，增加经济负担及跌倒恐惧。因此，及时评估 PD 患者跌倒的危险因素及发生跌倒风险高低，进行相应的干预，对于减少 PD 患者跌倒的发生和提高患者的生活质量具有重要意义。

措施内容包括以下几项：

（1）避免常见的环境危害，如地面不平、湿滑，在浴室内放置防滑垫，浴缸、马桶处设有扶手，保证室内光线充足且不刺眼。在家属陪伴下可定期训练患者步态、平衡与运动功能。

（2）如果在服药过程中常会出现症状波动，如剂末现象、晨僵、异动症等，都易导致跌倒。严格监测用药效果及不良反应，及时调整药物剂量和用药时间，不可随意停药或增减药量。

（3）PD 患者以老年人居多，多存在不同程度的视力、听力和记忆力下降，易造成多服药、少服药或漏服药等问题。照顾者应解释用药的目的、时间、方法、该药的作用与不良反应、禁忌证、联合用药作用，必要时可写在小卡片上给患者，以保证药物治疗的有效性。对于易引发跌倒的药物，尤其应注意其不良反应，必要时应考虑调整或减少用药。

（4）其他护理干预：如建议患者衣着宽松，鞋子应合脚、平跟、防滑。有视觉障碍的应寻求眼科医师的帮助。合并糖尿病、脑卒中、关节炎等疾病的患者，应早期诊断，及时治疗。注意直立性低血压、低血糖、晕厥等预防。

第二节　代谢疾病和营养疾病

一、2 型糖尿病

【概述】

糖尿病（diabetes mellitus，DM）是一组以慢性血葡萄糖（简称血糖）水平增高为特征的代谢性疾病，是由于胰岛素分泌和（或）作用缺陷所引起。长期代谢紊乱可引起多器官损害，导致眼、肾、神经、心脏、血管等组织器官的慢性进行性病变、功能减退及衰竭。糖尿病分为 1 型糖尿病、2 型糖尿病、妊娠糖尿病及其他特殊类型糖尿病。在我国患病人群中，以 2 型糖尿病为主，占 90.0% 以上，1 型糖尿病约占 5.0%，其他类型糖尿病仅占 0.7%。

2 型糖尿病也称成人发病型糖尿病，以胰岛素抵抗为主，伴胰岛素分泌不足，以及以胰岛素分泌不足为主伴胰岛素抵抗。多在 35 岁或 40 岁之后发病，2 型糖尿病患者体内产生胰岛素的能力并非完全丧失，有的患者体内胰岛素甚至产生过多，但胰岛素的作用效果却大打折扣，因此患者体内的胰岛素可能处于一种相对缺乏的状态。

【流行病学】

随着经济的发展，人类生活方式的改变，如运动减少、热量摄入过高、生活压力大、节奏快等，使得 2 型糖尿病患病率和患者数量急剧上升。根据国际糖尿病联盟统计，在 2000 年全球有糖尿病患者 1.51 亿，而目前糖尿病患者已达 2.85 亿，按目前的增长速度，估计到 2030 年全球将有近 5 亿人患糖尿病。包括中国在内的发展中国家也已成为糖尿病的重灾区。我国糖尿病患者人数占全球糖尿病患者总数的 1/3。相当于每 4 个成年人中就有 1 个高血糖状态者，更为严重的是我国 60.7% 的糖尿病患者未被诊断而无法及早进行有效的治疗。糖尿病的慢性血管并发症对患者的生命和生活质量威胁极大，给人类健康和社会发展带来了严重的负担。据世界卫生组织估计 2005 ～ 2015 年中国由于糖尿病及相关心血管疾病导致的经济损失将达 5577 亿美元。糖尿病已成为发达国家继心血管和肿瘤之后的第三大非传染病。

【相关检查】

血糖升高是诊断糖尿病的主要依据。血糖值反映的是瞬间血糖状态。诊断糖尿病时必须采用静脉血浆测定血糖，治疗过程可以采用便携式血糖仪监测血糖（图 5-24）。糖尿病诊断标准：糖尿病症状加任意时间血浆葡萄糖≥ 11.1mmol/L，或空腹血糖（FPG）≥ 7.0mmol/L，或口服葡萄糖耐量试验（OGTT）2h ≥ 11.1mmol/L。需重复 1 次确认，诊断才能成立。当血糖高于正常范围而又未达到诊断糖尿病标准时，须进行 OGTT。

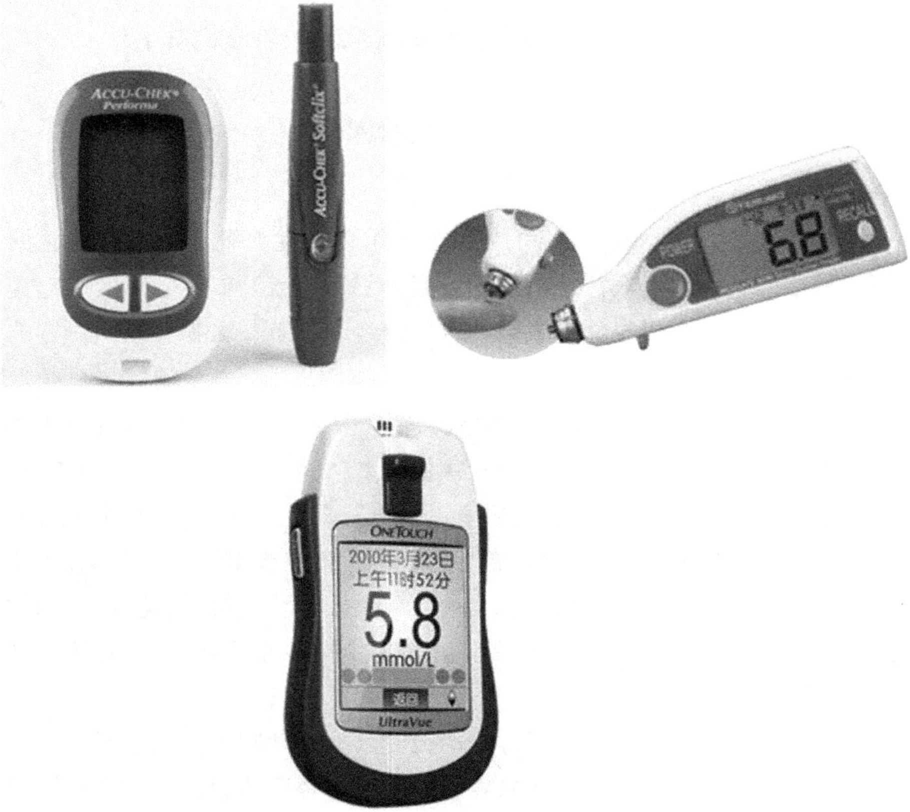

图 5-24 常用便携式血糖仪

1. 糖化血红蛋白和糖化血浆白蛋白。糖化血红蛋白反映患者 8 ～ 12 周总的血糖水平，为糖尿病控制情况的主要检测指标之一。糖化血浆白蛋白反映患者近 2 ～ 3 周总的血糖水平，为糖尿病患者近期病情监测的指标。在中国，对于诊断糖尿病 HbA1c ≥ 6.5% 有相当不错的特异性，这与美国糖尿病协会的建议是一致的。

2. 研究证实，血压升高作为一个独立于其他已为众所知的因素，可以加速青少年 1 型糖尿病患者中视网膜病变的早期发生。另外，研究表明，血压升高作为视网膜病变的预知影响因子较之血糖阈值的变化时是有线性规律的，在一个纵向结构里，收缩压每升高 10mmHg，视网膜病变的发生率就增高 3% ～ 20%。因此患者需控制好血压。

【健康管理】

（一）饮食管理

控制每日摄入总量（表 5-5），饮食均衡、规律，定量饮食，少食多餐，戒烟、限酒，饮食治疗个体化，严格遵守、长期坚持为原则。

表 5-5　不同劳动强度每千克体重每日所需热量（单位：kJ/kcal）

劳动强度	超重、肥胖	正常体重	体重不足、消瘦
休息状态	63/15	83/20	105/20
轻体力劳动	105/25	126/30	146/35
中体力劳动	126/30	146/35	168/40
重体力劳动	146/35	168/40	188/45

（1）标准体重：[身高（cm）－ 100]×0.9。实际体重在标准体重上下的 10% 范围为正常体重，超过 10% ～ 20% 为肥胖，低于 10% ～ 20% 为体重不足，低于 20% 为消瘦。

（2）体力劳动分型：轻体力劳动是指身体主要处于坐位或站立为主的工作，如办公室工作、教师讲课等；中体力劳动是指搬运东西、持续长距离行走、环卫工作等；重体力劳动是指重工业、室外建筑等。

其中糖类占总膳食热量的 50% ～ 55%，蛋白质占 15% ～ 20%，脂类＜ 30%，维生素、无机盐与微量元素充足，食盐 3 ～ 6g/d，膳食纤维 20 ～ 30g/d，戒烟限酒（红酒＜ 150ml/d，白酒＜ 30ml/d）。

三餐能量一般可按 1/5、2/5、2/5 分配。

（二）运动管理

运动可以增加组织对胰岛素的敏感性，调节糖代谢、有利于血糖控制、改善心肺功能、加速脂肪分解、促进心理健康、改善睡眠等。运动项目宜选择有氧运动，如步行、慢跑、骑车、太极拳、徒手体操、羽毛球、健身操等，运动强度以达到靶心率后维持 20 ～ 30min 为宜（靶心率 =170 －年龄）。运动时精力充沛、不易疲劳，心率常在运动后 10min 内恢复至安静时心率数说明运动量比较合适。每周运动 3 ～ 5 次，累计时间以 150min 为宜。

（三）药物管理

1. 口服降糖药物　主要分为胰岛素促泌药（磺酰脲类、格列奈类）和非促胰岛素分泌剂（α - 糖苷酶抑制药、双胍类和噻唑烷二酮类），常见不良反应有：轻度胃肠道反应，如恶心、腹胀等；药物过敏反应，如瘙痒、皮肤红疹等。服药期间按要求定期复查肝肾功能。其中餐前 30min 服用的有：格列齐特、格列喹酮、格列本脲、格列美脲、格列奈、那格列奈；阿卡波糖、伏格列波糖应在进食第一口食物后服用，该食物中应有一定量的糖类，否则药物不能发挥降糖作用；餐后即服的药物有二甲双胍。

2. 胰岛素使用管理

（1）胰岛素注射笔的使用：胰岛素注射笔分为胰岛素特充注射笔和笔芯可更换的胰岛素注射笔。胰岛素特充注射笔是一种预充 3ml（含 300U）胰岛素的一次性注射装置，无须更换笔芯，用完后废弃。如来得时特充注射笔（图 5-25），笔芯可更换的胰岛素注射笔由注射笔和胰岛素笔芯构成，笔芯中的胰岛素一旦用完，可更换新的笔芯，注射笔可重复使用。但目前同一品牌的胰岛素注射笔只能与同一品牌的胰岛素搭配，其使用方法也存在一定差异。

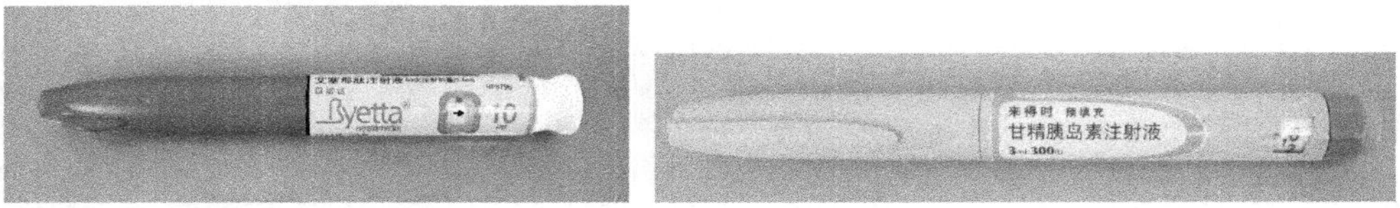

图 5-25　胰岛素注射笔

①注射方法：注射前，为保证药液通畅并消除针头无效腔，可先推按注射笔按钮，确保至少 1 滴药液挂在针尖上。在完全按下拇指揌钮后，应在拔出针头前至少停留 10s，从而确保药物剂量全部被注入体内，同时防止药液渗漏。药物剂量较大时，有必要超过 10s；为防止空气或其他污染物进入笔芯和药液渗漏，注射笔的针头在使用后应套上外针帽后废弃，不得留在注射笔上；注射笔的针头只能一次性使用。人体不同组织对胰岛素的吸收存在差异。身材较瘦或选择四肢部位进行注射的患者，尤其当选用 5mm 或 6mm 的针头时，需捏起皮肤形成褶皱后再行注射。注射时应避免按压皮肤出现凹陷，以防止针头刺入过深而达到肌肉组织；选择臂为注射部位时需捏皮注射。考虑到操作难度，患者自行注射时，除非使用短针头（4mm、5mm），否则不推荐在臂部注射。4mm、5mm 和 6mm 针头适用于所有成人患者，包括肥胖患者，并且在注射时通常不需要捏起皮肤，特别是 4mm 针头。

②注射部位的选择：人体适合注射胰岛素的部位是腹部、大腿外侧、臂外侧和臀部外上侧（图 5-26）。

③注射部位的轮换：注射胰岛素后产生局部硬结和皮下脂肪增生是胰岛素治疗的常见并发症之一，注射部位的轮换是有效的预防方法，这种轮换包括不同注射部位之间的轮换和同一注射部位内的轮换。一种已经证实有效的注射部位轮换方案：将注射部位分为 4 个等分区域（大腿或臀区可等分为 2 个等分区域），每周使用 1 个等分区域并始终按顺时针方向进行轮换。在任何 1 个等分区域内注射

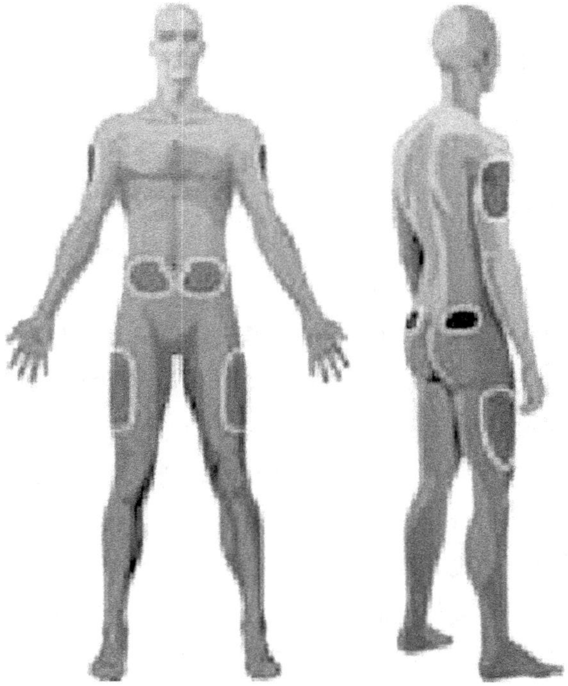

图 5-26　推荐的注射部位

时，每次的注射点都应间隔至少 1cm，以避免重复的组织损伤。患者应于注射前检查注射部位，一旦发现注射部位出现皮下脂肪增生、炎症或感染，应更换注射部位（图 5-27）。

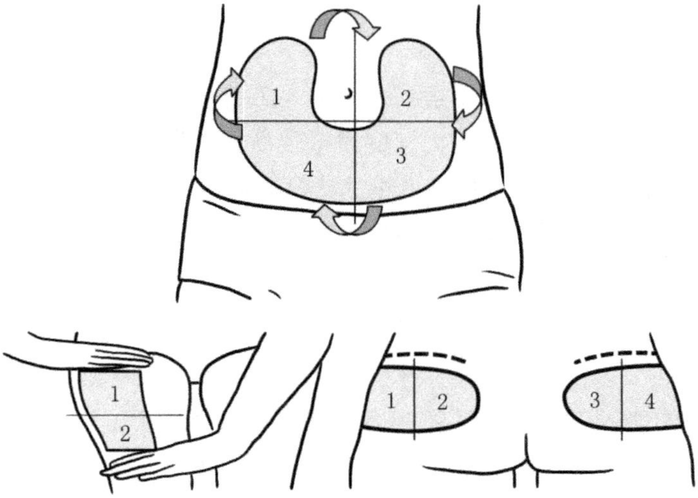

图 5-27　注射部位轮换方法

④注射注意事项：注射时，应保持注射部位的清洁，当注射部位不洁净，或者患者处于感染易于传播的环境（如医院或疗养院），注射前应消毒注射部位；注射前，应逐一检查相应的注射部位，根据患者的体型、注射部位及针头的长度，以确定是否需要采用捏皮注射及注射角度。当皮肤表面到肌肉间的推测距离短于针头长度时，捏起皮肤可以使该部位的皮下组织深度变深，能够有效提升注射安全性。捏皮的正确手法是用拇指、食指和中指提起皮肤；捏皮时力度不得过大导致皮肤发白或疼痛。

⑤注射器材的规范废弃：使用后的注射器或注射笔用针头属于医疗污染锐器，不合理的处置不仅会伤及他人，也会对环境造成一定的污染。废弃针头或者注射器的最佳方法是，将注射器或注射笔用针头套上外针帽后放入专用废弃容器内再丢弃。如果没有专用废弃容器，也可使用加盖的硬壳容器等不会被针头刺穿的容器替代。

⑥胰岛素的保存：胰岛素按说明书要求存放，避免受热、光照和冻结；若存放在冰箱内，注射前 1h 取出升温后再用，因过冷的药物注射后不易吸收，并可致脂肪萎缩。若胰岛素笔芯已装入注射笔中，则不必放入冰箱，否则影响笔的使用，可保存在室温、阴凉、避光处；如胰岛素超过有效期或药液出现颗粒不能使用；瓶装胰岛素一旦开封，在 2 ～ 8℃保存的条件下最多可以使用 3 个月，胰岛素笔芯一旦开封，在室温下储存最多可以使用 1 个月。已开封的瓶装胰岛素或胰岛素笔芯可在室温下保存（保存期为开启后 1 个月内，且不能超过保质期）。未开封的瓶装胰岛素或胰岛素笔芯应储藏在 2 ～ 8℃的环境中，切勿冷冻。避免受热或阳光照射，防止振荡。在抽取胰岛素之前，先确认是否存在结晶体、浮游物或者颜色变化等异常现象。

（2）胰岛素泵的使用：胰岛素泵是采用人工智能控制的胰岛素输入装置，通过持续皮下注射胰岛素的方式最大程度模拟胰岛素的生理性分泌模式，具有更好的药代动力学，从而达到更好控制血糖的一种胰岛素治疗方法。

胰岛素泵分为两种：持续性皮下胰岛素输注（CSII）泵和腹腔内置入性胰岛素输注泵。CSII 可模拟胰岛素基础分泌，并于进餐时显著增加胰岛素释放量；腹腔内置入性胰岛素输注泵较之 CSII 可以避免外周高胰岛素血症，但需手术置入且费用较高。

胰岛素泵的使用在国际上已有 30 年历史。目前全球胰岛素泵用户近百万人，其中 1 型糖尿病占绝大多数。胰岛素泵进入中国市场 15 年，目前个人长期用泵者已近 4 万。据我国胰岛素泵长期使用者的调查显示，44% 为 1 型糖尿病，54% 为 2 型糖尿病，其余的 2% 为其他原因引起的糖尿病。现约有 3000 家医院开展了胰岛素泵治疗，据推测接受短期胰岛素泵治疗的患者已超过百万。

胰岛素原治疗的作用如下。

①胰岛素泵治疗更有利于血糖控制：减少胰岛素吸收的变异：多次皮下注射治疗需采用中长效胰岛素制剂，该类制剂在同一个体上吸收率差异很大，更易导致血糖波动；而胰岛素泵使用变异度较小的速效或短效胰岛素制剂，单一品种胰岛素在同一位置微量多次输注，不易产生胰岛素池，吸收稳定，进一步降低了胰岛素吸收的变异度。

平稳控制血糖，减少血糖波动：胰岛素泵可根据患者的血糖，运动及进餐结构和时间情况灵活地调整餐前大剂量模式、基础输注量及分段基础率，更好地模拟生理分泌，有效地控制黎明现象和餐后高血糖等，减少血糖波动，降低糖化血红蛋白（HbA1c）水平。

明显减少低血糖发生的风险：胰岛素泵模拟生理性胰岛素分泌模式，根据血糖规律、患者个体情况，灵活设置分段基础剂量，特别是夜间和运动低血糖。

更少的体重增加：胰岛素泵可以减少胰岛素用量，避免大剂量使用胰岛素导致的体重增加。

改善糖尿病围术期的血糖控制：由于胰岛素泵治疗患者的血糖控制时间短，缩短了糖尿病患者的围术期时间，手术后禁食期间只给基础输注量，既有利于控制高血糖，又减少了低血糖的发生风险，促进了手术后机体的恢复。

②胰岛素泵治疗可提高患者生活质量：胰岛素泵可提高患者的治疗依从性，减少多次皮下注射胰岛素给糖尿病患者带来的痛苦和不便；增加糖尿病患者进食、运动的自由度；提高患者自我血糖管理能力；减轻糖尿病患者心理负担。

提升患者满意度。有研究表明，糖尿病患者认为使用胰岛素泵时的生活质量比多次皮下注射治疗更高，患者发现所建议的治疗能保留多种生活方式，从而使他们考虑长期使用胰岛素泵。

胰岛素泵介绍。胰岛素泵的工作原理按照与进餐的关系，生理状态下胰岛素分泌可大致分为两部分：一是不依赖于进餐的持续微量分泌，即基础胰岛素分泌，此时胰岛素以间隔 8 ～ 13min 脉冲形式分泌；二是由进餐后高血糖刺激引起的大量胰岛素分泌。胰岛素泵通过人工智能控制，以可调节的脉冲式皮下输注方式，模拟体内基础胰岛素分泌；同时在进餐时，根据食物种类和总量设定餐前胰岛素及输注模式以控制餐后血糖。除此之外，胰岛素泵还可以根据活动量大小，随时调整胰岛素用量应对高血糖和低血糖，而不是预先固定的某种模式。

胰岛素泵的构成（图 5-28）：胰岛素泵由 4 个部分构成：含有微电子芯

片的人工智能控制系统、电池驱动的机械泵系统、储药器、与之相连的输液管和皮下输注装置。输液管前端可埋入患者的皮下。在工作状态下，泵机械系统接收控制系统的指令，驱动储药器内的活塞，最终将胰岛素通过输液管输入皮下。

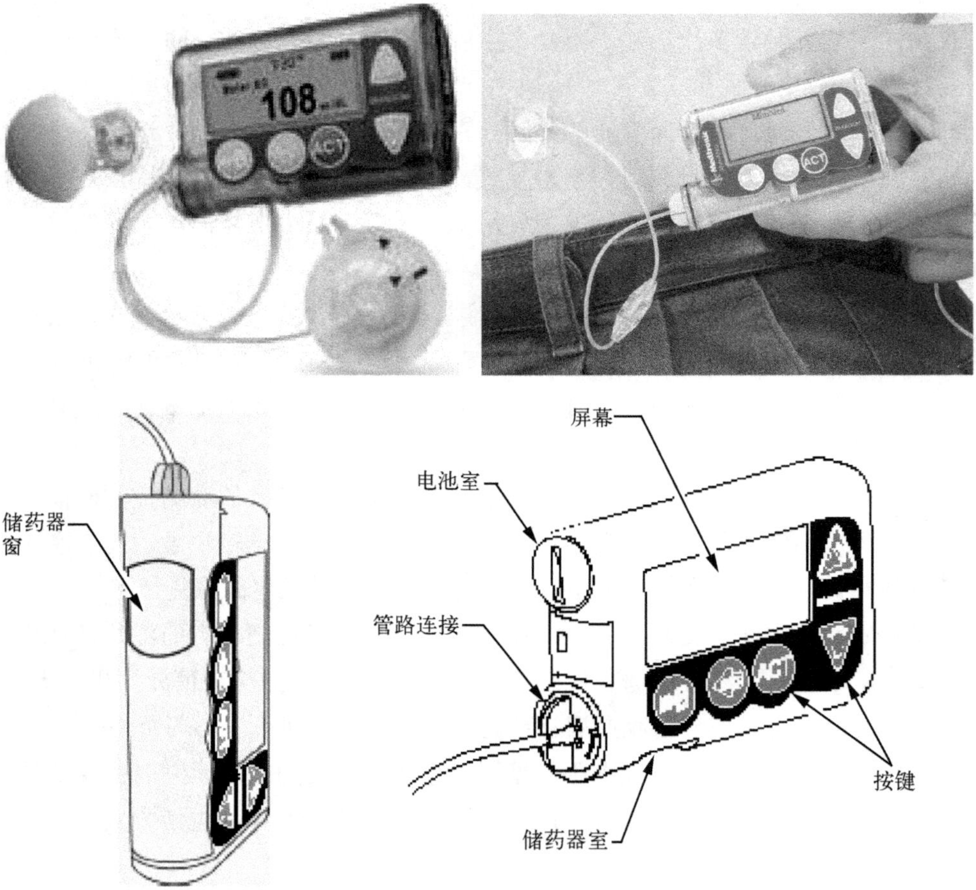

图 5-28　胰岛素泵

置入部位：距离肚脐 5cm 以上；距离其他注射部位 7.5cm 以上；选择皮下脂肪比较丰富的地方（孕妇可适当选择其他部位，如后腰、大腿外侧及手臂）。

注意避开部位：经常活动的地方；弯腰的部位；系腰带的位置；汽车安全带可能压到的地方；瘢痕；紧身衣；腹白线。

短期胰岛素泵治疗的适应证：1 型糖尿病患者和需要长期胰岛素强化治疗的 2 型糖尿病患者住院期间；需要短期胰岛素强化治疗的新诊断或已诊断的 2 型糖尿病患者；2 型糖尿病患者伴应激状态；妊娠糖尿病、糖尿病合并妊娠及糖尿病患者孕前准备；糖尿病患者的围术期血糖控制。

长期胰岛素泵治疗的适应证：① 1 型糖尿病患者。②需要长期胰岛素治疗的 2 型糖尿病患者，特别是血糖波动大，虽采用多次胰岛素皮下注射方案，血糖仍无法得到平稳控制者；黎明现象严重导致血糖总体控制不佳者；频发低血糖，尤其是夜间低血糖、无感知低血糖和严重低血糖者；作息时间不规律，不能按时就餐者；不愿接受胰岛素每日多次注射，要求提高生活质量者；胃轻瘫或进食时间长的患者。③需要长期胰岛素替代治疗的其他类型糖尿病（如胰腺切除术后等）。

禁忌证：①不需要胰岛素治疗的糖尿病患者；②糖尿病酮症酸中毒急性期、高渗性昏迷急性期；③伴有严重循环障碍的高血糖患者；④对皮下输液管或胶布过敏的糖尿病患者；⑤不愿长期皮下埋置输液管或长期佩戴泵，心理不接受胰岛素泵治疗的患者；⑥患者及其家属缺乏相关知识，接受培训后仍无法正确掌握使用方法；⑦有严重的心理障碍或精神异常的糖尿病患者；⑧生活无法自理，且无监护人的年幼或年长的糖尿病患者。

置入胰岛素泵前准备工作：清洁置入部位皮肤。

置入胰岛素泵后的注意事项：每日监测并记录血糖（SMBG）至少 4 次，其中包括睡前血糖，必要时凌晨 2：00 ～ 3：00 时监测血糖或进行动态血糖监测。

定期检查储药器内胰岛素剩余量。

注射部位应经常轮换，建议 3 ～ 5d 轮换 1 次，如有硬结或疼痛要及时变更注射部位。

注意每次更换输液管时必须先清洗双手，再消毒清洁皮肤，无菌操作并选择合适的注射部位。

观察局部皮肤有无感染或过敏，胰岛素泵需避免静电或水浸渍、撞击和磁场等损伤。

每天检查管道系统至少 3 次，避免注射部位在睡眠或运动中被摩擦或触及，观察胰岛素泵输液软管，在埋管部位有无移位或扭曲变形，导管内是否出现回血或气泡等，观察软管通畅情况。

探头置入后要经常注意观察置入局部有无发红、出血、疼痛及脱出的情况。

定期清洁胰岛素泵，软布清洁。

根据要求，某些品牌胰岛素泵需定期回厂检测。

定期监测并记录体重变化。

保证有备用的胰岛素及耗材。

胰岛素泵使用的胰岛素类型：速效人胰岛素类似物或短效人胰岛素，速效胰岛素效果更佳，常规浓度为U-100（100U/ml）。特殊情况可使用浓度为U-40（40U/ml）的低浓度胰岛素，但要注意换算和核实胰岛素泵有无与低浓度胰岛素相关的功能。选用胰岛素时，应遵循胰岛素说明书。中效、长效、预混胰岛素不能用于胰岛素泵治疗。

个人胰岛素泵管理规范：患者及家属或监护人需了解胰岛素泵工作原理和注意事项；做好用泵前的物品准备；保证有备用的胰岛素泵耗材；学习胰岛素泵等相关知识；学习程序和输液管操作；学习胰岛素泵报警处理流程；记录基础输注率和餐前大剂量数值；定期接受胰岛素泵工作状态随访；定期到医院与医务人员共同讨论血糖监测的结果和调整胰岛素剂量；注意个人清洁卫生与皮肤清洁，每天需自检输液管系统1～2次，有皮肤感染的症状或其他问题，应及时就医；胰岛素需提前从冰箱取出，与室温同温；使用与胰岛素泵匹配的储药器和输液管；长期用泵者，应定期接受胰岛素泵工作状态随访，到医院接受血糖检测和剂量调整。

胰岛素泵不良反应原因：①停泵、电力异常、胰岛素量不足、管道输注系统堵塞和胰岛素渗漏，需要及时处理，进而预防严重事件的发生。②储药系统异常包括胰岛素渗漏和胰岛素量不足；管道输注系统堵塞和渗漏包括管道系统内气泡、管道打折、断裂和注射部位出现回血、过敏反应、针头脱落或断裂等。③长期带泵患者如果胰岛素剂量设置过量，可以表现为低血糖，但部分患者也可表现为体重明显增加。因此定期记录体重变化，并根据体重情况调整胰岛素剂量尤其是基础率是非常必要的。

常见问题如下。

问：为什么充电器上的红灯每2秒钟闪烁1次？

答：充电器电池电量较低。更换一节新的电池。

问：为什么充电器上的红灯闪烁速度很快而且闪烁时间又长？

答：充电器和发送器电池的电量非常低。更换充电器的电池。如果现在发送器电池非常低，将发送器与充电器再连接8h以充电。8h后，如果红灯仍然闪烁，可能需要更换发送器了。

典型个案分析：

病例介绍：受检者，男性，26岁，以口干、多饮、多尿、消瘦2个月余入院，空腹血糖14.9mmol/L，糖化血红蛋白12.9%。空腹血清胰岛素10.21mU/L，C肽0.8nmol/L，餐后2h血清胰岛素70.45mU/L，C肽2.52nmol/L，糖化血红蛋白12.5%，LDL-C：2.84 mmol/L，糖尿病自身抗体（ICA，IAA，GAD）均阴性，24h尿白蛋白排泄率正常。

结果分析及提示：受检者入院后第 2 天给予胰岛素泵治疗，胰岛素按每千克体重 0.8U，基础率和餐前大剂量各按 50% 分配，3d 后血糖达标，持续治疗 2 周后撤泵，仅运动和控制饮食治疗，血糖控制满意，3 个月后复查糖化血红蛋白 5.7%。

（四）血糖监测

自我血糖监测（SMBG）是最基本的评价血糖控制水平的手段，能反映实时血糖水平，评估餐前和餐后高血糖及生活事件（锻炼、用餐、运动及情绪应激等）和降糖药物对血糖的影响，发现低血糖，有助于为患者制订个体化生活方式干预和优化药物干预方案，提高治疗的有效性和安全性；另外，其作为糖尿病自我管理的一部分，可以帮助糖尿病患者更好地了解自己的疾病状态，并提供一种积极参与糖尿病管理、按需调整行为及药物干预、及时向医务工作者咨询的手段，从而提高治疗的依从性。SMBG 是糖尿病综合管理和教育的组成部分，建议所有糖尿病患者都进行 SMBG。

SMBG 的监测频率和时间要根据患者病情的实际需要来决定。SMBG 的监测可选择 1d 中不同的时间点，包括餐前、餐后 2h、睡前及夜间（一般为凌晨 2：00 ～ 3：00）（表 5-6）。

表 5-6　各时间点血糖的适用范围

时间	适用范围
餐前血糖	血糖水平很高，或有低血糖风险时（老年人、血糖控制较好者）
餐后 2h 血糖	空腹血糖已获良好控制，但 HbA1c 仍不能达标者；需要了解饮食和运动对血糖影响者
睡前血糖	注射胰岛素患者，特别是晚餐前注射胰岛素患者
夜间血糖	胰岛素治疗已接近达标，但空腹血糖仍高者；或疑有夜间低血糖者
其他	出现低血糖症状时应及时监测血糖剧烈运动前后宜监测血糖

1. *胰岛素治疗患者的 SMBG 方案*　目前大多数指南均推荐，胰岛素治疗的患者需要每日至少 3 次的 SMBG，可根据不同的治疗制订个体化的监测方案，具体如下。

（1）胰岛素强化治疗患者的 SMBG 方案：胰岛素强化治疗（多次胰岛素注射或胰岛素泵治疗）的患者在治疗开始阶段应每天监测血糖 5 ～ 7 次，建议涵盖空腹、三餐前后、睡前。如有低血糖表现需随时测血糖。如出现不可解释的空腹高血糖或夜间低血糖，应监测夜间血糖。达到治疗目标后每日监测血糖 2 ～

4次。

（2）基础胰岛素治疗患者的SMBG方案：使用基础胰岛素的患者在血糖达标前每周监测3d空腹血糖，每2周复诊1次，复诊前1d加测5个时间点血糖谱；在血糖达标后每周监测3次血糖，即空腹、早餐后和晚餐后，每月复诊1次，复诊前1d加测5个时间点血糖谱。

（3）每日2次预混胰岛素治疗患者的SMBG方案：使用预混胰岛素者在血糖达标前每周监测3d空腹血糖和3次晚餐前血糖，每2周复诊1次，复诊前1d加测5个时间点血糖谱；在血糖达标后每周监测3次血糖，即空腹、晚餐前和晚餐后，每个月复诊1次，复诊前1d加测5个时间点血糖谱。

2. *非胰岛素治疗患者的SMBG方案* 非胰岛素治疗的2型糖尿病患者，应根据治疗方案和血糖控制水平决定SMBG频率和方案，一般可每周监测3d，在特殊情况下进行短期强化监测。

（1）非胰岛素治疗患者的短期强化监测方案：短期强化SMBG适用有低血糖症状，旅行、感染等应激状态，正在对用药、饮食或运动方案进行调整，HbA1c水平升高，刚进入一个新的生活环境，如入学、开始新工作或改变工作时间，需要获得更多的血糖信息等情况。监测方案为每周3d，每天监测5～7个时间点血糖，包括餐前、餐后及睡前。在获得充分的血糖数据并采取了相应的治疗措施后，可以减少到交替SMBG方案。

（2）非胰岛素治疗患者的餐时配对方案：餐时配对方案建议每周3d，分别配对监测早餐、午餐和晚餐前后的血糖水平，帮助患者了解饮食和相关治疗措施对血糖水平的影响。

3. *生活方式治疗患者的SMBG方案* 生活方式治疗患者建议每周测5～7点血糖谱，以指导营养和运动方案，并能在血糖持续不达标时尽早开始药物治疗。

4. *SMBG的准确性和影响因素* SMBG的实施需要患者选择一款足够精准、操作简便、易学易用且有良好售后服务保障的血糖仪。血糖仪的主要功能是通过一定的化学反应将血液中的葡萄糖转化成可测量的物质，最终测量结果显示在仪器屏幕上供人们识读。目前，国内市场上的血糖仪品种繁多，按照血糖仪测量原理可以分成光化学血糖仪和电化学血糖仪，根据血糖试纸条中使用的酶又可以分为葡萄糖氧化酶和葡萄糖脱氢酶。

（1）血糖仪的准确性：通常所说的血糖仪的准确性包含了两个方面：准确性和精确性。准确性是指血糖仪的测量结果与患者真实血糖值之间的一致程度，精确性是指同一样本多次重复测量后的一致程度。目前，国际上遵循的是ISO

15197—2003 的标准，国内遵循的是 GB/T 19634—2005 的标准。

准确性的标准：在空腹状态下，采集静脉血浆用生化仪进行血糖测试的同时，采用毛细血管全血使用血糖仪进行测试，血糖仪的测试结果和生化仪的测试结果之间的偏差应控制在如下范围：当血糖浓度＜ 4.2mmol/L 时，95% 的测试结果应在 ±0.83mmol/L 偏差范围内；当血糖浓度≥ 4.2mmol/L 时，95% 的测试结果应在 ±20% 范围内。

精确性的标准：血糖浓度＜ 5.5mmol/L 时，标准差＜ 0.42mmol/L；血糖浓度≥ 5.5mmol/L，变异系数（CV）＜ 7.5%。

国际和国内标准还要求在 5 ～ 7 个不同的血糖浓度条件下，评价血糖仪产品在整个测试浓度范围内的准确性和精确性。

（2）SMBG 的影响因素：通常血糖仪采用毛细血管全血葡萄糖，而实验室检测的是静脉血清或血浆葡萄糖，采用血浆校准的血糖仪检测数值空腹时与实验室数值较接近，餐后或服糖后毛细血管葡萄糖浓度会略高于静脉血浆糖，若用全血校准的血糖仪检测数值空腹时较实验室数值低 12% 左右，餐后或服糖后毛细血管葡萄糖浓度与静脉血糖较接近。

由于血糖仪采用血样大多为全血，因此血细胞比容影响较大，相同血浆糖水平时，随着血细胞比容的增加，全血葡萄糖检测值会逐步降低。若有血细胞比容校正的血糖仪可使这一差异值减到最小。

目前血糖仪核心技术主要采用生物酶法，主要有葡萄糖氧化酶（GOD）和葡萄糖脱氢酶（GDH）2 种。GOD 血糖仪对葡萄糖特异性高，无糖类物质干扰，易受高浓度氧影响。GDH 血糖仪反应不需要氧的参与，无氧浓度的干扰，但因联用不同辅酶可能对非葡萄糖类物质有交叉反应。

内源性和外源性药物的干扰，如对乙酰氨基酚、维生素 C 、水杨酸、尿酸、胆红素、三酰甘油、氧气、麦芽糖、木糖醇等。当血液中存在大量干扰物时，血糖值会有一定偏差。常见的可能使血糖测定值假性升高的干扰物质：非葡萄糖的其他糖类物质、维生素 C、高胆红素；常见的可能使血糖测定值假性降低的干扰物质如高尿酸。

pH、温度、湿度和海拔都是血糖仪最佳工作状态的必要条件。

操作不当，血量不足，局部挤压，更换试纸批号校正码未换或试纸保存不当等都会影响血糖监测的准确性。

（3）24h 动态血糖监测（CGMS）：CGMS 能够更全面、准确地反映血糖波动的特征，其主要的优势在于能发现不易被传统监测方法所探测到的高血糖和低血糖，尤其是餐后高血糖和夜间的无症状性低血糖。例如：可以发现与下列因素有关的血糖变化，如食物种类、运动类型、药物品种、压力、生活方式等；检测到传统血糖监测方法难以发现的餐后高血糖、夜间低血糖、黎明现象、Somogyi 现象等；协助制订个体化的治疗方案；提高治疗依从性；提供一种用于糖尿病教育的可视化手段。而 CGMS 在评估血糖波动及发现低血糖方面更具有独特的优势。因其测定的是皮下组织间液的葡萄糖浓度，而非血浆或血清中的葡萄糖浓度。组织间液葡萄糖浓度变化与血浆葡萄糖浓度变化常存在时间差异，一般滞后 4 ～ 10min，特别是血糖急剧变化的时候。因此，CGMS 与传统血糖监测方法联合使用是全面了解血糖水平的最佳方法。CGMS 需要患者的积极配合，血糖检测 4 次 / 日并正确输入，翔实地记录饮食、运动、治疗等事件，同时做好仪器保养等。

（五）健康教育

1. SMBG 的患者教育包括规范化的血糖测试和记录、SMBG 结果的解读及如何通过糖尿病教育使糖尿病患者认识到，SMBG 结果本身对疾病的改善作用不大，只有医护人员和患者共同回顾讨论 SMBG 的结果并采取措施积极改变行为和调整治疗，才能使 SMBG 成为有效的糖尿病自我管理的工具。

医务人员应与患者充分讨论个体化的应用 SMBG 结果和医护人员一起调整治疗方案。

（1）血糖测试和记录：在实际的患者自我监测过程中，使用者的操作技术也是影响血糖测量结果精准性的关键因素，可以通过以下 3 个步骤来规范患者的操作。

①测试前的准备：准备采血工具、血糖仪和血糖试纸，应严格按照血糖仪操作说明书的要求进行操作，并在血糖仪产品适宜的操作温度范围内进行测量；清洁采血部位（如指腹侧面），可用肥皂和温水将手（尤其是采血部位）洗干净，并用干净的餐巾纸或棉球擦干；清洁后将采血部位所在的手臂自然下垂片刻，然后按摩采血部位并使用适当的采血器获得足量的血样，切勿以挤压采血部位获得血样，否则组织间液进入会稀释血样而干扰血糖测试结果。

②测试中的要求：建议一次性吸取足量的血样量，在测试中不要按压或移动血糖试纸、血糖仪等。

③测试后的要求：记录血糖测试结果，如果测试结果可疑，则建议重新测试 1 次。若仍有疑问，则应咨询医护人员或与血糖仪产品厂家联系。在确定原因和咨询医护人员前，请务必不要更改当前的糖尿病治疗方案；取下测试用的血糖试纸，并与针头一起丢弃在适当的容器中；将血糖测试用品（血糖仪、血糖试纸、采血器等）存放在干燥清洁处。

（2）质量控制：新买的血糖仪、启用新的试纸条及血糖仪更换电池后需要用随机所带的模拟液或质控液进行仪器校正，当 SMBG 结果与 HbA1c 或临床情况不符时，或怀疑血糖仪不准确时，应随时进行仪器校准。

（3）SMBG 血糖数据管理：血糖日志应包含血糖、饮食、运动等多方面信息，有条件可进行计算机化的数据管理，利用有线的 USB 或无线传输技术将血糖仪与电脑连接，借助血糖管理软件将血糖数据下载，可显示血糖记录册、血糖趋势图、14d 图谱等。

（4）指导患者将 SMBG 用于自我糖尿病管理：血糖控制目标，监测的目的，指导患者如何解释监测结果，如何参考结果采取行动。同时，医务人员应认真审查血糖记录，并根据 SMBG 监测结果调整治疗方案。

2. 动态血糖监测的适应证。动态血糖监测主要适用于以下患者或情况：

（1）1 型糖尿病。

（2）需要胰岛素强化治疗（例如每日 3 次以上皮下胰岛素注射治疗或胰岛素泵强化治疗）的 2 型糖尿病患者。

（3）在 SMBG 的指导下使用降糖治疗的 2 型糖尿病患者仍出现下列情况之一：无法解释的严重低血糖或反复低血糖、无症状性低血糖、夜间低血糖。无法解释的高血糖，特别是空腹高血糖。血糖波动大。出于对低血糖的恐惧，刻意保持高血糖状态。

（4）妊娠期糖尿病或糖尿病合并妊娠。

（5）患者教育：可以作为可视化的教育手段，促使患者选择健康的生活方式，提高患者依从性，促进医患双方更有效的沟通。

（六）低血糖

糖尿病低血糖是指糖尿病患者在药物治疗过程中发生的血糖过低现象，可导致患者不适甚至生命危险，也是血糖达标的主要障碍，应该引起特别注意和重视。一次低血糖的发生，可抵消终身血糖控制的获益。低血糖的诊断标准包括：正常人＜ 2.8mmol/L，糖尿病患者＜ 3.9mmol/L，临床症状与血糖水平及血糖的下降速度有关，可表现为交感神经兴奋（如心悸、焦虑、出汗、饥饿感等）和中枢神经症状（如神志改变、认知障碍、惊厥和昏迷）。但是老年患者发生低血糖时常可表现为行为异常或其他非典型症状。夜间低血糖常因难以发现而得不到及时处理。有些患者屡发低血糖后，可表现为无先兆症状的低血糖昏迷。

1. 低血糖的可能诱因和预防对策

（1）胰岛素或胰岛素促分泌药：应从小剂量开始，逐渐增加剂量，谨慎地调整剂量。

（2）未按时进食，或进食过少：患者应定时定量进餐，如果进餐量减少应相应减少降糖药物剂量，有可能误餐时应提前做好准备。

（3）运动量增加：运动前应增加额外的糖类摄入。

（4）乙醇摄入，尤其是空腹饮酒：乙醇能直接导致低血糖，应避免酗酒和空腹饮酒。

（5）反复发生低血糖：应调整糖尿病的治疗方案或适当调高血糖控制目标。

2. 低血糖的治疗（图 5-29） 糖尿病患者应常规备用糖类食品，以便及时食用。糖尿病患者血糖≤ 3.9mmol/L，即需要补充葡萄糖或含糖食物。严重的低血糖需要根据患者的意识和血糖情况给予相应的治疗和监护。

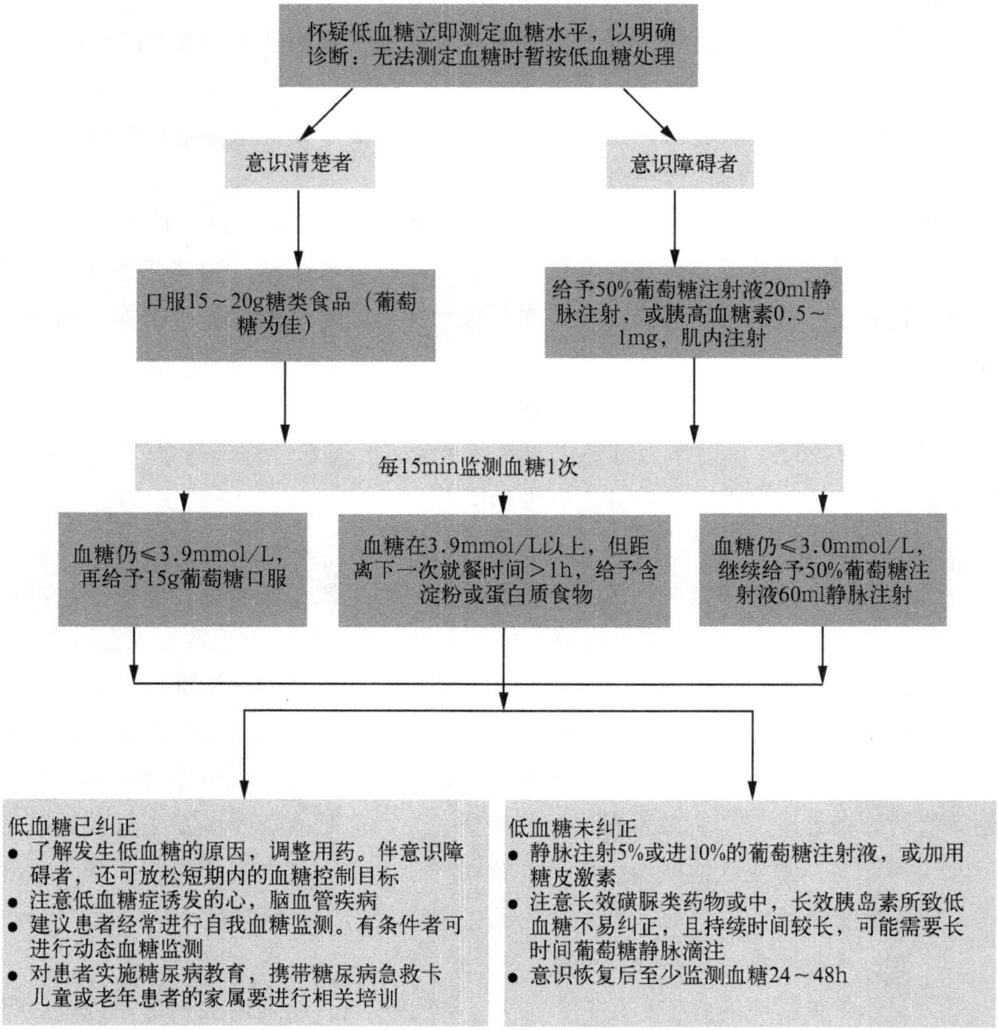

图 5-29 低血糖的处理流程

二、血脂代谢紊乱

【概述】

血脂是血浆中的胆固醇、三酰甘油（TG）和其他类脂的总称。血脂异常（dyslipidemia）指血浆中脂质质和量的异常。长期血脂异常可导致动脉粥样硬化、增加心脑血管病的发病率和病死率。而血脂异常对人体的损害是隐匿、渐进和全身性的，常缺乏明显的临床症状，许多人在体检的时候才发现血脂的异常，所以它又被称为“无声的健康杀手”，根据《中国成人血脂异常防治指南》（2007），血脂异常的诊断标准见表 5-7、表 5-8。

表 5-7　血脂异常的诊断标准

	合适范围（mmol/L）	边缘升高（mmol/L）	升高（mmol/L）
TC（总胆固醇）	＜ 5.18	5.18 ～ 6.19	≥ 6.22
LDL-C（低密度脂蛋白胆固醇）	＜ 3.37	3.37 ～ 4.12	≥ 4.14
HDL-C（高密度脂蛋白胆固醇）	≥ 1.04	≥ 1.55 为升高	＜ 1.04 为减低
TG（三酰甘油）	＜ 1.70	1.70 ～ 2.25	≥ 2.26

表 5-8　血脂异常危险等级

危险等级	开始治疗性生活方式改变	开始药物治疗	治疗目标值
低危 （10 年危险性＜ 5%）	TC ≥ 6.22 LDL-C ≥ 4.14	TC ≥ 6.99 LDL-C ≥ 4.92	TC ＜ 6.22 LDL-C ＜ 4.14
中危 （10 年危险性 5% ～ 10%）	TC ≥ 5.18 LDL-C ≥ 3.37	TC ≥ 6.22 LDL-C ≥ 4.14	TC ＜ 5.18 LDL-C ＜ 3.37
中危 （CHD 或 CHD 等危症，或 10 年危险性 10% ～ 15%）	TC ≥ 4.14 LDL-C ≥ 2.59	TC ≥ 4.14 LDL-C ≥ 2.59	TC ＜ 4.14 LDL-C ＜ 2.59
极高危 （缺血性心脏病＋糖尿病；急性冠脉综合征）	TC ≥ 3.11 LDL-C ≥ 2.07	TC ≥ 4.14 LDL-C ≥ 2.07	TC ＜ 3.11 LDL-C ＜ 2.07

【流行病学】

随着生活水平的提高和生活方式的改变，我国血脂异常的患病率已明显增高。根据《中国居民营养与健康现状（2004 年）》报道，我国成人血脂异常的患病率为 18.6%，估计患病人数 1.6 亿。

【相关检查】

血脂异常是通过实验室检查而发现、诊断及分型的。生化检查：测定空腹状态下（禁食 12 ～ 14h）血浆和血清 TC、TG、LDL-C 和 HDL-C 是最常用的实验室检查方法。决定治疗以前，至少有 2 次血脂检查的结果。

【治疗】

继发性血脂异常应以治疗原发病为主，采用综合性的治疗措施，主要的目的是防止缺血性心血管疾病。

【健康管理】

1. *生活方式管理* 建立良好的生活方式是基本治疗措施。

医学营养治疗为治疗血脂异常的基础，需长期坚持。增加有规律的体力活动，保持合适的体重指数。戒烟、限酒。

（1）膳食结构要合理。高脂血症的饮食原则是“四低一高”，即低热量、低脂肪、低胆固醇、低糖、高纤维膳食。

低热量：一般来说，每人每天的热量摄入应控制在 80 ～ 120kJ/kg（标准体重）。标准体重可用下列公式计算，男性＝身高（cm）－ 105，女性＝身高（cm）－ 107.5。

低脂肪、低胆固醇：胆固醇的摄入量每人每天不宜超过 300mg（一般 1 个鸡蛋黄的胆固醇含量为 200mg 左右），尽量不吃或少吃动物内脏，应提倡使用植物油（如花生油、橄榄油等），不使用或少使用动物油。不宜选择点心、饼干等代替主食，少吃含蔗糖过多的食物。可以多选择一些新鲜的绿叶蔬菜、时令水果等，既可以补充维生素还可以增加膳食纤维的摄入，有利于血脂的降低。在合理的饮食结构基础上，可以将一些具有调节血脂功能的食物纳入到日常食谱当中。此类食物包括洋葱、大蒜、生姜、木耳、米醋、红枣、山楂，富含可溶性纤维的魔芋、海带、豆类及粗杂粮类的玉米、燕麦、荞麦等。

（2）科学的生活方式。生活要有规律，适当参加体育运动和文娱活动，不吸烟、不酗酒、避免精神紧张，并要保持良好的心态。定期体检。45 岁以上者、肥胖者、高脂血症家族史者、经常参加应酬者、精神高度紧张者都属高发人群，建议每年检查 1 次血脂。

2. *用药管理* 治疗药物主要有他汀类、贝特类、烟酸类（属维生素 B 族：烟酸、阿昔莫司等）、树脂类、依折麦布（肠道胆固醇吸收抑制剂）、普罗布考（影响脂蛋白代谢）等。其中高胆固醇血症首选他汀类；高三酰甘油血症首选贝特类和烟酸类；混合型高脂血症：如以 TC 与 LDL-C 增高为主，首选他汀类，如 TC 增高为主首选贝特类，如均升高则考虑联合用药。

附：血脂去除术（全封闭物理降脂治疗）

【概述】

血脂去除术是通过全封闭血液分离机分离血液成分，将高血脂的血浆采集出来，同时，将其余血液成分还输人体，该技术不添加任何亲和吸附化学药物，一种见效迅速、安全的治疗技术，也称物理降脂。

高脂血症是导致动脉粥样硬化的元凶，动脉硬化是导致心脑血管疾病（心绞痛、心肌梗死、偏瘫）的罪魁祸首（图 5-30）。全世界每年有 1500 万人死于心脑血管疾病，远远高于癌症死亡人数，占死亡原因的第一位。

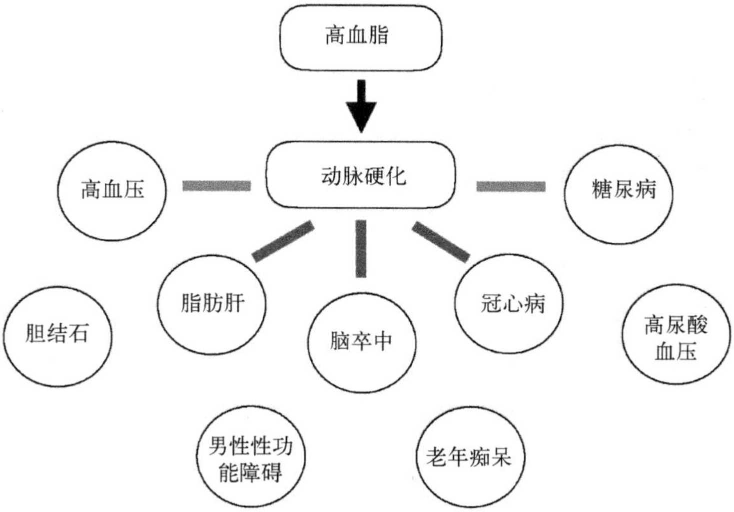

图 5-30　高血脂导致系列病症

全封闭物理降脂技术主要针对高脂血症患者，每个患者“去脂降黏”仅需 30 ～ 60min，一次治疗可降低血黏度 30%，血脂 30% ～ 60%，改善微循环。该技术在美国、德国的 20 多个国家广泛应用，我国许多大型医院也在开展。2000 年至今全球治疗千万余人。

【适应证】

1. 血脂偏高患者，或血脂正常而血液黏稠度高的人群。

2. 长期服用药物的高血脂、高血液黏稠度、脂肪肝患者。

3. 高血脂人群口服降血脂药物效果不佳或过敏以及副作用等不能接受药物治疗者。

【禁忌证】

1. 有血液系统及凝血功能障碍等血液疾病患者。

2. 有急慢性脱水或失血性疾病患者。

3. 有发热等感染性疾病的患者。

4. 有重要脏器功能障碍的患者。

【治疗原则】

去除标准：全血处理量一般为 2000 ～ 3000ml，全血流速根据患者体重、血管状态综合设定，一般为 0 ～ 120ml/min，采用 ACD-I（抗凝剂置换液）进行抗凝，抗凝剂与全血的比例 1 ∶ 7 ～ 1 ∶ 14，去除量根据患者血脂水平和循环血容量共同设定，每次治疗降低血黏度 30% 以上，血脂 30% 以上，去除容量 400 ～ 600ml。

去除频度：2 ～ 8 次，间隔 3d 以上可进行第二次去除，针对家族性高脂血症且降脂药物疗效欠佳，患者需要每周 1 次进行治疗。

单采术中补液与用药：根据分离时间可补充 0.9% 氯化钠注射液 500ml，每循环 2000ml 全血可补充葡萄糖酸钙注射液 1g。

患者病情较重时存在风险，不考虑此项治疗，考虑药物治疗。

【技术特点】

纯物理降脂，风险性低。该技术不添加任何亲和吸附化学药物，纯物理方法，是真正意义上的绿色去脂降黏。此外，每位患者均采用一次性独立耗材，全封闭循环，无污染风险。

物理降脂技术，效果“立竿见影”。该技术是在患者手臂上建立静脉通路，血液流经一次性管道时，经全自动电脑监控并进行血浆分离，将血浆中的胆固醇、三酰甘油和有害的 LDL-C 去除，然后将红细胞、白细胞、血小板等人体有益成分返还体内，达到去脂、降黏目的。去脂治疗术能去除与疾病相关的物质见图 5-31，被清除的物质乳糜血浆包括病理抗体（通常是自身抗体），免疫复合物，冷球蛋白，毒素或脂质等，以减轻此类物质对机体的伤害，逆转病理过程的一种方法。绝大部分患者治疗后会感到全身轻松，精神状态也随之改变，效果显著。配图治疗前后对比和机器手臂物理降脂技术，进行一次治疗后，血脂相关指标变化显著，然而人体多余的脂肪会很快代谢到血液中，经过多次治疗效果更佳显著。物理降脂技术非“一劳永逸”，高脂血症发患者需注意清淡饮食，适当运动，严重者仍需配合药物治疗。

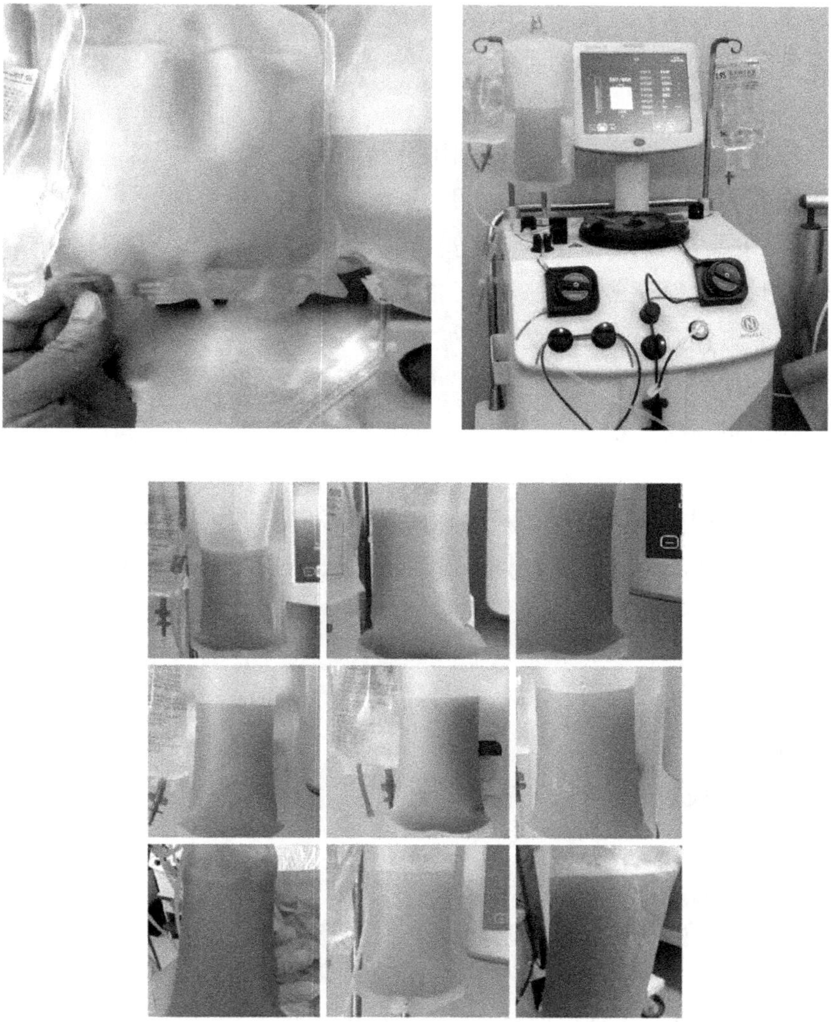

图 5-31　经血脂去除术机与清除的乳糜血浆

【操作流程】

1. 核对医嘱：核对患者医嘱，患者信息，申请单和知情同意书。

2. 操作前的准备

（1）人员准备：操作人员需着工作服，戴口罩、帽子、进行手消毒。

（2）物品准备：管路（一次性耗材）、一次性穿刺针、一次性注射器、一次性输液器、一次性头皮针、无菌干棉签、无菌棉球、安尔碘、止血带、一次性垫巾、输液贴、绷带、医疗垃圾袋。

（3）患者准备：患者提前应充分休息，清淡饮食，多喝白水，避免空腹进行操作，操作前排大小便，心情应舒缓平静，更衣，换上消毒好的病号服和拖鞋。

（4）病历材料准备：操作申请单，知情同意书，操作记录单，患者化验单和心电图报告单。测量患者生命体征并记录，进行操作前应确保患者已知情并同意进行操作。

（5）耗材安装：开机。打开血细胞分离机，进入开机界面，开机自检，系统进入准备继续界面，点击采集按钮，进入到血浆采集系统。

根据界面安装步骤提示进行管路安装，配备生理盐水和ACD-I（抗凝剂置换液），开始对一次性管路进行预充。

（6）选择患者血管进行穿刺，开始治疗。

3. 治疗过程中

（1）开始填写操作记录，包括患者的血压，心率等信息，低钙患者另外建立静脉通路，常规补充葡萄糖酸钙。

（2）治疗过程中应时刻观察机器运转情况及患者的生命体征，根据患者的实际情况调整机器运转信息，如根据患者自身情况及血管条件调整血流速度。

（3）治疗过程中及时处理机器报警情况，观察患者有无不良反应，如有不良反应，应先停止治疗，维持输液状态及时给药，处理完不良反应后机器再与患者断开。

4. 结束治疗

（1）治疗完成时根据机器界面提示，保存操作过程中的信息，关闭出血管路的夹子。

（2）拔除针头，护理患者穿刺针眼。

（3）拆除管路，关机并处理治疗过程中所产生的垃圾，医疗垃圾要专项处理。

（4）与临床沟通患者操作信息，交代治疗操作起止时间，进出液量，所用药物，以及操作结束后观察指标及复查项目，操作过程中有无特殊事项（并发症），交代患者注意事项，24h内多饮水，少剧烈运动。

5. 擦拭消毒机器。

【注意事项】

1. *严格查对*　姓名、年龄、性别。治疗中核对姓名，医嘱申请单和知情同意书。

2. *防止交叉感染*　一人一巾一带，一人一消毒。穿刺前后手消毒，防止交叉感染，接触血液污染物要戴防护手套。

3. *患者晕针、晕血处理*　询问有无晕针、晕血史。如果出现晕针、晕血，应立即停止操作，建立另外一条静脉通路补液。测量生命体征，呼叫主管医师进行救治。

4. *患者低血糖发作的处理*　立即停止治疗。取平卧位，测量血糖，呼叫医生。

立即口服糖或饼干，症状不缓解，给予静脉输入10%葡萄糖。

5. 患者低血压发生的处理　当患者血压低于90/50mmHg时，立即停止治疗。建立静脉通路，静脉输入0.9%氯化钠注射液500ml，补充血容量。遵医嘱给药，心电监护。

6. 机械故障处理　立即停止治疗或在工程师指导下操作。

7. 安全提示　告知患者治疗前要进餐，饮水500ml。女性患者在月经期和怀孕期不能做治疗。治疗结束后，观察半小时再让患者离开，并观察患者穿刺肢体血供情况。治疗后如厕患者要由家属陪同，以防晕厥跌倒。保护好穿刺部位，24h内不要污染或浸水。活动要适度，当天不要从事高空、高温、驾车、体育运动、熬夜等。保持正常清淡饮食，不要进食过量，坚持适量运动。

【治疗前检查项目】

“全封闭物理降脂治疗”前，先到门诊挂号进行以下项目检查，根据检查结果进行评估，在药物治疗的基础上考虑是否需要进行物理降脂。

血常规、血液生化（血脂、血糖、肝功能、肾功能），凝血功能五项，血清四项（乙肝、丙肝、梅毒、艾滋病），心电图。

三、肥胖与肥胖症

【概述】

肥胖是指人体内脂肪堆积过多和（或）分布异常而致体重增加。肥胖症是一种常见的慢性代谢异常疾病，自20世纪70年代以来，大量流行病学、临床和实验研究的数据都表明，超重/肥胖不仅和2型糖尿病、血脂异常、冠状动脉粥样硬化性心脏病等疾病相关，而且增加了某些肿瘤的发病率和病死率。依照肥胖发生原因，可把肥胖分为单纯性肥胖和继发性肥胖。单纯性肥胖与生活方式密切相关，是以营养过度、运动不足、心理行为偏差为特征的慢性疾病。此类肥胖约占肥胖人群的94%。继发性肥胖是继发于某些疾病等引起的肥胖。肥胖测量标准有：体重指数（BMI）法、身高标准体重法和肥胖度等。体重指数是体重与身高平方的比值，即BMI=体重（kg）/身高（m^2）；2000年国际肥胖特别工作组提出亚洲成年人体重指数正常范围为18.5～22.9kg/m^2，小于18.5kg/m^2为体重过低，≥23.0kg/m^2为超重，23.0～24.9kg/m^2为肥胖前期，25.0～29.0kg/m^2为Ⅰ度肥胖，≥30.0kg/m^2为Ⅱ度肥胖。BMI计算简便，比较客观，因此使用较多。身高标准体重法（肥胖度）测量方法为：肥胖度=[实际体重（kg）/身高标准体重（kg）]×100%。标准体重（kg）=身高（cm）－105。成年人理想体重在标准体重的10%以内。肥胖度10%～20%为超重，> 20% 为肥胖。肥胖度 20% ～ 30% 为轻度肥胖，30% ～ 50% 为中度肥胖，50% 以上为重度肥胖。

【流行病学】

在我国，近 10 年肥胖人数增加了 1 亿人，截至 2002 年我国肥胖人数达到 2.6 亿人。肥胖已对公共健康形成了威胁。肥胖的病因很复杂，目前尚未完全了解。肥胖的发生有生理学和社会学两方面的原因。下面介绍几种较有影响的观点，它们之间并不相互独立，区别主要在于角度不同。

1. *摄食中枢的功能异常* 人的食欲和饮食行为受神经系统控制。下丘脑中存在调节摄食的饱食中枢和饥饿中枢。刺激前者和或者破坏后者可产生饱胀感，引起摄食下降或拒绝进食，刺激后者或破坏前者则产生食欲亢进，进食量增多。肥胖的发生可能与摄食中枢的功能异常有关。

2. *高胰岛素血症* 胰岛素的主要生理作用是促进脂肪细胞内中性脂肪的合成和抑制脂肪细胞内脂肪的分解、利用，促进葡萄糖进入脂肪细胞，促进糖原的合成。肥胖者的血浆胰岛素水平往往比正常人高，因此认为高胰岛素血症在肥胖形成中起重要作用。

3. *脂肪和脂肪细胞的变化* 人体脂肪组织有两种形式：白色脂肪组织和棕色脂肪组织。白色脂肪组织是体内过剩能量以中性脂肪形式储存的组织。棕色脂肪组织，又称褐色脂肪组织，是一种专职产热的组织。部分肥胖者进食量并不多，活动量也不少，但体重和体脂量并不下降，可能与棕色脂肪组织的产热能力下降有关。

4. *遗传因素* 许多研究表明，遗传在肥胖发生中起重要作用。据报道，双亲中一方为肥胖者，其子女肥胖患病率约为 50%；而双亲均为肥胖者，其子女肥胖患病率增至 80%。从分子水平看，由于人体体重的相对稳定涉及很多功能活动的调节，因此体重调节是由一个相对庞大的基因组决定的。

【相关检查】

1. 体重指数（BMI），是较常用的指标，它与体内脂肪成正比。

2. 腰臀比（WHR），分别测量两侧取肋弓下缘到髂嵴上缘之中点水平周径（腰围）与股骨粗隆水平的径线（臀围），再计算其比值。正常成人 WHR 男性< 0.90，女性< 0.85，超过此值为肥胖。

3. 标准体重测量。

4. CT 和 MRI 是诊断内脏型肥胖最精准的方法。

【治疗】

1. *饮食调整* 通过控制食物的摄入量来达到减肥的目的，控制饮食主要从摄入量及饮食成分两方面进行控制。饮食的控制非常关键，吃得太少，饥饿感强烈，如有既能增加饱腹感而且热量又不高的食物，以此来均衡减肥者的营养，是不错的选择，如魔芋等。较合理的节食进程应是每周减体重不超过 2kg 为适宜。

通过控制食物的摄入量来达到减脂的目的，控制饮食主要从饮食成分及摄入量两方面进行控制。首先在饮食中，饮食成分的控制非常关键，需注意减少饱和脂肪和反式脂肪摄入。尤其是固体脂肪，例如黄油、人造黄油、起酥油、植物奶油等。烹饪时要减少在食物中添加固体脂肪。用橄榄油或菜籽油代替黄油或人造黄油，利用植物油烹饪。选择低脂牛奶、酸奶和其他乳制品。其次控制食物摄入量。目前风靡全球的 5+2 轻断食模式食法，即每周中不连续的 2d 每日仅摄取 500kcal（女）或 600 kcal（男）能量的食物，其余 5d 自由饮食。有研究认为，轻断食模式可以加速机体脂肪动员、降低并稳定血糖水平，可以减轻机体应激状态，有利于内环境稳定，改善机体代谢状态，并在较短时间内达到减重目的，可能是防止肥胖的新途径。

2. *运动减肥*　运动增加热量消耗；运动使身体成分中瘦体重增加，使身体结实、健美，并对心血管功能有良好的改善作用、如走路、跑步、游泳、自行车、健美操等。

定期进行中等强度的有氧运动，以降低体重、降低心血管疾病的风险。有氧运动是指人体在氧气充分供应的情况下进行的体育锻炼。其运动所需的能量主要以有氧反应方式供给。

低强度：脉搏次数在 120 ～ 140 次 / 分并持续 20min 以上。长时间、不间断，持续 20 ～ 60min。有节奏：具有律动性，重复动作多，容易控制。运动时涉及人体肌肉群 1/6 ～ 2/3。从人体生理和心理感觉上，运动时略感气喘、稍微出汗、不太疲乏。

在运动过程中，人体的代谢水平提高，对血和氧的需求相应提高，有氧运动的特点，就是运动时血氧供需能保持平衡，简单地说，强度中等、有节奏、不中断、持续时间较长的运动都是有氧运动。快走、慢跑、游泳、骑自行车等，一般都属于有氧运动。首推游泳和骑自行车、慢跑。

（1）游泳运动：人在水里运动与陆地上运动消耗的热量是不一样的，在水里加速皮肤新陈代谢，消耗热量更多。从运动生理学讲分析，无论以什么方式的运动减肥，都可能会因为重力的作用容易使腰部、膝关节、踝关节，发生运动性损伤，但在游泳的时候水中有浮力可以让大多数超重的群体浮在水面上，降低重力所带来的影响。除此之外，水的流动性对身体也起到了按摩作用，能很好地放松肌肉。还可以塑造身体线条的流畅性。建议每次游泳 500m，休息 3min，重复 3 ～ 4 组，每周 4 ～ 5 次。

（2）骑自行车：骑自行车不仅是日常生活中常见的交通方式，还是一种很好的健身手段。一般骑行速度在 15 ～ 18km/h，心率控制在自己最大心率的 65% 左右，骑行时间＞ 60min，每周 4 ～ 5 次，运用快慢结合的骑行方式能兼顾有氧运动、无氧运动、心肺功能得到锻炼外，还能增加运动乐趣，适合以减脂为目的的人群。

（3）跑步：掌握正确方法才能有效减脂，包含三要素：空腹跑、慢跑、＞ 30min。空腹晨跑，身体内的肝糖经过一晚消耗所剩不多，此时跑步可以燃烧更多脂肪。慢跑，心率控制在自己最大心率的 60% ～ 70%，是最佳燃脂区。跑步时长＞ 30min，脂肪供能比例增加，燃脂效果更好。做到这三点，才能更好实现减肥目标。

3. *行为治疗*　由内科医师、心理学家、营养师组成指导小组，在家庭的配合下，指导肥胖者制订饮食计划，并从饮食处方开始，逐步实施咨询、制订行为干预计划。

4. *药物治疗*　美国食品药品监督管理局（FDA）建议的药物应用指征是，BMI ＜ 30kg/m^2 或 BMI ＞ 27kg/m^2 合并 1 种以上并发症。最近，有学者对上述观点提出了质疑，认为肥胖症作为一种慢性病，同高血压病、2 型糖尿病，需要长期药物治疗，即使体重下降至正常后，仍需用药防止其回升；另外，早期（指肥胖前状态，即 BMI ＞ 27kg/m^2，且＜ 30）药物干预对防治其并发症发生、改善患者心理压力亦有所裨益。其主要用药有：①食欲抑制药，如芬特明和马吲哚等。②代谢增强药，如甲状腺激素制剂等。③血清素和去甲肾上腺素再摄取抑制药，如西布曲明等。④脂肪酶抑制药，如奥利司他等。

5. *手术治疗*　只限于严重肥胖（BMI ＞ 35kg/m^2）且疗效不佳的患者。方法有吸脂、切脂和空肠回肠分流术等。

6. *其他*　继发性肥胖应针对病因进行治疗。

【健康管理】

1. 改善不良生活方式，保持理想体重，适当运动，改变饮食结构以减少热量摄入，不吸烟和适度减少饮酒。2007 年《中国居民膳食指南》对我国居民的日常饮食、运动等生活方式给出了推荐意见：膳食的选择首先应选含糖低和中的食物。减少烹调油用量（＜ 25 ～ 30g/d），少吃盐（＜ 6g/d）。饮酒适量，指南建议饮酒量男性＜ 25g/d，女性＜ 15g/d。指南鼓励人们天天运动。对运动量做了具体推荐，成人每天保持 6000 步的运动量（6km/h，能量消耗增加 2 倍）。并以千步为尺度量每天的活动量，中等速度走 1000 步，约需要 10min 的活动量为基本单位，各种活动都可以换算为 1000 步的活动量或能量消耗，不同活动完成相当 1000 步活动量的时间不同，分别相当于骑自行车 7min、拖地 8min、太极拳 8min。有氧耐力运动主要包括步行、慢跑、骑自行车、游泳等。

2. 对于肥胖者，单纯生活方式干预难以逆转者，遵医嘱选择药物治疗。食欲抑制药：某些精神兴奋药可刺激大脑皮质的内侧核，使食欲下降，如每日早、中饭前 30min 口服苯丙胺 10mg 或 3 次 / 日口服三氟甲基间苯丙乙基胺，每次 20mg，以后逐渐增至 100 ～ 120mg/d。但这些药物易引起失眠、紧张等不良反应，应与镇静药合用。代谢亢进药：甲状腺制剂可提高脂肪细胞中线粒体内甘油磷酸氧化酶的活性，促进氧化率增强及蛋白质分解而减轻体重，经口 2 ～ 3 次 / 日，每次 0.06g，或用三碘甲状腺原氨酸 20mg，3 次 / 日。这些药物有心悸、易激动、失眠等不良反应，对伴有心脏疾病者须慎用，且停药后患者体重易回升，因此其效果不能令人满意。

附：慢病（慢性非传染性疾病）运动康复管理

心血管疾病、糖尿病、慢性阻塞性肺部疾病和肿瘤等，是一类与不良生活方式密切相关的疾病。大量研究表明，有规律的运动可以对高血压、糖尿病、血脂异常、肥胖等慢性病进行有效管理，降低心血管疾病发病率和死亡率。

运动是有目的、有计划、有组织的体能消耗。根据运动过程中供能方式的不同，可分为有氧运动、无氧运动和抗组运动。

1. *有氧运动*　运动过程中，其运动时心率在其身体最大心率的 60% ～ 80%，而且能够自由呼吸到氧气，且持续至少 20min 以上的运动。包括游泳、跑步、健身操、骑自行车。

2. *无氧运动*　肌肉在“缺氧”的状态下进行剧烈运动，是负荷强度高、瞬间性强的运动，持续时间较短。包括赛跑、举重、跳高、肌力训练。

3. *抗阻运动*　是完全依靠自身力量克服一定外界阻力的运动。包括哑铃、杠铃、自身体重作为负荷的练习，当抗阻运动强度大时为无氧运动。

运动干预时患者有一定风险，故在做运动指导前应做好运动评估与干预工作。

1. *运动前评估——排除运动禁忌*

（1）血糖＞ 16.7mmol/L 或＜ 4mmol/L。

（2）未控制的高血压或血压＞ 180/110mmHg。

（3）不稳定型心绞痛。

（4）未控制的心律失常。

（5）严重的心脏瓣膜病或心肌病。

（6）严重的糖尿病并发症。

2. 制订运动处方——四要素即频率、强度、时间、方式 以糖尿病运动处方为例介绍见表 5-9 糖尿病运动治疗方案。

（1）有氧运动

①频率：每周 4 ～ 5 次。

②强度：运动靶心率（个体化）。

③方式：快走慢跑、游泳、骑车等。

（2）抗阻运动

①频率：每周运动不低于 2 次，间隔 2d 以上。

②强度：承受力在中等强度。

③方式：哑铃，弹力带等。

如何掌握运动强度呢？以靶心率为量化指标：

1. 最大心率的百分比（中等强度：64% ～ 76%）

最大心率简单推算法：220 －年龄。

最大心率精确计算法：206.9 － 0.67× 年龄。

2. 心率储备法

（最大心率－静息心率）× 强度 %+ 静息心率

在做了初步的评估后还需要做运动能力测评、心血管供能评估，进行实时准确的无线心率监测，准确的心肺功能耐力测试和运动能力评估功能，个性化的测试负荷选择，科学指导运动强度的选择。

表 5-9 糖尿病运动治疗方案

姓名：王某 性别：男 年龄：51 岁 身高：174cm 3 个月体重变化：75kg

用药：胰岛素改为口服药 血糖：始终达标

	日期	星期	总平均心率	总时长（min）	总运动心率	总运动时长（min）	是否异常
1	2016/12/5	星期一	105	82	122	39	未知
2	2016/12/4	星期日	103	158	114	93	正常
3	2016/12/3	星期六	107	88	118	57	正常
4	2016/12/2	星期五	104	183	120	88	正常
5	2016/12/1	星期四	107	147	124	73	正常
6	2016/11/30	星期三	109	215	119	145	正常
7	2016/11/29	星期二	96	61	116	24	正常
8	2016/11/28	星期一	96	154	116	57	正常

续表

	日期	星期	总平均心率	总时长（min）	总运动心率	总运动时长（min）	是否异常
9	2016/11/27	星期日	100	130	120	53	正常
10	2016/11/26	星期六	107	116	122	71	正常
11	2016/11/25	星期五	101	114	101	114	正常
12	2016/11/24	星期四	107	179	107	179	正常
13	2016/11/23	星期三	108	109	108	109	正常
14	2016/11/22	星期二	114	213	114	213	正常
15	2016/11/21	星期一	111	181	111	181	正常
16	2016/11/20						

运动是良医，运动是良药，各级健康管理机构、体检机构、社区卫生服务中心与健体中心，都将把运动能力检测与运动处方作为重点服务项目，并逐步利用现代信息技术，开展远程运动监测与跟踪指导服务，建立服务闭环。慢病运动干预服务的大范围推广应用，在提高民众健康素养与整体健康水平方面，必将发挥不可替代的作用。

四、痛　风

【概述】

痛风（gout）是体内嘌呤代谢障碍和（或）尿酸排泄减少致单钠尿酸盐结晶在组织中（如关节）沉积引起的一组疾病。其特征性表现为高尿酸血症、反复发作性急性关节炎、痛风石形成及痛风性肾病。高尿酸血症是导致痛风发作的根本原因。人体尿酸来源为：内源性（从食物中分解而来，占体内尿酸总量的 20%；外源性（由体内细胞代谢分解而来，占体内尿酸总量的 80%）。体内血尿酸 75% 以游离尿酸钠盐形式由肾脏经尿液排泄。25% 血尿酸由肠道排出或被肠道内细菌分解。当生成尿酸代谢性的原因增加（占 10%），或肾源性排泄尿酸不良（占 90%），体内尿酸含量增加。在 37℃时，血中尿酸饱和度为 7mg/dl，如果血尿酸长时间持续超过这个饱和点成为高尿酸血症。过多的尿酸形成尿酸钠结晶，沉积于关节及附近软组织部位，引起全身关节，特别是指、趾、腕、踝、膝关节红肿疼痛。绝大多数人是在睡梦中被刀割般的疼痛所惊醒，痛风首发部位为踇趾，表现为关节疼痛、灼热发胀、疼痛难忍。

大量研究证实：痛风的发生与饮食及生活方式存在密切的相关性。部分居民痛风的发生与摄食大量贝类等海产品、低体力活动、肥胖等因素有关，且男性痛风还与饮酒过多有关。

痛风时常发生于关节软骨、滑囊、耳轮、腱鞘、关节周围组织、皮下组织、肾脏间质。关节软骨是最常见的尿酸盐沉积的部位，可引起软骨的退行性变，导致血管翳形成、滑囊增厚、软骨下骨质破坏及周围组织纤维化，严重时可发展为关节强直和关节畸形。本病的防治，不论原发性或继发性，除少数由于药物引起的可停用外，大多数缺乏病因治疗，因此不能根治。临床治疗目的为：①尽快终止急性关节炎发作；②防治关节炎复发；③纠正高尿酸血症，防治并发症；④防治尿酸肾结石形成。

痛风可分为原发性和继发性两大类。原发性痛风患者有不到1%为次黄嘌呤-鸟嘌呤磷酸核苷转移酶完全缺乏所致。其余病因未明。继发性痛风可由肾病、血液病及药物等多种药物引发。

【流行病学】

流行病学资料表明，全球痛风的患病率和发病率正在逐年增加。欧美地区高尿酸血症患病率为2%～18%，近期的1项全国调查表明，痛风的患病率为0.15%～0.67%，接近甚至高于常见的风湿性疾病，如类风湿关节炎、血清阴性脊柱关节病、系统性红斑狼疮等。高尿酸血症患病率男性为16.85%～18.32%，女性为7.88%～9.30%；痛风的患病率男性为0.83%～1.98%，女性为0.07%～0.72%。北京市作为中国经济文化较为发达的地区，拥有大量的痛风患者，方卫纲等对北京市国家机关事业单位人群的调查显示，该人群中痛风患病率高达1%。

【临床症状】

痛风患者的自然病程及临床表现大致分为以下四期：

1. *无症状高尿酸血症*　5%～12%的高尿酸血症患者表现为痛风发作。大多数为无症状高尿酸血症，可持续终身不发生症状。血清尿酸盐浓度随年龄增长而升高，有性别差异。在儿童期男女无差别，性成熟后男性高于女性，女性绝经后两者又接近。

2. *急性痛风性关节炎*　是原发性痛风最常见的首发症状，好发于下肢关节。血尿酸在某些诱发条件下如局部温度降低、疲劳、酗酒等，使血尿酸析出到血管外，形成急性炎症，从而表现关节及周围软组织红、肿、热、痛。可有发热、头痛等全身症状。春季多发，半夜起病者居多。

3. *痛风石及慢性关节炎*　关节僵硬畸形、活动受限，可伴有破溃形成瘘管。

4. *肾脏病变*　痛风性肾病、急性肾衰竭、尿路结石。

诊断：中年以上男性，突然发生趾、踝、膝等单处关节红肿热痛，伴或不伴血尿酸盐增高，即可考虑痛风可能。如果秋水仙碱治疗有特效可确诊为痛风。如果在滑囊液检查找到尿酸盐结晶即可确诊。

【相关检查】

1. *血清尿酸盐监测*　国外男性正常值尿酸氧化酶法为 7mg/dl，女性比男性低 1mg/dl。

2. *尿液尿酸测定*　正常 24h 饮食尿酸排出＜ 3.6mmol。

3. *滑囊液检查*　白细胞计数（1 ～ 7）$\times 10^9$/L。

4. *痛风石特殊检查*　活检组织检查、紫外线分光计测定、尿酸氧化酶分解测定。

【治疗】

治疗目标，大多数痛风，不论是原发性还是继发性，由于原因不明，不能根治。其治疗的目的如下：①尽快终止急性关节炎发作；②防治关节炎复发；③纠正高尿酸血症；④防止尿酸肾结石形成。

1. *急性发作期治疗*　卧床休息，抬高患肢，一般休息至关节缓解 72h 后可恢复活动，药物治疗越早越好。常用药物如下。

（1）秋水仙碱。

（2）吲哚美辛、布洛芬、双氯芬酸、美洛昔康、糖皮质激素。

2. *间隙期及慢性期治疗*

（1）一般处理：管理饮食、控制体重、心情舒畅。

（2）药物：丙磺舒、磺吡酮、苯溴马隆。

3. *无症状高尿酸血症治疗*　血尿酸盐 8 ～ 9mg/dl 不需药物治疗。注重自我健康管理。

4. *继发性痛风治疗*　降低血尿酸以别嘌醇为首选。

【健康管理】

减少或预防痛风的发作的关键是控制血尿酸水平。通过合理饮食控制、减少外源性尿酸来源，促进尿酸排泄，建立健康生活方式可以减少痛风的发作和并发症的出现。

1. *限制嘌呤摄入*　嘌呤是细胞核中的一种成分，只要含有细胞的食物就含有嘌呤，动物性食品中嘌呤含量较多（表 5-10）。患者应禁食各种动物内脏尤其是脑、肝、肾、心及沙丁鱼、凤尾鱼、肉汤、骨髓、海味、发酵食物、豆类等。糖类可促进尿酸排出，患者可食用糖类多的米饭、馒头、面食等。

2. *限制脂肪摄入量*　脂肪有阻碍肾脏排泄尿酸的作用，每日脂肪摄入总量以

50g/d 为宜，注意要以植物油为主，少吃动物脂肪。

表 5-10　常见食物嘌呤含量表（mg/100g）

分类	名　称
1 类（嘌呤含量＞ 150）	脑、心、肝、肾、胰、猪肚、牛肚、大肠、鳗鱼、芦笋、香菇、黄豆芽、紫菜、豆苗、肉汁、鸡肉汤、鸡精
2 类（嘌呤含量 75 ～ 150）	牛肉、羊肉、猪肉、火腿、香肠、鸡鸭鹅肉、兔肉、鸽肉、狗肉、驴肉、马肉、鹌鹑、豌豆、黑豆、花生、贝类、河蚌、罐头肉、腊肉、海参、海虾、蟹类
3 类（嘌呤含量 25 ～ 75）	粗粮制品、玉米、蘑菇、豆角、芹菜、四季豆、大葱、洋葱、龙须菜、坚果类、糖果、肉松、鳝鱼、白鱼、河虾、龙虾、鲫鱼、菜花
4 类（嘌呤含量 0 ～ 25）	小米、藕粉、细挂面、牛奶、鸡蛋、白面包、饼干、奶粉、蜂蜜、南瓜、卷心菜、海带、紫菜、番茄、胡萝卜、青葱、土豆、果酱

3. *禁酒*　乙醇容易使体内乳酸堆积，对尿酸排出有抑制作用，易诱发痛风。特别是在饥饿后同时大量饮酒和进食高蛋白高嘌呤食物，常可引起痛风性关节炎的急性发作。乙醇在体内会代谢为乳酸，易使体内乳酸堆积，乳酸可抑制尿酸由肾脏排泄，同时乙醇还会促进腺嘌呤核苷酸转化，加速体内腺苷三磷酸分解，产生尿酸。因此不管是啤酒或白酒应一律禁饮。

4. *大量喝水*　喝水 2000 ～ 3000ml/d，保证尿量在 2000ml/d 左右，促进尿酸排出及避免尿路结石的形成。但如果并发心功能不全、严重肾病者，不宜豪饮。

5. *饮茶*　痛风病患者可用饮茶代替饮白开水，但茶含有鞣酸，易和食物中的铁相结合，形成不溶性沉淀物影响铁的吸收。另外，茶中鞣酸尚可与某些蛋白质相结合，形成难以吸收的鞣酸蛋白，较好的方法是餐后 1h 开始饮茶，且以淡茶为宜。

6. *蔬菜和水果的摄取*　蔬菜除含嘌呤高的黄豆、扁豆、香菇、紫菜、菠菜不要大量食用外，其他皆可食用。水果无禁忌，患者可饮用适量果汁、菜汁，可使尿酸变为碱盐，促使尿酸溶解而容易由尿中排出，同时含有丰富的维生素，有助于改善痛风的症状。

7. *合理运动*　一般不主张痛风患者参加跑步等较强的体育锻炼，或进行长途步行旅游。

8. *少吃盐*　每天应限制在 2 ～ 5g。

9. *蛋白质的摄取*　可根据体重按比例摄取，1kg 体重应摄取 0.8 ～ 1g 的蛋白质，并以牛奶、鸡蛋为主。如果是瘦肉、鸡鸭肉等，应该煮沸后去汤食用，避免吃炖肉或卤肉。

10. *保持理想体重*　超重或肥胖应该适当减轻体重。

11. *妥善处理诱发因素*　禁用或少用影响尿酸排泄的药物，如青霉素、四环素、大剂量噻嗪类及氨苯蝶啶等利尿药、维生素 B_1 和维生素 B_2、胰岛素和小剂量阿司匹林（＜ 2g/d）等。

12. *常用食疗方法*

（1）薏苡仁粥：取适量的薏苡仁和白米，两者的比例约为 3 ∶ 1，薏苡仁先用水浸泡 4 ～ 5h，白米浸泡 30min，然后两者混合，加水一起熬煮成粥。薏苡仁具有利水渗湿、健脾、保肾补气之功效，对痛风患者很有益处。

（2）冬瓜汤：取去皮冬瓜 300g，红枣 5 ～ 6 颗，姜丝少许。先用油将姜丝爆香，然后连同冬瓜切片和红枣一起放入锅中，加水及适量的调味料煮成汤。冬瓜有很好的利尿作用，可以使容易尿酸溶解排出。

（3）白茅根饮：鲜竹叶、白茅根各 10g，洗净后放入保温杯中，以沸水冲泡 30min，代茶饮。鲜竹叶、白茅根可以利尿，防止痛风性肾结石。

（4）玉米须饮：鲜玉米须 100g，加水适量，煎煮 1h 滤出药汁，小火浓缩至 100ml，停火待冷，加白糖搅拌吸尽药汁，冷却后晒干压粉装瓶。3 次 / 日，10g/d，用开水冲服，具有利尿作用，可以防止肾结石。

五、骨质疏松症

【概述】

骨质疏松症（osteoporosis syndrome，OP）是以骨组织显微结构受损，骨基质和骨矿成分等比例地不断减少，骨小梁变细、断裂、数量减少，骨质多孔、变薄，骨脆性增加和骨折危险度升高的一种全身骨代谢障碍的疾病。其特点是骨基质和骨矿物质等比例减少，导致骨密度降低，引发骨折危险。骨质疏松症可分为三大类：①原发性分为两型，Ⅰ型（绝经妇女骨质疏松症）和Ⅱ型（老年性骨质疏松症）；②继发性为继发于其他疾病，如内分泌代谢病、血液病、胃肠道疾病、长期卧床、制动等；③第三类为特发性，多见于 8 ～ 14 岁少年，女性多于男性，常有家族遗传史。

【流行病学】

骨质疏松是普遍的医疗问题，它与性别有很大的关系。全世界约有 2 亿人受到骨质疏松的威胁，7500 万人患骨质疏松症。美国 50 岁以上的男性和女性骨质疏松症患病率为 3% ～ 6% 和 13% ～ 18%；低骨量的男性和女性患病率为 28% ～ 47% 和 37% ～ 50%。加拿大一项关于骨质疏松症的研究结果显示，女性腰椎骨质疏松症和股骨颈骨质疏松症的患病率分别 12.1% 和 7.9%，总患病率为 15.8%；男性腰椎骨质疏松症和股骨颈骨质疏松症的患病率分别 2.9% ～ 4.8%，总患病率为 6.6%。骨质疏松症造成的严重后果是骨折，以腰椎、髋骨和腕骨骨折多见。我国 60 岁以上骨质疏松症患者约为 2900 万人，低骨量患者为 1700 万人。50 岁以上人群骨折总患病率为 26.6%，髋骨骨折患病率为 1.9%，前臂骨折为 4%，脊椎骨折为 13.3%。形成骨质疏松的相关因素有以下几项。

1. 内分泌因素　与骨质疏松症发生相关的激素有性激素（雌激素、雄激素和孕激素）、甲状旁腺激素、降钙素、活性维生素 D、甲状腺素、皮质类固醇激素和生长激素等，前 4 种激素，特别是性激素在骨质疏松症的发生中起决定性作用，尤其对女性的影响更为显著。

2. 营养因素　在骨吸收和骨形成的动态平衡过程中，钙、磷两种元素对骨骼的影响较大，钙、磷代谢异常为骨质疏松症形成的主要原因。Wong 指出吸烟能够导致骨丢失，是骨质疏松骨折的一个重要的危险因素。此外，过度饮酒能够抑制成骨细胞的增殖，影响骨的形成。

3. 性别及年龄因素　年龄是影响人体骨矿含量的主要因素之一。30 ～ 40 岁时骨量达到一生中的峰值，并维持相对稳定 5 ～ 10 年。女性 40 ～ 49 岁、男性 40 ～ 64 岁时骨量开始缓慢减少。女性 50 岁以后的 5 ～ 10 年，特别是绝经期后，由于血中雌激素等水平下降，骨量急剧流失，80 岁以上达流失高峰，女性骨质疏松患病率可达 100%。60 岁妇女每增龄 5 岁，骨折发生率增加 1 倍，80 岁亚洲妇女每年发生髋部骨折的危险性为 1%。而男性的骨量丢失始终是缓慢进行的，骨质的总丢失量较女性少，骨质疏松性骨折的发生率也较女性低。此外，有研究指出氧化应激也对老年骨质疏松产生影响。老年人活性氧族水平增加，谷胱甘肽还原酶水平下降，骨细胞和成骨细胞的凋亡增加，加速了骨量丢失。

4. 疾病及药物因素　部分全身性疾病，如甲状旁腺功能亢进症、甲状腺功能亢进症、糖尿病、肝肾疾病、肠胃疾病、免疫性疾病等均可引发骨质疏松。

5. 遗传及免疫因素　相关家系调查发现，46% ～ 62% 的骨密度由遗传因素决定。

6. 失用及环境因素　老年人因行动不便，户外运动及日照减少，维生素 D 合成减少，从而使肠道钙、磷吸收下降，骨形成及骨矿化降低。气候的变化可影响人体的骨代谢及其营养状况；环境污染物中含有对骨骼有害的铅、铝、镉等重金属，通过呼吸或饮食进入人体后，可影响骨骼对钙、磷的吸收，成骨细胞少于破骨细胞，导致或加重骨质疏松。

【相关检查】

1. 骨量的测定 骨矿含量（BMC）和（BMD）测量是判断低骨量、确定骨质疏松的重要手段，是判定骨丢失率和疗效的重要客观指标。

2. 骨转换的生化测定

（1）与骨吸收有关的生化指标：①空腹尿钙、尿羟脯氨酸及羟赖氨酸糖苷；②血浆抗酒石酸酸性磷酸酶（TRAP）；③尿中胶原吡啶交联。

（2）与骨形成有关的生化指标：①血清碱性磷酸酶（ALP），血清总 ALP 是检测骨形成的常用指标之一；②骨钙素（BGP），是骨形成的特异性指标；③血清Ⅰ型前胶原羧基端前肽（PICP），血清 PICP 水平是反映成骨细胞活动、骨形成和Ⅰ型胶原合成速率的特异指标。

（3）骨组织活检：用于疑难病例。

（4）血钙、磷多正常，尿钙、磷也多正常或偏高。

（5）骨微结构无创性检测：有超声成像、CT、磁共振检查等。

【临床表现】

1. 疼痛是最常见、最主要的症状。

2. 身高减低或脊柱变形，以驼背为主的身材缩短、脊柱变形是原发性骨质疏松症最常见的体征。

3. 骨折。

4. 其他表现，部分患者因出现严重的脊柱畸形，可引发胸闷、通气障碍等症状，以及便秘、腹胀、上腹部不适等。另外，头发脱落、牙齿松动易折也不少见。

【治疗】

治疗骨质疏松的方法是有很多的，可以根据患者的具体情况从不同的角度来治疗。

1. 饮食治疗 是一种日常生活中就可以采用的方法，多食用含钙、磷高的食品，如鱼、虾、虾皮、海带、牛奶（250ml 含钙 300mg）、乳制品、骨头汤、鸡蛋、豆类、精杂粮、芝麻、瓜子、绿叶蔬菜等。尽量摆脱“危险因子”，坚持科学的生活方式，如坚持体育锻炼，多接受日光浴，不吸烟、不饮酒、少喝咖啡、浓茶及含碳酸饮料，少吃糖及食盐，动物蛋白也不宜过多。

2. 运动治疗 每天晒 1h 的太阳，每天运动锻炼 0.5h 或更长时间，对骨质疏松症比较有意义的锻炼方法是散步、打太极拳、做各种运动操，有条件的话可以进行游泳锻炼。晒太阳与运动锻炼先是时间短一些，然后慢慢增加，延长锻炼时间。

3. *物理治疗* 主要包括超声波、超短波、磁疗、热疗等，是将电、光、声等现代化理疗仪器作用于人体及骨骼之上，促进骨骼的合成的治疗方法。

4. *药物治疗* 是比较传统的方法，是针对骨质疏松患者的体内代谢异常，采用药物进行调整，其临床主要用药有雌激素、钙制剂、降钙素、双膦酸盐、异丙氧黄酮等。

5. *心理治疗* 对骨质疏松的治疗也具有较好的效果，骨质疏松的症状轻重与人的心理状态有着密切的关系，心胸广阔、心情愉快、性格豁达者症状往往较轻，治疗效果也好，所以心理状态的调整日益受到医学界的重视。

【健康管理】

1. *合理膳食* 为了防止骨质疏松症的发生，首先应改变不良饮食习惯，注意合理膳食搭配。对骨质疏松症的患者强调补充足够的钙，特别是饮食钙尤为重要。保证摄入钙的标准量＞1000mg/d。防止夜间骨质丢失，可嘱患者睡前饮牛奶，为防止便秘，酌情增加水果、蜂蜜等的摄入。指导患者选食含钙丰富的食品，如低脂或无脂牛奶、酸奶、深绿色蔬菜豆类和豆制品、虾皮等。服用钙片时应避免同时食菠菜，因菠菜会与钙形成复合物而影响吸收。

2. *功能锻炼* 体育锻炼和户外活动是防止骨质疏松症的有效措施，体育锻炼时要根据自己的实际情况，因人而异，顺其自然，劳逸结合，循序渐进，适可而止。一般采取简便易行、积极有效的活动方式，散步、慢跑或健身操等户外活动。鼓励患者多晒太阳，以增加内源性维生素的生成，有效预防骨质疏松症。

3. *合理用药* 目前用于治疗骨质疏松症的方法较多，主要包括激素替代疗法、钙剂、维生素D及衍生物、氰化物中药治疗等。在各种药物使用过程中，应严格遵医嘱，调整剂量，以防不良反应发生及药物中毒，并且不论使用何种药物都必须补充钙剂。

4. *自我防护* 骨质疏松患者骨骼松脆，易发生骨折，所以必须防治滑倒、跌倒。避免在雨雪天气外出，外出有人陪伴，搀扶。浴室地面有防滑设施，并有足够的照明，跨越台阶应小心，乘坐汽车要扶稳，下蹲时腰背要挺直，避免提重物，上下楼梯扶扶手，借助手杖。

六、肌 少 症

【概述】

肌肉减少症简称肌少症（sarcopenia），源于希腊语，于1989年由Rosenberg首次命名。2010年老年肌少症欧洲工作组和2011年国际肌少症会议工作组将肌少症定义为：一种广泛的、渐进性的骨骼肌量和肌力丧失，伴有身体活动障碍、生活质量降低等不良后果风险的综合征。

【流行病学特点】

人类的骨骼肌量在 30 岁左右达到峰值，30 ～ 50 岁的时候肌量和肌力都会衰减，50 岁以后每年肌肉含量丢失约 0.8%，70 岁以后每年肌肉含量的丢失率高达 1.5%。60 ～ 70 岁的人群患病率大致为 5% ～ 13%，而超过 80 岁的人群患病率为 11% ～ 50%。目前全球约有 5000 万人患有肌少症。预计到 2050 年，患此症的人数将将高达 5 亿。肌少症将是人类健康和社会发展的重大威胁之一。

【病因及发病机制】

1. 衰老及神经系统：老是一个不可逆转的过程。随着年龄的增长，骨骼肌线粒体内三磷酸腺苷（ATP）产生的效率和 ATP 产生需氧量的比值降低，骨骼肌线粒体氧化磷酸化能力受损，影响肌肉性能。这种生物能量衰竭的现象不是一个单独的因素导致的，是一个恶性循环过程，涉及细胞内氧化剂产生、线粒体损伤、线粒体 DNA 的大量损耗以及机体线粒体质量控制缺陷等方面。

肌肉的收缩 - 舒张活动主要由神经系统支配。当支配肌肉的神经系统发生衰老变化时，整个机体对于肌肉的刺激变少，肌肉质量变少、肌肉力量减弱、身体活动能力下降，从而加快肌少症发生。

2. 营养：食物中营养成分，包括蛋白质、亮氨酸和维生素 D 等的缺乏和肌少症的高发病率相关。合理的蛋白质摄入可以更大程度地刺激肌肉合成蛋白质。而蛋白质中的支链氨基酸，尤其是亮氨酸的血浆浓度增加，可激活哺乳动物雷帕霉素靶蛋白信号通路，从而通过降低肌肉蛋白质的分解来维持肌肉蛋白质含量。

3. 激素：体内各种激素和肌少症相关。比如性激素中，睾酮能够激活卫星细胞，增加其增殖，引起骨骼肌肥大； 雌激素可以改善骨骼肌对合成代谢刺激的敏感性，维持骨骼肌蛋白含量，从而增强肌肉质量和强度，抵消骨骼肌的退行性变化。胰岛素样生长因子 -1（IGF-1）可以提高受伤骨骼肌的功能恢复能力、减少肌肉收缩损伤的易感性、提高骨骼肌耐力和收缩功能。

4. 睡眠年龄相关的慢波睡眠时间变短、昼夜节律紊乱、阻塞性睡眠呼吸暂停等都可以影响肌肉合成代谢和分解代谢。

【临床表现】

肌少症主要临床表现为骨骼肌量减少、肌力下降和肌肉功能减退为特征的综合征，患者可表现为虚弱、易跌倒、行走困难、步态缓慢、四肢纤细和无力等。骨骼肌肌肉数量减少，致使老年人平衡能力下降，容易发生跌倒、骨质疏松症或骨折。肌力减退，使老年人活动能力下降，日常动作完成困难，如行走、坐立、爬楼、举重物等，甚至导致平衡障碍、站立困难、易跌倒等。

根据欧洲老年肌少症工作组的意见，肌少症可分为3期：肌少症前期，仅有肌容量减少；肌少症，骨骼肌容量减少、骨骼肌肌力或骨骼肌功能减低；重度肌少症，即骨骼肌容量减少、肌力和功能减低。

【评估和诊断】

由于肌少症缺乏特异性的临床表现，且人体肌肉质量受种族、区域、年龄及性别等多种因素的影响，故目前国内外对肌少症的诊断尚没有统一标准。欧洲老年肌少症工作组、亚洲肌少症工作组、国际肌少症工作组等均指出，肌少症的诊断应全面考虑肌肉质量和肌肉功能。欧洲老年肌少症工作组建议使用如下诊断标准（表5-11）来诊断肌少症：①肌肉质量减少；②肌力下降；③肌肉功能下降，同时满足以上三个指标中①②或①③即可认为患有肌少症。

表5-11　肌少症诊断标准

研究机构	肌量减少	肌力下降	肌功能减退
2018年欧洲老年肌少症工作组（EWGSOP）	ASM by DXA/BIA/CT/MRI ASM：男性＜20kg 女性＜15kg ASMI：男性＜7.0kg/m^2 女性＜6.0kg/m^2	握力：男＜27kg 女＜16kg	步速≤0.8m/s；5次站坐测试＞15s；SPPB得分≤8分表示身体表现不佳；400m步行试验未完成或≥6min完成
2019年亚洲肌少症工作组（AWGS）	DXA ASMI：男＜7.0kg/m^2 女＜5.4kg/m^2 BIA　BMI：男＜7.0kg/m^2 女＜5.7kg/m^2	握力：男＜28kg 女＜18kg	6m步速＜1m/s，5次站坐测试≥12s，SPPB得分≤9分；满足以上三项之一视为低体能
2016年中华医学会骨质疏松和骨矿盐疾病分会肌少症共识	首选DXA MRI/CT BIA 低于参照青年健康人峰值的-2SD	握力：男＜25kg 女≤18kg	步速≤0.8m/s

注：DXA.；MRI.磁共振成像；BIA.；ASM.四肢骨骼肌质量；BMI.体质量（kg）/身高（m）^{2}；ASMI.经身高矫正后的四肢骨骼肌指数；SPPB.简易体能状况量表

1. *肌量评估*　人体肌量评估的常用方法包括生物电阻抗测量分析（BIA）、X线吸收法（DXA）、电子计算机断层扫描（CT）、磁共振成像（MRI）等。

BIA 目前已被广泛用于人体成分的研究，其原理是利用人体组织特异性电导率的差异来区分骨骼肌、骨及脂肪等组织，从而计算出骨骼肌肉质量，这种方法价格相对便宜，且技术要求不高， 但其对人体的水合作用（如水肿、出汗等）和近期活动比较敏感。

DXA 目前在肌少症临床实践中应用广泛，它通过 X 线扫描全身至少 4 个部位（包括头部、躯干、四肢）来区别肌肉、脂肪和骨骼，该方法具有成本适中、辐射量小等优点。

CT 和 MRI 都是通过成像来分析和计算骨骼肌量，它们不仅能准确地计算肌肉质量，还能测定肌肉密度和脂肪浸润程度；但由于其设备昂贵、电子辐射较大及分析过程复杂等缺点限制了其临床应用。

2. *肌肉力量评估*　目前测量肌肉力量的技术较少，主要包括手握力测量、膝关节屈曲技术及呼气峰流量检测。目前临床上应用最多的是通过测量手握力来评估全身肌肉力量。握力的下降是身体活动能力降低的临床标志，并且较肌量减少更能预测临床结局。

3. *肌肉功能评估*　步速测试（GST）是一项能够预测跌倒并有助于老年人肌少症诊断的物理测试。进行步速测试时，需要无障碍物的平坦地板，步速是根据患者以日常步调步行一定距离所需的时间。常用的有 6m 步行试验，400m 步行试验。

简易机体功能评估法（SPPB）用于评估老年人肌肉功能和活动能力。SPPB 测试侧重于下肢功能的评估，包括步速测试、平衡测试和重复站立测试。具体流程为：①步速测试，嘱患者以日常速度行走 4 m，重复 2 次，取较短的时间＜ 4.82s 为 4 分，4.82 ～ 6.20s 为 3 分，6.21 ～ 8.70s 为 2 分，≥ 8.71s 为 1 分，不能完成为 0 分；②平衡测试，护士向患者演示 3 个难度逐渐升级的姿势（并足站立、前足足后跟内侧紧贴后足踇趾站立、双足前后并联站立），患者效仿这 3 个动作，秒表计时， 当患者姿势不稳时结束计时，第 1 和第 2 种姿势站立≥ 10s 为 1 分，＜ 10s 为 0 分，第 2 种姿势站立＞ 10s 为 2 分，3 ～ 10s 为 1 分，＜ 3s 为 0 分；③重复站立测试：患者尽量连续起立坐下 5 次，起立时身体直立，坐下时双臂于胸前交叉，全程秒表计时，≤ 11.19s 为 4 分，11.20 ～ 13.69s 为 3 分，13.70 ～ 16.69s 为 2 分，16.70 ～ 60.00 为 1 分，＞ 60.00s 或不能完成为 0 分。总分为 12 分，每项测试评分为 0 ～ 4 分，测试时间约为 10min。

2016 年，中华医学会骨质疏松和骨矿盐疾病分会推荐的肌少症筛查与评估步骤见图 5-32。

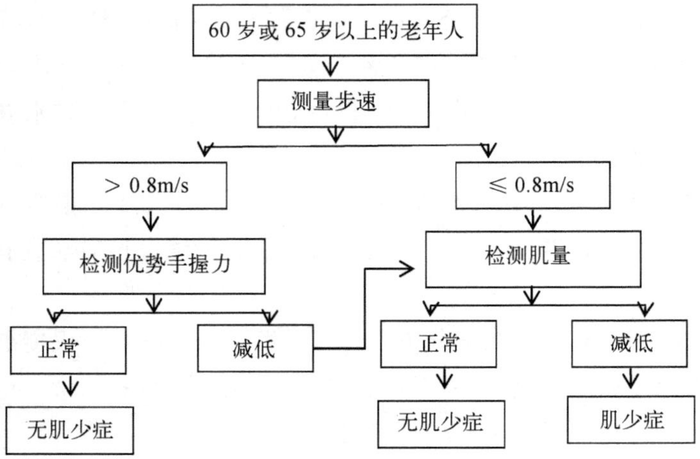

图 5-32 肌少症筛查与评估

【治疗】

包括药物治疗和非药物治疗。目前研究较多的非药物治疗主要包括营养补充和运动干预两种方法。

1. **药物治疗** 主要包括维生素 D、雄激素、选择性雄激素受体调节剂、生长激素等。

2. **非药物治疗**

（1）营养补充。

①蛋白质

a. 食物蛋白质能促进肌肉蛋白质的合成，有助于预防肌肉衰减综合征。优质蛋白质比例最好能达到 50%，并均衡分配到一日三餐中。

b. 富含亮氨酸等支链氨基酸的优质蛋白质，如乳清蛋白及其他动物蛋白，更有益于预防肌肉衰减综合征。

②脂肪酸：对于肌肉量丢失和肌肉功能减弱的老年人，在控制总脂肪摄入量的前提下，应增加深海鱼油、海产品等富含 n-3 多不饱和脂肪酸的食物摄入。

③维生素 D

a. 有必要检测所有肌肉衰减综合征老年人体内维生素 D 的水平，当老年人血清 25（OH）D 低于正常值范围时，应予补充。

b. 增加户外活动有助于提高老年人血清维生素 D 水平，预防肌肉衰减综合征。

c. 适当增加海鱼、动物肝脏和蛋黄等维生素 D 含量较高食物的摄入。

④抗氧化营养素

a. 鼓励增加深色蔬菜和水果以及豆类等富含抗氧化营养素食物的摄入，以减少肌肉有关的氧化应激损伤。

b. 适当补充含多种抗氧化营养素（维生素 C、维生素 E、类胡萝卜素、硒）的膳食补充剂。

⑤口服营养补充（ONS）

a. 口服营养补充有助预防虚弱老年人的肌肉衰减和改善肌肉衰减综合征患者的肌肉量、强度和身体组分。

b. 每天在餐间 / 时或锻炼后额外补充 2 次营养制剂，每次摄入 15 ～ 20g 富含必需氨基酸或亮氨酸的蛋白质及 200kcal（836.8kJ）左右能量，有助于克服增龄相关的肌肉蛋白质合成抗性。

（2）运动干预：《肌少症共识》中指出，运动是维持肌肉数量和肌肉力量最有效，且最简单易行的方法之一。运动不仅有利于骨骼和肌肉的生长、增强心肺功能，改善血液循环系统和消化系统等的功能，还可以调节心理状态、延缓衰老和提高生存质量。《肌肉衰减综合征营养与运动干预中国专家共识》中提出中强度到高强度的抗阻运动和包括抗阻运动的综合运动，如有氧运动、耐力运动等有利于防治肌少症。

【健康管理】

老年人健康状况进行评估，将其分为以下 3 种情况：①日常活动正常且不伴有心血管疾病（包括心脏、外周血管、心脑血管方面的疾病）、代谢性疾病（比如 1 型或 2 型糖尿病）或肾脏疾病的老年人，推荐他们正常进行日常活动和运动训练；②伴有上述的一种或多种疾病，但经医师评估允许其参与运动，且在过去 12 个月内活动情况良好的老年人，推荐他们进行中等强度的训练；③若患有上述疾病且在活动时出现症状，建议先停止训练，并在纠正健康状态后，再行评估。

适合老年人的抗阻力运动：①下肢离心抗阻训练（患者坐位，背靠椅背，一条腿尽可能向前伸展，屈足使脚趾向上，保持姿势 5s，缓慢放下，双腿重复各 10 次）；②上肢弹力带低强度抗阻训练（患者坐位，将阻力带中点踩于脚下，阻力带两端置于掌心向上用力，保持姿势 5s，缓慢放下）重复 10 次；③脚尖运动（患者立位于固定椅子后方，尽可能高踮起脚尖，保持姿势 1min，后慢慢放下脚跟，重复 5 次）；④在做操前后分别进行 10min 自由放松整理运动。上述肌肉锻炼操每天 2 次，上、下午各做一次。

第三节 其他系统疾病

一、酒精性肝损害

【概述】

酒精性肝损害（alcoholic liver disease，ALD）是由乙醇引起的一系列临床综合征及肝脏病理改变。包括酒精性脂肪肝、酒精性肝硬化、酒精性肝炎，少数人可以发生肝癌。其主要因素和饮酒的剂量、患者的营养状态、遗传和代谢特征有关。乙醇对肝脏的明显毒性作用表现：重度酗酒者中，60% ～ 100% 会发生脂肪肝，10% ～ 35% 发生酒精性肝炎，近 8% ～ 20% 出现肝硬化。

【临床症状】

1. *酒精性脂肪肝时肝损害的症状* 乙醇摄入过多数日内即可引起肝细胞脂肪变性，临床上多数患者无症状，少数患者可有右上腹部不适、黄疸、腹水、双下肢水肿及维生素缺乏的表现（如口腔炎、周围神经炎等），可触及柔软肿大的肝。酒精性脂肪肝临床上与轻度酒精性肝炎不好区分，当怀疑有酒精性肝肪肝时，可做肝胆脾 B 超及相应的医学检查来相鉴别。

2. *酒精性肝炎时肝损害的症状* 酒精性肝炎的临床表现多样，症状多，有乏力、食欲缺乏、恶心呕吐和体重下降等，也可有严重症状如肝性脑病、肾衰竭和上消化道大出血等，常见发热和上腹部不适、黄疸，有时出现白细胞明显升高，易误诊为急性胆道系感染。

3. *酒精性肝硬化时肝损伤的症状* 临床表现根据肝功能代偿期和失代偿期而有所不同。代偿性肝硬化患者可无症状或主诉轻微症状，如乏力、恶心等；失代偿性肝硬化患者可出现与各种并发症相应的明显症状，如门静脉高压、胃底食管静脉曲张破裂出血、脾大、黄疸、腹水、意识障碍、双下肢水肿等。

【流行病学】

ALD 近年呈增长之势，世界各国对其越来越重视。其已经成为一个严重危害人民健康的重要医学和社会公共卫生问题。ALD 死亡率在法国是 14.3/10 万，美国是 7.9/10 万。在美国死亡原因中慢性肝病排列第十位，而每年因肝硬化病死的 26 000 人中，几乎 50% 与乙醇滥用有关。近年来，酒精性肝损伤在我国的发病率也逐年增加，在一些地区已成为第二大肝病。酒精性肝病患者中病死率为 12.5%，病死平均年龄（51.9±12.3）岁，平均饮酒时间（29.7±12.7）年，30 岁以前开始饮酒的酒精性肝病患者病死率（18%）高于 30 岁以后开始饮酒的病死率（8.2%），其流行的一般规律如下。

1. 酒精性肝病患者开始饮酒时年龄越小，病死率越高。

2. 肥胖者中 ALD 的发病率高且严重。

3. 不同的乙醇饮品对肝脏造成损害具有差异性。

4. 空腹饮酒较进餐后饮酒更易造成肝损害。

5. 女性对乙醇介导的肝毒性比男性更敏感。

6. 不同种族和民族之间有一定的群体差异，中国以酒精性肝炎为主，西方以酒精性脂肪肝为主。

7. ALD 与营养不良的程度相关。

【相关检查】

1. 实验室检查

（1）血常规示贫血，肝硬化时常有白细胞及血小板减少。

（2）谷草转氨酶（AST）及丙氨酸氨基转移酶（ALT），在酒精性肝炎及活动性酒精性肝硬化时增高，但 AST 增高明显，ALT 增高不明显，AST/ALT ＞ 2 时，对前述两种疾病有诊断意义。

（3）γ - 谷氨酰转移酶（γ -GTP），分布在肝细胞浆和毛细胆管内皮中。酒精损伤肝细胞微粒体时升高较灵敏。

（4）氨基酸谱中 α - 氨基丁酸和亮氨酸成比例的增高。

（5）靛氰绿滞留试验异常为早期酒精性肝病指标。

（6）血清内特异性，酒精性透明小体、抗原抗体阳性，重症时抗原抗体均阳性；恢复期抗原阴性，抗体仍短时间阳性。若抗原抗体阳性表明病情进展。血清 IgA 升高、并有低锌血症、高锌尿症。故肝病时肾锌清除率有助于病因诊断。

（7）血三酰甘油及胆固醇增高有助于脂肪肝的诊断。白蛋白降低、球蛋白增高，凝血酶原时间延长有助于肝硬化诊断。

2. 影像学检查

（1）B 型超声检查：①脂肪肝。显示肝体积增大，实质出现均匀一致的细小回声，并有细小光点密集，声束衰减增强的“明亮肝”。②酒精性肝硬化中见脾大。肝实质回声增强，尾叶相对增大。脾静脉及门静脉直径明显超过正常（前者正常 1.0cm，后者为 1.5cm）。

（2）CT 检查：①脂肪肝。其特点为全肝、肝叶或局部密度低于脾的改变。增强扫描时正常肝区及脾明显强化，与脂肪肝区的低密度对比更明显。②肝硬化。其特点为肝裂增宽，肝叶各叶比例失调，尾叶相对增大，肝有变形，脾增大，＞ 5 个肋单元。

（3）肝活组织检查可确定有无脂肪肝、酒精性肝炎、肝硬化，并可通过组织学检查与其他病毒性肝炎鉴别。①脂肪肝：肝病变的主体约 1/3 以上肝小叶（全部肝细胞 1/3 以上）脂肪化可确诊。②酒精性肝炎：其组织特点有酒精性透明小体（Mallory 小体）；伴有嗜中性白细胞浸润的细胞坏死；肝细胞的气球样变。③酒精性肝硬化：典型的肝硬化呈小结节性。结节内不含有汇管区和中央静脉，结节的大小相似，并被纤维隔所包围，结节直径常＜ 3mm，一般不超过 1cm。随着病理的演变可形成大结节或坏死后性肝硬化。

【治疗】

1. 治疗原则

（1）减轻酒精性肝病的严重度。

（2）阻止或逆转肝纤维化。

（3）改善已存在的继发性营养不良。

（4）对酒精性肝硬化进行治疗。

2. 治疗方法

（1）戒酒，非纤维化的肝损害就可恢复，而且酒精性肝炎，纤维化及肝硬化患者的存活率明显提高。

（2）皮质激素对轻中型病例无明显效果，仅有严重病例才能从激素受益。激素能减轻肝内急、慢性炎症，但对早期或已确定的纤维化无肯定效果。因此，酒精性肝病时激素可能仅适用于少数不伴有肝硬化的重型病例。

（3）秋水仙碱、丙硫氧嘧啶、胰高血糖素、抗氧化药、多不饱和卵磷脂 / 磷脂酰胆碱、降脂药、抗内毒素药、肝移植和中医中药等疗法有一定效果，但并非对每一病例均有效，或者仅对某一方面，如改善肝功能，降低病死率，减少肝硬化发生等。

【健康管理】

1. 适量饮酒　ALD 发病率和病死率与饮用乙醇相关。中华医学会发布的《饮酒指南》指出，健康饮酒指每天饮酒量不超过 15g 乙醇，过量可导致酒精性肝损害。适量饮酒有益健康，关键要把握好饮酒量。过量饮酒指男性饮酒量每天超过 40g 乙醇，女性超过 20g 乙醇。乙醇对肝细胞有较强的毒性，95% 的乙醇直接影响蛋白、脂肪的代谢功能，从而降低肝脏的解毒能力，导致酒精性脂肪肝。一旦出现酒精肝无论属于哪一期在疾病的治疗过程中及疾病康复后，必须绝对禁止饮酒。

2. 合理饮食　应以多食素食、谷类为主，粗细搭配、宜清淡、忌油腻、富营养、易消化为原则，多餐，禁忌生冷、甜腻、辛热及生痰助湿之品。多吃蔬菜水果，常吃奶类、豆类，清淡少盐膳食，并注意补充含维生素 B、维生素 C、维生素K及叶酸类较多的食物，如新鲜的水果、蔬菜。可以服多烯磷脂酰胆碱类药物，通过抗氧化作用减轻乙醇对肝脏的损伤；也可以服用甘草酸制药、水飞蓟宾类、还原性谷胱甘肽等药物改善肝脏功能。

3. *保持良好的心理状态* 对于酒精肝或者正常人群而言，要保持良好的心理状态，以免因心理压力和精神因素导致病情的加重，影响整个疾病的康复过程和治疗效果。

4. *劳逸结合* 对于健康者而言要注意锻炼身体，平衡体内的脂肪，及时进行合理的代谢。对于酒精性肝病的患者要注意休息，做到起居有节，劳逸适量。在康复过程中应根据病情的缓急轻重及体质强弱不同，选择适当的锻炼方法。

5. *早发现早治疗* 早期发现和治疗乙醇中毒患者可预防酒精性肝病的发生。应定期到医院做肝功能及体格的检查，尤其是对于长期饮酒和素有肝脏或者消化系统疾病的人而言，更应如此。

6. *五味子的作用* 辅助治疗化学性肝损伤。可以用于治疗酒精肝、乙醇中毒、脂肪肝，可以用于经常饮酒和肝病患者的预防和保养。

二、运动性损伤

【概述】

随着生活水平的提高，越来越多的人都认识到了健身的重要性，但由于不科学的运动所带来的运动性损伤也随之而来。体育运动过程中受到机械性和物理性方面因素所造成的伤害，称为运动损伤。对运动员而言，大运动量、大强度的训练对提高运动成绩有较大的促进作用，而过度使用是导致肌肉或关节损伤最常见的病因。身体的肌肉时常会因过度活动而劳损，一些肌纤维发生损伤而另一些则耗尽了自身的能量，这些能量平时是以糖类和糖原形式储存。一般需要2d多的时间肌纤维才能恢复，糖原得到补充。因为只有未受损伤并有足够营养供应的肌纤维功能才是正常的，而频繁的、高强度的锻炼最终是由相对较少的健康肌纤维来完成，这样就增加了损伤的机会。

运动损伤按时间可分为新伤和旧伤；按病程可分为急性损伤和慢性损伤；按性质可分为开放性损伤和闭合性损伤；按程度可分为轻度、中度损伤和重伤。常见的运动性损伤为疲劳骨折、外胫夹、肌腱炎、跑步者膝、腘绳肌损伤、举重者腰、网球肘、头部损伤和足损伤。它们可由多种不同的运动引起。其主要临床表现共性为：①躯干或肢体某部位疼痛；②特定部位有一压痛点或包块，常伴有某种特殊的体征；③活动都有不同程度受限；④有与疼痛部位相关的过度活动史。

为了避免或减少运动性损伤的发生，很多学者提出了运动医学，运动医学是指医学与体育运动相结合的综合性应用科学。其运用医学的知识和技术对体育运动参加者进行医学监督和指导，从而达到防治伤病、保障运动者的健康、增强体质和提高运动成绩的目的。因此，运动医学在运动员选材、提高运动能力、预防运动疲劳及运动创伤快速康复等方面的研究成为目前体育运动领域研究的热点。

运动性损伤的原因是多方面的，既有客观上的原因，也有主观上的原因。科学运动可以有效地减少运动性损伤。以下几方面可增加运动性损伤的发生率。

1. *思想麻痹大意* 这是出现运动性损伤的主观因素，也是最重要的因素。其中包括对预防损伤的意义认识不足，放松警惕；运动前不检查器械，预防措施不力；好奇好胜，盲目或冒失地进行运动。

2. *准备活动不当* 不做准备活动或准备活动不充分。没有根据专项运动的特点进行准备活动，使机体未能进入工作状态。身体的柔韧性、协调性和灵活性较差而致伤。

3. *缺乏运动经验与自我保护能力* 在体育活动中当出现意外情况时不知道如何处理，惊慌失措或者缺乏自我保护的经验是造成损伤的原因之一，如游泳时出现肌肉痉挛或意外摔倒时，如果缺乏经验或自我保护的常识就很容易发生伤害事故。

4. *技术上的缺点和错误* 技术动作不正确，往往造成局部受力过大或身体失去平衡和控制，从而造成损伤。

5. *体育锻炼的计划安排不合理* 体育锻炼的运动负荷安排过大，尤其是局部负担过重，是造成运动损伤的原因。身体过于疲劳，技术动作就会出现错误或变形，身体的协调性和反应速度也会下降，因此容易发生损伤和意外事故。而长期局部负担过重，会使局部发生劳损。另外，当身体功能状态不良时，人体的运动能力减弱，如果体育活动的计划和安排不能根据身体功能状态改变而调整时，就可能发生伤害事故。

6. *组织安排不严密* 在进行体育活动时如果组织得不严密，就会出现拥挤混乱的情况，可能造成伤害；或因场地、器材、时间安排不合理发生意外事故。

7. *运动环境不好* 运动场地狭窄、不平整，有行人及车辆过往；器械安装不坚固，位置不恰当；运动时服装或鞋不合适；气温或光线不良都可能造成伤害。

【相关检查】

1. *影像学检查* X线、CT和磁共振，是运动性损伤的基本检查项目。

2. *超声检查* 可鉴别内脏损伤程度、类型等。

3. *穿刺技术* 用于鉴别诊断、治疗及预后的一种判断方法。

4. *关节镜检查*　应用于关节腔内部检查的一种内镜，借助它可以直接观察滑膜、软骨、半月板与韧带，特别是通过关节镜技术采取滑膜更为诊断各种关节炎提供了病理依据。

【治疗】

1. *现代急性运动损伤治疗原则*　RICE 原则：rest 休息，ice 冷敷，compression 包扎压迫，elevation 抬高，立即休息以减少出血、损伤和肿胀。冷敷可限制炎症反应并减轻疼痛。加压包扎和抬高则可以减轻水肿。

2. *治疗方法*

（1）急性运动损伤治疗。①镇痛及损伤部位的制动。②抬高损伤部位，用化学冷却或装有碎冰（比整块冰更易接触体表）的冰袋隔一层毛巾冷敷，弹力绷带局部包扎，但不要太紧以免影响血供。10min 后，去除冰袋和绷带，但损伤部位仍应继续抬高。上述操作每隔 60 ～ 90min 重复 1 次，持续 24h。③冷敷后 9 ～ 16min 血管扩张，去除冰袋后仍持续 4 ～ 8min。因此，血管出现扩张或放置 10min 后应去除冰袋，再过 10min 后可重新放置。④局部皮质类固醇注射：关节周围或关节内注射皮质类固醇可以缓解疼痛，消除水肿，同时因抑制了成纤维细胞的活性及胶原沉积，使愈合延迟。注射皮质类固醇可以明显减少肌腱血供，导致缺血性坏死，增加断裂可能性，故应接近而非直接注射在肌腱内。在 15 个月内，注射后的肌腱比未经注射的肌腱要来得弱。重复的关节内注射会使关节软骨中透明软骨成分明显减少，变得柔软而缺乏弹性，产生纤维化。但偶尔或间歇注射则可以避免这种情况发生。⑤替代运动：患者应该避免运动直至治愈。如果另一种运动方式不会牵拉受损部位或引起疼痛，则应当被鼓励。这样活动可以保持肌张力。如果训练达到接近损伤的程度，通常需要 2 周以上的休息。在回复正常训练前，必须要先恢复肌肉的柔韧性，力量和耐受性。⑥矫形器：治疗足的过度内旋通常使用矫形器，它们可伸屈，半固定或全固定。其远端可达跖骨头，甚至超过足趾。田径运动员一般采用半固定，远端达到足趾。好的运动鞋应该有坚硬的后跟来控制足后跟，有鞍部以预防脚向内侧滑动而过度内旋，并有带内衬的项圈来限制距小腿关节的内翻。必须允许矫形器有一定空间，通常做法是减少鞋宽度一个字母分级。

（2）脑震荡：是足球运动员的“职业病”。①卧床休息 5 ～ 7d。②对症治疗：镇静药、镇痛药。③减少对外刺激，消除恐惧心理。

（3）关节磨损引起无菌性炎症：长期从事剧烈运动的运动员等。①早期骨关节无感染者，减少运动量，注意休息。②镇痛治疗：如布洛芬等。③注射润滑剂。④药物不能治疗可考虑关节镜或人工关节置换。

（4）骨折和内脏损伤：比较严重的运动损伤。①鉴别有无内脏损伤。②不考虑立即给予镇痛药，以免漏诊、误诊。③局部伤口清洗、消毒。

（5）网球肘：从事网球、羽毛球、乒乓球等运动的人易患此病，症状是肘部疼痛及前臂放射性疼痛，严重时甚至不能持物。①休息，千万不要强忍伤痛继续打球。②肘部进行冷敷，每次 15 ～ 30min，每天数次，每次间隔至少 30min。③药物：服用非类固醇的抗炎药物，如双氯芬酸等。

【健康管理】

1. 热身运动是包括剧烈活动前的放松活动，几分钟即可让肌肉温度上升至 38℃，并使其更柔韧、强健和耐损。主动热身运动比用热水、热垫、超声或红外线灯被动加热效果更好。

2. 牵拉活动虽然不能预防损伤，但可使肌肉产生较大的拉力，应在热身运动后或训练后进行，为避免直接受伤，时间不宜超过 10s。

3. 训练结束前逐步放松可预防头晕和晕厥。如果剧烈活动后突然停止，血液蓄积在肢体远端静脉中，可能引起头晕甚至晕厥。

4. 最后的放松运动可以促进血循环和血中乳酸排泄，但不能防止第 2 天的肌肉酸痛，因为这与肌纤维损伤有关。

三、慢性阻塞性肺疾病

【概述】

慢性阻塞性肺疾病（COPD）是具有气流受限特征的疾病，气流受限不完全可逆，呈进行性发展。长期的咳嗽、咳痰、呼吸困难三大主要症状。主要与肺部对有害气体或有害颗粒的异常炎症反应有关。该病最终发展为呼吸衰竭和肺源性心脏病。目前认为，慢性阻塞性肺疾病是一种可以预防、治疗的疾病。吸烟是引起 COPD 最常见的危险因素。长期吸烟可导致呼吸道纤毛结构和功能异常，局部抵抗力降低，增加呼吸道阻力。同时，由于社会的进步、经济的发达、物质的丰富、人们长时间在干燥、温热、有空调的舒适环境中生活，饮食结构的改变，农业科技的进步，各种杀虫剂、催熟剂、保鲜剂等的应用使慢性阻塞性肺疾病的患者呈不断上升的趋势。

【临床症状】

本病起病隐匿，多于中年以后发病，常反复急性加重，好发于秋冬寒冷季节、慢性咳嗽、咳痰通常为首发症状，少数病例不伴咳嗽。痰为白色泡沫痰或黏液性痰，感染是促使慢性阻塞肺疾病发生、发展的重要因素之一，空气污染为细菌感染增加了机会。合并感染时痰量增多，常有脓性痰。气胸或呼吸困难是 COPD 的典型症状，早期仅于劳力时出现，后逐渐加重，生活活动甚至休息时也感气促。部分患者可伴喘息、胸闷、通常于劳力后发作。晚期患者体重下降、食欲缺乏、精神抑郁。合并感染时可咳血痰或咯血。后期出现低氧血症和（或）高碳酸血症，可并发慢性肺源性心脏病和右侧心力衰竭。

慢性进行性不完全可逆性气流受限是 COPD 的病理生理特征。慢性阻塞性肺疾病全球倡议（GOLD），研究表明：COPD 患者第 1 秒用力肺活量在第一阶段几乎不下降，在第二阶段下降至每年 47 ～ 79ml，在第三阶段下降至每年 56 ～ 59ml，在第四阶段下降至每年＜ 35ml。所以，依据肺功能检测，发现肺功能异常时应早治疗，以降低肺功能损害。

具有以下特点的患者应考虑 COPD 诊断：慢性咳嗽、咳痰、进行性加重的呼吸困难及有 COPD 危险因素的接触史。确诊需要肺功能检查，使用支气管扩张药后用力呼气量：用力肺活量（FEV_1/FVC）＜ 70% 可以确认不可逆的气流受损。

【流行病学】

COPD 是全球高患病率、高病死率的疾病之一，位居死之原因的第 4 位。全世界约有 2.7 亿 COPD 患者，发达国家患病率为 5% ～ 15%。我国 40 岁以上人群中，COPD 患病率约为 8.2%，其中男性 12.4%，女性 5.1%，农村 8.8%，城市 7.8%。COPD 是我国城市居民的第 4 大死亡原因，而在农村则为首要死亡原因。

2001 年 WHO 和美国国立心肺血液研究所、美国胸科学会、欧洲呼吸病学会共同制定了“慢性阻塞性肺疾病全球倡议（GOLD）”，随后进行了多次修订，我国有关部门也参照 GOLD 制定了我国的 COPD 诊治指南。尽管许多国家都在鼓励禁烟，但在未来的几十年中，COPD 仍是一项严重的公共卫生问题，预计到 2020 年 COPD 将是全球第 5 位负担最重的疾病，并排于死亡原因中的第 3 位。

【相关检查】

1. 肺功能检查　是诊断 COPD 的金标准，对 COPD 严重度评价、监测治疗反应和疾病进展评估预后均有重要意义。对于所有慢性咳嗽、咳痰和危险因素接触史的患者进行肺功能检查。确诊 COPD 患者应定期随访肺功能，推荐每年至少随访 1 次。

2. 胸部 X 线　COPD 早期无明显变化，典型胸部 X 线症为肺过度通气。

3. 胸部 CT　一般不作为常规检查，可用于鉴别诊断。

4. 其他　合并感染时，痰培养可见大量中性粒细胞。

【治疗】

1. 急性发作期治疗：①支气管扩张药如甲基黄嘌呤、胆碱能受体阻滞药；②吸入糖皮质激素；③全身糖皮质激素应用；④祛痰和镇咳药；⑤抗氧化药；

⑥免疫调节药；⑦流感疫苗；⑧中医治疗。

2. 吸入支气管扩张药、口服氨茶碱、激素药，有感染指征用抗生素。

【健康管理】

控制疾病复发，提高生活质量是COPD治疗和康复的重要内容。各种治疗方法，如控制炎症和诱发因素、家庭氧疗、呼吸训练、增强体质等对改善患者的生活质量有积极的作用，取得了一定的临床疗效。

1. *戒烟是最有效、最重要的干预措施* 因为吸烟和吸入有害烟尘是导致COPD的主要危险因素，烟草中所含的化学物质可损伤气道上皮细胞，使呼吸道净化能力下降，烟龄越长，吸烟量越大，COPD的患病率越高。吸烟引起的疾病中，COPD占了45%。所以要彻底戒烟，并且越早越好。不吸烟者要防止被动吸烟，同时有咳嗽、咳痰等症状的人应尽量远离烟尘作业场地。戒烟会使咳嗽、咳痰等症状减轻，也可阻止病情发展。

2. *重视急性发作期的治疗* COPD常在秋冬季出现急性发作或加重，表现为咳嗽加重，痰量增多，脓性痰或呼吸困难加重等。因此，必须及时就医，在医师指导下合理应用抗生素、祛痰药和支气管扩张药等，决不能因为病情稍有稳定就停止治疗，以免病情反复，造成恶性循环。

3. *防止感冒* 减少感染，增加运动，增强生活信心。COPD是一种病程长、反复发作的慢性疾病，因此，患者的生活要有规律，经常保持稳定乐观的情绪，避免其他疾病的感染，采取一切耐寒锻炼，如用冷水洗脸等都很重要。营养不良会损害肺功能，使机体免疫力下降。同时，适当参加一些体育活动，如做呼吸操，可以增强膈肌活动度，增大肺的通气量，改善肺功能。

4. *营养支持* COPD患者存在不同程度营养不良，COPD病情加重时营养状况往往恶化，表现为脂肪减少，肌肉萎缩以及内脏蛋白减少，其中肌肉萎缩表现最为明显，所以营养支持尤为重要。给予COPD患者正确的饮食指导，以提高患者的营养状态。饮食方面以摄入高蛋白、高热量、高维生素、低糖类为主，同时避免产气食物，糖类摄入过多，对呼吸道储备功能较差的COPD患者来说，势必会增加通气负荷。低糖可以避免血液中的二氧化碳过高，减轻呼吸负担。高蛋白食物可以防止营养过剩，提高能量水平，有助于肌肉和骨骼的强壮。由于缺氧，患者的消化功能受到影响，食欲状况较差，应注意食物的色、香、味。做到清淡而又易消化，少油腻。适当吃些蔬菜、水果和奶类食品，注意补充维生素及微量元素。忌食生冷和咸、辛辣、油腻食物等。对心、肝、肾功能正常的患者，应给予足够的水分，每日的饮水量应在1500ml以上。充足的水分有利于维持呼吸道黏膜的湿润，使痰的黏稠度降低，咳痰较为容易。

5. *家庭用药指导*　COPD 患者稳定期仍然要用多种药物维持治疗，正确的用药非常重要。

（1）抗生素药物：告诉患者不要随便服用，以免引起细菌耐药。当出现呼吸困难加重，咳嗽伴有脓痰量增加时，应及时就医。

（2）祛痰药：患者呼吸道内产生黏液较多，痰液不及时咳出可继发感染，增加呼吸道阻力，应及时咳出。氯化铵容易引起胃肠道反应、皮疹等，若有不适应及时调整药物。

（3）平喘药：可松弛支气管平滑肌、扩张支气管、缓解气流受限。茶碱的不良反应为胃部不适、恶心、心慌、心悸、头痛、失眠等，指导患者严格按照医嘱服用。教会患者正确沙丁胺醇和沙美特罗等气雾剂，做到定时、等量使用。

（4）其他类药物：免疫调节药、流感疫苗、气管炎疫苗及其他中医中药也可试用。可以调节患者免疫力，增强抗病能力。

6. *康复期呼吸功能锻炼*　可预防疾病发作和病情加重，减轻症状，增强体质及日常生活能力，减少患者住院次数，提高患者生活质量。通过长期的锻炼，使呼吸肌尤其是膈肌强壮有力，改善呼吸形式，提高呼吸效率，从而使减退的肺功能得以恢复及阻止肺功能进一步下降。

（1）训练腹式呼吸，指导患者取坐位或半卧位，用鼻吸气，放松腹壁，膈肌最大程度下降，腹部缓慢隆起，呼出气体由双唇间均匀地排出，腹肌收缩腹部下降；以提高通气量，减少耗氧量，改善呼吸困难，提高运动耐力。

（2）训练缩唇呼吸，闭嘴经鼻吸气，呼气时紧缩双唇并向前突出如吹口哨状，缩唇大小程度与呼气流量应能使距离口唇 10 ～ 20cm 处，于口唇等高水平的蜡烛火焰随气流倾倒又不致熄灭为宜；这样可以延缓呼气流速，提高呼吸道内压力，以抵抗呼吸道外的动力压迫，防止细呼吸道呼气时过早闭合。

（3）深呼吸和有效咳嗽，尽可能取坐位或半坐位，深呼吸（收缩腹部），屏气 3 ～ 5s 继而缩唇，缓慢地通过口腔将肺内气体呼出，在深吸一口气后屏气 3 ～ 5s，屏住呼吸可以延长肺内氧气和二氧化碳的交换时间，从而使更多的氧气进入血液中。从胸腔进行 2 ～ 3 次短促有效的咳嗽，即咳嗽在深呼吸后进行，同时收缩腹肌，帮助痰液咳出。背部叩击帮助咳痰，指导家属掌握正确的背部叩击方法，五指并拢，掌心凹陷中空，手腕部放松，迅速而规律地叩击背部，方向为从背部两侧向中间、从下向上叩击。每次叩击的时间以 10 ～ 15min 为宜。

（4）为改善患者的肺通气功能，增加肺活量，指导患者进行吹气球、吹水泡、吹乐器等，训练肺功能的同时，也增加了娱乐活动，改善生活质量。

（5）可以进行适当的体育锻炼，如步行、爬楼梯、蹬车、广播操、太极拳等即可增加胸廓活动度，改善肺功能，并能增强体质。

四、躯体化障碍

【概述】

躯体化障碍（somatization disorder，SD）是以多种反复出现、经常变化的躯体不适和疼痛为主的一类综合征，又名Briquet综合征。主要特征为多种、反复出现、经常变化的躯体症状，症状可涉及身体的任何部分和器官，即疼痛系统、呼吸循环系统、胃肠道系统、泌尿生殖系统、神经系统五大系统。各种医学检查未能发现相应的身体疾病的证据，即使存在某些躯体异常结果亦不能解释患者症状的性质或程度，常导致患者出现社会、人际及家庭行为方面长期存在功能障碍，反复就诊于各大综合性医院。躯体化障碍患者常合并焦虑及抑郁症状。目前对此病识别率不高，常被误认为某些躯体性疾病。研究认为，躯体症状是内心压力的表达，不是对外界的防御。其病因往往与长期存在的不愉快的生活事件或心理因素有关。家属的心理健康状况与患者情绪及生活质量有着直接的关系。良好的社会支持能帮助患者舒缓压力，保证情绪平稳。躯体化障碍在美国普通人群终身患病率为0.13%，我国终身患病率为0.2% ～ 2.0%。女性高发于男性。

躯体化障碍有各种类型：强迫型、焦虑型、抑郁型，患者个性心理素质往往较差，容易导致对身体不适和疾病的过度关注。

【临床症状】

本病最早以模糊的躯体不适主诉形式出现于青少年时期和成年早期。可以是身体的任何部位，特殊的症状和出现频率有跨文化差异。在美国，典型的症状是头痛、恶心和呕吐、胀气、腹部疼痛、腹泻和便秘、月经不调、性冷淡、尿失禁。男性患者常主诉勃起不能和射精障碍。常见各种神经系统体征。虽然本病以躯体性症状为主，但也可伴有焦虑和抑郁。通常患者在陈述时，显得戏剧化和情绪化，称这些症状“不能承受”“难以描述”或者“难以想象”。

患者在人际关系中表现出极强的依赖性。他们越来越多地寻求帮助和情感支持，一旦不能满足，便勃然大怒。他们常表现得富有表演性和诱惑性。他们以威胁和自杀相恐吓，以达到操纵别人的目的。对治疗一旦不满意，他们会不断更换医师。

症状的严重程度和持续时间反映出患者在生活的各个方面需要被人照料的强烈愿望。这些症状在帮助患者逃避作为成年人所应承担的责任的同时，也是对患者自己的惩罚，给其带来痛苦，它事实上反映了患者情感深处的无价值感和内疚感。

【诊断】

患者不知道疾病的病因所在，所以要求医师给予检查和治疗。而医师通常也是通过许多检查以排除可能的可以解释其症状的躯体疾病。由于这些患者与此同时可能伴发其他躯体疾病，所以当躯体症状发生显著改变时，应对患者进行必要的查体和实验室检查。即便患者和医师已建立了良好的医患关系，专科医师的咨询常也是需要的。

诊断标准包括躯体症状起病于 30 岁以前，疼痛至少累及身体 4 个部位，2 项以上的症状，至少存在 1 项与生殖系统方面的症状，至少存在 1 项神经系统症状（疼痛除外）。主诉症状的戏剧性及患者具表演性、依赖性、操纵性的个性素质和自杀行为都是对本诊断的支持。人格障碍，特别是表演型人格障碍，边缘型人格障碍和反社会型人格障碍常和躯体化精神障碍有密切关系。

如果患者存在持续、反复的躯体形式的问题，但均不符合以上各项诊断标准，这种情况诊断为未分化的躯体型障碍。

躯体化障碍须和广泛性焦虑障碍、转换性障碍和重症抑郁相鉴别。本病以躯体症状为突出表现，具有多发性和持续性特点，缺乏生物学指标和内源性抑郁的特征性症状。本病的自杀行为也显示出表面和企图操纵的特征。

【治疗】

躯体化障碍的疾病严重程度可呈波动性，但持续终身。很少有长时间的完全缓解。部分患者多年以后变得明显抑郁，其自杀行为（真正的自杀）越发具有危险性。

本病治疗非常棘手。如果告诉患者其症状完全是心理因素所致，他们会有挫折感进而大怒。药物治疗常无效。药物治疗主要是在医师指导下服用小剂量 SSRI 类（帕罗西汀、氟西汀等）和 SNRI 类（文拉法辛等）抗抑郁药物治疗。即便患者同意精神治疗，心理治疗也少有效果。通常最有效的治疗是建立平稳、牢固和支持性的医患关系，以帮助患者减轻症状，避免不必要的诊断和治疗性程序。William Glaller 创立的现实疗法强调人的主动性和能动性，并着眼于人的意识层面的分析，使患者淡化自己“患者”的角色，融入家庭，回归社会。有利于改善躯体化障碍症状，提高生活质量。

五、抑郁情绪与抑郁症

【概述】

现代经济社会快速、紧张的生活与工作节奏，使越来越多的人进入心理亚健康状态：失眠头痛、兴趣减退、精力不足、情绪低落等，给正常的生活、工作及身心健康造成极大的困扰，而这些症状其实多为抑郁的躯体表现。这样的状态如持续出现，则可能发展成抑郁症。

抑郁是一种负性情绪障碍，是指人们的情绪在某些负性因素的影响下，较长时间处于一种持续而严重低落，无法正常生活和工作的状态，是正常情绪的一种，而抑郁症是一种病态反应。抑郁症是一种病性的严重情绪障碍或心境障碍的发作，是需要符合抑郁障碍诊断标准的一组抑郁症状。这一组抑郁障碍症状又引起社会功能障碍，以及个人内心极端的痛苦，持续时间一般在2周以上，才会诊断为抑郁症。

抑郁症的起因是一个多因素问题，遗传占有一定影响，第二是社会因素，现代快节奏的社会生活使人需要处理的信息应接不暇，所接触到的负面信息也比较多，人们的情绪往往受其影响；第三是心理因素，部分有追求绝对的完美的性格特征的人特别容易感知消极和不愉快的情绪，这种情绪积累多了，就很有可能会出现抑郁症。第四是器质性因素，中枢神经性疾病、脑血管疾病和内分泌疾病等，也会导致抑郁症的产生。

【流行病学】

据世界卫生组织的研究显示，目前全球抑郁症年患病率为4%～8%。抑郁症已成为世界第四大疾病，仅次于冠状动脉粥样硬化性心脏病的第2大疾病。近20年来，中国抑郁症的发病率上升了8～10倍，占人口总数比例达4%～8%，有相关调查显示，中国每年有20万人因抑郁症而自杀，抑郁症患者总数达9000万人。

【临床症状】

抑郁症核心症状是人们所熟悉的“三低”即情绪低落、思维迟缓和行为减少。

1. *兴趣丧失*　患者表现为无精打采，对一切事物都丧失了兴趣。不能体验乐趣，无愉快感，精力减退或有疲乏感。丧失了既往对生活的热情，越来越不愿参加正常活动。开始可能仅对少数几件事，如食物、异性、社交活动、兴趣索然，以后对一切活动，包括既往嗜好、娱乐活动和家人、孩子、亲友团聚等都毫无兴趣，闭门独居、疏远亲友、回避社交。

2. *精力丧失*　开始仅主观感到精力不足、疲乏、无力，日常活动虽继续进行，但表现是机械和被动的，无精打采、精疲力竭，连盥洗、衣着小事都感到费劲，丧失积极性和主动性。

3. *自我评价过低*　常过分夸大自己的缺点，自卑、自责。患者总以批判的眼光、消极否定的态度看待自己的现在、过去和未来。把自己说得一无是处，认为自己对不起父母、亲朋好友，感到自己丧失了一切能力，已成为废物，活着只能给家庭和社会增添麻烦，成为包袱；常把过去的一些轻微的过失或错误夸大为不可饶恕的罪行而惩罚自己，如拒食、干重活、吃剩饭等。患者的无用感、无价值感、强烈的内疚和自责，使他对前途感到暗淡无光，对自己的一生感到无助、无望。

4. 食欲缺乏　体重明显降低。还会产生食欲缺乏、体重减少、性欲减退，身体不适明显增强，不想站到别人面前。出现睡眠障碍，如失眠、早醒、睡眠过多。

5. 感到生命缺乏意义与价值　认为活着没有多大意思。反复出现想死的念头。绝望感强，有自杀倾向。

【相关检查】

抑郁情绪测评的方法主要包括自评法和他评法。常用的自评问卷或量表有：Beck 抑郁问卷（BDI）、抑郁自评量表（SDS）、流调中心用抑郁量表（CES-D）等；常用的他评工具除 HAMD 最为常用外，还有蒙哥马利抑郁评定量表、抑郁症状问卷和 Raskin 量表等。

许多抑郁症患者睡眠脑电图显示异常，表现为睡眠发作延迟，快速动眼潜伏期缩短，首次快速动眼期延长和异常的 δ 波睡眠。目前研究人员正试图用睡眠脑电图对情感性障碍患者进行诊断。

【治疗】

治疗方法主要包括躯体治疗和心理治疗，其中躯体治疗包括药物治疗和电痉挛治疗，大多数情况下，这几种方法合并使用会获得较好的疗效。其治疗的目标是降低发病的频率、严重性和心理社会的不良后果，增强发作患者的心理社会功能。抑郁症的治疗需要精神科医师、心理治疗师、社会工作者三方联合，才能真正提高抑郁症的治愈率，降低抑郁症的整体发病率及致残率。

【健康管理】

随着社会压力逐渐增大，患抑郁或焦虑障碍的人越来越多，名人也不乏其人。平日生活中要多关注自身心理的变化，如出现情绪低落、失眠、头痛等常见的躯体症状时，要引起注意，及时调整自己。很多人对抑郁认知不足，不知道或不愿意承认自己患有抑郁障碍，认为这是种耻辱，而采取心理抵触和回避的态度，导致未能得到及时、正确的诊断和治疗。

1. 保持快乐和自信　定时进行体育锻炼，锻炼后可以给人一种轻松和愉悦的感觉，有益于克服孤独感，但锻炼必须有一定的强度、持续时间和频率，才能达到预期效果。在开始锻炼时，须先向自己的主治心理医师咨询。其次加强人际关系的建立。“朋友乃良药”，如果有一位可以倾诉内心的朋友，就让他知道您的心情。不要觉得不好意思，担心麻烦别人，或害怕自己表现软弱；应该明白每个人都有困扰的时候，朋友是可以理解你并希望能够帮助你的。

2. *补充食物营养* 食物中所含的维生素和氨基酸对人的精神健康具有重要影响，营养的缺乏也是导致抑郁发作的一大诱因。因此，心理专家建议多吃维生素B含量丰富的食物，像粗粮、鱼等。

3. *改善睡眠状态* 睡眠障碍是抑郁症患者最为常见的症状，很多抑郁症患者发生各种意外情况也常是在夜间睡眠不好的情况下出现，因此改善睡眠状态是一项非常重要的工作。应努力建立规律的作息时间，白天少卧床，中午不要午睡，晚上不要过早就寝，增加白天活动的内容。一些患者开始时会感到很不适应，甚至会认为这些措施过于苛刻，但坚持下来很快会看到它对改善夜间睡眠的好处。此外对于确实夜间难以入睡、非常痛苦的患者，可遵医嘱口服适量的镇静催眠药，以帮助其睡眠。与此同时，为患者创造一个安静、舒适的睡眠环境。然而这些措施并不能保证患者通宵睡眠，有时通过药物也难以达到，此时可在早醒时起床，尝试着做一些事情或一些活动。这是出于两种原因，一是强迫睡眠是不适宜的，二是安眠药物可使抗抑郁剂的作用局限化，增加睡眠对抑郁症的治疗并没有直接的帮助。

4. *日常生活料理* 抑郁症患者往往诉说自己疲乏、无力、无心打理日常起居生活，甚至穿衣、梳理、如厕都感吃力，从而表现得终日卧床不起，不洗漱，生活极度懒散。应设法改善消极状态，既不可完全包办替其打理一切，也不能置之不管，最好是在耐心劝慰下，鼓励患者自行解决，若不能奏效时，可由护理人员协助患者共同完成，让患者感到自己并不是完全丧失了自理能力。护理人员在协助完成的过程中，还应注意多以积极正性的语言给予患者支持与信心。

5. *外出交际* 把自己关在家里，逃避与人接触，是抑郁症患者常见的表现，而这首先是他们所需要改变的地方。抑郁症患者常表现为情绪低落、自我评价低、不如他人、什么都做不好等负面症状，这些感受导致他们兴趣匮乏、遇事退缩、减少社交活动、封闭自己，这使得抑郁症者处在恶性循环之中，不断地强化了自我症状。

改变这种恶性循环的前提必须强迫自己走出去，多接触朋友，参加社会活动或出去旅游，尽管开始内心会很痛苦，但是只要坚持一段时间后，负面的情绪感受就会被外部环境慢慢消融，你的自信心就会重燃起来。

6. *观息法* 观息法是心灵重塑疗法其中的一种净化内心的方法。呼吸的品质代表着生命的品质，呼吸伴随着生命的开始和结束，呼和吸称为“息”。

抑郁症患者可在早晚的时间练习观息法，练习时轻轻闭上双眼，把注意力放在呼吸上，无论任何念头出现，你都要以不推、不抗、不纠缠的心接纳它，而你所需要做的就只是纯然的观察呼吸，以盘腿的姿态，120min时间为基础，半个月至1个月后，可以延长练习时间至40min到1h。

7. 冥想法　冥想是身心灵修习的一种很好行为，现在已被广泛地应用到心理治疗和心灵成长活动中，冥想可以减少紧张、焦虑、抑郁等情绪，有规律地练习冥想会增强意识，有助于抑郁症患者获得启迪。虽说是冥想，但却有很多方法，这里所提出的是一种简单的冥想练习，抑郁症患者只需在内心中确定一个自己的愿景图，它可以是任何一种主题，以抑郁症患者自身感到平静、放松或是愉悦为准，然后在大脑中去想象实现，越是能集中投入情感在这个愿景图上，效果就越好，这个练习要持续重复去做。

8. 整理感受　抑郁症患者更多时候是沉浸在自己的消极感受中，虽然在他们的认识层面上有时也认为自己的想法或情绪是不合理的，但是自己仍是无力摆脱，要想真正转变这种认识的方法之一，就是把自己的感受整理在一个专门的笔记本上，无论是多么荒唐的或者在你认为是可笑的，你所要做的就只是完整地整理在笔记本上，不要急于去分析它、认识它，你可以在锻炼或者身心状态有所缓解之后，再去看它，要知道，只是去看不必分析，因为这不是锻炼你分析和认识的能力，你也不缺乏这种能力，而你一定会有不同的感受。

9. 拒绝对号入座　由于抑郁症患者没有良好的内心防御能力，往往会把自己的状况与其对照，造成内心更大的压力，更有甚者起初只是有一些抑郁的情绪，最后却被自己强化为了抑郁症，所以减少关于抑郁症或是其他心理症状方面信息的了解是很重要的。

10. 阅读书籍　开卷有益，多阅读一些心理学、哲学等方面的书籍，可以提高我们的智慧，让我们对自身对生命有更深刻的认识，超越过去的思想局限。

第6章 其 他

第一节 腕管综合征

【概述】

腕管综合征（carpal tunnel syndrome，CTS）是正中神经在腕部因为各种原因受到压迫后产生的一系列症状和体征。腕管是腕前区的一个骨纤维性管道，内有正中神经，4 条指伸屈肌、4 条指浅屈肌和 1 条拇长屈肌共 9 条肌腱及其腱鞘通过。腕管的底部是由腕骨、腕掌关节和其表面的韧带构成的凹形面，顶部为腕横韧带，内外两侧分别与腕桡侧管和腕尺侧管邻近。腕管的这一系列结构使它缺少伸展性和对压力的缓冲效果。滑膜所分泌的滑液在腕管内起到了润滑剂的作用，降低了肌腱之间以及肌腱与腕管管壁之间的摩擦力。

CTS 病因多种多样。环境因素如腕关节长时间的极度屈曲或伸展，反复动作的慢性损伤以及暴露于震动环境。另外，年龄、性别、妊娠、绝经、肥胖、肾衰竭、甲状腺功能减退、应用口服避孕药、充血性心力衰竭等导致体液平衡改变从而导致腕管内容物体积的增加，外伤性的损害导致手腕变形甚至发生骨折（如 Colles’骨折），直接或间接导致创伤后关节炎，从而造成腕管容积的减少或腕管内容物体积的增加；神经性因素如糖尿病、酒精中毒、维生素过量或缺乏、暴露于毒物当中都可以引起神经毒性作用。

这一系列因素均可使正中神经受到压迫，出现血液供应障碍、组织水肿，进而出现脱髓鞘改变，严重者可出现纤维样改变，降低神经传导的速度，甚至引起传导停滞，最终导致神经支配区域的运动以及感觉功能出现功能障碍，也就是 CTS。

【流行病学】

CTS 在普通人群中发病率约 1.8/1000（女性 2.8/1000、男性 0.9/1000），在有明显易患因素的职业里发病率可高达 17%。

【临床表现】

典型的CTS临床表现为桡侧三指半麻木、疼痛。早期变现为间歇性感觉麻木或疼痛，病情逐渐发展，症状出现进行性加重，疼痛最明显的时间为夜间，也可出现于腕部疲劳时。患者在腕部疲劳时，除了出现手指疼痛及麻木外，还伴有手掌桡侧及手指皮肤无汗、干燥等临床症状。疾病发展至晚期后，患者可出现手指捏、持或握物的力量显著降低，食指、拇指及中指发展为感觉障碍、大鱼际出现明显肌肉萎缩。

目前，临床症状及电生理检查（神经传导测试和肌电图）被公认为是诊断CTS的金指标，其敏感度达可85%～90%。

CTS的分期包括症状分期及电生理分期。

1. *症状分期* 轻度：正中神经支配区感觉麻木，无大鱼际肌萎缩及拇指对掌功能障碍；中度：正中神经支配区域感觉麻木，大鱼际肌萎缩，但无拇指对掌功能障碍；重度：正中神经支配区域感觉麻木，大鱼际肌萎缩及拇指对掌功能障碍均为阳性。

2. *电生理分期* 轻度：①EMG（－）；②DML<4.5ms；③感觉电位：仅正中、尺神经环指感觉电位潜伏期差值≥4ms，或1～3指中至少1指的SNAP的波幅较健侧下降超过1/2；中度：①EMG（+－）；②DML≥4.5ms；③感觉电位：1～3指的感觉电位尚可引出，但传导速度减慢<40.0ms；重度：①EMG（+）；②DML明显延长甚至消失；③感觉电位：1～4指中至少1指的感觉电位消失。轻中度CTS则可先行非手术治疗，重度CTS伴有鱼际肌萎缩及对掌功能障碍，需尽快手术治疗。

【诊断】

CTS的诊断依据除了病史、工作性质、临床症状和体征以外还应有相关的实验室检查。目前超声、磁共振、神经传导速率的测定已成为诊断CTS的重要手段。

1. *超声* 超声是以非侵袭性手段观察通过腕管组织的解剖结构，可以很清晰显示屈肌支持带、神经周围肌腱等软组织以及正中神经内血管变化，清晰显示腕管内正中神经的肿胀增粗或是受压扁平。同时，超声能显示神经受压原因，观察术后神经的形成及运动能力的改善情况。超声可以排除一些与CTS患者有相似临床症状的疾病，如腱鞘炎、解剖学损伤等。并且由于方便、价廉、无创等优点，超声已广泛应用于临床对CTS的协助诊断。

2. *磁共振成像技术* 对信号的改变非常敏感，软组织对比度清晰，能够精确显示腕管内组织的结构，准确测量正中神经的大小，进而计算膨胀率、扁平率和其他腕管参数。因此，临床可以通过观察腕管内容物或者腕管壁的变化对疾病进行判断。然而不能对 CTS 患者的感觉损伤程度进行分级。

3. *神经传导速率测定* CTS 患者正中神经的传导速率由于腕管内压力过高而变慢。神经传导速率能够很好地反映神经功能，不仅可以对 CTS 的严重程度进行分级，并且可以确定疾病的病理生理类型，如神经传导阻滞、脱髓鞘或是轴突的退化。

【治疗】

CTS 治疗主要包括非手术治疗和手术治疗。

1. *健康宣教，解除易患因素及积极治疗危险因素* CTS 作为常见的周围神经卡压型疾病，存在明显的易患因素，是多种因素共同叠加产生的症状。因此，应针对有明显易患因素的人群进行健康宣教，及时解除病因，降低其发病率，这将有重要意义。糖尿病、甲状腺功能减退症、肌纤维痛及类风湿关节炎等疾病对 CTS 患者的症状及治疗有相关性。因此，早期治疗计划应包括针对危险因素疾病的治疗。对于存在有较明显易患因素的 CTS 患者来说，休息或更换工作以解除易患因素对于症状的控制与缓解有较为重要的意义。

2. *夹板制动* CTS 的症状和体征与腕管压力增高、正中神经的受压程度有关。随着腕部不同角度的运动，腕管内的压力也发生着变化。局部夹板制动疗法是选用石膏、支具等使腕关节制动于中立位，是治疗 CTS 一种治疗方法。夹板制动疗法可有效减少腕管对正中神经的压迫，从而有利于腕管内炎症及水肿的减退。对轻症状患者，夹板治疗是目前最常见的非手术治疗手段之一。推荐佩戴 3 个月即可，无须长期佩戴。

3. *局部封闭治疗* 局部封闭治疗是指在腕管内注射皮质类药物。当患者改变活动方式，且接受夹板治疗后症状仍存在时，可考虑腕管注射皮质类固醇，以达到消炎、消水肿及镇痛的作用，从而缓解正中神经压迫症状。类固醇药物局部封闭治疗的效果良好，但作用并非是长期的，且有不良反应。类固醇药物局部封闭治疗的全身并发症有感染、激素不良反应、糖尿病患者高血糖等，局部并发症包括色素脱失、皮下脂肪萎缩、肌腱断裂和神经损伤等。

4. *体外冲击波治疗* 体外冲击波治疗是一种安全有效、非侵袭性、并发症少的治疗方法。当冲击波作用于肌肉骨骼组织时，它起到的是一种“重建”作用，或者是激发机体重建程序的作用，以达到治疗疾病的目的，这时冲击波更像催化剂，加速机体内某些生物化学反应，促进机体的损伤再修复。体外冲击波治疗可作为是腕管综合征的新型治疗方法。

5. *中医疗法* 腕管综合征在中医学中属于“筋痹”范畴，中医学认为该症多因长期、重复性劳损，外受风寒、外伤等原因瘀血内停，筋脉损伤，使得经络不通、气血不畅所致。所谓“不通则痛”，“不容则麻”，久之气血停滞，压迫神经，引起局部酸痛麻木。中医治疗腕管综合征的方法主要有中药熏洗、针灸、按摩及针刀治疗。

中医讲究辨证施治，轻度的主要通过针灸穴位和推拿按摩等措施达到通经活络，气血化瘀之目的。中度的针灸推拿效果不好的，使用针刀松解法微创解除腕管的卡压。

6. *其他疗法* 口服药物治疗，主要包括非甾体抗炎药、肾上腺皮质激素、神经营养药、利尿药等。非甾体抗炎药、肾上腺皮质激素能抑制腕管内炎症反应从而减轻疼痛，口服利尿药可减轻腕管内水肿。

7. *手术治疗* 手术治疗主要用于中至重度CTS患者，主要包括传统腕管切开松解减压术、小切口腕管松解术和内镜下腕管松解减压术。其手术入路主要是基于腕管解剖结构基础上发展起来，并且随着研究的深入以及技术的提高，不断改良，以最大限度降低患者在术中以及术后的痛苦，尽快恢复手部功能。

第二节 健康睡眠与自我管理

【概述】

人的一生有1/3的时间在睡眠中度过。睡眠是自然界赐予人类最完美的摄生方法。我们要保持身体的健康，就必须使睡眠和觉醒交相更替，以取得机体的动态平衡。

什么是睡眠呢？

根据现代医学的定义，睡眠是一种在正常生命过程中自然发生的、并与清醒状态不断交替的精神状态。夜间当人们感觉困倦时，人的意识会发生改变，感官活动会受到抑制，对外界刺激的反应能力下降，不能进行有目的的活动，与周围环境的互动交流也会随之减少，逐渐进入睡眠状态。当人处于睡眠状态时肌肉放松，神经反射减弱，体温下降，心跳减慢，血压轻度下降，胃肠道蠕动和新陈代谢速率均减慢。经过一晚的睡眠，个体的精力和体力往往能够很快地得到恢复。

人为什么需要睡眠？

1. *消除疲劳，恢复体力* 首先，睡眠过程中，身体处于放松状态， 新陈代谢得到重新调整和恢复，帮助我们积累能量。其次，睡眠期间，平卧体位时大脑的血流量是站立体位的7倍，从而有利于促进大脑中代谢废物的清除。

2. *保护大脑，提高记忆* 良好的睡眠有助于维持大脑的高级认知功能，使得日间精力充沛、思维敏捷。此外，睡眠也是机体整合信息、巩固记忆的重要时期，充足的睡眠能够增强记忆力，提高学习效果，对工作和学习都有非常重要的帮助。

3. *增强免疫，康复机体* 睡眠可以直接参与，或通过对神经系统和神经内分泌系统的影响间接参与对免疫系统的调节。睡眠质量好的人体内T淋巴细胞和B淋巴细胞的含量明显高于睡眠质量差的人，而T淋巴细胞和B淋巴细胞是免疫系统的“主力军”，其水平高低可直接影响着人体抵抗病毒、细菌的能力。所以人在生病时往往感觉困倦疲惫，睡眠需求比平常更多。充足的睡眠在一定程度上有利于疾病的缓解。

4. *促进生长，调节发育* 不同睡眠时期，机体通过分泌不同激素来调节生长发育。约80%的生长激素在睡眠时期分泌，并且主要集中于前半夜。因此，对于处于快速生长发育时期的儿童和青少年而言，早睡是十分重要的。

通常，人的一次完整的长睡眠包括5～6个睡眠周期，每个睡眠周期持续时长60～90min。在一个睡眠周期内，人的脑电波特征可分为4个不同的期，对应由浅入深的睡眠：第1期呈现低电压脑波，以4～7波次/秒的频率为主，频率快慢混合，主要出现在睡眠起始和夜间短暂苏醒之后；第2期是较低电压脑波，中间有短串的12～14波次/秒的睡眠梭形波和K复合波，是慢波睡眠的主要成分，代表浅度睡眠状态；第3期的脑电图常有短暂的高电压波，超过5OV，频率为1～2波次/秒，称为δ波；第4期的脑电波主要为δ波，代表深度睡眠状态。

正常人入睡后首先进入第1期睡眠，然后按照1—2—3—4—3—2……的次序进行循环往复，直至睡醒。第1期和第2期睡眠对解除疲劳作用甚微，人的大脑皮质细胞只有在第3期和第4期睡眠中才处于充分休息状态，进而消除疲劳、恢复精力、免疫抗病。

【临床表现】

随着社会压力的增大，生活环境的改变等，睡眠障碍的发生愈加普遍。

睡眠障碍是指睡眠的质量出现异常，常出现的症状有入睡困难、半夜容易醒或觉醒次数增加及总睡眠时间减少，此外，睡眠时间过长或白天打盹，也是常见的睡眠障碍症状。

常见的睡眠障碍分为4种。

1. *失眠症* 失眠症是以入睡和睡眠维持困难所致的睡眠质量或者数量达不到正常生理需求，影响白天社会功能的一种主观体验。

2. *发作性睡病* 是一种原因不明的慢性睡眠障碍、以不可控制的病理性睡眠猝倒发作、睡眠瘫痪和睡眠幻觉四大主征为特点。

3. *阻塞性睡眠呼吸暂停综合征* 是指在每晚的睡眠中，反复出现呼吸暂停和低通气数量达30次以上。

4. *不安腿综合征*　主要表现为静息状态下，双下肢难以形容的感觉异常与不适，有活动双腿的强烈愿望。

常见的临床表现如下。

1. *影响情绪*　睡眠障碍的人会感觉学习、工作效率明显下降；精神难以振奋，做事力不从心，容易疲劳；在困难面前容易气馁，情绪沮丧；甚至有时会出现轻度抑郁的症状，对一切事物提不起兴趣。因此，长期如此会造成情绪问题和心理疾病，如出现抑郁、躁狂、神经症、人格偏移等症状。

2. *损害警觉性及判断力*　人的交感神经应该是夜间休息、白天兴奋。而睡眠障碍的人交感神经在夜晚兴奋，到第2天白天，交感神经就难以充分兴奋了，会使人没有精神、头昏脑涨、记忆力减退、注意力不集中、反应迟钝、健忘、头晕、头痛等。推理能力以及解决问题的能力下降。

3. *损害中枢神经系统*　长时间的睡眠障碍可发现其出现手抖、间歇性口齿不清、眼睑下垂、角膜反射迟钝、呕吐反应活跃、痛阈下降等中枢神经系统损伤的表现。此外，除了一些遗传因素或其他代谢因素之外，睡眠障碍问题对老年痴呆症，尤其是早期的老年痴呆症有较为直接的影响。

4. *损害内分泌系统*　睡眠障碍时，因胆肝没能得到充分休息，从皮肤上体现出来。皮肤显得粗糙，脸色偏黄，出现黑斑、黄褐斑、粉刺、青春痘等问题，黑眼圈和眼袋伴随出现。当晚上不睡觉，肾上腺皮质就要分泌应激激素来支撑机体，直接作用就是导致皮脂腺的功能增强，使皮肤油腻。

5. *心脑血管疾病*　睡眠障碍患者高血压的发生概率是一般人的2倍，而心脏病的发生概率是一般人的3倍。临床上有不少失眠患者既有失眠症状，又有高血压，而且其血压也尚未得到较好的控制，或正在持续服用会影响睡眠的降压药。这部分患者，由于血压高或某些降压药影响了睡眠，而失眠又会加剧高血压病情。

临床主要表现为早醒，醒后难再继睡或迷迷糊糊至天明，同时伴有头胀、头痛、头顶部紧箍感、颈枕部板牵感、耳鸣脑响、面颊升火、急躁易怒等症状。

心脏疾病患者在夜晚心脏射血功能减弱，全身血液供应不足，尤其对脑的供血不足，导致脑缺氧而失眠；或服用了某些治疗心脏疾病的扩血管西药，而这些药物却带有影响睡眠的不良反应，夜间卧床难眠会出现烦躁、焦虑、出汗等症状，使交感神经系统兴奋，心率增快，血压增高等，加重心脏疾病的病情。

6. *糖尿病*　长期失眠患者同时伴有糖尿病在临床上也很多见。糖尿病患者常夜间多尿和皮肤瘙痒，影响睡眠；而失眠又会使人体胰岛素的敏感性下降，皮质醇、肾上腺素活跃，从而影响机体糖代谢，加剧糖尿病病情。如进食晚餐较晚或睡前加餐，餐后2h左右的血糖正处于较高水平，使人兴奋则睡不安稳或早醒。所以伴有糖尿病的失眠患者，一般不主张晚餐吃得过饱、过晚或吃夜宵。

7. 消化系统　人体的胃和小肠在晚上会产生一种对消化道黏膜有修复作用的化学物质TFF2蛋白质，如果睡眠不足，就会影响这种物质的产生，从而增加胃炎、胃十二指肠溃疡、溃疡性结肠炎等疾病的发病概率。失眠日久，也可使胃肠道消化液分泌紊乱，从而诱发或加剧其病情。因此，失眠与消化系统疾病的关系非常密切。

有90余种慢性病症与长期睡眠障碍之间存在较大的相关性。

【诊断】

美国国家睡眠基金会于2015年提出，在不同的年龄阶段人们的睡眠时间存在差异，新生儿每天平均睡眠为14～17h；婴儿期为12～15h；学龄前儿童为10～13h；小学生为9～11h；青少年（14～17岁）为8～10h；18～64岁的成年人为7～9h；65岁以上的老年人为7～8h。不同的健康状况对人们的睡眠时长具有不同的作用，反之，若睡眠时间不合理，整体健康状况也会越差。

另外充分的深度睡眠是睡眠效果最重要的表征特征，具体包括以下3个方面：①入睡的浅睡期较短，能够快速达到深度睡眠状态；②深度睡眠充足，每周期内具有足够量的深度睡眠且深度睡眠总量充足；③睡眠周期完整且规律，拥有足够的周期交替。

【健康管理】

1. 遵守睡眠时刻表

（1）晚上21：00～23：00为免疫系统（淋巴）排毒时间，此段时间应安静或听音乐。

（2）晚间23：00～凌晨1：00，胆排毒，需在熟睡中进行。

（3）凌晨1：00～3：00，肝的排毒，需在熟睡中进行。

（4）凌晨3：00～5：00，肺的排毒。此即为何咳嗽的人在这段时间咳得最剧烈，因排毒动作已走到肺，此时，如不是特别严重，不应用止咳药，以免抑制废积物的排除。

（5）清晨5：00～7：00，大肠的排毒，应入厕排便。

（6）早晨7：00～9：00，胃肠吸收营养的时段，应吃早餐。养生者在7点半前吃早餐。

2. 身体健康时刻表

（1）清晨6：00～10：00称为心脑血管病的“魔鬼时间”。人在夜间睡眠时，身体各系统处于半休眠状态。早上刚醒来，心跳频率从慢到快，让血管收缩和凝血的物质增加了，容易出现血栓。而醒后猛起身，血压一下上不来，会出现头晕、恶心、四肢乏力等症状。所以，醒后别着急起身，应躺着活动一下四肢和头部，3min 后再起床。

（2）10：00 ～ 11：00 和 20：00 ～ 21：00 最适合学习的时间。这段时间人体的激素分泌节律最旺盛，头脑最清醒敏锐。可以利用这段时间做做智力题、算术等，有助锻炼大脑。最适合吃保健品的时间：早上维生素、晚上补铁、睡前补钙。最新研究指出，早上 8：00 最适合服用维生素，19：00 人体对铁的吸收效果最佳，临睡前补钙最合适。

（3）10：30 ～ 15：30 最适合加餐的时间。10：30 左右，人体新陈代谢速度变快，需要补充能量，特别是学生、上班族等用脑一族，可以喝杯牛奶或酸奶；午饭和晚饭的间隔时间较长，到了下午 15：00 ～ 16：00，体内葡萄糖含量降低，这时吃点水果或一小把坚果，可避免思维变缓慢，防止烦躁、焦虑等不良情绪。

（4）11：00 ～ 15：00 维生素 D 合成的最佳时间。四肢及面部暴露。15 ～ 30min，每周至少 2 次。不能隔着玻璃晒太阳。

（5）16：00 ～ 18：00 最适合健身的时间。此时身体各项指标都达到最适合锻炼的水平：体温最高；肌肉力量和弹性最强；肺活量和心脏功能更好；视觉、听觉等最敏感；全身协调能力最好。适合球类运动和消耗脂肪的有氧运动等。

（6）21：00 ～ 23：00 最适合调节免疫力的时间。这段时间是免疫系统调节时间，建议不要看电视或上网，而是选择听音乐等放松活动。古典音乐属于低音波音乐，可让心情更加平和，听半小时以上古典音乐最能帮助调节免疫能力。

3. 提高睡眠质量的方法

（1）晚餐或睡前忌进食太饱和过于油腻，忌饮浓茶、咖啡和酒等。不宜食后立即入睡，但睡前可根据需要饮一杯热牛奶。

（2）床宜稍宽大，软硬度要适中。要选择高矮、软硬适宜的枕头。一般而言，枕头高度在 7 ～ 9cm。

（3）调节室内温度，65 华氏度（约 18.3℃）最佳睡眠温度。

（4）常人宜多采取屈膝右侧卧，即俗语说的“卧如弓”，这个姿势使人的心脏压力较小，有利于血液搏出。

（5）根据季节合理调整头的朝向，即春夏两季头朝东方而眠，秋冬两季头朝西方而眠，以利“春夏养阳，秋冬养阴”。

（6）卧室忌灯光太亮，睡眠过程中最好不开灯。

（7）睡前宜先去卫生间，以防睡卧过程中小便过多影响睡眠质量与深度。

（8）睡前宜先用温水洗脚，夏天宜洗个温水澡。

（9）睡前应保持平和愉悦的心态，忌忧虑、恼怒。睡前不宜看大悲大喜、惊险刺激的影视节目，不宜与家人谈论不愉快的家事。睡前半小时，最好听一段轻松音乐，或休息静坐 15min 左右，以放松舒缓精神。

（10）每天要按时睡眠。睡眠时间应根据不同年龄、体质、习惯、季节和体力消耗等具体因素而定。一般成年人，睡好 7 ～ 8h 即可满足需要。

（11）失眠患者，应尽量避免白天睡觉，午后小睡以 30min 左右为宜。睡眠不能依赖催眠药，服催眠药一定要咨询医师，一旦对药物产生依赖性，就很难摆脱。入睡非常困难，各种调整方法都没有效果的情况下，可以先尝试服用一段时间中成药；如果还是没有效果，再服用催眠药。

4. 睡眠障碍的人适宜吃的水果

（1）苹果：一种“全方位的健康水果”，其中含有丰富的有机酸、果胶、维生素、矿物质、膳食纤维、多酚及黄酮类营养物质。熬夜的人很容易出现因内分泌失调导致的便秘或者肥胖、皮肤变差等情况。苹果中大量的维生素和苹果酸能使积存于体内的脂肪分解，可有效防止体态肥胖，增加血色素，使皮肤变得细腻；其丰富的果胶还可以促进排泄，防止动脉硬化。

（2）香蕉：高钾食物，镁的含量也很丰富。钾能维持正常的血压与心跳，防止血压上升及肌肉痉挛。而镁则具有消除疲劳的效果。此外，香蕉中的糖分可迅速转化为葡萄糖，很快被人体吸收，是一种快速的能量来源，所以在熬夜之后吃香蕉能够补充体力。

（3）葡萄：营养价值极高，其中的葡萄糖含量高达 10% ～ 30%，还富含多种维生素和人体所需的氨基酸，保护肝脏的效果非常明显。大量的果酸有助于消化。适当吃些葡萄能健脾和胃。此外，葡萄中含有丰富的抗氧化成分，能延缓衰老，非常适合熬夜的人吃，对缓解神经衰弱、疲劳过度有很好的功效。

（4）橙子：含有丰富的维生素 C，可以减轻电脑辐射对人体的危害，抑制色素颗粒形成，使皮肤白皙润泽。对于经常熬夜的人来说，休息不够会导致便秘，橙子中特有的纤维素、果胶以及橙皮苷等营养物质，具有生津止渴、开胃下气的功效，利于清肠通便。排出体内有害物质，增强机体免疫力，还可增加血管的弹性，降低胆固醇。

5. 有助睡眠的常用食疗方法

（1）枣仁粥：取炒酸枣仁 20g，煎水适量，用药汁与粳米或小米 100g 共煮粥，粥熟烂食粥，每日一剂。

（2）龙眼粥：取粳米 80g 煮粥，八成熟时加入龙眼肉 20g，煮至熟软，食粥（根据需要，可加白糖适量）。

（3）远志粥：远志（去心）30g，煎水适量，取其清汁，与莲子15g，粳米80g共煮粥，食粥。

（4）茯苓饼：茯苓细粉与面粉，其比1∶2，再加白糖适量，调糊，在平底锅中烙成薄饼，随时食用。功能健脾补中，宁心安神，适用于失眠兼脾虚、浮肿的患者。

（5）柏子仁粥：粳米80g，与柏子仁15g共煮粥，粥将熟软时，加入蜂蜜适量，再稍煮一二沸即好。功能润燥安神，对失眠伴有大便干燥的患者最为适宜。

（6）首乌藤粥：取首乌藤60g浸泡数分钟，加水500ml，煎取300ml以上，取其清汁与粳米100g，大枣10枚，再加水适量共煮粥，至粥稠食用（可加白糖适量），功能养血安神，用于虚烦不寐。

（7）百合银耳羹：百合30g，去芯莲子30g，银耳15g（泡发）。百合、莲子加水适量共煮，沸后加入银耳，文火煨至汤汁稍黏，加入冰糖，每日一次。适用于心脾两虚的失眠、心悸、健忘患者。

第三节　老年人口腔健康与自我管理

【概述】

口腔是具有复杂的解剖结构、理化性质和适宜的湿度、温度、酸碱度及丰富的营养源，从而为微生物的生长繁殖和栖息提供了适宜的条件。在口腔不同部位，700种微生物通过共栖、竞争和拮抗等相互作用，在种群、数量和功能上构成了复杂的口腔微生物生态系统。老年人口腔各组织器官出现增龄化变化，如唾液黏稠度增加、流量降低，牙齿自洁作用差，易于菌斑黏附，患龋齿率高。牙周组织逐渐生理性萎缩，牙颈部、牙根暴露，间隙增大，食物嵌塞严重等。口腔健康问题愈加严重。

【流行病学】

据《第四次全国口腔健康流行病调查报告》，中国成年人中口腔达到良好标准的比例仅为0.22%，牙周不健康者高达97%。老年人群牙龈出血和牙结石发生率分别为97.3%和88.7%，牙周炎发生率为70%～90%，根面龋患病率为57%。

【口腔异常表现】

1. 牙齿缺失　牙齿缺失是老年人口腔健康损害首先考虑的问题，多数牙齿缺失是龋齿和牙周炎造成的结果。当考虑牙齿缺失时，要区分无牙症（已经失去了所有的天然牙的状态）和较为常见的牙齿缺失数增加。无牙症从牙科公共卫生的角度来看，属于比较失败的口腔护理。与天然牙齿相比，无牙症的人日常生活中在咀嚼和饮食方面都受到严重影响，相应的营养情况也较差，通常需要佩戴假牙。

与无牙症相比，牙齿缺失数增加更为常见。当失去的牙齿数量占口腔总数的1/4以上时，会影响口腔的正常功能，尤其是咀嚼功能。

2. 龋齿 随着年龄增长，老年人牙龈逐渐萎缩、牙根外露、牙间隙增宽，这使得牙菌斑易于聚积在这些部位。因此，老年人易于在牙根部及牙间隙发生龋齿。

龋齿的危害：较浅的孔主要由酸度引起酸、甜、冷、热等刺激会感到疼痛不适。较深的病变常引起牙齿神经炎和牙龈炎，疼痛和肿胀，影响进食、休息，严重者可引起口腔和颌面部感染。龋齿进一步发展，牙齿断裂，影响咀嚼功能，增加胃肠道负担。

3. 牙周疾病 牙周病是指牙齿支持组织（牙龈、牙槽骨、牙骨质、牙周韧带）由于炎症所导致的一种疾病，也是临床上常见的口腔疾病。临床上按局部炎症的轻重以及范围可以将牙周病分为牙周炎和牙龈炎两大类。牙周病患者会出现牙龈发炎、出血疼痛、口臭等症状，严重者还会出现牙齿松动、移位、咀嚼无力、牙齿酸软甚至脱落。牙周发病的致病因素有局部和全身两部分。局部因素以引起牙周炎症的细菌为主，主要来源于菌斑。牙齿清洁不彻底、牙石等都是牙周发炎的诱因；全身因素包括其他疾病（如糖尿病）、代谢异常、内分泌失调、遗传因素等，这些会间接造成牙周发炎。

牙周炎因子可降低糖尿病患者的胰岛素敏感性，影响血糖控制并加重糖尿病。牙槽骨吸收患者心脑血管疾病的发病率增加。胃肠道负担增加。

4. 口干 慢性口干在老年人群中有相当的比例，影响到患者的口腔健康及生活诸多方面，如说话、食物享用和摄取、义齿的磨损等。根据老年口腔疾病调查研究，1/5老年人患有口干。口干不仅指主观的感受，也包含低唾液流的“唾液腺功能减退症”。低唾液流速因其减弱的缓冲作用和再矿化，会增加发生龋齿的风险。

引起老年人口干的一个重要因素是药物使用。一些特定药物的服用会导致老年人口干的发生，诸如抗抑郁药、呼吸系统药、镇痛药及一些心脏或降压药物。通常，药物的抗胆碱能作用越大，引发口干等副作用越严重。尽管口干与其他口腔疾病相比被重视程度不够，但它对患者的生活质量有重要影响。

5. 口腔癌/癌前病变 口腔癌前病变和口腔癌包括一些口腔黏膜的病变，但前者是指白斑、扁平苔藓、红斑及其他确认条件潜在的（尤其是后者）恶性转化。口腔癌一般指口腔鳞状细胞癌。总体来讲，老年人口腔癌发病率较低，65～74岁老年人口腔恶性肿瘤检出率为30/10万，发病水平呈现出发展中国家高于发达国家。

口腔癌症警告包括：口腔内长期不愈合的溃疡；口腔黏膜上白色、红色、发暗的斑或纹；口腔与颈部有不正常的肿胀和淋巴结重大；口腔反复不明原因的出血；面部、口腔、咽部、颈部有不明原因的麻木与疼痛等。

【诊断】

以牙周病为例：主要是根据牙周袋深度、结缔组织附着丧失量程度、牙槽骨吸收、牙齿松动度来判定牙周炎的严重程度。轻度（早期）：牙周袋深度≤ 4mm，附着丧失量＜ 3mm，骨吸收≤ 1/10 根长；中度（中期）：牙周袋深度＞ 4 ～≤ 6mm，附着丧失量≥ 3 ～＜ 5 mm，骨吸收＞ 1/10 ～≤ 1/3 根长，牙可有Ⅰ度松动；重度（晚期）：牙周袋深度＞ 6mm，附着丧失量≥ 5mm，骨吸收超过根长的 1/3，牙齿Ⅱ～Ⅲ度松动。

【治疗】

口腔疾病种类繁多，治疗方法也十分复杂，常见的治疗方法包括龋洞充填、根管治疗、洁治、拔牙术、义齿种植、全口义齿佩戴、外科手术治疗等。如①超声洁牙：一种新型超声洁治器械，优点是可减少治疗疼痛。牙石去除效率依赖使用羟基磷灰石或碳化硅冲洗液，并在根面形成玷污层，可作为根面平整术的辅助手段。②激光清菌：根面平整术与超声洁治不能彻底去除牙根凹面、根分叉、根面沟以及磨牙远中根面的细菌微生物。激光可去除根面细菌和炎症组织，具有根面清创作用，有利于软组织附着，获得软组织再生。

【健康管理】

1. *正确刷牙*

（1）选用正确的刷牙工具：正确刷牙工具应选用软毛牙刷，因为软毛牙刷柔韧易弯曲，比较容易进入龈缘以下和牙间隙清除菌斑而过硬的刷毛容易导致牙龈萎缩、牙颈部出现楔状缺损、牙龈出血等问题。建议轮流使用两只牙刷，其好处在于在使用其中一支牙刷时可以保证另一支牙刷有充足时间完全风干，从而减少细菌滋生的概率。可以选择电动牙刷，左右转动型和新型高频率超声波电动牙刷能有效清洁食物残渣，有效保证口腔卫生的健康。

（2）掌握正确刷牙方法：现在普遍采用习惯拉锯式刷牙法。这种刷牙法会导致牙体组织受损，牙龈受到破坏，加重牙周疾病的程度。

目前国际上认同的刷牙法为巴氏刷牙法，即采用竖刷法，即刷上牙时刷毛顺着牙缝从上向下刷；刷下牙时顺着牙缝从下向上刷。巴氏刷牙法需注意动作要轻慢，同一部位的频率要反复数次直至清洁，时间要达到 3 ～ 5min，次数每天至少早晚各 1 次。刷牙时不要忽略容易堆积牙垢的牙龈边缘，将牙刷倾斜 45°，由内向外刷，清除食物残渣尽量不碰伤牙龈。

巴氏刷牙法不仅可以彻底去除牙面、牙龈与牙齿交界区污物，预防牙龈炎及牙周病的发生，而且对牙龈也有按摩作用。

（3）用含氟牙膏：氟可以增加牙齿和骨骼的结构，还可以非常有效地预防龋齿，所以在挑选牙膏时一定要有意挑选含氟牙膏。通过中华口腔医学会验证过的牙膏内含高档球状二氧化硅，它不但不会损伤牙齿，而且有保护作用；而劣质牙膏用的是粗糙的碳酸钙，表面粗糙，容易让牙齿表面形成沟槽，甚至造成楔状缺损。

2. **正确选择清洁牙缝工具** 单纯使用牙刷无法清洁到牙缝里的菌斑，则会导致牙周病愈发严重，所以离不开清洁牙缝的工具。正确的清洁牙缝工具包括有牙线、牙缝刷、间隙刷等。

（1）牙线：尼龙线、丝线或涤纶线，有效清洁牙的邻面菌斑，尤其对平或凸的牙面清洁效果较好。牙线主要适用于牙间隙较小患者，目前市场上牙线种类较多，可根据喜好选择适合的牙线。最重要的是掌握牙线正确使用方法：首先找到牙缝，再调整牙线方向，使之与牙缝平行，以拉锯的方式零压力进入牙缝间。用“圈形法”清洁牙齿，牙线紧贴一侧压面进入龈沟，呈“C”形包绕牙面，紧贴牙面向切方向运动，清除牙面菌斑。

（2）牙缝刷或间隙刷：因其刷毛小巧且易预弯角度，能有效彻底清除牙刷、牙线所不能及部位的牙菌斑及食物残渣。饭后禁止用牙签剔牙，以免引起感染。

3. **牙龈按摩保健** 牙龈按摩可改善吞咽反射，减少牙龈炎症、口臭的发生。因此推荐进行牙龈按摩保健。牙龈按摩是指刷牙后用软毛牙刷或洁净的食指在牙龈表面做局部圆形旋转移动按摩动作，力度大小适当，保证每个牙齿所属的牙龈区都受到按摩，完成此步骤接着由牙根部施力向牙冠部滑动按摩，按照上下左右内外的顺序依次按摩，做到每个牙龈区反复数次，最后漱口。需要注意的是按摩部位可以从上下颌后牙开始，逐渐移向前方，按摩频率早晚各 1 次，每次 10 ～ 15min。良好的牙龈按摩不仅可增强牙龈角化，增加上皮细胞层，而且促进局部的血液循环，加快组织代谢，从而提高牙龈组织对外界刺激的防护能力，减少炎症的发生。需强调的是在急性炎症期禁止按摩牙龈以防止感染。

4. **叩齿吞津保健** 叩齿会巩固牙龈和牙周组织，坚固牙齿，吞津可按摩齿龈，改善局部血液循环，加速牙龈的营养血供，改善牙周组织的炎症。叩齿是指每天早晨先全身放松，静心聚神，口唇微闭，空口咬合（上下牙轻轻叩击）数十次至数百次，所有的牙都要接触，用力不可过大，防止咬舌。叩齿的部位可先叩磨牙，下颌前伸叩门牙，两侧叩尖牙。叩齿的频率可由刚开始的 20 次逐渐增加至 36 次，每天早、中、晚各叩齿 10 次，多做更佳。叩齿的力度可根据牙齿的健康程度量力而行，力度不宜过大，防止加重牙齿损伤。叩齿的最佳时间为清晨，因为经历整夜休息后，牙齿会有些松动，此时叩齿则会加强巩固牙龈和牙周组织，兴奋牙神经、血管和牙髓细胞，保证牙齿健康。

吞津是指在叩击结束后，柔和自然地用舌在腔内贴着上下牙床、牙面搅动，当有唾液产生继续不断搅动之后用唾液鼓漱数次再咽下。吞津时需要注意的若口中唾液分泌过多影响搅动方可将唾液部分咽下，不可吐掉。

5. 饮食及运动干预　养成良好的饮食习惯对牙齿健康起着重要作用。进食清淡、易消化、富含优质蛋白、维生素和多纤维素的食物。维生素不但可以提高人体免疫力，还可以有效缓解口腔疾病所引起的出血。高纤维素的食物，在经过充分咀嚼后能刺激唾液分泌，不仅有利于刺激牙龈局部血液循环，冲刷污物，且有利于牙齿自洁，并能强健牙周组织。

另外，可适时、适度、适量地饮用绿茶，因绿茶中含有天然的儿茶素和较高的氟化物可以抑制口腔内细菌作用，以茶水漱口可起到护齿和清洁口腔的作用。金银花、野菊花、蒲公英、藿香、薄荷等泡水含漱对于改善口腔健康也可起到一定的作用。

每日保证充足的水量，尽量不喝饮料。比如碳酸饮料不仅可以导致牙酸蚀症、龋病。还会影响骨代谢，对瓷、镍铬合金及弓丝和托槽等材料有不利影响。

烟酒会导致口腔健康所需的维生素及矿物质的流失破坏口腔环境，因此要戒烟限酒。

养成良好的运动习惯，注重身体的锻炼，可以提高机体免疫力，促进全身性疾病如营养障碍、高血压、糖尿病、心脏病、骨质疏松等治疗，从而对促进牙齿健康具有一定积极意义。建议进行强度小不易疲劳且可以提高心肺功能的有氧运动锻炼，包括有跑步、游泳、骑脚踏车以及健步走等。

6. 全口义齿的自我维护　全口义齿的清洁方法主要有物理和化学两种方法。物理方法包括机械清洁和超声清洁。机械清洁法是目前最为常用的方法，能有效去除义齿上的食物残渣、茶垢、烟渍并在一定程度上去除义齿菌斑，如用牙刷清洁义齿。

化学清洁方法主要是使用义齿清洁剂浸泡义齿，义齿清洁剂的成分主要有次氯酸盐、过氧化物、酸、酶等。此外，一些口腔含漱剂、义齿消毒剂也可偶尔用于义齿的清洁。由于不同的化学清洁剂含有的主要成分不同，它们的除菌效果及对义齿的影响各有差异。具体分类如下。

（1）次氯酸盐：次氯酸盐不但杀菌能力强，而且可以抑制菌斑和牙石的形成，去除义齿表面烟斑、茶渍等着色物质。其作用机制为：次氯酸盐溶于水后产生活性氯，从而清洁义齿。王桃等的研究发现，0.5% 次氯酸钠可以有效抑制义齿基托树脂表面的白念珠菌。然而，次氯酸盐有较强的腐蚀性，既能腐蚀义齿的金属部分，又影响义齿基托树脂颜色的稳定性和弯曲强度。

（2）过氧化物：过氧化物去除义齿表面早期的菌斑和污渍效果较好。同时，其溶于水后生成的氧气泡也有物理清洁的作用。但它也有一些缺点如氧化作用强，可能使义齿树脂颜色发生改变，或漂白树脂。

（3）酸：主要有次氯酸钠、乙酸、磷酸等。可有效地杀灭细菌和真菌，并去除义齿表面的菌斑、牙石和着色。研究发现，含酸清洁剂不适用于含有金属材料的义齿的清洁。因为酸虽然对树脂的影响很小，但是对金属的腐蚀作用却较为明显。

（4）酶：酶主要包括蛋白酶、淀粉酶、葡聚糖酶和溶菌酶等。菌斑内的糖蛋白、黏蛋白和黏多糖等被酶所分解，因此难以在义齿表面形成菌斑和牙石。酶既可杀灭细菌和杀真菌，还可有效地抑制菌斑的形成，而且对义齿组成材料的影响较小。

（5）口腔含漱剂：低质量浓度的氯己定溶液是主要的口腔含漱剂，在治疗义齿性口炎期间可以用来消毒义齿。它可有效地抑制病毒的增殖，常被当作口腔含漱剂使用。但目前，对其作用为义齿清洁剂使用的报道较少。

（6）义齿清洁剂：主要有氯己定和乙醇等。研究发现，氯己定有较强的抗真菌特别是白色假丝酵母菌的作用，但是这类消毒剂会使义齿着色、漂白、附上难闻的气味。因此，此类消毒剂只能偶尔用于义齿的清洁，不能长期使用。

第7章 日常生活中个人卫生防护方法

2020年新型冠状病毒肺炎（COVID-19）（简称新冠肺炎）在全球范围内蔓延，截至2021年1月13日，已造成全世界1亿余人感染，224万余人死亡（世界卫生组织数据）。呈现出人传人、物传人的复杂形势，聚集、不注意个人防护成为疫情迅速传播的主要原因。

新冠病毒已纳入《中华人民共和国传染疾病防治法》规定的乙类传染病，按甲类传染病管理。目前世界上很多国家仍处于COVID-19疫情流行期，但随着抗疫工作的快速展开与有序推进，我国已经进入疫情常态化防控时期。

新冠病毒可以通过飞沫传播、接触传播及气溶胶近距离传播。为了切断传播途径，我们要戴口罩、勤洗手，保持1m的社交距离，避免用手直接接触眼睛或鼻子，打喷嚏或咳嗽时进行遮挡，有发热、咳嗽等症状及时就医，不去有风险的地区。

新冠病毒个人防护要点如下。

1. 避免与任何生病或有症状的人近距离接触（至少1m以上，最好2m以上的距离）。

2. 经常用肥皂和水洗手≥20s，或者使用手消毒液（乙醇≥60%≥20s）洗手。

3. 在公共场所，至少用布面罩遮住脸。宜使用外科口罩。飞沫的有效传播距离为≤2m。世界卫生组织和我国推荐至少保持1m的社交距离作为避免人群聚集的最低要求。可能的话，保持2m距离更好，也就是我们成人张开的两个手臂的距离。

4. 咳嗽或打喷嚏时，用手肘或纸巾遮住口鼻。用过的纸巾马上扔掉并洗手。

5. 避免接触眼睛、鼻子和嘴巴，应养成习惯。

6. 如无禁忌，接受疫苗接种。

7. 如果生病了，应注意与他人保持距离（至少1m以上，最好2m以上的距离）。

8. 如果生病了，应避免与他人共用盘子、眼镜、毛巾、被褥和其他家庭用品。

每天清洁和消毒高频率接触物表，如门把手、电灯开关、电子设备和台面。

9. 如果生病了，应待在家里，远离工作、学校和公共场所，除非需要接受医疗护理。

10. 如果生病了，避免乘坐公共交通工具、出租车和共享单车。

只要做好患者的隔离治疗，做好个人防护和消毒处理，新冠病毒是可防可控的。日常生活中学会常用的自我防护方法十分重要。

第一节　口罩的种类及使用方法

戴口罩是切断飞沫传播的重要措施之一。如何做到有效防护又不过度？在不同的场所、人群应该选择佩戴什么样的口罩？口罩使用后怎么样处理才不会造成新的污染？

一、口罩的标准

口罩是预防控制呼吸道传染病传播的呼吸防护用品。2003 年，国家颁布了 GB 19083—2003《医用防护口罩技术要求》和 YY 0469—2004《医用外科口罩技术要求》标准。口罩的防护效果评价的重要指标是对颗粒物的过滤效率以及口罩与佩戴者脸部的密合程度。

1. *医用防护口罩*　该类口罩应符合 GB 19083—2003《医用防护口罩技术要求》。对非油性颗粒物（粒径为 0.075μm±0.02μm）过滤率＞95%，具有防血液喷溅和表面抗湿功能的口罩，分为 1 级、2 级和 3 级，对非油性颗粒过滤效率分别≥95%、≥99% 和≥99.97%。依滤材不同，把防护口罩分为 N、R、P 3 个系列。N 为防护非油性悬浮颗粒，型号为 N95、N99 和 N100； R 为耐油性颗粒物，型号为 R 95、 R 99 和 R 100； P 为防油性颗粒物，可防护非油性悬浮颗粒及油性悬浮颗粒，型号为 P95、P99 和 P100，每系列过滤效率测定指标依次为≥ 95%、≥ 99% 和≥ 99.97%。

2. *颗粒物防护口罩*　该类口罩应符合 GB 2626—2006《呼吸防护用品自吸过滤式防颗粒物呼吸器》要求。防护对象包括粉尘、烟、雾和微生物等各类颗粒物，口罩上必须标注“GB 2626—2006 KN95”字样。此类产品按过滤性能分为 KN 类和 KP 类。KN 类只适用于过滤非油性颗粒物，包括 KN90、KN95 和 KN100，对非油性颗粒物的过滤率分别为≥ 90%、≥ 95% 和≥ 99.97%；KP 类适用于过滤油性及非油性颗粒物，包括 KP90、KP95 和 KP100，对油性颗粒物的过滤率分别为≥ 90%、≥ 95% 和≥ 99.97%；国外有普通的 N95，如美国国家职业安全健康研究所（NIOSH）的认证产品，普通的 N95 未注明医用防护口罩；欧盟要求对于油性颗粒物和非油性颗粒物的过滤效率不低于 94%，如 FFP2 是满足欧洲 EN149 标准的呼吸器 CE 认证等级，口罩上必须标注“EN 149：2001+A1：2009 FFP2”字样。日本 JIS T 8151 － 2018 呼吸保护装置的标准，也是日本 MOL 验证标准，将防护口罩型号分为 DS1、DS2 和 DS3，过滤效率依次为≥ 80%、≥ 99% 和≥ 99.9%。韩国的 KF94 口罩，其颗粒物过滤效率大于 99.4%，相当于普通的 N95 口罩。KF 系列标准是由韩国的食品药品管理局（Ministry of Food and Drug Safety，MFDS）发布的韩国口罩标准，KF 系列分为 KF80，KF94，KF99。

3. **医用外科口罩**　该类口罩应符合 YY 0469 － 2011 医用外科口罩标准要求。对于非油性颗粒（粒径为 0.075μm±0.02μm）过滤率＞ 30%，对细菌过滤效率＞ 95%，具有防止血液喷溅功能，但对口罩整体的密合性（泄漏率）和防体液喷溅并无明确要求。

4. **医用口罩**　该类口罩应符合一次性使用医用口罩（YY/T 0969—2013）的要求。一般称之为普通医用口罩或医用护理口罩。对细菌过滤效率（BFE）≥ 95%，通气阻力≤ 49Pa/cm^2，不要求对颗粒物、血液和体液具有阻隔作用，也无密合性要求。

5. **日常防护型口罩**　该类口罩应符合 GB /T32610—2016 日常防护型口罩技术规范。按照防护效果由高到低分为 4 级：A 级、B 级、C 级、D 级，各级对应的防护效果分别≥ 90%、≥ 85%、≥ 75% 和≥ 65%。适用于日常生活中空气污染环境情况下过滤颗粒物佩戴的防护型口罩。

6. **其他口罩**　其他口罩分为棉纱布口罩、无纺布口罩、纸口罩、聚丙烯高效过滤材料以及活性炭等辅助材料分别制作的不同类型口罩。

二、口罩的选择与使用

1. 高风险的场所和人员，对新冠病毒疑似病例或确诊病例实施可能产生气溶胶近距离治疗操作，如气管内插管、雾化治疗、诱发痰液的检查、支气管镜、呼吸道痰液抽吸、气管切口的护理、胸腔物理治疗、鼻咽部抽吸、面罩正压通气（如 BiPAP 和 CPAP）、高频震荡通气、复苏操作、死后肺组织活检、处理患者血液、分泌物、排泄物和死亡患者尸体的工作人员、标本处理和检测等人员应采取二级防护要求外，应加戴头罩，或将医用防护口罩、N95 医用防护口罩 3M1860、1870，护目镜或防护面罩换为全面具呼吸器或更高级别带电动送风过滤式呼吸器。

2. 风险较高的场所和人员（疑似病例、确诊病例）、无症状感染者的转运和尸体处理，进入新冠病毒患者隔离留观室、隔离病房或隔离病区进行诊疗、护理、流行病学调查、清洁消毒等人员应佩戴 N95 以上的口罩。

3. 中度风险场所和人员，从事一般手术的医务人员、呼吸道发热门（急）诊、感染科的医务人员应佩戴一次性使用外科口罩。

4. 医疗机构其他场所的医务人员应佩戴医用口罩。

5. 普通人群，平时在家，或外出在空气流通人群少的地方可以不佩戴口罩。雾霾天气建议佩戴日常防护型口罩。平时普通感冒，具有咳嗽，打喷嚏等症状，或是在流感高发季节可佩戴医用口罩或外科口罩。新冠病毒流行期间，外出参加聚会，乘坐交通工具建议佩戴外科口罩。如果需要接触新冠病毒确诊病例和疑似病例建议佩戴 N95 以上的口罩。

6. 口罩的正确佩戴方法：佩戴医用防护口罩、N95、KN95、PPF2 和 KN95 口罩必须进行气密性检查。以 N95 口罩为例，正确的佩戴方法：①用手端着呼吸器，使其鼻夹处于手指上部，头带自由下垂到手下。②将呼吸器置于下巴处，鼻夹向上。③将上面的带子拉到头上，置于头后的上部，将下面的带子拉到头上，置于颈部耳下的位置。④双手指尖置于金属鼻夹之上，向内按压并沿鼻夹两侧下移，使鼻夹与鼻部吻合，一只手捏鼻夹可能使呼吸器作用的效果下降。⑤气密性检查，在工作区佩戴之前应检查呼吸器在面部的密封性。双手捂住呼吸器的正面，注意不要挪动它的位置，用力呼气，应感到呼吸器内正压，如发现任何泄漏，应调整呼吸器位置和（或）带子的松紧。重复以上步骤以重新测试密封性，直至密封良好；深吸气，如无泄漏，负压将使口罩紧贴面部；如密封不好，则因空气通过缝隙进入而迅速失去负压。

医用外科口罩等无气密性要求口罩的正确佩戴方法：①鼻夹侧朝上，深色面朝外（或褶皱朝下）；②上下拉开褶皱，使口罩覆盖口、鼻、下颌；③将双手指尖沿着鼻梁金属条，由中间至两边，慢慢向内按压，直至紧贴鼻梁；④适当调整口罩，使口罩周边充分贴合面部。

佩戴口罩注意事项：佩戴前后请洗手，必要时进行手消毒，过程中应避免手部接触口罩外侧，以免污染手部或口罩；一次性医用口罩建议 4h 更换一次，N95 医用防护口罩建议使用时限为 6 ～ 8h；更换时手部不可接触口罩外侧，直接将口罩从耳部卸除即可，取下口罩后，应立即洗手，注意手部卫生；如口罩变湿、部件损坏、佩戴过程中明显感到呼吸阻力增大或沾到分泌物被污染应及时更换；口罩不能重复使用。

三、口罩使用后的处理

1. **医疗人员使用后的废弃口罩** 在医疗机构，医务人员、住院患者和陪护人员使用过的口罩，或外部接触过病毒、细菌等污染源的口罩，使用后，应立即按照感染性废弃物等处理，并清洗双手，取 2ml 左右 75% 的乙醇（手消毒剂）均匀涂抹（喷洒）于双手每个部位，揉搓消毒双手至干或用 WHO 推荐的六步洗手法揉搓消毒至干。医疗机构要设置专门的口罩收集桶，收集后交医疗废弃物处理机构专业处理。

2. **密切接触新冠肺炎疑似或确诊病例的家庭成员或亲朋好友的废弃口罩** 密切接触新冠肺炎病例或疑似病例使用后的口罩，应该使用含有效氯 1000 ～ 2000mg/L 的消毒液（如：5%84 消毒液，按消毒液与水 1 ∶ 49 ～ 1 ∶ 24 的比例稀释）浸泡消毒 20 ～ 30min 后，丢弃于有害垃圾桶中。并清洗双手，取 2ml 左右 75% 的乙醇（手消毒剂）均匀涂抹（喷洒）于双手每个部位，揉搓消毒双手至干或用 WHO 推荐的六步洗手法揉搓消毒至干。

3. **普通人群使用过的一次性口罩** 将用完后的口罩置于生活垃圾分类中有害垃圾桶内，并清洗双手。由环卫部门按照有害垃圾进行处理。在疾病高发城市，环卫部门应在公共场所广泛设置专门的一次性口罩收集垃圾桶并显著标注，要求人们使用后定点投放，环卫部门定期安排人员进行 84 消毒液喷洒消毒，或统一收集后密闭装运，进行焚烧处理。

附：防范疫情佩戴口罩指南

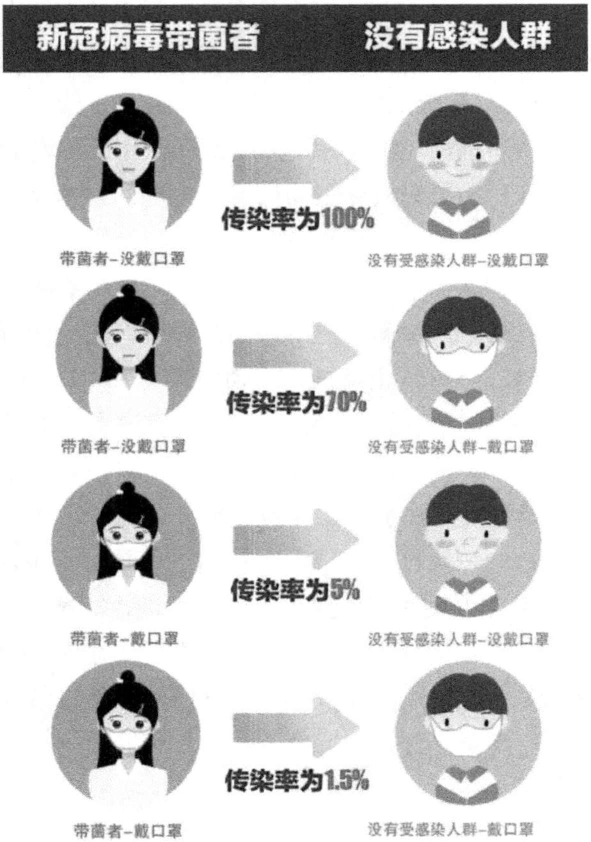

第二节 消毒剂的种类及使用方法

一、消毒的概念

消毒指杀灭或清除外环境中传播媒介物上的病原微生物及有害微生物，使其达到无害化水平。外环境中传媒介物泛指人类生存环境中体外存在的各种固体、气体、液体等无生命物质，例如食物、空气、水等。杀灭或清除人体皮肤、表浅体腔、部分黏膜上的病原微生物及有害微生物。消毒概念强调两点：①消毒的目的主要针对的是杀灭或清除病原微生物及有害微生物。②消毒作用是将微生物污染状况降低到对人体无害化的水平。

二、消毒剂的分类与使用

消毒剂是用于杀灭传播媒介上的微生物使其达到消毒或灭菌要求的制剂。按有效成分可分为醇类消毒剂、含氯消毒剂、含碘消毒剂、过氧化物类消毒剂、胍类消毒剂、酚类消毒剂、季铵盐类消毒剂等；按用途可分为物体表面消毒剂、医疗器械消毒剂、空气消毒剂、手消毒剂、皮肤消毒剂、黏膜消毒剂、疫源地消毒剂等；按杀灭微生物能力可分为高水平消毒剂、中水平消毒剂和低水平消毒剂。

常用的消毒剂及用法如下。

1. 醇类消毒剂

（1）有效成分：乙醇含量为 70% ～ 80%（*V*/*V*），含醇手消毒剂＞ 60%（*V*/*V*），复配产品可依据产品说明书。

（2）应用范围：主要用于手和皮肤消毒，也可用于较小物体表面的消毒。

（3）使用方法：①卫生手消毒，均匀喷雾手部或涂擦揉搓手部 1 ～ 2 遍，作用 1min。②外科手消毒，擦拭 2 遍，作用 3min。③皮肤消毒，涂擦皮肤表面 2 遍，作用 3min。④较小物体表面消毒，擦拭物体表面 2 遍，作用 3min。

（4）注意事项：①易燃，要避开点火源。避免在厨房等有明火、高温设备的地方进行乙醇消毒，也不要直接在身上喷洒乙醇，严禁在喷洒的同时吸烟。避免在相对密闭的较小空间内使用大量医用乙醇，避免形成高浓度的乙醇蒸气，从而引发火灾或爆炸。②家庭应用乙醇消毒时，可选用清洗后的花露水喷雾瓶，或将液体喷于布上擦拭消毒，避免使用气压式喷壶。③如单一使用乙醇进行手消毒，建议消毒后使用护手霜。④外用消毒液，不得口服，置于儿童不易触及处。⑤对乙醇过敏者慎用。⑥避光，置于阴凉、干燥、通风处密封保存。⑦不宜用于脂溶性物体表面的消毒，不可用于空气消毒。

2. 含氯消毒剂

（1）有效成分：以有效氯计，含量以 mg/L 或 % 表示，漂白粉≥ 20%；二氯异氰尿酸钠≥ 55%；84 消毒液依据产品说明书，常见为 2% ～ 5%。

（2）应用范围：适用于物体表面、织物等污染物品以及水、果蔬和食饮具等的消毒。

次氯酸消毒剂除上述用途外，还可用于室内空气、二次供水设备设施表面、手、皮肤和黏膜的消毒。

（3）使用方法：物体表面消毒时，使用浓度 500mg/L；疫源地消毒时，物体表面使用浓度 1000mg/L；有明显污染物时，使用浓度 10 000mg/L；室内空气和水等其他消毒时，依据产品说明书配制。

（4）注意事项：①配制和分装高浓度消毒液时，应戴口罩和手套；使用时应戴手套，避免接触皮肤。如不慎溅入眼睛，应立即用水冲洗，严重者应就医。②对金属有腐蚀作用，对织物有漂白、褪色作用。金属和有色织物慎用。③外用消毒剂，不得口服，置于儿童不易触及处。④强氧化剂，不得与易燃物接触，应远离火源。⑤置于阴凉、干燥处密封保存，不得与还原物质共储共运。⑥包装应标示相应的安全警示标志。⑦依照具体产品说明书注明的使用范围、使用方法、有效期和安全性检测结果使用。

举例：84 消毒液是一种以次氯酸钠（NaClO）为主的高效消毒剂，无色或淡黄色液体，且具有刺激性气味，有效氯含量 5.5% ～ 6.5%，被广泛用于宾馆、旅游、医院、食品加工行业、家庭等的卫生消毒，稀释浓度一般为 1 ∶ 500 和 1 ∶ 200。

注意事项：①在房间中喷洒消毒液的时候尽量不要对着铁器或家用电器喷洒，一方面容易被腐蚀，一方面容易造成故障，喷洒消毒液之前要打开房间的门窗，保持房间通风让有害气体散发出去，防止挥发出来的氯气引起中毒、过敏等症状。气味具有很浓烈的刺激性，容易腐蚀我们人体皮肤，即使按规定比例进行稀释也会挥发出具有毒性的氯气，因此使用之前一定要戴好防护工具，比如橡胶手套，而且溶液的浓度一定不能太高，浓度太高并不会对消毒效果产生多大影响，反而会污染环境。② 84 消毒液和乙醇消毒液不同，各个品牌 84 消毒液所需要的作用时间也不同，一般在夏季使用 84 消毒液对房间进行消毒需要近 1h 的时间让其挥发干净，而冬季则需要 2h 多才行，所以消毒房间后尽量不要再房间内停留太久，一旦出现不适应立刻离开，情况严重应及时就医。③ 84 消毒液的腐蚀性和漂白性很强，如果喷洒中不慎误食，应立刻饮用足量牛奶进行解毒，如果落入眼中应提起眼睑，用流动清水或生理盐水冲洗，并就医。④将 84 消毒液与洁厕灵或含酸的洗衣粉混在一起使用，会产生化学反应，排放大量氯气，当氯气浓度过高时，会刺激人的眼、鼻、喉等器官，严重时还会损伤人的心肺组织，甚至危及生命。频繁使用消毒液，不仅降低了人体自身抵抗力，还容易造成肝脏损害。⑤ 84 消毒液在保存时一定要密封好，否则容易挥发失效，而且可能会危害我们的健康。

3. 二氧化氯消毒剂

（1）有效成分：活化后二氧化氯含量≥ 2000mg/L，无须活化产品依据产品说明书配制。

（2）应用范围：适用于水（饮用水、医院污水）、物体表面、食饮具、食品加工工具和设备、瓜果蔬菜、医疗器械（含内镜）和空气的消毒处理。

（3）使用方法：物体表面消毒时，使用浓度 50 ～ 100mg/L，作用 10 ～

15min；生活饮用水消毒时，使用浓度 1 ～ 2mg/L，作用 15 ～ 30min；医院污水消毒时，使用浓度 20 ～ 40mg/L，作用 30 ～ 60min；室内空气消毒时，依据产品说明书操作。

（4）注意事项：①外用消毒剂，不得口服，置于儿童不易触及处。②不宜与其他消毒剂、碱或有机物混用。③本品有漂白作用，对金属有腐蚀性。④使用时应戴手套，避免高浓度消毒剂接触皮肤和吸入呼吸道，如不慎溅入眼睛，应立即用水冲洗，严重者应就医。

4. 过氧化物类消毒剂

（1）有效成分：①过氧化氢消毒剂。过氧化氢（以 H_2O_2 计）质量分数 3% ～ 6%。②过氧乙酸消毒剂。过氧乙酸（以 $C_2H_4O_3$ 计）质量分数 15% ～ 21%。

（2）应用范围：适用于物体表面、室内空气消毒、皮肤伤口消毒、耐腐蚀医疗器械的消毒。

（3）使用方法：①物体表面。0.1% ～ 0.2% 过氧乙酸或 3% 过氧化氢，喷洒或浸泡消毒作用时间 30min，然后用清水冲洗去除残留消毒剂。②室内空气消毒。0.2% 过氧乙酸或 3% 过氧化氢，用气溶胶喷雾方法，用量按 10 ～ 20ml/m^3（1g/m^3）计算，消毒作用 60min 后通风换气；也可使用 15% 过氧乙酸加热熏蒸，用量按 7ml/m^3 计算，熏蒸作用 1 ～ 2h 后通风换气。③皮肤伤口消毒。3% 过氧化氢消毒液，直接冲洗皮肤表面，作用 3 ～ 5min。

医疗器械消毒：耐腐蚀医疗器械的高水平消毒，6% 过氧化氢浸泡作用 120min，或 0.5% 过氧乙酸冲洗作用 10min，消毒结束后应使用无菌水冲洗去除残留消毒剂。

（4）注意事项：①液体过氧化物类消毒剂有腐蚀性，对眼睛、黏膜和皮肤有刺激性，有灼伤危险，若不慎接触，应用大量水冲洗并及时就医。②在实施消毒作业时，应佩戴个人防护用具。③如出现容器破裂或渗漏现象，应用大量水冲洗，或用沙子、惰性吸收剂吸收残液，并采取相应的安全防护措施。④易燃易爆，遇明火、高热会引起燃烧爆炸，与还原剂接触，遇金属粉末有燃烧爆炸危险。

5. 含碘消毒剂

（1）有效成分：①碘酊。有效碘 18 ～ 22g/L，乙醇 40% ～ 50%。②碘伏。有效碘 2 ～ 10g/L。

（2）应用范围：①碘酊，适用于手术部位、注射和穿刺部位皮肤及新生儿脐带部位皮肤消毒，不适用于黏膜和敏感部位皮肤消毒。②碘伏，适用于外科手及前臂消毒，黏膜冲洗消毒等。

（3）使用方法：①碘酊，用无菌棉拭或无菌纱布蘸取本品，在消毒部位皮肤进行擦拭 2 遍以上，再用棉拭或无菌纱布蘸取 75% 医用乙醇擦拭脱碘。使用有效碘 18 ～ 22mg/L，作用时间 1 ～ 3min。②碘伏，外科术前手及前臂消毒：在常规刷手基础上，用无菌纱布蘸取使用浓度碘伏均匀擦拭从手指尖擦至前臂部位和上臂下 1/3 部位皮肤；或直接用无菌刷蘸取使用浓度碘伏从手指尖刷手至前臂和上臂下 1/3 部位皮肤，然后擦干。使用有效碘 2 ～ 10g/L，作用时间 3 ～ 5min。黏膜冲洗消毒：含有效碘 250 ～ 500mg/L 的碘伏稀释液直接对消毒部位冲洗或擦拭。

（4）注意事项：①外用消毒液，禁止口服。②置于儿童不易触及处。③对碘过敏者慎用。④密封、避光，置于阴凉通风处保存。

6. 含溴消毒剂

（1）有效成分：①溴氯 -5，5- 二甲基乙内酰脲，质量分数 92% ～ 95%，有效卤素（以 Cl 计）质量分数 54% ～ 56%。② 1，3- 二溴 -5，5- 二甲基乙内酰脲，质量分数 96% ～ 99%，有效溴（以 Br 计）质量分数 107% ～ 111%。

（2）应用范围：适用于物体表面的消毒。

（3）使用方法：物体表面消毒常用浸泡、擦拭或喷洒等方法。溴氯 -5，5- 二甲基乙内酰脲总有效卤素 200 ～ 400mg/L，作用 15 ～ 20min；1，3- 二溴 -5，5- 二甲基乙内酰脲有效溴 400 ～ 500mg/L，作用 10 ～ 20min。

（4）注意事项：①含溴消毒剂为外用品，不得口服。②本品属强氧化剂，与易燃物接触可引发无明火自燃，应远离易燃物及火源。③禁止与还原物共贮共运，以防爆炸。④未加入防腐蚀剂的产品对金属有腐蚀性。⑤对有色织物有漂白褪色作用。⑥本品有刺激性气味，对眼睛、黏膜、皮肤有灼伤危险，严禁与人体接触。如不慎接触，则应及时用大量水冲洗，严重时送医院治疗。

操作人员应佩戴防护眼镜、橡胶手套等劳动防护用品。

7. 酚类消毒剂

（1）有效成分：依据产品说明书。

（2）应用范围：适用于物体表面和织物等消毒。

（3）使用方法：物体表面和织物用有效成分 1000 ～ 2000mg/L 擦拭消毒 15 ～ 30min。

（4）注意事项：苯酚、甲酚对人体有毒性，在对环境和物体表面进行消毒处理时，应做好个人防护，如有高浓度溶液接触到皮肤，可用乙醇擦去或大量清水冲洗。消毒结束后，应对所处理的物体表面、织物等对象用清水进行擦拭或洗涤，去除残留的消毒剂。不能用于细菌芽孢污染物品的消毒，不能用于医疗器械的高中水平消毒，苯酚、甲酚为主要杀菌成分的消毒剂不适用于皮肤、黏膜消毒。

8. 季铵盐类消毒剂

（1）有效成分：依据产品说明书。

（2）应用范围：①适用于环境与物体表面（包括纤维与织物）的消毒。②适用于卫生手消毒，与醇复配的消毒剂可用于外科手消毒。

（3）使用方法：①物体表面消毒。无明显污染物时，使用浓度 1000mg/L；有明显污染物时，使用浓度 2000mg/L。②卫生手消毒。清洁时使用浓度 1000mg/L，污染时使用浓度 2000mg/L。

（4）注意事项：外用消毒剂，不得口服。置于儿童不易触及处。避免接触有机物和拮抗物。不能与肥皂或其他阴离子洗涤剂同用，也不能与碘或过氧化物（如高锰酸钾、过氧化氢、磺胺粉等）同用。

第三节　手卫生与注意事项

"流动水和皂液洗手永远是无法替代的，也是最好的去除手上沾染的病原微生物的方式"。虽然乙醇类手消毒液可以杀灭绝大多数已知的病原微生物，但对艰难梭菌、隐孢子虫、诺如病毒、某些肠道病毒等无效，因此洗手至关重要。成人使用手消毒液时应至少取用 3ml，经测算，应按压 2 泵，悬挂式手消毒液分配器也要 2 泵。

以下情形只能用肥皂和流动水洗手：

1. 准备食物之前、期间和之后。

2. 吃东西之前。

3. 照顾呕吐或腹泻患者前后。

4. 治疗伤口前后。

5. 如厕后。

6. 换尿布后或是给用过卫生间的孩子打扫卫生后。

7. 接触动物、动物饲料或动物粪便后。

8. 处理宠物食品或宠物食品后。

9. 接触垃圾或化学品后。

10. 手明显脏污或油腻。

11. 接触难辨梭状芽孢杆菌、诺如病毒、隐孢子虫、某些肠道病毒感染的患者后。

以下情形可用手消毒液替代肥皂和流动水洗手：

1. 在医院或疗养院看望朋友或亲人前后。

2. 以上情形，如果没有肥皂和水，请使用乙醇含量至少为 60% 的手消毒液，并尽快用肥皂和流动水洗手。

3. 需要了解的关于手消毒液的信息：①只杀死微生物，并不清洁手部。②对艰难梭菌、诺如病毒、隐孢子虫、某些肠道病毒无效。③每次需要至少 3ml。

参 考 文 献

安林勇 . 2012. 量子共振检测仪原理及临床研究概述 . 现代中西医结合杂志，21（4）：451-453.

陈恒亭 . 2017. 肌肉减少症运动疗法 . 中华骨质疏松和骨矿盐疾病杂志，10（6）：582-588.

戴蒙，李勉，毕宇芳，等 .2011. 上海城镇人群 EZSCAN- 糖尿病风险评分与 2 型糖尿病的相关性研究 . 中国实用内科杂志，31（6）：471-473.

邓硕曾，梁幸甜，黄慧慧，等 .2010. 无痛消化内镜的麻醉与安全 . 临床麻醉学杂志，26（9）：825-826.

杜丽娜 . 2015. 动力取向治疗用于有精神病性症状的抑郁症治疗中的效果 . 医学理论与实践，28（5）：603-604.

冯宁，伍晓汀 . 2008. 合并心血管疾病手术风险评估方法 . 中国实用外科杂志，28（02）：146-148.

郭斌 .2016. 老年人群口腔疾病治疗进展 . 中国实用口腔科杂志，9（8）：449-455.

郭嘉义 .2019. 轻中度腕管综合征保守治疗进展 . 世界最新医学信息文摘，19（20）：86-88.

撖涛，孙怡宁，姚志明 . 2007. 人体成分分析仪设计：生物电阻抗原理的一种实现 . 北京生物医学工程，26（6）：629-631.

侯超 .2017. 对核磁共振的成像原理及临床应用研究 . 影像研究与医学应用，1（9）：25-26.

华扬，高山，吴钢，等 .2008. 经颅多普勒超声操作规范及诊断标准指南 . 中华医学超声杂志（电子版），5（2）：2-6.

黄鲁，张雪平 . 2010. 免散瞳数码眼底照相在机关体检中的应用 . 中国疗养医学杂志，19（12）：1123-1124.

黄永鸿 .2019. 循环肿瘤细胞检测在乳腺癌患者中的应用研究进展 . 中国当代医药，26（14）：32-34.

金娜娜 .2019. 轻断食模式对超重者代谢作用的影响研究 . 中国全科医学，16（22）：1945-1948.

李冰 .2017. 甲状腺结节的现代诊疗进展 . 现代生物医学进展，17（19）：3783-3789.

李梅芳，何建蓉 . 2010. 人类组织激肽释放酶基因与乳腺癌关系的研究进展 . 中华乳腺病杂志（电子版），4（1）：99-105.

李敏，朴建华，刘健敏，等 . 2007. Fitmate 肺功能测试仪测定静息代谢率的可信度研究 . 中国食品卫生杂志，19（7）：512-514.

李英，王铁英 .2013. 胰岛素泵在临床治疗中的观察及护理 . 河北医学，19（9）：1430.
陆再英，钟南山 . 2008. 血脂异常和脂蛋白异常血症，内科学 .7 版 . 北京：人民卫生出版社，799-806.
梅喆文 .2017. 老龄人群口腔问题及其与生活质量相关研究进展 . 武汉大学学报，38（4）：684-688.
倪永斌，张维忠，王宏宇，等 .2003. 高血压病脉搏波速度与脉压关系的研究 . 中华心血管病杂志，31（3）：257-259.
齐鹏鹏 .2015. 全口义齿清洁与维护研究进展 . 中华老年口腔医学杂志，13（3）：182-185.
屈舒君 . 2011. 双能 X 线骨密度测定仪的应用安全和临床价值 . 中国医疗设备，26（6）:109-110.
史鹏 .2019. 电诊断技术在腕管综合征中的应用 . 现代电生理学杂志，26（1）：28-31.
孙云帆，王皓晨，秦成坤，等 .2009. 酒精性肝硬化的研究进展 . 中国现代普通外科进展，12（10）：884-889.
王丰哲 .2019. 肌少症的影像学研究进展 . 中国医学影像技术，35（1）：148-151.
王建 .2019. 循环肿瘤细胞研究进展 . 中国肿瘤外科杂志，11（2）：141-145.
王维民 .2016. 运动干预在慢病管理服务中的应用 . 中国慢病预防与防控，24（12）：940-942.
王怡 .2017. 超声诊断良恶性甲状腺结节的进展 . 中国介入影像与治疗学，14（12）：768-771.
文天林，孙天胜，王玲 .2010. 骨质疏松症的流行病学、病因和分类，人民军医，53（9）：662-663.
吴恩慧，冯敢生 .2008. 医学影像医学 .6 版 . 北京：人民卫生出版社，221.
吴芸杨 .2020. 肌肉衰减综合征的诊断和治疗进展 . 医学综述，26（22）：4499-4503.
肖夕君 . 2006. 体质 . 健康和体适能的概念及关系 . 中国临床康复，10（20）：146-148.
肖潇 .2018. 肌肉减少症的研究进展 . 青岛大学学报，54（6）：734-738.
杨建纲 .2020. 新冠肺炎疫情常态化防控时期防控督查的实践与思考 . 江苏卫生事业管理，31（11）：1427-1429.
杨明方，胡罗健，邓士杰 . 2012. PET/MR 显像仪的原理及临床应用 . 中国医疗设备，27（1）：80-81.
易桂文，李裕舒 .2011. 冠状动脉 CT 血管成像的临床诊断价值 . 临床心血管病杂志，27（10）：721-723.
尹进 .2020. 精准防护一口罩的有效使用及处理 . 实用预防医学，27（4）：403-405.
于康 . 2004. 营养与疾病的防治 . 北京：中国协和医科大学出版社 .
于凌琪，2010. 幽门螺旋杆菌的研究进展 . 中国慢性病预防与控制，18（2）：218-219.
曾黎明，杨光 . 2008. 食物不耐受与肠易激综合征研究进展 . 国际消化病杂志，25（4）：289-291.

张如意 .2016. 睡眠及睡眠剥夺与人体免疫系统的相关性探讨 . 中华中医药杂志，31（10）：4169-4171.

张穗诚 .2019. 甲状腺结节的影像学研究进展 . 中国医药科学，9（1）：38-43.

张旭东，杨忠玉 .2007. 对常见的运动损伤与恢复性练习的探讨 . 哈尔滨体育学院学报，25（2）：133-135.

支杰华，丁岩冰，吴健，等 . 2011. 大肠癌 372 例临床分析 . 胃肠病学和肝病学杂志，20（9）：814-816.

朱桂峰，刘乃政，司磊 . 2008. 食物过敏原特异性 IgG 抗体检测临床意义实验研究 . 中国实验诊断学，12（11）：1431-1432.

朱琳、陈佩杰 . 2011. 能量消耗测量方法及其应用 . 中国运动医学杂志，30（6）：577-582.

Aerts HJ，Bosmans G，Van Baordwijk AA，et al. 2008. Stability of ^{18}Fdeoxyglucoseuptake locations within tumor during radiotherapy for NSCLC：a prospect et al study.Int J Rad Oncol Biol Phys，71（5）：1402-1407.

Agabiti-Rosei E，Mancia G，O' Rourke MF，et al.2007.Central blood pressure measurements and antihypertensive therapy： A consensus document.Hypertension，50：154-160.

Atchley DP，Albarracin CT，Lopez A，et al. 2008. Clinical and pathological characteristics of patients with BRCA-Negative breast cancer.J Clin Oncol，26（26）：4282-4288.

Aynieszka J，Grazyna N. 2008.C-reactice protein and homocysteine as risk factors of atherosclerosis.Przegl Lek，65（6）：268-272.

Bilal R，Khaar B，Qureshi TZ，et al. 2007. Accuracy of non-invasive ^{13}C-urea breath test compared to invasive tests for helicobacter pylori detection.J coll physicians surg pork，17（2）：84-88.

Budas GR，Disatnik MH，Mochly-Rosen D. 2009. Aldehyde dehydrogenase 2in cardiac protection： a new therapeutic target? Trends Cardiovasc Med，19（5）：158-164.

Burioka N，Koyanagi S，Fukuoka Y，et al. 2009. Influence of intermittent hypoxia on the signal transduction pathways to inflammatory response and circadian clock regulation.Life Sci，85：372-378.

Campbell KL，Lane KA，aelmonk，et al. 2007. Resting energy expenditure and body mass changes in women during adjuvant chemotherapy for breast cancer[J].C ancer Nurs，30： 95-100.

Chen ZQ，Zhang J，Stamler JS. 2002. Identification of the enzymatic mechanism of nitroglycerin bioactivation.Proc Nat Acad Sci USA，99（12）：8306-8311.

Cheung C，Davies NG，Hoog JO，et al. 2003. Species variations in cutaneous alcohol dehydrogenases and aldehyde dehydrogenases may impact on toxicological assessments of alcohols and aldehydes.Toxicology，184（2-3）：97-112.

Gupta R，Reddy DN. 2007. Capsule endoscopy： current status in obscure gastrointestinal bleeding.World J Gastroenterol，3（34）：4551-4553.

Hauser RA，Cantillon M，Pourcher PE，et al. 2011. Preladenant in patients with Parkinson' s disease and motor fluctuations： a phase 2，double -blind，randomised trial.Lancet Neurol，10（3）：221-229.

Herzallah MM，Moustafa AA，Misk AJ，et al. 2010. Depression impairs learning whereas anticholinergics impair transfer generalization in Parkinson patients tested on dopaminergic medications.Cogn Behav Neurol，23（2）：98-105.

Javle M，Hsueh CT. 2009. Updates in Gastrointestinal Oneology-insishts from TILE2008 44th annual meeting of the American Society of Clinical Oneology.J Hematol Oncol，2（1）：1-13.

Karen BE，Maria C. 2011. Obesity and cancer risk：recent review and evidence.Curr Oncol Rep，13（1）：71-76.

Kim HS，Shin JA，Chang JS，et al. 2012. Continuous glucose monitoring：current clinical use. Diabetes Metab Res Rev，28（Suppl2）：73-78.

Liao Z，Gao R，Xu C，et al. 2009. Sleeve string capsule endoscopy for real tmieviewing of the esophagus： a pilot study（with video）.Gastro intest Endosc，70（2）： 201-209.

Liu YN，H uang MX，An Q，et al. 2009. The im pact of PET/CT on therapeut ic st rat egy of patients with colorectal cancer m et ast as is.Hepato Gast roen terology，56（93）：968-970.

Maskarinec G，PaganoI，Chen Z，et al. 2007. Ethnic and geographic differences in mammographic density and their association with breast cancer incidence.Breast Cancer Res Treat，104（1）：47-56.

Mata A，Llach J，Bordas JM. 2008. Wireless capsule endoscopy[J].World J Gast roent erol，14：1969.

Parsian A，Cloninger CR，Zhang ZH. 1998. Association studies of polymorphisms of CYP2E1 gene in alcoholics with cirrhosis，antisocial personality，and normal controls.Alcohol Clin Exp Res，22（4）：888-891.

Phillips MR，Zhang J，Shi Q，et al. 2009. Prevalence，treatment，and associated disability of mental disorders in four provinces in China during 2001-05：an epidemiological survey. Lancet，373（9680）： 2041-2053.

Ryan S，Taylor CT，McNicholas WT. 2009. Systemic inflammation：a key factor in the pathogenesis of cardiovascular complications in obstructive sleep apnoea syndrome? Postgrad

Med J，85： 693-698.

Schmidt GP，Baur Melnyk A，H aug A，et al. 2009.Whole body MRI at 1 5T and 3T compared with FDG-PET-CT for the detecti on of tum or recurrence in pati ent s w ith colorect al cancer. Eur Radi ol，19（6）：1366-1378.

Szabó N，Kincses ZT，Vécsei L. 2011. Novel therapy in Parkinson' s disease： adenosine A（2A）receptor antagonists.Expert Opin Drug Metab Toxicol，7（4）：441-455.

Wu Z，Liu HH，Lebanowsri l. 2007. A basic step towardunderstanding skin surface temperature distributions caused by internal heat sources. Phys Med Biol，52（17）： 5379-5393.

Zeng QY，Chen R，Darmawan J，et al. 2008. Rheumatic diseases in China.Arthritis Research Therapy，10：R17.

Zhu YQ，Zhang XQ，Yu HL，et al. 2011. Comparative analysis of dynamic electrocardiogram and coronaryarteriography.Practial Joaranl of cardiac cerebral Paeumal aiul vascular Disease，19（5）：730-731.

Zop FY，Baenkler HW，Silbermann A，et al. 2009.The differential diagnosis of food intolerance. Dtsch Arztebl Int，106（21）：359-369.

附录

部分化验指标及临床意义

检测指标	正常参考值	临床意义
白细胞	成人（3.5～10）×10^9/L 新生儿（15～20）×10^9/L	增高：化脓性细菌性炎症、尿毒症、白血病、组织损伤 减少：病毒性感染、伤寒
红细胞	男性（4.0～5.5）×10^{12}/L 女性（3.5～5.0）×10^{12}/L 新生儿（6.0～7.0）×10^{12}/L	对贫血的鉴别和诊断有一定意义
血红蛋白	男性 120～176g/L 女性 110～150g/L 新生 170～200g/L	增加：真性红细胞增多症、各种原因导致的脱水、先天性心脏病、肺源性心脏病 降低：各种贫血、大量失血、白血病、化疗等
血小板计数	（100～300）×10^9/L	增加：骨髓增生异常综合征、慢性粒细胞白血病、急性溶血 降低：再生障碍性贫血、急性白血病、放化疗、弥散性血管内凝血等
血清丙氨酸氨基转移酶（ALT）	0～40U/L	对肝实质病变诊断及病程变化的观察有重要意义 增高：肝炎、肝癌、中毒性肺炎、脂肪肝、胆管炎、胆囊炎等
血清天冬氨酸氨基转移酶（AST）	0～40U/L	急性心肌梗死时升高，肝病及其他脏器炎症时也增高 增高：心肌梗死、中毒性肝炎、心肌炎、胰腺炎等
总蛋白（TP）	55～80g/L	增高：高度失水症、多发性骨髓瘤等 降低：恶性肿瘤、重症结核、甲状腺功能亢进、营养不良等

续表

检测指标	正常参考值	临床意义
白蛋白（ALB）	35 ～ 50g/L	增高：严重失水导致血浆浓缩 降低：恶性肿瘤、重症结核、甲状腺功能亢进、营养不良等
总胆红素（TB）	0 ～ 21μmol/L	增高：肝炎、阻塞性黄疸、肝硬化
γ 谷氨酰基转移酶（GGT）	0 ～ 50U/L	增高：肝胆系统病变、肝癌、胰腺癌、胆道感染、胆石症、急性胰腺炎
尿酸（UA）	104 ～ 444μmol/L	增高：多见于痛风
肌酐（Cr）	30 ～ 110μmol/L	急、慢性肾病的诊断和预后
尿素（UN）	1.0 ～ 7.5mmol/L	判断肾功能
钾（K）	3.5 ～ 5.5 mmol/L	增高：肾衰竭、休克 降低：严重腹泻、呕吐、服用利尿药、周期性麻痹
钠（Na）	130 ～ 150mmol/L	判断电解质及酸碱平衡
高密度脂蛋白胆固醇（HDL-C）	1.0 ～ 1.6mmol/L	降低：见于心脑血管病、冠状动脉粥样硬化性心脏病、大手术术后等
低密度脂蛋白胆固醇（LDL-C）	0 ～ 3.4mmol/L	增高：心脑血管病、冠状动脉粥样硬化性心脏病、高脂蛋白血症
三酰甘油（TG）	0.44 ～ 1.70mmol/L	增高：糖尿病、动脉粥样硬化、肾病综合征等 降低：慢性阻塞性肺疾病、脑梗死、甲状腺功能亢进症等
总胆固醇（CHO）	3.1 ～ 5.7mmol/L	了解体内脂代谢情况 增高：高脂血症、动脉粥样硬化 降低：肠道吸收不良、肝病、甲状腺功能亢进症、贫血等
癌胚抗原测定	0 ～ 50μg/L	过高警惕有肿瘤的发生
甲胎蛋白测定	0 ～ 20μg/L	用于原发性肝癌的诊断、鉴别诊断及疗效观察
CA724	0.1 ～ 10U/ml	反映消化系统的肿瘤指标
CA15-3	0.1 ～ 30U/ml	用于监测乳腺癌的重要特异性抗原，但其灵敏性较差

续表

检测指标	正常参考值	临床意义
CA19-9	0.1 ～ 37U/ml	是一种与胰腺癌、胆囊癌和胃癌相关的肿瘤标志物 用于协助诊断消化道恶性肿瘤、疗效监测和预后判断
CA125	0.1 ～ 35U/ml	用于卵巢癌筛查、诊断、疗效检测，预后判断
NSE	0 ～ 24ng/ml	用于小细胞肺癌的诊断和监测，溶血时也可升高
CYFRA21-1	0.1 ～ 4.0ng/ml	用于非小细胞肺癌的诊断和监测
SCC	< 1.5μg/L	增高可见于皮肤病，是筛查宫颈癌等鳞癌的指标
绒毛膜促性腺激素	0 ～ 5U/L	增高见于女性妊娠期、绒毛癌、葡萄胎
血清铁蛋白	男性 20 ～ 60 岁 30 ～ 400ng/ml 女性 17 ～ 60 岁 13 ～ 150ng/ml	低于正常值见于贫血，偏高可见于炎症反应，过高有肿瘤的可能

项目分类		项目内容
常规项目	尿常规	红细胞计数（RBC）
		血红蛋白测定（HB）
		血细胞比容
		平均红细胞体积
		平均红细胞血红蛋白量
		平均红细胞血红蛋白浓度
		红细胞体积分布宽度
		白细胞计数（WBC）
		白细胞五项分类
		血小板计数（PLT）
		平均血小板体积
		网织红细胞计数

续表

项目分类		项目内容
常规项目	尿常规	外观
		尿比重
		尿酸碱度测定
		尿蛋白定量
		尿糖定量
		尿胆红素定性
		尿胆素
		尿胆原定性
		尿酮体定性
		亚硝酸盐试验
		尿红细胞
		尿白细胞
		尿鳞状上皮细胞
		尿管型
		快速微量白蛋白 / 肌酐（尿微量白蛋白 + 尿肌酐）
		尿 α_1- 微球蛋白
		尿 β_2- 微球蛋白
	便常规	粪便颜色
		粪便性状
		粪便白细胞
		粪便红细胞
		粪便虫卵（粪便集卵）
		隐血检查（粪便隐血，双法）
血型		血型 ABO 正、反定型

续表

项目分类			项目内容
生化检查项目	肝功能	肝细胞损伤指标	急性损伤：丙氨酸氨基转移酶（ALT） 严重损伤：天冬氨酸转氨酶（AST） 慢性损伤：血清 γ - 谷氨酰基转移酶（GGT） 慢性损伤：碱性磷酸酶（ALP）
		合成功能指标	总蛋白（TP） 球蛋白（GP） 清蛋白（ALB） 清蛋白 / 球蛋白（A/G）
		排泄功能指标	总胆红素（TB） 血清直接胆红素（DB） 血清总胆汁酸
	胰腺功能		血淀粉酶（AMS） 血清脂肪酶（LIPASE）
	肾脏功能		尿素氮（Urea） 肌酐（Cr） 尿酸（UA）
	糖尿病筛查	空腹指标	空腹血糖（GLU） 空腹胰岛素（ISN） 空腹血清 C 肽糖化血红蛋白（HbA1c） 糖化血清蛋白（GSP）
		餐后指标	餐后 2h 血糖 餐后 2h 胰岛素 餐后 2hC 肽
	血脂全套	血脂谱	总胆固醇（CHO） 三酰甘油（TG） 高密度脂蛋白胆固醇（HDI-C） 低密度脂蛋白胆固醇（LDL-C）
		载脂蛋白	载脂蛋白 A1（Apo-A） 载脂蛋白 B（Apo-B） 载脂蛋白 E（Apo-E）
		脂蛋白	血清脂蛋白（α）[LP（α）]
	血清电解质		钾（K） 钠（Na） 氯（Cl） 钙（Ca） 镁（Mg） 无机磷（P）
	铁代谢		血清铁（Fe） 血清铁饱和度（不饱和铁） 血清总铁结合力 血清铁蛋白

续表

项目分类			项目内容
专项检查	心脑血管病指标	心血管风险因子	血清 C 反应蛋白（CRP） 血清同型半胱氨酸（T-Hcy） 血清叶酸 血清维生素 B_{12}
		凝血指标	纤维蛋白原测定 活化部分凝血活酶时间 凝血酶原时间及活动度 凝血酶时间 国际标准化比值
		血液流变学	全血黏度
		心肌损伤标志物	肌酸激酶（CKP） 乳酸脱氢酶（LDH） 肌酸激酶同工酶（CK-MB） 肌红蛋白（Mb） 肌钙蛋白 I（cTnI） 肌钙蛋白 T（cTnT） 脑利钠肽前体
	肿瘤风险筛查	肝癌	甲胎蛋白（AFP）
		消化道肿瘤	消化道肿瘤：糖类抗原血清 CA19-9 胃胰腺肿瘤：糖类抗原血清 CA72-4 结肠癌：癌胚抗原（CEA）
		肺部肿瘤	血清骨胶素 21-1 片段（CYFRA21-1） 小细胞肺癌：神经元特异烯醇化酶（NSE）
		妇科肿瘤	CA125 CA153 β-HCG
	胃肠疾病筛查	胃 Hp 检测	^{13}C 尿素呼气试验
		食物不耐受	14 项测定（单一过敏原体外试验）
	甲状腺检查	甲状腺功能	血清总三碘甲状腺原氨酸（T_3） 血清总甲状腺素（T_4） 血清游离三碘甲状腺原氨酸（FT_3） 血清游离甲状腺素（FT_4） 血清促甲状腺素（TSH）
		抗甲状腺抗体	血清抗甲状腺球蛋白抗体（TG） 血清抗甲状腺过氧化物酶抗体（TPO）

续表

<table>
<tr><th colspan="3">项目分类</th><th>项目内容</th></tr>
<tr><td rowspan="13">专项检查</td><td rowspan="4">病毒特异筛查</td><td>乙肝五项（自选项目）</td><td>乙型肝炎表面抗原
乙型肝炎表面抗体
乙型肝炎 e 抗原
乙型肝炎 e 抗体
乙型肝炎核心抗体</td></tr>
<tr><td>丙肝抗体</td><td>丙肝抗体检测</td></tr>
<tr><td>特异筛查</td><td>梅毒血清特异性抗体检测
艾滋病毒抗体检测</td></tr>
<tr></tr>
<tr><td colspan="2">人体微量元素检测</td><td>铜（血清铜）
铁（血清铁）
锌（血清锌）
铅（微量元素测定）
镉（微量元素测定）
钙（微量元素测定）
镁（微量元素测定）</td></tr>
<tr><td colspan="2">过敏原 8 项测定</td><td>801 组合：屋尘螨、粉尘螨、屋尘、艾蒿、普通豚草、链格孢霉、蟑螂、狗上皮</td></tr>
</table>